普通高等教育"十二五"规划教材
全国高等医药院校规划教材

# 内蒙古自治区基层医疗卫生机构专业人员适宜技术培训教材

主　编　乌　兰
副主编　蓝　峰　刘铮然

**编写人员**（以姓氏笔画为序）

王　斌（包头医学院第一附属医院）
王　燕（包头医学院第一附属医院）
卢怀民（包头医学院医学技术学院）
刘　扬（包头医学院第一附属医院）
闫国珍（包头医学院第一附属医院）
孙连桃（包头医学院医学技术学院）

孙淑艳（包头医学院第一附属医院）
何俊峰（包头医学院第一附属医院）
张云生（包头医学院第一附属医院）
张丽琴（包头医学院医学技术学院）
郭志勇（包头医学院第一附属医院）
郭晓华（包头医学院第一附属医院）

**审阅人员**（以姓氏笔画为序）

王素华（包头医学院公共卫生学院）
王润明（内蒙古自治区卫生厅科教处）
王翠峰（包头医学院第一附属医院）
付玉华（包头医学院第一附属医院）
白　钢（包头医学院公共卫生学院）
白雪原（内蒙古包钢医院）
刘可征（包头医学院第一附属医院）
孙艳梅（赤峰市克旗蒙中医院）

李　丽（内蒙古包钢医院）
何金鑫（包头医学院继续教育学院）
张永梅（包头医学院第一附属医院）
张建强（巴彦淖尔市磴口县补隆卫生院）
张禄堂（赤峰市敖汉旗长胜镇中心卫生院）
孟昭彦（内蒙古包钢医院）
胡同平（包头医学院第一附属医院）
解广学（赤峰市初头朗中心卫生院）

科学出版社
北　京

·版权所有　侵权必究·

举报电话：010-64030229；010-64034315；13501151303（打假办）

## 内容简介

本书为"普通高等教育'十二五'规划教材·全国高等医药院校规划教材"。以卫计委颁布的社区专业岗位培训大纲为依据，重点突出基层医疗卫生工作中实践技能操作规范，培养基层医疗卫生人员的实际操作技能，切实有效提高卫生服务能力。全书按照基层医疗卫生服务机构服务人员从事检验、超声、放射、心电图四个方面工作分为四个部分，紧密配合内蒙古自治区基层卫生人员"统分结合"教育培训工作的全面实施，努力保证教材的针对性、实用性和规范性。

**图书在版编目（CIP）数据**

内蒙古自治区基层医疗卫生机构专业人员适宜技术培训教材／乌兰主编. —北京：科学出版社，2014.5
普通高等教育"十二五"规划教材·全国高等医药院校规划教材
ISBN 978-7-03-040462-6

Ⅰ.内… Ⅱ.乌… Ⅲ.疾病-诊疗-技术培训-教材　Ⅳ.R4

中国版本图书馆 CIP 数据核字（2014）第 080477 号

责任编辑：周万灏　李　植／责任校对：张小霞
责任印制：徐晓晨／封面设计：范璧合

**版权所有，违者必究。未经本社许可，数字图书馆不得使用**

科 学 出 版 社 出版
北京东黄城根北街16号
邮政编码：100717
http://www.sciencep.com

**北京建宏印刷有限公司** 印刷
科学出版社发行　各地新华书店经销

\*

2014年5月第 一 版　　开本：787×1092　1/16
2021年1月第二次印刷　　印张：19
字数：453 000
**定价：98.00元**
（如有印装质量问题，我社负责调换）

# 前　言

基层医疗卫生服务工作一直是我国公共医疗卫生事业的重要组成部分，在为城乡居民提供安全、可靠、均等化的基本医疗和公共卫生服务中发挥着不可替代的作用。

早在2007年中共中央、国务院《关于卫生改革与发展的决定》就作出了"改革城市卫生服务体系，积极发展社区卫生服务，逐步形成功能合理、方便群众的卫生服务网络"的重大决策。2009年中共中央、国务院《关于深化医药卫生体制改革的意见》提出，要进一步完善医疗服务体系，大力发展农村医疗卫生服务体系、完善以社区卫生服务为基础的新型城市医疗卫生服务体系。2010年，在第十一届全国人大三次会议上，温家宝总理在政府工作报告中又一次明确提出，要积极稳妥推进医药卫生体制改革，加快推进医药卫生事业改革发展，继续扩大基本医疗保障覆盖面；基本完成城乡基层医疗卫生机构建设规划，大规模开展适宜人才培养和培训；进一步完善支持乡村卫生室建设和乡村医生发展的政策措施。

近年来，随着医药卫生体制改革的不断深化，尽管我国基层医疗卫生机构设施条件得到了明显改善，但是基层卫生人才队伍培养相对滞后，数量不足、素质不高、队伍不稳定等问题仍然相当突出，人才问题对于深化医改的"瓶颈"制约作用日益凸显，严重影响了基层医疗卫生机构服务功能的改善，阻碍了基层医疗卫生服务水平的提高。特别是像我区这样农牧区人口比重高、覆盖地域面积大、经济基础薄弱、卫生设备和技术水平落后、人口流动性大的边疆少数民族地区，大力加强基层卫生人才队伍建设的需求更为迫切。为满足基层卫生服务事业发展的需要，自2007年以来，国家开始实施中央补助中西部地区基层卫生服务人员培训项目，我区在这方面也逐步加大投入，积极培养从事基层卫生服务工作的专业技术人员，逐步将其作为深化基层综合改革、保障基层医药卫生服务体系有效运行的重要任务。全面加强基层医疗卫生机构专业人员的专业知识培训，不仅对于解决基层广大人民群众"看病难、看病贵"的状况起到决定性作用，而且对于进一步加强城市社区卫生服务体系和农村卫生服务体系这一基层医疗卫生服务"网底"工程建设也具有基础性、关键性的作用。

"十二五"以来，我区开始探索建立"统分结合"的卫生人员教育培训新体系，进一步加强了基层卫生人员的教育培训工作。开展基层卫生人员培训的目的是要满足基层卫生人员的学习需求，解决基层医疗卫生的实际问题，对基层医务人员技术提高有切实帮助，但是在对城乡基层医疗卫生机构各类专业技术人员实施培训的过程中，尚缺乏对于相关专业知识有针对性、系统性的培训教材，特别是在针对基层卫生人员的适宜、实用技术培训方面尤为欠缺。

本教材以卫计委颁布的社区专业人员岗位培训大纲为依据，结合对我区开展的基层卫生适宜技术应用和基层医疗卫生机构设备应用与培训需求情况调查，借鉴国内其他地区基层医疗卫生机构相关专业人员培训方案，通过专家反复论证，确定大纲并组织人员进行编写。教材重点突出基层医疗卫生工作中实践技能操作规范，培养基层医疗卫生人员的实际操作技能,提高基层医疗卫生人员开展医疗卫生服务的综合能力。特别是配合我区基层卫生人员"统分结合"教育培训工作的全面实施,努力保证教材的针对性、实用性和规范性。

开展基层卫生人员适宜技术培训将是一项长期的工作,培训内容还要在具体的培训实践中不断加以充实和完善。由于编辑本书的时间较为仓促,不足之处在所难免。对于书中存在的缺点甚至错误之处,恳请广大专家学者及全区基层医疗卫生服务人员多提宝贵意见和建议,以使教材得到进一步完善,在我区基层卫生人员教育培训工作中发挥更好的作用。最后对在本书编写过程中付出辛勤汗水的编审人员、参与调研工作的专家、医务工作者表示衷心的感谢!

乌 兰

2013 年 11 月

# 目 录

## 第一部分 检验专业人员适宜技术

### 第一章 血液检验的一般技术 (1)
第一节 血液标本采集 (1)
第二节 微量吸管的使用 (6)
第三节 改良牛鲍计数板的使用 (7)
第四节 血涂片的制备与染色 (10)

### 第二章 血液一般检验 (15)
第一节 红细胞计数 (15)
第二节 血红蛋白测定 (16)
第三节 红细胞形态检查 (18)
第四节 血细胞比容测定 (19)
第五节 网织红细胞计数 (21)
第六节 嗜碱性点彩红细胞计数 (22)
第七节 红细胞沉降率测定 (23)
第八节 白细胞计数 (24)
第九节 白细胞分类计数和形态检查 (25)
第十节 中性粒细胞异常形态检查 (27)
第十一节 嗜酸粒细胞直接计数 (28)
第十二节 血小板计数 (29)

### 第三章 血液分析仪的使用 (31)

### 第四章 血型鉴定及交叉配血 (36)
第一节 ABO血型鉴定 (36)
第二节 Rh(D)血型鉴定 (39)
第三节 交叉配血 (41)

### 第五章 尿液检验 (45)
第一节 标本采集、保存及处理程序 (45)
第二节 尿液检查实验部分 (46)

### 第六章 粪便检验 (63)
第一节 粪便标本的采集和处理方法 (63)
第二节 粪便常规检查实验 (63)

### 第七章 阴道清洁度检查 (70)

### 第八章 腹水常规检查 (71)
第一节 腹水的理学检查 (71)
第二节 腹水的显微镜检查 (72)
第三节 黏蛋白定性试验 (73)

### 第九章 凝血功能检查 (74)
第一节 标本准备 (74)
第二节 凝血项目检测 (74)
第三节 D-二聚体定性试验(D-D,胶乳凝集法) (77)

### 第十章 血液流变学检查 (78)
第一节 标本的正确收集处理 (78)
第二节 血液流变学检查的实验诊断 (78)
第三节 血液流变学检查的临床意义 (79)

### 第十一章 临床生化检测 (80)
第一节 临床生化分析仪的分类 (80)
第二节 生化检验的质量控制 (81)
第三节 生化分析的标准操作规程 (86)
第四节 生化检验的临床应用 (88)
第五节 电解质检测 (95)

### 第十二章 免疫学检测 (97)
第一节 乙型病毒性肝炎血清学检测 (97)
第二节 丙型病毒性肝炎血清学检测 (101)
第三节 艾滋病的实验室检验 (102)
第四节 梅毒的实验室检查 (103)
第五节 C反应蛋白实验室测定 (105)

## 第二部分 超声专业人员适宜技术

### 第一章 导言 (107)
第一节 超声诊断基础 (107)
第二节 超声诊断适应证 (108)
第三节 超声检查前准备 (108)
第四节 超声诊断常用术语 (109)
第五节 超声效应与图像伪差 (109)
第六节 怎样阅读超声报告 (110)

### 第二章 甲状腺疾病 (112)
第一节 单纯性甲状腺肿 (112)
第二节 格雷夫斯病(Graves病) (112)
第三节 结节性甲状腺肿 (113)
第四节 亚急性甲状腺炎 (113)
第五节 慢性淋巴细胞性甲状腺炎 (114)

第六节　甲状腺腺瘤 …………（114）
第七节　甲状腺癌 ……………（115）
第三章　心脏和大血管疾病 ……（117）
　第一节　心血管正常解剖 ……（117）
　第二节　心血管超声检查方法 …（119）
　第三节　心血管各结构的测量
　　　　　方法及正常值 …………（121）
　第四节　心脏超声多普勒检查
　　　　　方法及正常值 …………（121）
　第五节　心血管急诊 ……………（124）
第四章　腹部疾病 …………………（128）
　第一节　腹部闭合性损伤 ……（128）
　第二节　肝脏疾病 ……………（130）
　第三节　胆囊及胆道疾病 ……（134）
　第四节　胰腺疾病 ……………（138）
　第五节　脾脏疾病 ……………（140）
　第六节　胃肠道疾病 …………（141）
第五章　泌尿系统疾病 ……………（144）
　第一节　肾脏的超声检查 ……（144）
　第二节　输尿管、膀胱及前列腺的
　　　　　超声检查 ……………（148）
第六章　妇科疾病 …………………（151）
　第一节　子宫解剖 ……………（151）
　第二节　检查方法及正常子宫
　　　　　超声表现 ………………（151）
　第三节　子宫疾病的超声表现 …（152）
　第四节　卵巢疾病的超声表现 …（155）
　第五节　妇科急症 ……………（158）
第七章　产科超声 …………………（161）
　第一节　产科常用超声切面 …（161）
　第二节　正常早期妊娠超声表现
　　　　　……………………………（163）
　第三节　正常中晚期妊娠胎儿
　　　　　超声表现 ………………（164）
　第四节　常见产科异常超声表现 …（169）
第八章　腹股沟疾病 ………………（174）
　第一节　腹股沟斜疝 …………（174）
　第二节　腹股沟淋巴结 ………（174）
第九章　周围血管疾病 ……………（175）
　第一节　动脉栓塞 ……………（175）
　第二节　动脉硬化闭塞症 ……（175）
　第三节　下肢静脉血栓 ………（175）
　第四节　下肢静脉瓣膜功能不全 …（176）
第十章　介入诊断和治疗 …………（177）
　第一节　介入诊断和治疗的概述
　　　　　……………………………（177）

第二节　介入诊断和治疗的影响因素、
　　　　并发症、注意事项
　　　　……………………………（178）

## 第三部分　放射专业人员适宜技术与诊断

### 第一篇　放射检查技术

第一章　X线暗室技术操作规范 …（179）
第二章　床边移动X线机、CR、DR
　　　　摄影技术操作规程 ………（180）
第三章　身体各部位X线检查技术
　　　　操作规程 ………………（182）
　第一节　头部 …………………（182）
　第二节　四肢X线摄影 ………（182）
　第三节　胸部X线摄影 ………（192）
　第四节　脊柱 …………………（194）

### 第二篇　放射诊断学部分

第四章　呼吸系统 …………………（198）
　第一节　正常X线表现 ………（198）
　第二节　异常X线表现 ………（206）
　第三节　呼吸系统常见疾病的X线
　　　　　诊断 ……………………（218）
第五章　循环系统 …………………（233）
　第一节　正常X线表现 ………（233）
　第二节　异常X线表现 ………（236）
　第三节　循环系统常见疾病的X线
　　　　　诊断 ……………………（245）
第六章　消化系统 …………………（247）
　第一节　正常的X线表现 ……（247）
　第二节　异常X线表现 ………（250）
　第三节　消化系统常见疾病的X线
　　　　　诊断 ……………………（255）
　第四节　急腹症 ………………（259）
第七章　骨骼系统 …………………（261）
第八章　泌尿系统 …………………（271）

## 第四部分　心电图专业人员适宜技术

第一章　临床心电图的基本知识 …（275）
第二章　心电图的检测内容和正常
　　　　数据 ………………………（273）
第三章　心房、心室肥大 …………（279）
第四章　心肌缺血 …………………（282）
第五章　心肌梗死 …………………（285）
第六章　心律失常 …………………（287）

# 第一部分 检验专业人员适宜技术

## 第一章 血液检验的一般技术

### 第一节 血液标本采集

#### 一、皮肤采血法

【目的】 掌握皮肤采血法(collection of skin puncture blood),并了解不同部位采血对检验结果的影响。

【原理】 采血针刺破毛细血管后血液自然流出,用微量吸管采集血液。

【器材】

(1) 一次性消毒采血针(图1-1-1)。

(2) 20μl微量吸管或一次性微量吸管、胶吸头。

(3) 2ml吸管、吸耳球。

(4) 一次性试管、试管架。

(5) 无菌干脱脂棉签或滤纸。

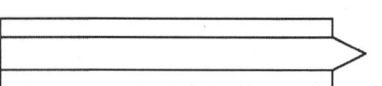

图1-1-1 一次性采血针模式图

【试剂】

(1) 洗涤液3管(蒸馏水、95%乙醇、乙醚)。

(2) 生理盐水。

(3) 75%乙醇($V/V$)或碘伏。

【标本】 外周血。

【标准操作规程】

**1. 准备材料** 阅读患者化验申请单,决定采血量,准备试管。取一次性微量吸管备用,或取微量吸管和胶吸头相连,并检查连接处是否漏气。

**2. 选择采血部位** 一般患者选择左手第三、四指指端内侧(WHO推荐采取部位),也可选择耳垂,婴幼儿则选择足底内外侧缘采血(图1-1-2)。

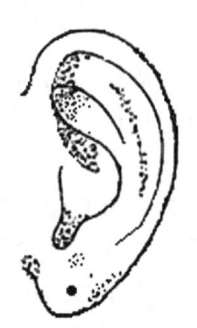 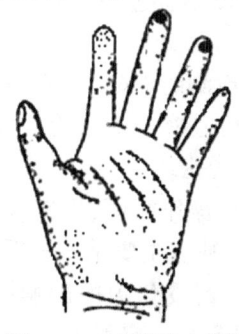

图1-1-2 皮肤采血部位

**3. 按摩皮肤** 轻轻按摩患者的采血部位,使局部组织自然充血。

**4. 消毒皮肤** 用碘伏脱脂棉签或75%乙醇脱脂棉签擦拭采血部位的皮肤,待干。

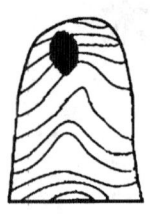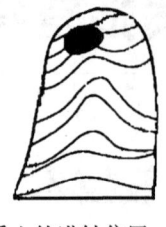

图1-1-3 手指采血的进针位置

**5. 针刺皮肤** 用左手三指托住患者采血手指,拇指和示指紧捏采血部位两侧,固定采血部位并使其皮肤和皮下组织绷紧,用右手持一次性消毒采血针自指尖腹内侧缘迅速刺入(图1-1-3),深度2~3mm,立即出针。

**6. 拭去第1滴血** 待血液自然流出,或稍加压力血液自动流出后,用灭菌干脱脂棉签擦去第1滴血。

**7. 吸血** 待血液再自然流出后,用微量吸管吸血至所需刻度,然后用灭菌干脱脂棉签压紧伤口止血。血流不畅时,可用左手按摩患者的采血部位远端或自采血部位远端向指尖稍施压后使血液流出。

**8. 止血** 采血后用灭菌干脱脂棉签压紧采血部位进行止血,也可贴上创可贴止血。

**9. 稀释血液** 用干脱脂棉签擦净微量吸管外部余血后,将吸管伸入装有生理盐水的试管底部(距管底约4mm),轻轻排出吸管内的血液,然后用上清液冲洗管内余血至少3次,最后混匀试管内的液体。

【注意事项】

**1. 采血前** 采集标本前,被检者尽量保持平静,并减少运动,最好在候诊区稍事休息。住院患者应尽量在早晨卧床时采血,尽量避免饮食及药物对检验结果的影响。准备好必要的采血管。

**2. 采集标本顺序** 进行多项检查时,血液标本的采集顺序为血小板计数、红细胞计数、血红蛋白测定、白细胞计数及白细胞分类计数。

**3. 采血部位选择** 所选采血部位皮肤应完整,无烧伤、冻疮、发绀、炎症或水肿等。为了更好地代表全身情况,尽量采手指血,不选择耳垂采血。半岁以下婴幼儿由于手指小,可选择拇指、脚趾或足跟内、外侧缘进行采血;严重烧伤患者可选择皮肤完整处采血。

**4. 皮肤消毒** 因本试验必须严格按照无菌操作技术进行,先用75%乙醇或碘伏消毒采血部位的皮肤,然后待乙醇或碘伏挥发后再行采血,否则流出的血液不易成滴,影响血液标本的收集。为防止采血部位感染,还应做到一人一针一管,以避免交叉感染,最好用一次性采血针。

**5. 针刺皮肤** 进、出针速度要迅速,且伤口要有足够的深度。

**6. 吸血** 第1滴血中因混入组织液较多,应擦去不用。微量吸管要定期进行校准,容量误差应≤1%。血液流出后易凝固,采血的动作要快,血液弯月面达到刻度线处即可。为了避免出现气泡,血液充入管内的速度不宜过快。如血流不畅,切勿用力挤压,以免混入组织液,影响结果的准确性。

**7. 检测** 使用末梢血做血细胞检测时,采集标本后应及时测定,最好在2h内检测,不宜在冰箱内存放。若标本是用于自动血液分析仪检测,则最好以优质无菌纸巾擦血,以免棉纤维混入标本中,检测时造成仪器堵孔。

【方法学评价】 皮肤采血法具有操作简便、快速、价廉、标本可直接检测等优点,适用于各种微量检查法或大规模普查。其缺点主要是末梢循环不能真实反映全身血液情况;标本量少,限制了重复实验和追加实验;易受气温的影响;采血过程中易发生溶血、凝血和混入组织液;采血前对局部皮肤的按摩会在一定程度上影响一些检查项目的结果;采血针进针深度不能统一,个体间皮肤厚度不同,难免的挤压使组织液混入血液等均可影响结果的准确性。因此用皮肤采血法所获血液标本存在易发生微小凝块、血液被稀释等导致检验结果重复性差,现在多已改用静脉采血。

目前临床上出现了一种激光无痛采指血仪,利用水分子吸收激光产生高温,使皮肤孔壁周围的组织蛋白变性,进而有效避免了皮肤浅层组织液、细胞外液等渗入到血液中,确保了检测结果的准确性。该产品既达到了无痛采血的目的,又可以有效消除交叉感染的危险,值得推广。

## 二、静脉采血法

【目的】 掌握静脉采血(collection of venous blood)的原理和方法。

【原理】 注射器或真空采血器的针头刺入浅静脉后,注射器或真空采血器内形成负压,吸取所需血量。

【器材】
(1) 灭菌干脱脂棉签。
(2) 压脉带(或止血带)。
(3) 一次性注射器及针头。
1) 一次性注射器:准备 2ml、5ml、10ml 或 20ml 的注射器(图 1-1-4)。

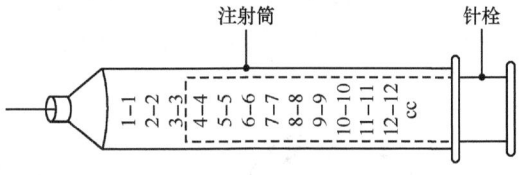

图 1-1-4 一次性注射器

2) 针头:准备 18 号、19 号或 20 号带斜面针头。采集 5 岁以下儿童的血液标本时,应准备 23 号或 25 号针头。针头应灭菌并贮存在无菌小管中。

(4) 一次性真空采血装置(图 1-1-5)。
(5) 试管:含和(或)不含抗凝剂,并应有采血量的刻度。
(6) 垫枕。

【试剂】
(1) 75%(V/V)乙醇、碘伏。
(2) 抗凝剂。

【标本】 静脉血。

【标准操作规程】

**1. 洗手并消毒** 采血前,操作人员应用肥皂流水洗手法洗手,或消毒液、消毒湿巾或消毒纱布擦拭消毒法进行手部消毒。

**2. 准备试管** 认真阅读受检者的化验申请单,决定采血量,并准备每个试验所需的不同试管,如患者做血细胞沉降率测定,则需取含 109mmol/L 枸橼酸钠的抗凝管一支,或取试管 1 支,自行加入适量抗凝剂(109mmol/L 枸橼酸钠 0.4ml)。在试管上贴上标签,注明患者基本信息,如姓名、项目名称、门诊或住院号、采集日期等,必要的时候还要注明采集时间、初步诊断、用药情况等信息。试管应按一定顺序排列。患者如仅做一项凝血试验,则最初 1ml 血液须弃去。

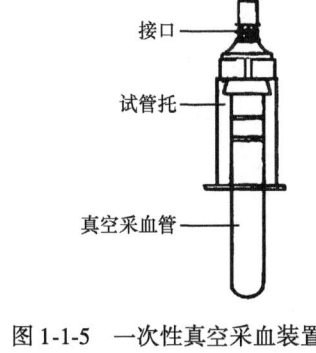

图 1-1-5 一次性真空采血装置

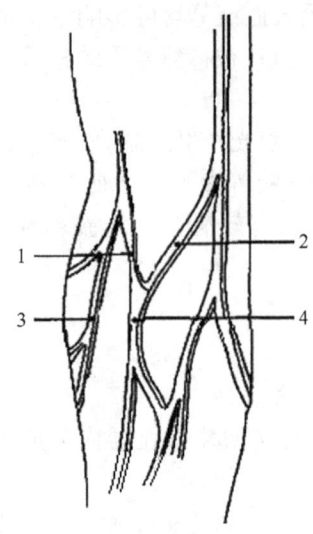

图 1-1-6 静脉采血部位
（1 为推荐部位，2、3、4 为替代部位）

**3. 检查注射器** 将一次性注射器包装打开，左手持针头下座，右手持针筒，使针头和针筒紧密连接，使针头斜面对准针筒刻度，然后抽拉针栓检查有无漏气和阻塞。最后排尽注射器中的空气，备用。使用前要保持针头的无菌状态。

**4. 选择静脉** 受检者取坐位或卧位，一般选用粗大、易辨认和易固定的肘正中静脉（图1-1-6）。将前臂水平伸直置于桌面枕垫上，掌心向上，暴露穿刺部位。

**5. 扎压脉带** 在采血部位上端约6cm处，将压脉带绕手臂一圈打一活结，压脉带末端向上。并嘱患者握紧和放松拳头几次后紧握拳头，使静脉充盈暴露，便于穿刺。压脉带应能减缓远端静脉血液的回流，但又不能紧到压迫动脉血流，因此松紧要适宜（图1-1-7）。

**6. 消毒皮肤** 灭菌干脱脂棉签在75%乙醇或碘伏中浸湿，自所选静脉穿刺部位从内向外，顺时针方向消毒皮肤，切忌反复擦拭。待干后方可穿刺皮肤。

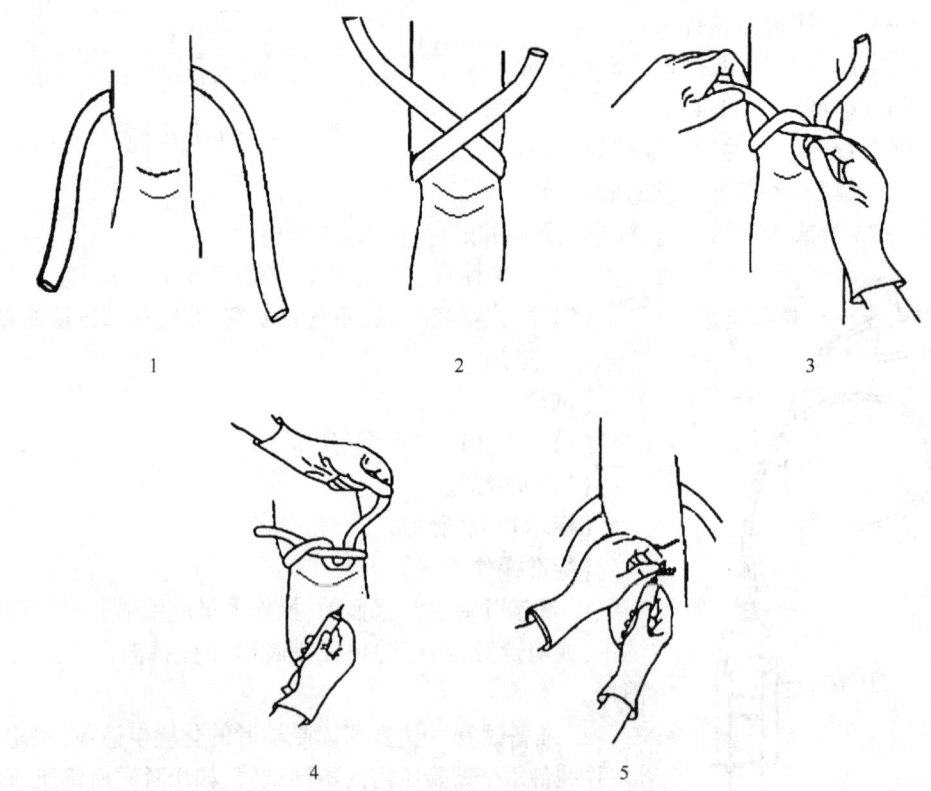

图 1-1-7 扎压脉带、抽血和止血过程
1～5 步骤见图

**7. 选择穿刺部位** 用左手示指触摸到要穿刺进针部位的静脉。

**8. 穿刺皮肤** 取下针头无菌帽，以左手拇指在静脉穿刺部位下端绷紧皮肤并固定静脉穿刺部位，右手拇指和中指持注射器的针筒，示指固定针头下座，使针头斜面和针筒刻度均向上,沿静脉走向使针头与皮肤呈30°斜角快速刺入皮肤,然后放低注射器呈5°角向前穿破静脉壁进入静脉腔,见回血后,将针头沿血管方向顺势探入10~15mm,以免采血时针头滑出,但不可用力深刺,以免穿透血管或造成血肿。同时,松开压脉带(图1-1-7)。

**9. 抽血** 用右手固定注射器,左手缓缓向后拉注射器针栓至所需血量。若使用一次性真空采血装置,则左手固定针头,右手置入真空采血管,因真空管内负压作用,血液自动流入真空管,真空管中血流停止时,取出真空管,再向真空管内更换另一根采血管即可。

**10. 止血** 完成取血后,嘱受检者松拳,用干灭菌脱脂棉签压住进针部位,迅速向后拔出针头。嘱受检者继续紧按住干灭菌脱脂棉签约3min(图1-1-7)。

**11. 放血** 取下注射器上的针头,将血液沿试管壁缓缓注入采血管(或抗凝管)中,到达标记处。含抗凝剂的试管需迅速轻轻颠倒混匀几次,切忌振荡试管。卷好化验单备用。

【注意事项】

**1. 核对化验单** 首先要认真核对患者的化验单,住院病人还要认真核对床头卡。

**2. 采血前准备** 采血前应向患者做耐心解释,以消除患者不必要的疑虑和恐惧心理。如遇个别患者在进针时或采血后发生眩晕,则应立即拔出针头,让其平卧休息,片刻后即可恢复。必要的时候也可通过嗅吸芳香酊、针刺(或拇指压掐)人中和合谷等穴位来缓解。如还有其他情况,则应立即找医生协助处理。

**3. 准备注射器和试管** 不同检查项目根据用血量选择不同刻度的一次性注射器。根据试验需要选择不同的试管、抗凝剂及抗凝剂与血液的稀释比例,如血细胞计数应选择适当的抗凝剂(如EDTA),而不能用会影响RBC和PLT的计数结果的肝素作为抗凝剂。

**4. 选择静脉** 采血前观察欲选采血静脉附近需无皮肤破损。如有肥胖患者静脉暴露不明显,可以在经碘伏、乙醇消毒后,用左手示指在采血部位触摸,感觉静脉走向后凭手感的方向与深度试探性穿刺。若患者正在进行静脉输液、输血,不宜在同侧静脉采集。

**5. 检查注射器** 采血前要仔细检查注射器针头是否安装牢固,针筒内是否有空气或水分。针头应锐利、光滑、通气,针筒不漏气。

**6. 扎压脉带** 压脉带压迫时间不宜过长,绑扎不能过松或过紧,以避免造成淤血或血液浓缩,压迫时间最好不要超过1min,否则会影响某些实验结果。

**7. 穿刺皮肤** 不能从静脉侧面进针。针头进入静脉时的感觉是:皮肤有一定阻力,而静脉壁的阻力较小,更富弹性。

**8. 抽血** 抽血时针栓只能向外抽,不能向静脉内推,以防形成空气栓塞,造成严重后果。血液加入抗凝管后应与抗凝剂充分混匀,以达到抗凝目的;不需要抗凝的则将血液直接注入试管中即可。整个过程中要防止血液标本溶血,造成溶血的原因有:穿刺过程中损伤组织过多;注射器或容器不清洁、不干燥;抽血速度太快;血液注入容器时未取下针头或推出时用力过大产生大量气泡;压脉带捆扎时间太久,淤血时间长;抗凝血混匀时振荡太用力;离心时速度过快等。溶血标本不仅红细胞和血细胞比容减低,血清(浆)的化学成分也会发生变化。

**9. 止血** 不能用棉签揉采血部位,不能弯曲手臂,以免造成淤血或形成血肿。

**10. 放血** 加入抗凝管的血液要颠倒混匀几次,混匀时,切忌振荡试管,以防止溶血和泡沫产生。

**11. 标本送检与保存** 血液标本采集后应立即送检,如遇实际情况不能立即送检的,需将标本置于较稳定的环境,如4℃冰箱中保存,但时间也不宜过长。如遇标本运送有一定路程的,必要时需将标本置于装有冰块的容器中运送。

**12. 检测** 实验室接到标本后应尽快检测。抗凝静脉血一般可稳定 8～12h,如不能及时测定,也应将标本置于较稳定的环境,如 4℃冰箱中保存,必要时冰冻保存。测定前应将标本从冰箱中提前取出,恢复至室温状态,混匀后方可测定。

**13. 一次性器材** 一次性器材只能使用一次,不能反复使用。

【方法学评价】 静脉采血法采集的标本代表性大,无组织液影响,且各成分相对恒定,可反应患者整体状态;可进行重复实验和追加其他实验。因此,静脉采血标本是临床最常用的血液标本,尤其适用于用血量较多($>0.2$ml)的检验项目。但静脉采血法由于不同抗凝剂的使用,改变了血液性质,影响有形成分的形态,因此在做相应检测时应予以考虑。

## 第二节 微量吸管的使用

【目的】 掌握微量吸管(micropipet)的使用方法。

【原理】 挤压乳胶吸头,使刻度微量吸管内产生负压而吸入液体。

【器材】

(1) 微量吸管、带孔乳胶吸头、干灭菌脱脂棉签。

(2) 2ml 吸管、吸耳球。

(3) 试管、试管架。

【试剂】

(1) 洗涤液(蒸馏水、95% 乙醇、乙醚)。

(2) 生理盐水。

【标本】 抗凝血或末梢血。

【标准操作规程】

**1. 准备工作** 将带孔乳胶吸头套在微量吸管上,注意保证二者连接处严密不漏气。将注明患者姓名或门诊/住院号的标签贴在试管上,试管置于试管架上备用。

**2. 加稀释液** 取生理盐水 1.99ml 于试管中。

**3. 持管吸血** 右手拇指和中指夹住吸管与吸头交接处,示指按住带孔乳胶吸头的小孔,三指轻轻用力,排出少量气体,以使管内形成负压,将吸管尖插入抗凝血标本中,三指慢慢松开,松开的过程中观察吸取抗凝血到所需刻度后即刻抬起示指,吸管尖移离血液标本。吸血过程中管尖始终不要离开液面,以免吸入气泡;三指松开速度也不宜太快,以免将血液吸入乳胶吸头内。

**4. 拭净余血** 用干脱脂棉签沿吸管方向拭净吸管外的余血,并将吸管内多余的血用干脱脂棉签轻轻吸出,使吸管内血量达所需刻度。

**5. 释放血液** 将取血后的吸管插入含生理盐水的试管底部(距管底约 4mm 处),慢慢排出吸管内的血液,再吸取上清液冲洗管内余血 2～3 次。

【注意事项】

**1. 准备工作** 吸管和乳胶吸头连接处应严密不漏气,挤压吸头力度应适宜,不可用力过大。

**2. 持管吸血** 吸血时动作要慢,以免血液被吸入乳胶吸头内;吸血过程中管尖始终不离开血液液面,防止产生气泡;如果是皮肤采血法取血,吸血过程中吸管口不要抵住皮肤,否则血液不能吸入管中。

**3. 拭净余血** 为保证吸血量的准确,吸血后一定要拭净吸管外余血。

【方法学评价】 微量吸管的使用是血液一般检查手工法操作的第一步。因为这是手工操作,因此影响检验结果准确性和精确性的因素有很多,如微量吸管的质量和清洁度、操作者的技术熟练程度和责任心等。

## 第三节 改良牛鲍计数板的使用

【目的】 掌握改良牛鲍计数板(improved Neubauer hemocytometer)的构造和使用方法。

【原理】 血液或体液等标本经一定倍数稀释混匀后,滴入具有精密划分刻度和固定体积的改良牛鲍计数板的计数池中,在显微镜下对一定区域内的细胞进行计数,换算出单位体积细胞悬液内的细胞数,再乘以稀释倍数,即可得单位体积标本内的细胞数。

【器材】

**1. 改良牛鲍计数板** 改良牛鲍计数板由优质厚玻璃制成。计数板由"H"形凹槽分为2个相同的计数池(图1-1-8)。计数池两侧各有一条玻璃凸起,称支持柱,其较计数池平面高出0.10mm。将特制的专用血盖片覆盖其上,在血盖片与计数池之间就形成了高0.10mm的半封闭的计数池。每个计数池内各划有长、宽各3.0mm的方格,每个方格用双线平均划分为9个大方格,每个大方格的面积为$1.0mm^2$,容积则为$0.1mm^3$($\mu l$)。在这9个大格中,位于四角的4个大方格是白细胞计数的区域,为了便于计数,每个大方格又分别用单线划分为16个中方格(图1-1-9)。中央大方格用双线划分成25个中方格,其中位于正中和四角的共5个中方格是红细胞、血小板计数的区域,为了便于计数,又将每个中方格用单线划分为16个小方格。

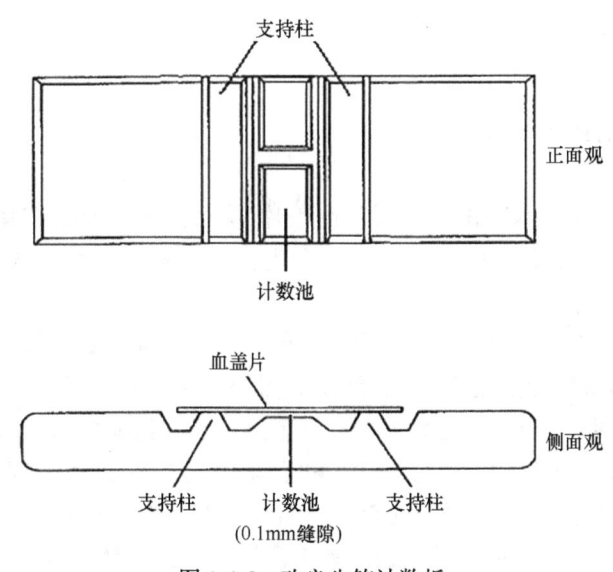

图1-1-8 改良牛鲍计数板

**2. 小试管、试管架**

**3. 血盖片**

**4. 2ml、0.5ml 吸管各一支、吸耳球**

5. 乳胶吸头、微量吸管
6. 干脱脂棉签
7. 玻棒
8. 显微镜

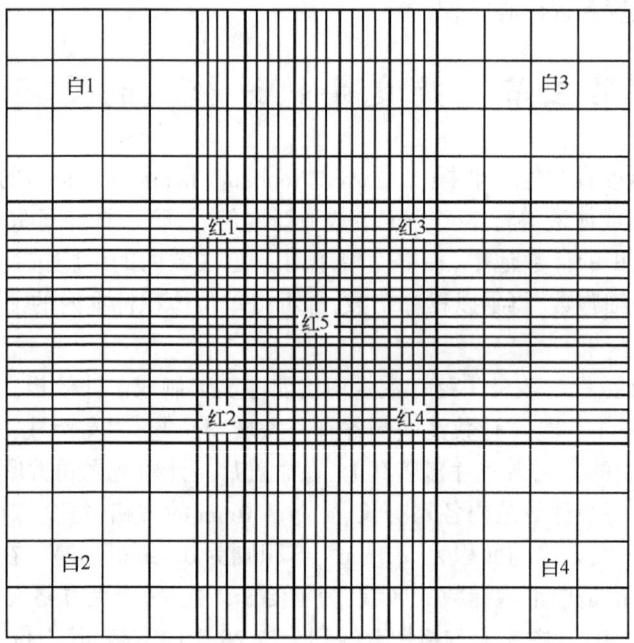

图 1-1-9　改良牛鲍计数板计数池

【试剂】
（1）红细胞稀释液。
（2）白细胞稀释液。

【标本】　末梢血或抗凝血。

【标准操作规程】

**1. 准备计数板**　用流水冲洗计数板和血盖片，除去上面所有的残留物，然后用乙醇进一步洗涤，最后用绸布擦拭干净，平放于操作台上，取血盖片，采用推压法从计数板下缘向前半推，将其盖在计数池上。

**2. 稀释血液**　取 2 支小试管，分别标明 A 和 B，然后分别加红细胞稀释液 1.99ml，白细胞稀释液 0.38ml，再分别加抗凝血 10μl 和 20μl，混匀备用。

**3. 充池**　充分混匀 A、B 液，分别得到红细胞悬液和白细胞悬液，用微量吸管或玻棒将红细胞悬液滴入其中一个计数池旁边计数板和血盖片交界处，通过虹吸作用悬液顺其间隙充满计数池；再取白细胞悬液，以同样方法充入计数板另一侧的计数池。

**4. 静置计数板**　充池后应将计数板平置于操作台台面上静置约 3min，使细胞下沉。

**5. 计数**　先用低倍镜（10 倍物镜）观察，调节显微镜光栅减少光线进入量以便更清楚地观察整个计数池的结构及其特点，同时观察血细胞分布是否均匀，如分布严重不均，则应重新充池。在充 A 液的计数池观察红细胞计数范围，在充 B 液的计数池观察白细胞计数范围（图 1-1-9），分别用高倍镜和低倍镜计数红细胞和白细胞。

**6. 计数原则** 计数时遵循一定的方向逐格进行，一般先从左向右计数，至最右面再从下一行开始从右向左计数，如此形成"弓"字形计数走向，以免重复计数或遗漏细胞。对压线的细胞则遵循数上不数下，数左不数右的原则（图 1-1-10、图 1-1-11）。

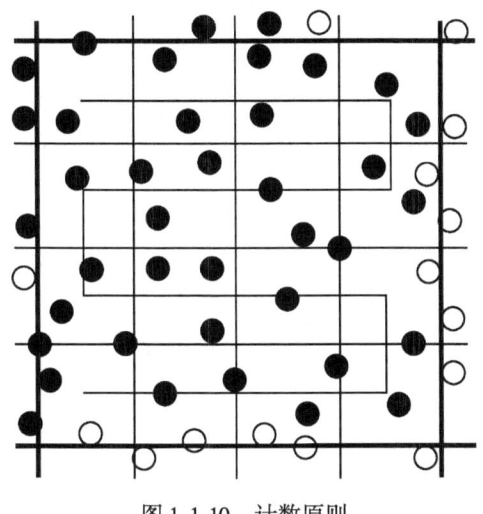

图 1-1-10 计数原则

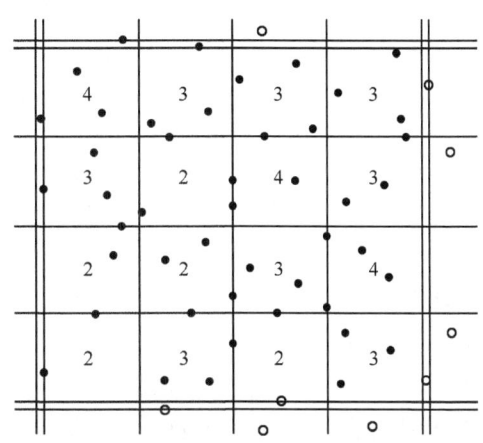

图 1-1-11 细胞计数结果
（计数黑色点，不计数白色点。方格内数字为应计细胞数目）

**7. 计数细胞** 计数中央大方格内四角和中央共 5 个中方格中的红细胞数，计数四角 4 个大方格内的白细胞数，并记录。

【注意事项】

**1. 计数板**

（1）保证计数板和血盖片清洁干燥。计数板和血盖片使用后应依次用 95%（V/V）乙醇、蒸馏水棉签擦拭，最后用清洁的纱布或绸布揩净。切不可用粗糙织物擦拭，以免磨损计数板上的刻度，影响计数。操作中手指勿接触计数板表面，以防污染计数池，致使充池时产生气泡。

（2）当血盖片盖在计数板上时，在两层玻璃之间应出现彩色条带（Newton 环），看到 Newton 环说明计数板和血盖片清洁良好，否则应重新清洁计数板和血盖片。

（3）改良牛鲍计数板在启用前后每隔 1 年均要鉴定 1 次，以防不合格或有磨损而影响计数结果的准确性。

1）计数池深度：将微米级千分尺尾部垂直地架在计数板两个支持柱上，然后移动微米级千分尺尾部，多点测量计数池的高度，误差应在 ±2%（±2μm）以内。

2）血盖片检查

厚度检查：用千分尺对血盖片的厚度进行多点测定，至少测 9 个区，每个区测 2 点，要求区域间厚度差应<2μm。

平整度检查：用平面平晶仪检测血盖片两表面的干涉条纹，其干涉条纹细密均匀或仅有微量弯曲即为符合要求。

**2. 充池** 须一次完成充池，如充池过多、过少、有气泡或出现任何碎片，应拭净计数板及血盖片后重新充池。

**3. 静置计数板** 充池后平放计数板于操作台上静置，不能在充池后移动血盖片。白细胞和红细胞计数一般需静置 2～3min 使细胞下沉,血小板应静置 10～15min 使血小板下沉(因血小板体积更小,所以下沉需要更长的时间),静置过程中需注意保湿,如果静置时间过长,会因稀释液挥发影响计数,造成计数结果不准确。

**4. 计数** 计数池中的细胞如果分布严重不均,则应重新充池。计数红细胞和血小板用高倍镜,但需先在低倍镜下找到相应的计数区域。计数白细胞用低倍镜即可。

【方法学评价】 使用改良牛鲍计数板进行细胞计数是临床检验中最常用的基本功之一。目前虽然有各种自动化分析仪广泛地应用于临床,但该方法由于经典、可靠、实用,仍较广泛地应用于临床检验和科研实践中。

## 第四节 血涂片的制备与染色

【目的】
(1) 掌握血涂片的制备。
(2) 掌握血涂片瑞氏染色法的原理、所用试剂和方法。
(3) 熟悉影响血涂片制备的因素、影响瑞氏染色效果的因素。

【原理】
**1. 血涂片的制备** 将一小滴血液均匀地涂在玻片上,使其中的血细胞呈单层均匀紧密分布,制成血薄膜涂片。

**2. 血涂片的染色** 用含天青 B 和伊红的染料进行血涂片染色。细胞中的碱性物质(又称嗜酸性物质)与酸性染料伊红结合染成红色,如 RBC 中的血红蛋白、嗜酸粒细胞胞质中的嗜酸性颗粒等染成红色;细胞中的酸性物质(又称嗜碱性物质)可与碱性染料亚甲蓝结合而染成蓝色,如嗜碱粒细胞胞质中的嗜碱性颗粒、淋巴细胞胞质等染成蓝色;中性颗粒呈等电状态,与酸性伊红和碱性亚甲蓝均可结合,染成淡紫红色,如中性粒细胞的中性颗粒染成淡紫红色。

【器材】
**1. 载玻片** 使用前,先认真清洗,再用乙醇或软布清洁。新载玻片最好用酸浸泡过夜,然后用洗涤剂水洗涤后清水冲洗。

**2. 推片** 选择边缘光滑、整齐的载玻片,在其两角分别用斜线作标记,然后用玻璃切割刀将标记的两角裁去,制成宽度约为 15mm 的推片。

**3. 吸耳球**

**4. 显微镜**

**5. 采血针**

**6. 注射器和针头**

**7. 记号笔和蜡笔**

**8. 染色架**

【试剂】
**1. 瑞氏(Wright)染色**
(1) Ⅰ液:由瑞氏染料 1.0g、纯甲醇(AR 级以上)600ml、甘油 15ml 配制而成。将全部染料放入清洁干燥乳钵中,先加少量甲醇慢慢地研磨(至少半小时),以使染料充分溶解,再加一些甲醇,混匀后将溶解的部分倒入清洁干燥的棕色瓶内。再加入少许甲醇至乳钵内剩余的未溶解的染料中,细研后将溶解的部分倒入清洁干燥的棕色瓶内。如此多次研磨,直至染料全部溶解,甲醇全部用完为止。在棕色瓶内的溶液上加 15ml 甘油密封保存。Ⅰ液有时亦称瑞氏染液。

(2) Ⅱ液:即为磷酸盐缓冲液(pH 6.4~6.8),由磷酸二氢钾($KH_2PO_4$)0.3g、磷酸氢二钠($Na_2HPO_4$)0.2g、加蒸馏水至 1000ml 配制而成。配好后用磷酸盐溶液校正 pH,最后塞紧瓶口保存备用。如无磷酸盐缓冲液,可用新鲜蒸馏水代替。

**2. 吉姆萨染液** 由吉姆萨染料 1.0g、甘油 66ml、甲醇 66ml 配制而成。将 1.0g 吉姆萨染料倒入盛有 66ml 甘油的三角烧瓶中,置 56℃ 的水浴中加热 90~120min,使染料与甘油充分混匀、溶解,然后加入预热 60℃ 的甲醇,充分混匀后置棕色瓶中,于室温下静置 7 天,过滤后备用(也可放入含玻璃珠的棕色瓶中,每天混匀 3 次,连续 4 天,过滤后备用)。此种染液放置时间愈久,细胞着色越佳,因此建议提前配制。

**3. 瑞-吉复合染液**

(1) Ⅰ液:由瑞氏染料 1g、吉姆萨染料 0.3g、甲醇(AR 级)500ml、中性甘油 10ml 配制而成。将瑞氏染料和吉姆萨染料置洁净干燥乳钵中,加少量甲醇,研磨片刻,吸出上液收集于棕色玻璃瓶中。如此连续多次,共用甲醇 500ml,全部收集于棕色玻璃瓶中,每天早、晚各摇 3min,共摇 5 天,然后存放 1 周即可使用。

(2) Ⅱ液:即为磷酸盐缓冲液(pH 6.4~6.8)。由 6.64g 无水磷酸二氢钾、2.56g 无水磷酸氢二钠,1000ml 蒸馏水配制而成。取 6.64g 无水磷酸二氢钾、2.56g 无水磷酸氢二钠于试剂瓶中,先加少量蒸馏水溶解,加水至 1000ml 混匀,用磷酸盐调整 pH,备用。

【标本】 末梢血或 EDTA 抗凝静脉血。

【标准操作规程】

**1. 制备血涂片**

(1) 取血:取末梢血或静脉血 1 滴,置距洁净载玻片一端 1cm 处中央,用于血涂片的制备。

(2) 涂片制作:左手平执载玻片,或放在平坦的桌子、操作台等地方,右手持推片将其一端放在载玻片上血滴前方,向后方慢慢移动接近血滴,接触血滴后稍停,血液即沿推片与载玻片的接触缘散开,保持推片与载玻片成 30°~45°角,用均匀速度平稳向前推动推片,载片上便留下一层厚薄适宜的薄血膜,即制成血涂片(图 1-1-12)。良好的血涂片应呈舌状,分头、体、尾三部分,厚薄适宜、分布均匀。所有血液必须在推片到达末端前用完。对于贫血患者,推片时速度要快些。

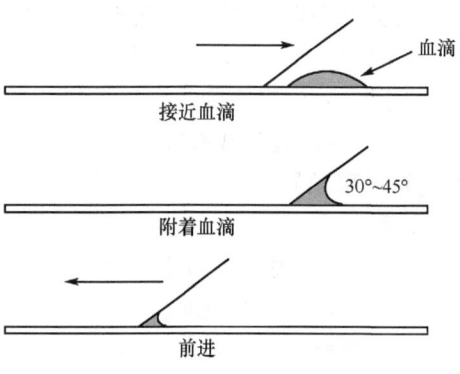

图 1-1-12 血涂片制备示意图

(3) 涂片干燥

1) 空气干燥:血涂片制成后,握住涂片,立即在空气中晃动,使其快速干燥,以免时间长血细胞变形。

2) 加热干燥:想快速干燥时,可手持涂片在距离酒精灯火焰上方约 50mm 处的热空气中晃动,加速干燥,但不能直接对着火焰。

(4) 涂片标记:在载玻片的一端(一般选择在血涂片头端)用记号笔编号,注明患者姓名或门诊/住院号,并用蜡笔在血膜两端画线,以固定染色位置并防染色时染液外溢。

**2. 染色**

(1) 瑞氏染色法

1) 待血涂片干透后,将玻片平置于染色架上。

2) 滴加瑞氏染液(Ⅰ液)3~5滴,使其迅速覆盖整个血膜,固定细胞为0.5~1min。

3) 滴加等量或稍多的磷酸盐缓冲液(Ⅱ液),轻轻摇动玻片或用吸耳球将缓冲液与染液吹匀,使二染液充分混合。染色5~10min。

4) 染色完成后,用细的流水从玻片的一侧冲去染液,待血涂片自然干燥后,即可镜检。为了加快速度,也可用滤纸吸干,镜检。

(2) 吉姆萨染色法

1) 将干透的血涂片用甲醇固定3~5min。

2) 将固定好的血涂片置于被pH 6.4~6.8的磷酸盐缓冲液稀释了10~20倍的吉姆萨染液中,浸染10~30min。标本较少时亦可用滴染法进行染色。

3) 取出血涂片用细的流水冲洗,自然干燥(亦可用滤纸吸干)后显微镜检查。

(3) 瑞-吉复合染色法:操作步骤与瑞氏染色法同,只是染色时用瑞-吉复合染液Ⅰ液和Ⅱ液代替瑞氏染液的Ⅰ液和Ⅱ液即可。

**3. 结果观察**

(1) 肉眼观察:先肉眼观察血涂片应呈相应良好颜色,如瑞氏染色法血涂片目测应呈樱红色者为最佳。

(2) 显微镜观察:将干燥后的血涂片置于显微镜载物台上,在低倍镜下大致观察整张血涂片的细胞分布及染色情况,最后选择血涂片体、尾交界处染色良好的区域观察血细胞。在显微镜下,成熟的红细胞染成粉红色,中心有向心性淡染区;中性粒细胞胞质染成粉红色,内含紫红色颗粒;嗜酸粒细胞内含粗大、整齐、均匀的橘黄色颗粒;嗜碱粒细胞胞质含有少量深紫黑色大小不均、排列杂乱的颗粒;单核细胞胞质染成灰蓝色或灰红色,有尘土样紫红色细小颗粒;淋巴细胞胞质染成淡蓝色,大淋巴细胞可有少量粗大、不均匀紫红色颗粒;血小板胞质呈淡蓝色或淡红色,中心有细小、相聚或分散的紫红色颗粒。

【注意事项】

**1. 采血**

(1) 不宜采集以下部位的血液。

1) 示指或拇指的血液。

2) 感染部位的血液,如甲沟炎。

3) 耳垂部位的血液,因其含单核细胞太多,且易受外界温度等环境因素影响。

(2) 不能用肝素抗凝标本。

(3) 边缘破碎、表面有划痕的玻片不宜再用。

(4) 玻片必须清洁、干燥。

1) 新玻片:首先用一定浓度的盐酸浸泡,再用洗涤液浸泡过夜,然后用自来水冲洗,最后过蒸馏水。

2) 已用过的玻片:先在60℃洗涤液中加热20min,然后用自来水冲洗,最后用蒸馏水冲洗。

(5) 玻片在使用过程中,只能手持玻片边缘,切勿触及玻片表面,以确保玻片清洁、干燥、中性、无油腻。

**2. 制备血涂片** 影响血涂片厚度的因素有很多,应具体情况具体分析。针对不同患者、不同情况应有的放矢,对血细胞比容高、血液黏度高的患者应采用小血滴、小角度、慢推制片;而对于贫血患者则应采用大血滴、大角度、快推制片。血涂片质量不佳及其可能原因见表1-1-1,图1-1-13。

表1-1-1 血涂片质量不佳及其可能原因

| 血涂片质量不佳 | 可能原因 |
| --- | --- |
| 不规则间断或尾部太长 | 玻片污染、推片速度不均匀、载玻片太脏 |
| 有空洞 | 新载玻片未清洁干净或玻片污染脂肪、油脂 |
| 白细胞和血小板在尾部分布不规则 | 推片技术差 |
| 涂片太长或太短 | 推片角度不佳 |
| 涂片没有尾部 | 血滴太大 |
| 涂片很短 | 血滴太小 |
| 涂片没有边缘空隙 | 推片太宽 |
| 有细胞退变现象 | 固定延迟、固定时间太短、甲醇污染 |
| 血涂片厚 | 血滴大、血黏度高、推片角度大、推片速度快 |
| 白细胞破损 | 推片时用力过猛 |

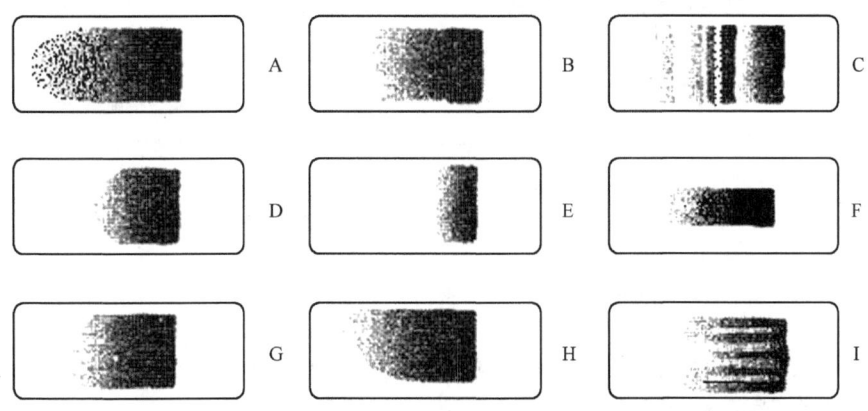

图1-1-13 血涂片质量比较

(A为涂片质量好,B、C、D、E、F、G、H、I为涂片质量差)

**3. 干燥涂片** 血涂片需彻底干透后方可染色,否则细胞尚未牢固地黏附在玻片上,在染色过程中容易脱落。一般应在制片后1h内染色,或在1h内用无水乙醇(含水量应<3%)固定后染色。

**4. 瑞氏染液** 新鲜配制的染液偏碱,致使染色效果较差,需在室温下贮存一定时间后,美蓝逐渐转变为天青B方可使用,这一过程称为染料的成熟。因此,瑞氏染液配制后放置时间愈久,美蓝转变为天青B愈多,染色效果就愈好,但放置过程中必须注意盖严瓶口,以免甲醇挥发或氧化成甲酸。甲醇必须用AR(无丙酮)级的。染液中也可加入3ml中性甘油,防止甲醇挥发,使细胞染色更清晰。

**5. 染色步骤**

(1) 操作过程中还需注意以下事项,操作不当将造成不良后果,具体见表1-1-2。

(2) 染色时间:与染液浓度、室温及血膜薄厚有关。染液浓度低、室温低、血膜厚则需要的染色时间就长;反之,需要的染色时间就短。必要的时候可以增加染液量或延长染色时间。具体染色时间应该在实践过程中不断摸索,总结出适合本实验室特点的最佳染色时间,特别是在更换染液时,要重新摸索出新的合适染色时间。每批染色液和缓冲液,均需试染,掌握最佳染色时间和加缓冲液的合适比例。冲洗前,应先在低倍镜下观察有核细胞的染色情况,染色是否清楚,核质是否分明,必要时延长染色时间。

表1-1-2　染色注意事项及操作不当的后果

| 操作注意事项 | 操作不当的后果 |
| --- | --- |
| 加染液应适量 | 过少时染液易蒸发沉淀,染料一旦沉积在血涂片上,则不易冲洗掉,使细胞深染,不易检查 |
| 冲洗时不能先倒掉染液,应以流水冲洗 | 否则染料会沉着在血涂片上 |
| 冲洗时间不能过久 | 冲洗时间过久会脱色或冲掉血膜 |
| 冲洗完的血涂片应立放于玻片架上 | 否则剩余水分会浸泡脱色 |

**6. 结果观察**　肉眼观察血涂片应头尾及两侧均有一定的空隙,低倍镜下观察血涂片应厚薄适宜,细胞分布均匀、不重叠,一些体积大的特殊细胞常出现在血涂片的尾部。如有条件,干燥后的血涂片先用中性树胶封片,然后再观察,这不仅能长期保存血涂片,而且会使观察效果更佳。染色常出现的问题及其可能原因见表1-1-3。

表1-1-3　染色常出现的问题及其可能原因

| 出现问题 | 可能原因 | 纠正措施 |
| --- | --- | --- |
| 太蓝 | 涂片太厚、冲洗时间太短、冲洗用水pH太高、染色时间太长、稀释染液未用缓冲液、贮存染液暴露于阳光等 | 在含1%硼酸的95%乙醇溶液冲洗2次,或用中性水冲洗,待干镜检 |
| 太红 | 冲洗时间太长、冲洗用水pH太低、贮存染液质量欠佳、涂片干燥前加封片 | 规范操作,新鲜配制冲洗用水,使其接近中性,保证染液质量 |
| 太淡 | 染色时间太短、冲洗时间太长 | 复染。复染时应先加缓冲液,然后再加染液,或加染液与缓冲液的混合液,切不可先加染液 |
| 染料沉积 | 甲醇浓度太低、染液太陈旧、染料沉淀、染液未过滤、涂片太脏、温度太高 | 可滴加甲醇,然后立即用流水将甲醇冲洗掉,待干后复染 |
| 蓝色背景 | 使用肝素抗凝剂、涂片未固定贮存过久、固定不当 | 使用EDTA抗凝静脉血,注意涂片的固定 |

**【方法学评价】**　血涂片显微镜检查是血液细胞学检查的基本方法,临床应用广泛,良好的血涂片和染色是血液细胞形态学检查的前提。

**1. 血涂片的制备**　手工推片法有用血量少、操作简单等优点,因此是应用最广泛的方法。当今,随着自动化检测技术的发展,出现了自动血液涂片装置,如旋转器涂片装置,可获得分布均匀、形态完好的细胞,但尚未在临床上普遍推广。

**2. 染色**　瑞氏染色法是临床检验血细胞分析最经典和最常用的染色方法,尤其对细胞质成分和中性颗粒等的染色,可获得很好的染色效果。而吉姆萨染色法对细胞核和寄生虫着色较好,结构显示更清晰。可根据不同的检测目的,选用不同的染色方法,也可以兼顾二者之长,采用瑞-吉复合染色法,取长补短,获得满意的染色效果。

(孙连桃)

# 第二章 血液一般检验

## 第一节 红细胞计数

【目的】 掌握显微镜红细胞计数的方法（red blood cell count）。

【原理】 用等渗稀释液将血液稀释一定倍数后，充入牛鲍计数板的计数池中，在显微镜下计数一定区域内的红细胞数，经换算求出每升血液中的红细胞数。

【器材】
1. **显微镜**
2. **改良牛鲍计数板**
3. **试管**
4. **微量吸管**
5. **吸耳球**

【试剂】 红细胞稀释液（Hayem液）

| | | |
|---|---|---|
| 氯化钠 | 1.0g | 调节渗透压 |
| 结晶硫酸钠 | 5.0g | 防止红细胞粘连 |
| 氯化高汞 | 0.5g | 防腐 |
| 蒸馏水 | 加至200ml | |

【标本】 外周血或抗凝血（EDTA抗凝）。

【标准操作规程】

1. **取稀释液** 取小试管1支，加红细胞稀释液1.99ml。

2. **加血标本** 用清洁的一次性微量吸管采集末梢血或抗凝血10μl，达到要求的刻度时，擦去管外余血，轻轻加至红细胞稀释液底部，再反复轻吸上清液清洗吸管2~3次，然后混匀。

3. **充池** 将计数池上的血盖片放妥后，将充分混匀的红细胞悬液用微量吸管充入计数池与血盖片接触处，即可自然流入计数池中，室温下平放静置3~5min，待细胞下沉后于显微镜下计数。

4. **计数** 先用低倍镜，光线要稍暗些，找到计数池的方格后，把中央的大方格置于视野之中，然后转用高倍镜，用高倍镜依次计数中央大方格内4角和正中共5个中方格内的红细胞数。

5. **计算**

$$红细胞/L = N \times 25/5 \times 10 \times 10^6 \times 200 = N \times 10^{10} = N/100 \times 10^{12}$$

N：表示5个中方格内数得的红细胞数。

25/5：将5个中方格内数得的红细胞数换算成1个大方格的红细胞数。

×10：将1个大方格红细胞换算成1μl血液内红细胞。

×$10^6$：1L = $10^6$μl

200：为血液的稀释倍数。

【参考值】

(1) 成年男性:$(4.3 \sim 5.8) \times 10^{12}/L$。

(2) 成年女性:$(3.8 \sim 5.1) \times 10^{12}/L$。

(3) 新生儿:$(5.2 \sim 6.4) \times 10^{12}/L$。

(4) 婴儿:$(4.0 \sim 4.3) \times 10^{12}/L$。

(5) 儿童:$(4.0 \sim 4.5) \times 10^{12}/L$。

【注意事项】

(1) 小试管、计数板均须清洁干燥,以免杂质、微粒等被误认为是细胞。

(2) 红细胞稀释液应等渗、新鲜、无杂质,必要时稀释液要过滤。

(3) 采血应顺利、准确,采血部位不得有水肿、发绀、冻疮、炎症等。采血时不能过分挤压采血部位,针刺部位深度必须适当;采血速度不应过慢,否则容易造成血内有凝块,导致细胞减少或计数分布不均。

(4) 在吸取标本时不能有气泡,否则要重做。如血液稍超过刻度时,可用棉签轻触吸管口,慢慢移动,可以吸出一些血液,直到达到要求的刻度。

(5) 将细胞悬液充入计数池时要一次完成,不能产生满溢、气泡,或充池不足等现象。

(6) 计数时,大小方格内压线细胞的计数遵循数上不数下、数左不数右的原则,避免多数或漏数;红细胞在计数池中若分布不均,每个方格之间相差超过20个以上时要重新充池计数。正常数值范围内,2次红细胞计数相差不得超过5%。

## 第二节 血红蛋白测定

### 氰化高铁血红蛋白测定法

【目的】 掌握氰化高铁血红蛋白(HiCN)测定法的原理与操作。

【原理】 在血红蛋白转化液中,除硫化血红蛋白外,其余血红蛋白均可被高铁氰化钾氧化成高铁血红蛋白,再与氰离子($CN^-$)结合,生成稳定的复合物氰化高铁血红蛋白(hemoglobin cyanide,HiCN)。棕红色的氰化高铁血红蛋白在波长540nm处有吸收峰,可用校正的高精密分光光度计进行直接定量测定,或用HiCN参考液进行比色法测定,根据标本的吸光度即可求出血红蛋白浓度。

【器材】

(1) 一次性采血针。

(2) 微量吸管,试管,5ml 移液管。

(3) 75%(V/V)乙醇,无菌干棉球。

(4) 分光光度计。

【试剂】

**1. HiCN 转化液**(文齐液) 氰化钾(KCN)50mg,高铁氰化钾[$K_3Fe(CN)_6$]200mg,无水磷酸二氢钾($KH_2PO_4$)140mg,Triton X-100 1.0ml,蒸馏水加至1000ml,纠正pH至7.0~7.4。此液淡黄色透明溶液,用蒸馏水调零,比色杯内径1.000cm,波长540nm处的吸光度应<0.001。

**2. HiCN 标准液**(200g/L)

【标本】 末梢血或EDTA抗凝静脉血。

【标准操作规程】

**1. 直接定量测定法**

（1）加转化液：加 5ml HiCN 转化液于试管内。

（2）采血与转化：取全血 20μl，加到盛有转化液的试管底部，用上清液反复冲洗吸管 3 次，充分混匀血液与转化液，静置 5min。

（3）测定：以符合 WHO 标准的分光光度计（常规测定时带宽应小于 6nm），在波长 540nm 处，光径（比色杯内径）1.000cm，用 HiCN 转化液或蒸馏水调零后，测定标本吸光度（A）。

（4）计算：根据标本的吸光度（A）直接计算出血红蛋白浓度（g/L）。

血红蛋白（g/L）= A×64458/44000×251 = A×367.7

A：540nm 处测定管吸光度。

64458：目前国际公认的血红蛋白平均相对分子质量。

44000：1965 年国际血液学标准化委员会（ICSH）公认的血红蛋白摩尔消光系数。

251：稀释倍数。

**2. HiCN 标准液比色法测定**

（1）绘制标准曲线和计算 K 值。用 HiCN 标准液倍比稀释后（50g/L、100g/L、150g/L、200g/L），在所用的分光光度计上（相当 540nm 处）分别测定各稀释度的吸光度，以标准品血红蛋白含量为横坐标、吸光度为纵坐标，绘制标准曲线，并求出此换算常数 K。

（2）按直接定量测定法的步骤（1）~（3）测定标本的吸光度（A）。

（3）通过标准曲线查出待测样本的血红蛋白浓度或用 K 值来计算血红蛋白浓度，即 Hb（g/L）= K×A。例如倍比稀释后 HiCN 标准液 50g/L、100g/L、150g/L、200g/L，分别测得 540nm 处的吸光度为 0.13、0.27、0.41、0.54，标本的吸光度为 0.32。先求 K 值，再计算出标本的血红蛋白浓度（g/L）。

$K = \sum Hb / \sum A = 50+100+150+200/0.13+0.27+0.41+0.54 = 370.37$

Hb = 370.37×0.32 = 118.52（g/L）

【参考值】

（1）成年男性：130~175g/L；成年女性：115~150g/L。

（2）70 岁以上老年男性：94~122g/L；女性：87~112g/L。

（3）新生儿：180~190g/L。

（4）婴儿：110~120g/L。

（5）儿童：120~140g/L。

【注意事项】

（1）血红蛋白测定方法很多。但无论采用何种方法，都必须以 HiCN 法为标准，绘制标准曲线。标准曲线或 K 值应定期检查，并与分光光度计相配。

（2）标准微量吸管必须经过水银称重法校正。加液必须准确，血液与转化液充分混匀。可用血红蛋白代替抗凝血进行鉴定。

（3）分光光度计校正：若用分光光度计作精密定量测定，分光光度计的波长和吸光度需要校正，带宽应小于 1nm，比色杯光径 1.000cm，允许误差为 0.5%（即 0.995~1.005），测定温度 20~25℃。仪器的校正是测定中的关键。校正大致分为以下几个步骤：

1）波长：将 100~150g/L 的 HiCN 标准液放在待检分光光度计中从 500~600nm 分几

个波段测定 HiCN 标准液的吸光度,如所测最大吸收峰在 540nm,表示分光光度计波长准确;实际工作中对波长偏差不大的分光光度计可把吸收峰波长(如在 536nm)当作 540nm 进行测定。

2) 杂光:HiCN 吸收光谱峰值在 540nm,峰谷在 504nm。杂光的增加使 HiCN 在吸收峰处吸光度下降,而对峰谷处吸光度影响不大。设 Q 值为反映杂光水平的参数,Q = $A_{540}/A_{504}$,合格的分光光度计 Q 值应为 1.59~1.63。杂光可使吸收光谱的 Q 值减低。

3) 比色杯:用 HiCN 试剂作空白,波长 710~800nm,比色杯光径 1.000 时,吸光度应小于 0.002。

4) 灵敏度和线性:用 HiCN 标准液倍比稀释(应包括高、低病理浓度)后,在所用的分光光度计上相当 540nm 分别测定各稀释度的吸光度,以标准液血红蛋白含量为横坐标、吸光度为纵坐标,绘制曲线。观察各点连线是否为直线,如有个别点不在直线上,作图时应使直线通过尽量多的点。也可用直线回归法计算回归曲线($y=bx+a$)后作图。将直线以外的实测吸光度与直线上理论吸光度比较,如两者之差在 5% 以内则可认为仪器符合线性的要求。直线的最低点即为该仪器 HiCN 法的灵敏度,最低与最高点间的范围即为仪器 HiCN 法的测定线性范围。

(4) HiCN 转化液:此液不能贮存在塑料瓶中,否则会使 $CN^-$ 丢失,测定结果偏低。HiCN 转化液应贮存在棕色有塞玻璃瓶中,4℃冰箱保存一般可用数月,但不能在 0℃以下保存,因为结冰可引起高铁氰化钾还原,使转化液褪色失效。HiCN 转化液是一种低离子强度而 pH 又近中性的溶液,遇到白细胞过多或异常球蛋白增高的血液标本,HiCN 比色液会出现浑浊。若因白细胞过多引起的浑浊,可离心后去上清液比色;若因球蛋白异常增高(如肝硬化者)引起的浑浊,可向比色液中加入少许固体氯化钠或碳酸钾,混匀后可使溶液澄清。

氰化钾是剧毒品,配置转化液时要按剧毒品管理程序操作。配制好的 HiCN 转化液中因氰化钾含量低,又有高铁氰化钾存在。毒性不是很大。若进入人体内,高铁氰化钾氧化血红蛋白,生成高铁血红蛋白。后者结合 $CN^-$,起到一定的解毒作用,但仍应妥善保管。测定后的废液不能与酸性溶液混合,因为氰化钾遇酸可产生剧毒的氰氢酸气体。为防止氰化钾污染环境,比色测定后的废液集中于广口瓶中。按每升 HiCN 废液加次氯酸钠溶液(安替福民)40ml,充分振摇混匀,敞开容器,置室温 3h 以上。

(5) 此外,引起测定值增高的常见误差是稀释倍数不准确,因红细胞溶解不当引起标本浊度增加,血浆中脂质或蛋白量增加。

## 第三节 红细胞形态检查

【目的】 掌握红细胞形态检查的方法、正常红细胞形态特点、异常红细胞的形态学变化。

【原理】 通过瑞氏染色后,不同形态的细胞呈现出各自的染色特点,利用普通光学显微镜直接观察血涂片中的红细胞形态。

【器材】

1. 显微镜
2. 香柏油
3. 擦镜纸

【标本】 制备良好的经瑞氏染色的血涂片。

【标准操作规程】

**1. 低倍镜观察** 低倍镜下观察染色血涂片中红细胞的分布和染色情况,然后选择细胞分布均匀、染色良好、红细胞排列紧密但不重叠区域(一般在血涂片的体尾交界处)。

**2. 油镜观察** 选择好上述区域后,在其上滴加香柏油1滴,在油镜下仔细观察红细胞形态,同时浏览全片是否存在其他异常细胞。

**3. 报告方式** 描述所看到的正常红细胞形态特点和观察到的异常红细胞形态学变化。红细胞异常情况主要有:大小异常、形态异常、结构异常和染色异常。

【参考值】 瑞氏染色法染色后的血涂片中,正常的成熟红细胞呈双凹圆盘状,染淡粉红色,中央1/3为生理性淡染区,细胞大小相似,直径6.7~7.7μm(平均为7.2μm),胞质内无异常结构。正常成人外周血涂片应无有核红细胞,可见到变形或破碎的细胞,但其数量很少,分布极为局限。

【注意事项】

**1. 标本** 制片和染色过程中的人为因素可造成红细胞形态异常,如:涂片不当;玻片不符合要求;抗凝剂EDTA浓度过高,或血液放置时间过长;染色不当;涂片干燥过慢;涂片末端附可见与长轴方向一致的假椭圆形红细胞等。应认真浏览全片,一般而言,真异形红细胞全片都可见到同样异常,而假异形红细胞常局限于个别区域。

**2. 低倍镜观察** 红细胞在整张血涂片上通常不是均匀分布的,应先在低倍镜下估计细胞的分布和染色情况,理想的红细胞形态检查应在红细胞单个分散不重叠区域。

**3. 油镜观察** 注意浏览全片是否存在其他异常细胞,因异常成分常集中在血片的边缘,容易漏检。

# 第四节 血细胞比容测定

## 一、微 量 法

【目的】 掌握血细胞比容(hematocrit,HCT)微量测定法的原理与操作。

【原理】 将定量的抗凝血液灌注于特制的毛细玻璃管中,以一定的速度和时间离心沉淀后,读取红细胞层占全血体积的百分比。

【器材】

**1. 经肝素处理的专用毛细玻璃管** 内径1.8mm,长75mm。

**2. 采血器材**

**3. 毛细滴管**

**4. 专用高速离心机**

**5. 毛细管密封胶**

**6. 酒精灯**

**7. 专用读数尺**

**8. 碘伏及干脱脂棉**

【试剂】 25g/L的肝素溶液。

【标本】 外周血或肝素抗凝血。

**【标准操作规程】**

(1) 以抗凝剂湿润毛细管内壁后吹出,让壁内自然风干或置于60~80℃干燥箱内干燥后待用。

(2) 采血:常规消毒,穿刺指尖,让血自动流出,用棉球擦去第一滴血,待第二滴血流出后,将毛细管的一端水平接触血滴,利用虹吸现象使血液进入毛细管的2/3(约50mm)处,避免产生气泡。

(3) 离心:用密封胶封堵其未吸血端,然后封端向外放入专用的水平式毛细管离心机,以12000r/min的速度离心5min。

(4) 读数:用专用读数尺分别量出红细胞层和全血层高度(单位mm)。计算其比值,即得出红细胞比容。

**【参考值】**

(1) 男性:0.40~0.50。

(2) 女性:0.35~0.45。

## 二、温氏法

**【目的】** 掌握血细胞比容温氏测定法的原理与操作。

**【原理】** 将定量的抗凝血液注入温氏管中,以一定的速度(中速)和时间离心沉淀后,读取红细胞层占全血体积的百分比。

**【器材】**

**1. 温氏(Wintrobe)管** 管长110mm,内径3mm,平底厚壁玻璃管,自下而上有0~100mm刻度,分度值为1mm。

**2. 采血器材**

**3. 毛细滴管**

**4. 水平式离心机**

**【试剂】** 抗凝剂肝素钠0.2mg/每试管或EDTA·$K_2$ 23.5mg/每管。

**【标本】** 静脉血。

**【标准操作规程】**

**1. 采血** 静脉采血2ml,立即注入已烘干的EDTA-$Na_2$抗凝管中,混匀。

**2. 加标本** 用细长的毛细滴管吸取混匀的抗凝血,插入血细胞比容管(温氏管)底部,然后将血液准确加入至刻度"10"(cm)处,避免产生气泡,最后用小橡皮塞塞紧管口。

**3. 离心** 将加好血液的温氏管置于水平离心机,以RCF为2264g离心30min后,读取红细胞层柱高的毫米数,然后再以同样速度离心10min,至红细胞层高度不再下降为止。

**4. 观察结果** 离心后血液分为5层,最上层为血浆;白色乳糜层主要为血小板;灰红色层为白细胞和有核红细胞;呈紫黑色一薄层为被白细胞代谢还原成的还原红细胞层;最下层是大量呈鲜红色的含氧红细胞层。读取红细胞层柱高(以紫黑红色层红细胞表面为准)的毫米数,乘以0.01为每升血液中红细胞体积的升数,即为HCT。

**【参考值】** 同微量法。

**【注意事项】**

(1) 所用器材必须清洁、干燥,以防溶血。

(2) 不能使用能改变红细胞体积的抗凝剂。

(3)抗凝血注入温氏管前要反复振荡,使 Hb 与氧充分接触,注入温氏管时要避免产生气泡。

(4)上层血浆如有黄疸及溶血现象,报告结果应予注明。

(5)离心力大小直接影响结果。温氏法实验中 RCF 一定要达到 2264g 的离心条件,如离心力不足,红细胞比容的误差很大,不宜用以计算 MCV 和 MCHC。

## 第五节 网织红细胞计数

【目的】 掌握网织红细胞手工计数的原理和操作方法。

【原理】 网织红细胞是介于晚幼红细胞和成熟红细胞之间的尚未完全成熟的红细胞,其胞质内残存少量嗜碱性物质,经碱性染料煌焦油蓝、新亚甲蓝等染液活体染色后呈浅蓝或深蓝色的网状或颗粒状,显微镜下可与完全成熟的红细胞区别。

【器材】
1. 玻片
2. 显微镜
3. 试管
4. 香柏油
5. 擦镜纸
6. 二甲苯

【试剂】

**1. 10g/L 煌焦油蓝乙醇溶液** 取煌焦油蓝 1g,置于乳钵中研碎后溶于 100ml 95% 的乙醇中,过滤后贮存于棕色试剂瓶中备用。

**2. 10g/L 煌焦油蓝生理盐水溶液** 取煌焦油蓝 4g,溶于 109mmol/L 枸橼酸钠溶液 20ml 中,最后用 8.5g/L 氯化钠溶液加至 100ml,混匀,过滤后贮存于棕色试剂瓶中备用。

**3. 新亚甲蓝溶液** 取新亚甲蓝 0.5g,草酸钾 1.4g,氯化钠 0.8g,蒸馏水 100ml,过滤后贮存于棕色试剂瓶中备用。

【标本】 外周血或静脉血。

【标准操作规程】

**1. 玻片法**

(1)于载玻片的一端滴加 1 滴 10g/L 煌焦油蓝乙醇溶液,任其自然干燥备用。

(2)取血 1 滴于干燥的染料上,用另一推片将其混匀,然后将两玻片部分黏合,使混匀的血液与染料夹在两玻片之间以防干燥。放置 5~10min,使网织红细胞着色后推制成血涂片。

(3)在低倍镜下选择红细胞分布均匀,网织红细胞染色较好的部分,换油镜计数 1000 个红细胞中的网织红细胞数,除以 1000 即为网织红细胞比值。

**2. 试管法**

(1)取小试管加入煌焦油蓝生理盐水溶液 2 滴,再加入新鲜全血 2 滴,混匀,置室温下 15~20min。

(2)取混合血液制成薄血涂片,自然干燥。

(3)在低倍镜下选择红细胞分布均匀的区域进行观察。

(4)在油镜下计数至少 1000 个红细胞中的网织红细胞数。

【计算】

网织红细胞百分数＝计数的网红细胞数/1000

网织红细胞绝对数(个/L)＝网织红细胞百分数×红细胞数/L

【参考值】

网织红细胞百分数　　新生儿:2%～6%

　　　　　　　　　　儿童:0.5%～2.5%

　　　　　　　　　　成人:0.5%～2.5%

网织红细胞绝对数　　成人:(24～84)×$10^9$/L

【注意事项】

(1) 活体染色时间不能过短。室温低时,需放37℃恒温箱。

(2) 最好制2张血涂片,每张计数1000个红细胞,避免分布不均引起的误差,涂片要薄而均匀,不使红细胞重叠。

(3) 为计数方便,可于目镜中放一中间有孔硬纸片或用Miller内窥盘,缩小视野便于计数。

(4) 染液与血液比约为1:1,严重贫血时可适量增加血液的比例。

## 第六节　嗜碱性点彩红细胞计数

【目的】　掌握嗜碱性点彩红细胞计数的原理与操作。

【原理】　尚未完全成熟的红细胞在发育过程中受到某些重金属的损害时,其胞质中残存的嗜碱性物质(如RNA)变性、聚集,形成颗粒,经亚甲蓝染色后,细胞内有可见散在深染的嗜碱性颗粒。

【器材】

1. 玻片
2. 显微镜
3. 拭镜纸
4. 香柏油
5. 二甲苯

【试剂】

1. **碱性亚甲蓝染液**　取亚甲蓝0.5g,碳酸氢钠3.0g,溶解于1000ml蒸馏水中,过滤备用。
2. 甲醇

【标本】　新鲜全血。

【标准操作规程】

(1) 按常规制备血膜,干燥后用甲醇固定3min。

(2) 用亚甲蓝染液染色1～2min,细水冲洗,待干。

(3) 油镜下同网织红细胞计数法,计数1000个红细胞中,所见到点彩红细胞数,除以1000报告。

【参考值】　<0.03%。

【注意事项】

(1) 必须选择红细胞分布均匀的区域计数。

(2) 血涂片干燥的速度宜慢些,以便形成较大的点彩颗粒。
(3) 试剂应定期配制,一般以存放 2 周为宜,如有沉淀应重新配制。

## 第七节 红细胞沉降率测定

### 一、魏氏法

【目的】 掌握魏氏法测定红细胞沉降率的原理与操作。

【原理】 将枸橼酸钠抗凝血置于特制刻度血沉管内,室温下垂直于血沉架上,比重大于血浆的红细胞克服血浆阻力而下沉,1h 后读取上层血浆高度的毫米数值即红细胞层下沉的距离,用毫米数值报告,即为红细胞沉降率。

【器材】
1. 魏氏血沉管
2. 血沉架
3. 吸耳球

【试剂】 109mmol/L 枸橼酸钠溶液。枸橼酸钠 32g,用蒸馏水溶解后,再用蒸馏水稀释至 1000ml,混匀备用。

【标本】 新鲜全血。

【标准操作规程】
(1) 取静脉血 1.6ml,加入含 109mmol/L 枸橼酸钠溶液 0.4ml 的试管中,混匀。
(2) 用血沉管吸出混匀抗凝血液至"0"刻度处,拭去管外附着的血液,将血沉管直立于血沉架上。
(3) 室温静置 1h 后,观察红细胞下沉后血浆高度,即为红细胞沉降率。

【参考值】 成人:男性<15mm/L;女性<20mm/L。

【注意事项】
(1) 红细胞在单位时间内下沉速度与血浆蛋白的量和质、血浆中脂类的量和质、细胞大小与数量、是否成缗钱状聚集以及血沉管的内径、清洁度、放置是否垂直和室温高低等因素有关。
(2) 血沉管要干燥、洁净,符合 ICSH 规定,血沉架必须稳固,放置要垂直。血沉管直立后不允许漏血,污染环境。
(3) 抗凝剂与血液比例要准确。抗凝剂与血液之比为 1:4。
(4) 血沉标本应在采血后 3h 内测定。测定前要充分混匀。
(5) 室温过低、过高和贫血时,对结果都有影响。为此,血沉测定室温要求为 18~25℃,在测定期内温度稳定在±1℃之内。室温过高时血沉加快,可以按温度系数校正。室温过低时血沉减慢,无法校正。

### 二、血沉仪测定法

【目的】 了解红细胞沉降率动态测定法的原理与方法。

【原理】 全自动血沉仪根据红细胞下沉过程中血浆浊度的改变,采用光电比浊、红外线扫描或摄影法动态分析红细胞下沉各个时段血浆的透光度,进而记录红细胞下沉全过程,以微电脑记录并打印结果。

【器材】
1. 全自动血沉测定仪
2. 试管
3. 滴管

【试剂】 109mmol/L 枸橼酸钠溶液。枸橼酸钠 32g,用蒸馏水溶解后,再用蒸馏水稀释至 1000ml,混匀备用。

【标本】 新鲜全血。

【标准操作规程】
(1) 打开电源开关,测试仪进行自检后自动进入测试界面。
(2) 将测试管中注入抗凝的全血,加至测试管标的刻度线,盖上管塞。
(3) 往通道内插入测试管,测试可自动进行。
(4) 读取测试数据。
(5) 关机:取出血沉测定管关闭电源。

【参考值】 同魏氏法。

## 第八节 白细胞计数

【目的】 掌握显微镜法白细胞计数的原理与方法。

【原理】 用白细胞稀释液将血液稀释一定倍数,同时破坏溶解红细胞,得白细胞悬液。将白细胞悬液注入血细胞计数板计数池,在显微镜下计数一定区域内的白细胞数,经换算即可求出每升血液中的白细胞数。

【器材】
1. 改良牛鲍计数板
2. 显微镜
3. 试管
4. 吸管
5. 微量吸管
6. 滴棒

【试剂】 白细胞稀释液:2% 冰乙酸溶液中加入 3 滴 10g/L 结晶紫(或亚甲蓝)。

【标本】 EDTA·$K_2$ 抗凝静脉血或末梢血。

【标准操作规程】

**1. 加稀释液** 用吸管吸取白细胞稀释液 0.38ml 于小试管中。

**2. 吸取血液** 用微量吸管吸取 EDTA·$K_2$ 抗凝静脉血或末梢血 20μl,拭去管尖外部余血。将吸管插入小试管中白细胞稀释液底部,轻轻放出血液,并吸取上层白细胞稀释液清洗吸管 2~3 次。

**3. 混匀** 将试管中血液与稀释液轻轻混匀,待细胞悬液完全变为棕褐色。

**4. 充池** 再次将小试管中的细胞悬液混匀。用滴棒蘸取细胞悬液 1 滴,充入改良 Neubauer 计数板的计数池中,室温静置 2~3min,待白细胞完全下沉。

**5. 计数** 低倍镜下计数四角 4 个大方格内的白细胞总数。

**6. 计算**

白细胞/L = 4个大方格内白细胞数(N)×10×20×10⁶/4 = N/20×10⁹/L

其中,÷4:每个大方格的白细胞平均数量

×10:将一个大方格内白细胞数换算成1μl血液内白细胞数

×20:血液的稀释倍数

×10⁶:由1μl换算成1L

【参考值】

(1) 成人:(3.5~9.5)×10⁹/L。

(2) 新生儿:(15~20)×10⁹/L。

(3) 6个月~2岁:(11~12)×10⁹/L。

【注意事项】

**1. 校正** 血细胞计数板、吸管、微量吸管均为计量工具,使用前需经过严格校正,否则将直接影响计数结果的准确性。

**2. 采血** 所用标本可为由静脉穿刺采取的静脉血,也可为末梢血。采集末梢血时,应注意采血部位皮肤完好,不得有冻疮、水肿、发绀、炎症等,以免标本失去代表性;同时注意取血时不能过度挤压,以免组织液混入标本引起血液凝固或造成计数结果不准确。

**3. 充池** 充池时,如充液不足、液体外溢、断续充液、产生气泡或充液后移动血盖片等,均会使细胞分布不均匀,造成计数结果不准确。

**4. 细胞分布** 计数池内的细胞分布应均匀,一般情况下各大方格间的细胞数相差不应超过10%。若相差太大需重新充池。

**5. 计数原则** 计数细胞时,应遵循数上不数下,数左不数右的原则。

**6. 有核红细胞的影响** 白细胞稀释液不能破坏有核红细胞,进而使白细胞计数结果偏高,此时应计算白细胞校正值(公式中有核红细胞数是指分类100个细胞时所遇见的有核红细胞的数量)。

白细胞校正值/L = 100/(100+有核红细胞数)×校正前白细胞数

**7. 稀释倍数** 白细胞数量过多时,可采用加大稀释倍数的方法减小误差。如20μl血加入到0.78ml稀释液中或10μl血加到0.39ml稀释液中;白细胞数量过少时,可采用扩大计数域的方法减小误差,如计数8个或9个大方格;也可采用减少稀释倍数的方法减小误差。

## 第九节 白细胞分类计数和形态检查

【目的】 掌握显微镜外周血白细胞分类计数方法及各种白细胞的正常形态。

【原理】 将血液制成细胞分布均匀的血涂片,用瑞氏染色法染色,根据各类细胞的形态特点和颜色差异将白细胞分类并分别计数。通常分类计数100个白细胞,计算得出各种白细胞所占的百分率。

【器材】

**1. 显微镜**

**2. 香柏油**

**3. 拭镜纸**

4. 清洁液
5. 分类计数器

【试剂】 瑞氏染液、磷酸盐缓冲液(pH 6.4~6.8)。

【标本】 制备良好的血涂片。

【标准操作规程】

(1) 染色:将血涂片用瑞氏染液染色,冲洗干净,干后待用。

(2) 低倍镜观察:低倍镜下观察白细胞的分布和染色情况,选择涂片体、尾交界处细胞分布均匀、着色良好的区域,换油镜。

(3) 油镜观察:在涂片体、尾交界细胞分布均匀、着色良好区域,按一定的方向顺序进行观察,对见到的每一个白细胞分类,并用白细胞分类记数器作好记录,共计数100个白细胞。

(4) 白细胞分类计数的同时也要观察红细胞有无大小、形态、染色和异常结构的变化,观察血小板形态和分布有无异常,同时注意有无异常细胞或寄生虫(如疟原虫等)。

(5) 结合白细胞计数结果,可间接计算出每升血液中各种白细胞的数量即各种白细胞的绝对值。

(6) 结果报告

1) 直接报告各类白细胞所占的比值或百分率,用△.△△或△%表示。

2) 通过计算报告各类白细胞绝对值。用△.△△×$10^9$/L表示。计算方法:各类白细胞绝对值=每种白细胞所占百分率×白细胞总数。

3) 报告幼稚或异常白细胞:如发现幼稚或异常白细胞,应进行分类报告,并包括在白细胞分类比值或百分率中。

4) 报告有核红细胞:血涂片中如见到有核红细胞,要逐个计数,但不列入白细胞分类计数总数之内,报告方式为分类计数100个白细胞的同时见到的有核红细胞数。

5) 红细胞、血小板的形态:如有异常,应在结果中描述。

6) 发现其他异常,如见到寄生虫(如疟原虫)等均应在报告中描述。

(7) 血涂片中各种正常白细胞形态

1) 中性粒细胞(neutrophil,N):中性粒细胞分为中性杆状核和中性分叶核粒细胞两种。细胞体呈圆形,直径10~15μm。细胞核染深紫红色,染色质致密成块,粗糙不均。细胞质丰富,呈粉红色,含较多细小均匀淡粉红色中性颗粒。中性杆状核粒细胞核呈C形、S形或不规则形;分叶核粒细胞核分为2~5叶,或可见5叶以上,各叶大小、形状和排列各不相同。

2) 嗜酸粒细胞(eosinophil,E):细胞呈圆形,直径13~15μm,略大于中性粒细胞。胞核多为两叶,也可偶见3~4叶,染色质粗糙染紫红色。胞质内充满粗大、大小一致、均匀分布且折光性强的橘红色或橘黄色嗜酸性颗粒。嗜酸粒细胞易破碎,颗粒可分散于细胞核周围。

3) 嗜碱粒细胞(basophil,B):胞体呈圆形,直径10~12μm,略小于中性粒细胞。核分叶不明显,形态不规则。胞质中含有少量、粗大、大小不一、分布不均的紫黑色嗜碱性颗粒,颗粒常覆盖于核上,致使核的分叶与结构模糊不清。

4) 淋巴细胞(lymphocyte,L):可分为小淋巴细胞和大淋巴细胞。小淋巴细胞直径6~10μm,占90%;大淋巴细胞直径10~15μm,占10%。小淋巴细胞胞体呈圆形或椭圆形,核呈圆形或椭圆形,偶见凹陷,染色质粗糙致密,聚集成团块,染深紫红色;胞质很少,仅在核的一侧见到少量淡蓝色胞质,有时几乎不见而似裸核,胞质内一般无颗粒;大淋巴细胞呈圆形,核呈圆形或椭圆形,常偏于一侧,染色质常致密成团块状,染深紫红色;胞质丰富,呈透明天蓝色,可有少量大而稀疏的紫红色嗜天青颗粒。

5) 单核细胞(monocyte,M):胞体呈圆形或不规则形,直径 14~20μm。核型多样,可呈肾形、马蹄形或不规则分叶,染淡紫红色,常折叠扭曲,染色质细致,疏松如网状。胞质丰富,染淡灰蓝色或淡粉红色,内含大量细小、弥散分布的灰尘样淡紫红色嗜天青颗粒。

【参考值】 成人白细胞分类计数参考值见表 1-2-1。

表 1-2-1 正常成人外周血白细胞分类参考值

| 白细胞分类 | 百分率(%) | 比值 | 绝对值(×$10^9$) |
|---|---|---|---|
| 中性粒细胞 | 40~75 | 0.40~0.75 | 1.8~6.3 |
| 嗜酸粒细胞 | 0.4~8.0 | 0.004~0.08 | 0.02~0.52 |
| 嗜碱粒细胞 | 0~1 | 0~0.01 | 0~0.06 |
| 淋巴细胞 | 20~50 | 0.20~0.50 | 1.1~3.2 |
| 单核细胞 | 3~10 | 0.03~0.10 | 0.1~0.6 |

【注意事项】

(1) 制备厚薄适宜,头体尾分明,细胞分布均匀,四周留有空隙的血涂片。血膜过厚,则细胞重叠、细胞缩小;血膜太薄,白细胞多集中于边缘;血膜在载玻片的两侧如不留余地,则影响某些异常细胞(大或成堆)的观察。识别形态时要随时旋转调焦细螺旋(微调),注意全面观察细胞核染色质、细胞浆颗粒等的特点。

(2) 各种白细胞体积大小不等,体积较小的淋巴细胞在血涂片的头、体部位较多,中性粒细胞和单核细胞在尾部和两侧较多,因此分类计数的最佳区域为体、尾交界处。

(3) 分类计数时要有秩序地、沿一定方向连续进行。避免重复计数或遗漏细胞,避免主观选择视野。

(4) 白细胞总数在(3.0~15.0)×$10^9$/L 时,分类计数 100 个白细胞;白细胞总数在 15.0×$10^9$/L 以上时,应计数 200 个白细胞;白细胞总数低于 3.0×$10^9$/L 时,则应选用 2 张涂片计数 50~100 个白细胞。

(5) 影响因素:分类时如见血涂片上有核红细胞,应逐个计数但不计入 100 个白细胞内,以分类 100 个白细胞见到有核红细胞的个数来报告,并应注明其所属阶段;分类时还应注意观察红细胞和血小板的形态、染色及其分布情况,注意有无寄生虫(如疟原虫)及其他异常。

# 第十节 中性粒细胞异常形态检查

【目的】 掌握常见的异常中性粒细胞形态学改变。

【原理】 用普通光学显微镜直接观察瑞氏染色血涂片上的异常白细胞,并从细胞大小、细胞核、细胞质等多方面观察。

【器材】

**1. 显微镜**

**2. 香柏油**

3. 拭镜纸
4. 清洁液

【标本】 制备良好的血涂片(经老师挑选有意义的异常血涂片)。

【标准操作规程】

**1. 低倍镜观察** 低倍镜观察全片,对细胞分布、数量和染色等情况作初步估计。

**2. 油镜观察** 滴加1滴香柏油,在油镜下认真观察中性粒细胞的大小、细胞核、细胞质等。

**3. 报告方式** 描述观察到的异常中性粒细胞形态学变化。中性粒细胞异常形态有:

(1) 核象异常:包括核左移和核右移,反映中性粒细胞的成熟程度。正常血象中有少量杆状核细胞出现,它与分叶核细胞之间的比值约为1∶13。

1) 核左移:外周血中不分叶核粒细胞超过5%。

2) 核右移:是指中性粒细胞核出现4、5叶(正常时多为3叶)或多于5叶核,其百分数超过3%。

(2) 毒性变化

1) 细胞大小不均:中性粒细胞大小相差悬殊。

2) 空泡:可在细胞质或核中出现空泡,常为多个,也可为单个,大小不等。

3) 中毒颗粒:在中性粒细胞胞质中出现比中性颗粒粗大、大小不等、分布不均、染色较深,呈黑色或紫黑色的颗粒。

4) Dohle小体:细胞质内出现圆形、梨形或云雾状,界限不清,染成灰蓝色,直径为$1\sim2\mu m$。

5) 核棘突:胞核有各种形态的芽状突出。

(3) 退行性变:表现为胞体肿大,结构模糊,边缘不清。胞核可呈固缩、肿胀、破碎、溶解等变化,是细胞衰老死亡的表现。

【注意事项】

**1. 染色的影响** 在血涂片染色偏碱或染色时间过长时,可将中性颗粒误认为中毒颗粒,应注意全片各种细胞的染色情况。

**2. 区别不同类型细胞** 含中毒颗粒的中性粒细胞应与嗜碱粒细胞区别,其区别要点是嗜碱粒细胞核较少分叶,染色较浅,嗜碱性颗粒着色更深,较大且不均匀,常在细胞边缘分布较多,也可覆盖分布于细胞核上。

# 第十一节 嗜酸粒细胞直接计数

【目的】 掌握嗜酸粒细胞直接计数的方法。

【原理】 用嗜酸粒细胞稀释液将血液进行一定倍数的稀释,嗜酸粒细胞着色,而红细胞及其他大部分白细胞被破坏,少数并未破坏的其他白细胞也不被伊红着色。将细胞悬液充入计数池后,在显微镜下计数一定区域内嗜酸粒细胞数,换算出每升血液中嗜酸粒细胞数量。

【器材】

1. 显微镜

2. 试管

3. 香柏油

4. 拭镜纸

5. 二甲苯

【试剂】 嗜酸粒细胞稀释液

| | |
|---|---|
| 丙二醇 | 50ml |
| 蒸馏水 | 50ml |
| 10g/L 石楠红 B 水溶液 | 10ml |
| 100g/L 碳酸钠水溶液 | 1.0ml |

混匀,过滤后室温中保存。

【标准操作规程】

（1）取小试管 1 支,加入嗜酸粒细胞稀释液 0.38ml。

（2）取 20μl 末梢血加入试管内,混匀,待红细胞溶解后充入计数池。

（3）静置 3～5min,用低倍镜计数,必要时可用高倍镜,统计两个计数池中 10 个大方格内嗜酸粒细胞数。

（4）计算:嗜酸粒细胞/L = 10 个大方格内嗜酸粒细胞数 × 20 × $10^6$。

【参考值】 $(0.02～0.52) \times 10^9$/L。

【注意事项】

（1）充池前要充分混匀,但用力不宜过猛。

（2）注意与中性粒细胞区别,以免误认。中性粒细胞一般不着色,但也有着浅红色的,但其颗粒较小。

（3）用白细胞总数与分类百分数求得的绝对数不如直接计数结果准确。

## 第十二节 血小板计数

【目的】 掌握血小板(platelet)显微镜目视计数法原理与操作。

【原理】 血液经稀释液按一定比例稀释和破坏红细胞后,充入计数池内,在显微镜下计数一定范围内的血小板数,经过换算求出每升血液中血小板的数量。

【器材】

1. **改良牛鲍计数板**

2. **试管**

3. **吸管**

4. **微量吸管**

5. **血盖片**

6. **试管架、吸耳球、绸布、玻棒、胶吸头、脱脂棉、酒精棉球**

【试剂】 10g/L 草酸铵稀释液:草酸铵 10g,EDTA-$Na_2$ 0.12g,溶于 1000ml 蒸馏水中,混匀。

【标本】 EDTA-$K_2$ 抗凝静脉血或末梢血。

【标准操作规程】

1. **吸取稀释液** 吸取 10g/L 草酸铵稀释液 0.38ml,置于小试管中。

2. **采血及加血** 消毒无名指,穿刺后,让血液自然流出,准确采血 20μl,置于含有草酸铵的稀释液中,充分混匀。

**3. 稀释** 待完全溶血后再混匀1min。

**4. 充液静置** 取混匀的血小板悬液1滴充入计数池内,静置10~15min,使血小板充分下沉。

**5. 计数** 用高倍镜计数中央大方格的四角和中央共5个中方格内血小板数量。

**6. 计算**

血小板数/L = $N \times 5 \times 10 \times 20 \times 10^6 = N \times 10^9$

$N$:表示5个中方格内数得的血小板数。

×5:将5个中方格血小板数换算成1个大方格血小板数。

×10:将1个大方格血小板数换算成1μl血液内血小板数。

×20:血液的稀释倍数。

$\times 10^6$:由1μl换算成1L。

**7. 报告方式** $XX \times 10^9 / L$。

【参考值】 $(125 \sim 350) \times 10^9 / L$。

【注意事项】

**1. 采血** 毛细血管采血时,针刺应达3mm深,使血液流畅。如果同时做白细胞和血小板计数时,应先采血做血小板计数。

**2. 制备悬液** 血液加入血小板稀释液内要充分混匀,必须轻轻摇动标本200次以上,但不可过度振荡,以免导致血小板破坏、聚集或产生气泡,引起计数误差。

**3. 充池** 血小板悬液充入计数池内需静置10~15min,使血小板完全下沉后再计数。但要注意保持湿度,避免水分蒸发而影响计数结果。溶血欠佳时,应更换稀释液或用200倍稀释法计数整个中间大方格内的全部血小板数,最后计算出每升血液中的血小板数量。

**4. 光线要求** 计数时光线不可太强,注意微有折光性的血小板与尘埃等的鉴别,注意附着在血细胞旁的血小板不要漏数。

**5. 计数**

(1) 如果血小板悬液充入计数池后时间较长,血小板会失去光泽而不易辨认,因此应掌握好计数时间,应在1h内计数完毕。

(2) 每份标本最好计数2次,若计数之差在10%以内,取其均值报告。若计数之差大于10%,应作第3次计数,取2次相近结果的均值报告。

(孙连桃)

# 第三章 血液分析仪的使用

【目的】 掌握三分类及五分类血液分析仪的原理与操作,熟悉其结果分析及参数的临床应用。

【原理】

**1. 红细胞和血小板及其相关参数的检测原理** 血液经较高倍数的稀释后,得细胞悬液,悬浮在电解质溶液中的血细胞具有相对非导电特性,当其依次通过计数小孔时引起电阻变化,产生系列脉冲信号,脉冲产生的数量相当于细胞的总数,脉冲的大小反映了不同细胞的体积大小,正常情况下白细胞所占比例较少,可以忽略不计,通过血细胞分析仪计数和细胞体积大小处理,即可获得 RBC,PLT 数量和 MCV、MPV 以及 RBC 和 PLT 体积分布直方图。如仪器中再引入测定血红蛋白系统,通过 RBC、Hb、MCV 的实测数据,自动计算出 HCT、MCH、MCHC、RDW 等参数。

**2. 网织红细胞参数检测原理** 将荧光染料(或新亚甲蓝)与网织红细胞内 RNA 结合,通过相应激光束时,仪器同时测量前向散光强度和荧光强度,分别反映细胞体积大小和细胞质内 RNA 多少,构成二维显示散点图。将网织红细胞分成低荧光强度(low fluorescent reticulocyte,LFR)、中荧光强度(middlefluorescent reticulocyte,MFR)和高荧光强度(high fluorescent reticulocyte,HFR)网织红细胞。幼稚网织红细胞荧光最强。反之,成熟红细胞极少或没有荧光。仪器还可提供网织红细胞成熟指数(reticulocyte mature index,RMI)与网织红细胞绝对数。RMI 增高与骨髓移植、近期出血或疗效反应有关;RMI 降低通常提示骨髓衰竭或无效造血。

**3. 白细胞参数检测原理** 利用溶血剂将一定倍数稀释的血液中的红细胞溶解,而白细胞质也经胞膜渗出,胞膜紧裹在细胞核和存在的颗粒周围,使白细胞成为"膜包核"状态被保留下来。利用电阻抗原理经小孔计数出白细胞数量及体积测定,通过白细胞体积分布直方图,将白细胞大小进行分群,即当今的二分群、三分群血细胞分析仪。另一种类型血细胞分析仪是利用流式细胞术和光散射原理。首先将血液进行稀释,经溶血剂将红细胞破坏,留下白细胞,在鞘流液的包裹中,形成细胞流,细胞排列成单列通过光学检测区,引起光散射变化,获得脉冲信号。信号大小与细胞体积有关,以此来进行白细胞计数及体积大小测定。

**4. 白细胞五分类检测原理**

(1) 容量、传导、光散射分类法:首先将血液稀释标本加入只作用红细胞的溶血剂,使红细胞溶解破坏,而白细胞基本保持完整状态,利用流式细胞术使白细胞单个通过检测器,接受 VCS 三种技术同时检测。即利用电阻抗法测量细胞体积(volume,V)大小;传导性(con-ductivity,C)是利用高频电磁波测量细胞内部结构,如细胞核、细胞质的比例,细胞内颗粒的大小和密度;光散射(scatter,S)是利用激光对每一个细胞进行扫描分析,区别细胞表面的构型和颗粒质量。根据三种方法测定数据经计算机处理进行白细胞五分类。

(2) 阻抗、射频和特殊稀释液处理的联合分类法,这类仪器是通过四个不同检测系统完成的。

1）嗜酸粒细胞检测系统：将血液与嗜酸粒细胞特殊稀释液混合，使嗜酸粒细胞以外的所有细胞溶解或萎缩，含有完整的嗜酸粒细胞的稀释液通过小孔，用电阻抗法进行计数。

2）嗜碱粒细胞检测系统：用特殊的嗜碱粒细胞稀释液处理后再计数。

3）淋巴、单核、粒细胞（包括中性、嗜酸性、嗜碱性）检测系统：采用电阻抗、射频和激光散射联合检测。

4）幼稚细胞检测系统：基于幼稚细胞膜上脂质较成熟细胞少的现象，在细胞悬液中加入含硫氨基酸，由于幼稚细胞膜上结合的氨基酸较成熟细胞多，对溶血剂有抵抗作用，当加入溶血剂后成熟细胞溶解而幼稚细胞未被破坏，通过电阻抗法检测出来。

（3）多角度偏振光散射分类法（multi-angle polarized scatter separation, MAPSS）：全血标本稀释后，红、白细胞基本仍保持近似自然状态，利用流式细胞术使细胞单个排列，通过激光束检测区，可从四个不同角度测定散射密度。这四个角度分别是：0°散射光测定细胞大小；10°散射光测细胞结构，细胞核与细胞质的复杂性；90°垂直光散射，主要对细胞内部颗粒和细胞分叶进行测量；90°偏振光散射，基于颗粒可以将垂直角度的偏振光消偏振的特性，将嗜酸粒细胞从中性粒细胞和其他细胞中分离出来。从四个角度对每个细胞进行测量，再用计算机分析，即可将白细胞分为中性粒细胞、嗜酸粒细胞、嗜碱粒细胞、淋巴细胞、单核细胞等。

（4）光散射与细胞化学技术联合应用分类法：利用过氧化物酶通道，全血稀释后经过氧化物酶染色，由于嗜酸粒细胞有很强过氧化物酶活性，中性粒细胞次之，单核细胞再次之，而淋巴细胞和嗜碱粒细胞则无此酶。当细胞通过测试区时，由于酶反应后显色强度不同（阴性、弱阳性、强阳性）和细胞体积大小差异，激光束射到细胞时，所得前向角和散射角数据不同，通过计算机系统进行分析处理，即可将嗜酸粒细胞、中性粒细胞、单核细胞和淋巴细胞及单核细胞区分出来。但上述系统无法将淋巴细胞和嗜碱粒细胞分开。另用全血经特殊的嗜碱粒细胞稀释液处理，再经嗜碱粒细胞和（或）分叶核通道对嗜碱粒细胞计数，并对中性粒细胞（裸核）分叶情况进行二维散点图分析。

（5）利用激光流式细胞分析系统加核酸荧光染色技术分类法：通过前向散射光、侧向荧光信号和侧向散射光，分别获得反映细胞体积大小、反映RNA和DNA含量多少、反映细胞内核的形状和有无颗粒存在等信息。不仅获得准确的白细胞五分类结果，而且根据核酸含量得到未成熟粒细胞的参数。同时还可以提供网织红细胞计数及未成熟网织红细胞指数，由于加入了核酸荧光染色，使血小板计数更加可靠。

【器材】 全自动血液分析仪。

【试剂】 购买专用成套试剂盒。必须使用经国家食品药品监督管理局批准的试剂。

**1. 血液分析仪配套试剂** 稀释液、溶血剂、清洗液。

**2. 全血质控物**

【标本】 EDTA-$K_2$抗凝静脉血或末梢血。

【标准操作规程】

**1. 标本准备**

（1）抗凝静脉血：EDTA-$K_2$抗凝静脉血。

（2）末梢血：将血液加入定量稀释液的测量杯中，按要求掌握溶血剂及溶血时间。

**2. 仪器准备**

（1）开机前准备：按说明检查稀释液、溶血剂、废液瓶等装置的连接及通讯接口。

（2）开启电源：仪器开始自检过程。

(3) 检测空白本底:自检通过后仪器自动进行空白本底测试,空白测试符合仪器说明书的要求后进行下一步操作。

**3. 质控物测定** 每天将两个水平的质控品从冰箱取出,放置15min使其温度升至室温,充分混匀后进行测定。质控合格后进行样本测定。当出现失控现象时,按失控处理程序,寻找失控原因,待查明失控原因并排除后重测样本。

**4. 血液标本测定** 充分混匀血液标本或预稀释样品,按进样键,仪器吸样后自动完成各项测试,屏幕显示并打印出各项参数、直方图和报警。

**5. 结果报告**

(1) 参数

1) 红细胞体积分布宽度(RDW):是由仪器测量获得反映红细胞体积异质性的参数,是反映红细胞大小不等的客观指标。

2) 血小板比容(PCT):与血小板的数量及大小呈正相关。

3) 血小板体积分布宽度(PDW):指血细胞分析仪测量一定数量的血小板体积后,获得反映外周血小板体积大小异质性参数,常用CV表示。

4) 平均血小板体积(MPV):指血液中血小板体积的平均值。它与血小板数往往呈非线性负相关。

5) 三分群仪器其他参数:①LYM%(小细胞百分率或淋巴细胞百分率);②LYM#(小细胞绝对数或淋巴细胞绝对数);③MID%(中等大小细胞百分率,包括嗜酸粒细胞、嗜碱粒细胞、单核细胞及幼稚细胞);④MID#(中等大小细胞绝对数);⑤GRAN%(大细胞百分率或中性粒细胞百分率);⑥GRAN#(大细胞绝对数或中性粒细胞绝对数)。

6) 五分类仪器其他参数:①NE%或NEUT%(中性粒细胞百分率);②NE#或NEUT#(中性粒细胞绝对数);③LY%或LYMPH%(淋巴细胞百分率);④LY#或LYMPH#(淋巴细胞绝对数);⑤MO%战MONO%(单核细胞百分率);⑥MO#或MONO#(单核细胞绝对数);⑦EO%(嗜酸粒细胞百分率);⑧EO#(嗜酸粒细胞绝对数);⑨BA%或BASO%(嗜碱粒细胞百分率);⑩BA#或BASO#(嗜碱粒细胞绝对数);⑪IG%(immature granulocyte,未成熟粒细胞数百分率);⑫IG#(未成熟粒细胞绝对数)。

7) 网织红细胞常用参数:①RET%(网织红细胞百分率);②RET#(网织红细胞绝对数);③低荧光强度网织红细胞(LFR):荧光越弱提示网织红细胞越接近成熟红细胞;④中荧光强度网织红细胞(MFR);⑤高荧光强度网织红细胞(HFR),幼稚网织红细胞显示最强荧光;⑥网织红细胞成熟指数(RMI),该参数可表达骨髓造红细胞的功能,能早期反映贫血疗效、骨髓被抑制或造血重建等情况。

(2) 直方图:RBC、WBC、PLT直方图。

(3) 报警:如果标本有异常,报告单上会有相应的提示,参阅仪器的说明书。

**6. 关机** 结束操作后,检查是否有足够的稀释液、溶血剂和清洗剂,按关机键仪器自动完成清洗后关闭电源。

**7. 仪器长期储存前的检查** 仪器内部用蒸馏水清洗,无残存的液体,关闭电源开关。

**8. 校准**(由厂家完成并出具校准报告)

(1) 校准原则

1) 血细胞分析仪安装后或更换了关键的部件要进行校准。

2) 血细胞分析仪每年进行两次校准。

(2) 校准步骤

1) 校准用样本的选择及准备:选择 SYSMEX 校准物。垂直保存在 2~8℃ 冰箱,避免冰冻。未开封的产品在标签所注明的有效期内稳定。开封后必须 4h 内使用。如未用完,应废弃剩余部分。产品变质迹象:上清液内有轻微溶血是正常现象。温度超出范围可导致严重溶血,校准品平均值超出测试极限,并且实验室内质控历史数据和室间质控数据表示良好的结果时,可视为产品损坏迹象。应更换校准品,重新校准。从冰箱或包装取出校准物,放置 30min 使其温度升至室温(18~25℃)。保持瓶子直立的状态将其放在双手掌中轻轻滚动 20s,然后将其颠倒后再滚动 20s 以上。轻轻来回倒转 12 次使其混合均匀,确保所有细胞都已经悬浮起来。进行分析前在平面上静置瓶子 15s,使泡沫散去。

2) 校准过程

A. 对仪器进行保养和功能检查。

B. 检查测试条件与仪器本底。

C. 精密度测定:取新鲜血连续重复测定 10 次计算变异系数 CV,要符合仪器精密度要求。

D. 携带污染率测定:取高浓度血液样本,混合均匀后连续测定三次,测定值分别为 H1、H2、H3;再取低浓度血液样本,连续测定 3 次,测定值分别为 L1、L2、L3。按公式计算携带污染率。

E. 校准物检测结果及计算校准系数:校准项目包括 WBC、RBC、HGB、HCT、MCV、PLT,提供的校准物有 1 管,分两管,第一管连续检测 6 次,将结果记录于表,计算 2~6 次结果,用于本室检测校准物的均值与定值比较,以判断是否需要调整仪器。

a. 计算各参数的均值与定值相差的百分数(不计正负号),即偏差。

b. 计算公式 $\frac{均值-定值}{定值}\times 100\%$。

c. 各参数均值与定值的差异与表 1-3-1 仪器校准的判别标准对照,全部等于或小于表中的第一列数值时,仪器不需进行调整,记录偏差的数据即可;若各参数均值与定值的差异大于表中的第二列数值时,需请仪器维修人员检查原因并进行处理;若各参数均值与定值的差异在表中第一列与第二列数值之间时,需对仪器进行调整,调整方法可按说明书的要求进行。

d. 若仪器需要校准,则应记录校准系数(定值除以所测校准物的均值)、仪器原有的校准系数及新的校准系数(仪器原有的系数乘以校准系数,即为新的校准系数)记录于表。

表 1-3-1　仪器校准的判别标准

| 参数 | 百分数差异 | |
| --- | --- | --- |
| | 一列 | 二列 |
| WBC | 1.5% | 10% |
| RBC | 1.0% | 10% |
| HGB | 1.0% | 10% |
| HCT | 2.0% | 10% |
| MCV | 1.0% | 10% |
| PLT | 3.0% | 15% |

F. 校准结果的验证:将第 2 管未用的校准物充分混匀,在仪器上重复检测 6 次。去除第 1 次结果,计算第 2~6 次检测结果的均值,记录于表。根据检测均值和定值再次计算偏差并记录于表。按前述方法与表中的数值对照。如各参数的差异全部等于或小于第一列数值,说明校准合格。否则重新校准。

G. 厂家出具校准报告。

**9. 仪器维护** 根据不同的仪器进行日、周、月不同部件的维护。

**10. 仪器性能评价**

(1) 检查测试条件与试剂,检测空白并记录。

(2) 精密度:取低、中、高三个水平的新鲜血,连续重复测定 10 次,计算 WBC\RBC\HGB\HCT\PLT\MCV 等项目的 CV、SD。达到厂家规定的各参数批内精密度 CV 值允许的范围:WBC≤3.0%;RBC≤1.5%;HGB≤1.0%;HCT≤1.5%;MCV≤1.0%;PLT≤4.0%。

(3) 线性:选取一份接近预期上限的高值全血样本(H),分别按 100%、80%、60%、40%、20%、10% 的比例进行稀释,每个稀释度重复测定 3 次,计算均值。将实测值与理论值作比较(偏离应小于 10%),计算 y=bx+a,验证线性范围。要求:b 值在 1±0.05 范围内,相关系数 r≥0.975。

(4) 认真做好实验记录并出具仪器性能评价报告。

【参考值】

**1. 白细胞** 成年人:男/女为 $(3.5 \sim 9.5) \times 10^9/L$。

**2. 红细胞** 成年人:男性为 $(4.3 \sim 5.8) \times 10^{12}/L$。

女性为 $(3.8 \sim 5.1) \times 10^{12}/L$。

**3. 血红蛋白** 成年人:男性为 130~175g/L。

女性为 115~150g/L。

**4. 血细胞比容** 成年人:男性为 0.40~0.50。

女性为 0.335~0.45。

**5. 血小板** 成年人:男/女为 $(125 \sim 350) \times 10^9/L$。

【注意事项】

(1) 操作人员上岗前进行规范化培训,仔细阅读仪器说明书、标准操作规程和培训教材。

(2) 全自动血细胞分析仪从设计上均要求使用抗凝静脉血来检测,使用 ICSH 推荐的 EDTA-$K_2$。

(3) 标本应于 4h 内在血液分析仪上测试完毕,最长不宜超过 6h,期间血液标本置于室温,不宜在冰箱保存。

(4) 到目前为止,白细胞分类只能当作一种过筛手段,不能完全取代手工显微镜下分类。

(5) 采血要顺利,抗凝要迅速完全,标本中不能有小凝块和纤维蛋白丝。

(6) 做好日常的分析前、分析中和分析后的质量控制。

(7) 仪器有报警提示或散点图、直方图有异常时,应遵循复检规则进行复检。

(孙连桃)

# 第四章　血型鉴定及交叉配血

## 第一节　ABO 血型鉴定

### 一、正 定 型 法

【目的】　掌握盐水介质法进行 ABO 血型鉴定正定型的原理、操作和结果判断。

【原理】　室温条件下,已知 IgM 类特异性抗体与被检红细胞在盐水介质中反应,根据红细胞是否出现凝集现象,来判断被检红细胞膜上有无与血型抗体相对应的抗原,从而鉴定被检者的血型。

【器材】
1. 滴管
2. 专用离心机
3. 小试管
4. 载玻片或白瓷板
5. 记号笔
6. 显微镜

【试剂】　单克隆或多克隆的抗-A;单克隆或多克隆的抗-B;血清、抗 AB 血清(可选),生理盐水。

【标本】　抗凝静脉血。

【操作】

**1. 玻片法**

(1) 制备 5% 红细胞悬液:抗凝血 3000r/min 离心 5min,吸去血浆,加入生理盐水 5ml,混匀,洗涤,3000r/min 离心 5min,弃去上清液。重复操作 3 次。取试管一支,依次加入洗涤后压积红细胞 1 滴、生理盐水 19 滴,混匀,即为 5% 红细胞悬液。

(2) 玻片标记:取一块清洁玻片,用记号笔划成方格,标明抗 A、抗 B,抗 AB(可选)。

(3) 滴加分型血清:分别用滴管滴加抗 A、抗 B、抗 AB(可选)血清 1 滴于标明的方格内。

(4) 滴加红细胞悬液:再各标记方格中加受检者 5% 红细胞盐水悬液 1 滴,轻轻摇动玻片混匀,2min 内判断结果。

(5) 结果判断

1) 红细胞在任何 ABO 定型血清上出现强凝集,认为是阳性反应结果。

2) 在 2min 结束时红细胞依然为均匀悬液,为阴性反应结果。

3) 出现微凝集或有怀疑反应时,必须使用试管法复核,确认。

(6) 判断标准:见表 1-4-1。

表1-4-1 红细胞凝集程度判断标准

| 凝集程度 | 判断标准 |
| --- | --- |
| 4+ | 红细胞凝集成一大片或几片,血清清晰透明 |
| 3+ | 红细胞凝集成数个大凝块,血清较透明 |
| 2+ | 红细胞凝成数个小凝块,有多数游离红细胞 |
| 1+ | 肉眼可见颗粒凝块,周围有许多游离红细胞 |
| ± | 镜下可见数个红细胞凝在一起,周围有很多游离红细胞 |
| 混合凝集外观 | 镜下可见少数红细胞凝集,而绝大多数红细胞呈分散分布 |
| — | 阴性,镜下未见红细胞凝集,红细胞均匀分布 |

(7) 结果判断:见表1-4-2。

表1-4-2 ABO血型正定型结果

| 受检者血型 | 分型血清+受检者红细胞 | | |
| --- | --- | --- | --- |
| | 抗A | 抗B | 抗AB(可选) |
| A | + | − | + |
| B | − | + | + |
| O | − | − | − |
| AB | + | + | + |

注:+为阳性反应,即出现红细胞凝集或溶血;−为阴性反应,红细胞为均匀悬浮,不凝集。

(8) 报告方式:正定型(玻片法)× 型。

**2. 试管法**

(1) 制备5%红细胞悬液:同上。

(2) 标记试管:取试管2或3支,分别标明抗A、抗B、抗AB(可选)。

(3) 滴加分型血清:分别加入抗A、抗B或抗AB血清(可选)1滴于管底。

(4) 滴加红细胞悬液:各管中再分别加入1滴受检者5%红细胞悬液,混匀。

(5) 离心:立即以1000r/min离心1min。

(6) 观察结果:轻轻摇动试管,使沉于管底的红细胞浮起,观察有无凝集反应或溶血现象。如上层液体清澈,无色,管底有红细胞凝块,轻弹管底,红细胞凝块无明显散开,表明完全凝集;如上层液体清澈,无色,管底有红细胞沉积,边缘整齐,轻弹管底,红细胞即浮起成均匀悬液,则为完全不凝。再将反应物倒在玻片上,在低倍镜观察凝集强弱程度。

(7) 判断标准:见表1-4-1。

(8) 结果判断:见表1-4-2。

(9) 报告方式:正定型(试管法)× 型。

【注意事项】

(1) 所用器材必须清洁干燥,避免溶血。

(2) 每批血清在使用前,必须做质控。血清外观出现浑浊或变色,不能使用。IgM抗A或抗B效价≥128,亲和力≤15s,冷凝集素效价<4,符合标准,方能使用。抗体血清使用完后,应及时放回4℃冰箱保存,防止细菌污染,用时提前半小时取出恒温。

(3) 严格控制离心速度和时间,防止假阳性或假阴性结果。

（4）观察凝集时，对玻片法定型时，应注意避免因玻片上悬液蒸发而引起的红细胞的聚集误判为凝集。应注意鉴别红细胞在凝集、凝固以及缗钱状排列的不同表现。

（5）标准血清效价过低、红细胞悬液浓度过高或过低，抗原抗体比例不当，易造成假阴性。

（6）为了防止冷凝集现象的干扰，通常应在室温下进行试验。

## 二、反定型法

【目的】 掌握盐水介质法进行 ABO 血型系统反定型的原理、操作和结果判断。

【原理】 当红细胞表面有 A 和（或）B 抗原时，其血清中存在与之相反的抗体。根据 IgM 类血型抗体与相应红细胞抗原特异性结合时，在室温下盐水介质中出现红细胞凝集现象。用已知 A 型、B 型等红细胞检测血清中有无相应的天然 IgM 类抗 A 和（或）抗 B，从而鉴定被检者的血型。

【器材】
1. 滴管
2. 专用离心机
3. 试管
4. 记号笔
5. 显微镜

【试剂】 5% A 型红细胞、B 型红细胞和 O 型红细胞，生理盐水。

【标本】 不抗凝静脉血。

【操作】

1. **分离血清** 不抗凝血以 3000r/min 离心 3min，分离血清标本。
2. **滴加血清及红细胞悬液** 取试管 3 支，分别标明 A 型红细胞、B 型红细胞及 O 型红细胞，分别加入受检者血清 1 滴于管底，再分别滴加 5% A 型红细胞、B 型红细胞、O 型红细胞悬液试剂 1 滴，混匀。
3. **离心** 立即以 1000r/min 离心 1min。
4. **观察结果** 同上。
5. **判断标准** 见表 1-4-1。
6. **结果判断** 见表 1-4-3。
7. **报告方式** 反定型（试管法）×型。

表 1-4-3 ABO 血型反定型结果

| 受检者血型 | 分型红细胞+受检者血清 | | |
| --- | --- | --- | --- |
| | A 型红细胞 | B 型红细胞 | O 型红细胞 |
| A | - | + | - |
| B | + | - | - |
| O | + | + | - |
| AB | - | - | - |

注：+为阳性反应，即出现红细胞凝集或溶血；-为阴性反应，红细胞为均匀悬浮，不凝集。

【注意事项】

(1) 观察结果时,若试管中出现溶血现象,表明存在抗原抗体反应并有补体激活,应视为凝集(保证试验前无溶血发生)。

(2) 血清中存在自身免疫性血型抗体、冷凝集素效价增高、多发性骨髓瘤、免疫球蛋白异常均可造成反定型困难。

(3) 先天性免疫球蛋白缺陷、长期大量应用免疫抑制剂,血型抗体可减弱或消失,造成反定型困难。

(4) 初生婴儿体内可携带母亲输送的血型抗体,而自身血型抗体尚未完全产生,效价很低,因此出生6个月内的婴儿不宜做反定型。

(5) 老年人血清中抗体水平下降,直接反定型结果不稳定,可采用凝聚胺介质法进行血型鉴定。

(6) 当正反定型结果不一致时,可能的原因既有技术问题也有标本红细胞及血清等问题。

## 第二节 Rh(D)血型鉴定

### 一、盐 水 法

【目的】 掌握盐水介质法进行Rh(D)血型系统鉴定的原理、操作和结果判断。

【原理】 IgM型抗D标准血清与被检测者红细胞表面D抗原在室温条件下盐水介质中产生特异性反应,出现红细胞凝集现象。

【器材】

1. 滴管
2. 37℃水浴箱
3. 小试管
4. 专用离心机
5. 显微镜

【试剂】 IgM型抗D标准血清、5% D阳性和阴性红细胞悬液、生理盐水。

【标本】 抗凝血。

【操作】

1. **悬液制备** 标本3000r/min离心5min,分离出压积红细胞,用生理盐水配制成5%被检测红细胞悬液。

2. **滴加血清** 取试管3支,标记为受检、阳性对照、阴性对照,分别加抗D混合型标准血清1滴于管底中。

3. **加入红细胞悬液** 于3个试管中分别滴加5%红细胞悬液各1滴,混匀。

4. **离心** 以1000r/min离心1min。

5. **观察结果** 观察有无溶血现象;轻轻振摇试管使红细胞重悬,肉眼观察有无凝集现象。根据阳性对照管的凝集及阴性对照管的无凝集现象,确认抗D血清试剂的有效性,再观察受检试管的凝集现象,有凝集者为阳性反应,反之为阴性反应。

6. **阴性验证试验** 如果为阴性反应,应进一步排除弱D型,即将受检红细胞与抗D血清作间接抗球蛋白试验。如在间接抗球蛋白试验中凝集,则为弱 D 型。

**7. 报告方式** Rh(D)血型(盐水法)×性。

【注意事项】

（1）操作时严格按试剂说明的方法进行,必须要同时做阴、阳性对照,确保试剂的有效性。

（2）血清中一般无 Rh 血型系统的天然抗体存在,不需作反定型试验。

（3）Rh 抗原、抗体反应的凝集程度比较弱,因此 Rh 血型鉴定要严格控制温度与时间。观察反应结果时,应轻轻弹动试管,不能用力摇动,避免人为破坏凝集,误判为阴性。

## 二、直接酶介质法

【目的】 掌握酶介质 Rh 血型鉴定的原理、操作及结果判断。

【原理】 Rh 抗体属于 IgG 类不完全抗体。IgG 类抗体与红细胞上的相应抗原特异性结合,因 IgG 分子间两个抗原决定簇的跨度小于红细胞间排斥力而产生的距离,不能将相邻的红细胞彼此连接起来,因此无肉眼可见的凝集现象。酶介质可破坏红细胞表面的唾液酸,降低红细胞表面负电荷,减少细胞间斥力,使红细胞间的距离缩小,相邻红细胞之间能在 IgG 类抗体与抗原结合的作用下连接,使抗原抗体间的反应成为肉眼可见的凝集。

【器材】

1. 滴管
2. 37℃水浴箱
3. 试管
4. 专用离心机
5. 显微镜

【试剂】 IgG 抗 D 血清试剂、1% 木瓜酶(或菠萝酶)溶液、5% D 阳性和阴性红细胞悬液、生理盐水。

【标本】 抗凝或不抗凝血。

【操作】

1. **制备悬液** 制备受检者 5% 红细胞生理盐水悬液。
2. **标记试管** 取 3 支小试管,分别标明受检标本、D 阳性对照和 D 阴性对照。
3. **滴加标准血清** 各管分别滴加抗 D 标准血清 1 滴。
4. **滴加红细胞悬液** 按表 1-4-4 进行。
5. **滴加酶溶液** 按表 1-4-4 进行。

表 1-4-4 酶介质法 Rh 血型鉴定加样方法

| 反应管 | 5% 受检红细胞悬液(滴) | 5% RhD 阳性红细胞悬液(滴) | 5% RhD 阴性红细胞悬液(滴) | IgG 抗 D 血清(滴) | 1% 木瓜酶溶液(滴) |
|---|---|---|---|---|---|
| 受检样本 | 1 | | | 1 | 2 |
| 阳性对照 | | 1 | | 1 | 2 |
| 阴性对照 | | | 1 | 1 | 2 |

6. **水浴** 置 37℃水浴 30min。

**7. 离心** 取出水浴试管，以 3000r/min 离心 30s。

**8. 观察结果** 轻轻摇动试管，观察管底红细胞的凝集现象。先观察阴性和阳性对照管，如阴性对照管无凝集，阳性对照管出现凝集，说明抗 D 血清试剂有效；再观察受检管红细胞凝集现象，如受检管出现凝集，则为 Rh 阳性；不凝集，则为 Rh 阴性。

【注意事项】

（1）器材要清洁、干燥，以防溶血。

（2）标本应新鲜、无污染。

（3）每次试验均需设置阳性对照。如果阳性对照没有凝集，说明酶试剂失效，但酶的活性过高，也易出现假阳性，所以通过阴性对照，排除假阳性结果。

## 第三节 交叉配血

### 一、盐水介质配血法

【目的】 掌握盐水介质交叉配血试验的原理与操作。

【原理】 天然 IgM 类抗体与对应的红细胞抗原特异性结合时，在室温盐水介质中出现凝集反应，观察受血者血清与供血者红细胞以及受血者红细胞与供血者血清之间有无凝集现象，判断受血者、供血者之间是否有 ABO 血型不合的情况。

【器材】

1. 滴管
2. 显微镜
3. 试管
4. 专用离心机
5. 记号笔

【试剂】 生理盐水。

【标本】 受血者、供血者静脉血。

【操作】

**1. 制备受血者标本** 将受血者血液标本离心分离上层血清，标记为 Ps(patient serum)；取压积红细胞层制备成 5% 红细胞悬液，标记为 Pc(patient cell)。

**2. 制备供血者标本** 将供血者的血液标本离心分离上层血清，标记为 Ds(donor serum)；取压积红细胞层制备成 5% 红细胞悬液，标记为 Dc(donor cell)。

**3. 交叉配血** 取 2 支试管，分别标明主侧配血管和次侧配血管。按表 1-4-5 进行交叉配血。

**4. 离心** 以 3000r/min 离心 15s。

**5. 观察结果** 有无溶血现象，轻轻摇动试管，使红细胞重新悬浮，先用肉眼观察是否凝集，再用显微镜确认。

**6. 判断是否可以配血** ABO 同型配血，主侧和次侧均无溶血及凝集反应表示受血者和供血者血液盐水介质交叉配血相合，可以输注供血者血液。主侧或次侧凝集或两侧均凝集为配血不合，不能输注供血者血液。

**7. 报告方式**

（1）受血者 ×××（×型）血清+供血者 ×××（×型）红细胞：盐水介质交叉配血有无凝集

或溶血。

(2) 供血者 ×××（型）血清+受血者 ×××（×型）红细胞：盐水介质交叉配血有无凝集或溶血。

(3) 受血者与供血者盐水介质交叉配血是否相合。

表 1-4-5　盐水介质交叉配血实验方法

| 反应管 | 受血者血清 Ps（滴） | 受血者红细胞 Pc（滴） | 供血者血清 Ds（滴） | 供血者红细胞 Dc（滴） |
|---|---|---|---|---|
| 主侧 | 2 | | | 1 |
| 次侧 | | 1 | 2 | |

【参考值】

主侧管盐水介质交叉配血无凝集或溶血。

次侧管盐水介质交叉配血无凝集或溶血。

【注意事项】

(1) 配血试管中发生溶血现象是配血不相容，表明有抗原抗体特异性结合，同时还有补体参与。

(2) 室温较低时，防止冷凝集素引起凝集反应，影响配血结果的判断。可将受血者和供血者的红细胞悬液滴加在玻片上，在显微镜下观察有无红细胞凝集现象，确定是否存在冷凝集。如果有冷凝集素干扰凝集，可将主侧和（或）次侧试管在 37℃ 水浴，轻轻摇动试管，吸取红细胞悬液滴在玻片上显微镜下观察结果。

(3) 当红细胞悬液加入血清中后应立即离心，并观察结果。不宜在室温下放置时间过久，影响试验结果判断。

## 二、聚凝胺介质配血法

【目的】　掌握聚凝胺介质交叉配血的原理和方法。

【原理】　聚凝胺分子是一种多价阳离子聚合物，能中和红细胞表面的负电荷，并通过正负电荷的作用，促使红细胞的可逆的非特异性聚集。低离子强度溶液也可降低反应介质的离子强度，增强抗原抗体的结合。当红细胞与血清在低离子介质中孵育，血清中的 IgG 类抗体与红细胞上相应抗原结合后，发生凝集。当再加入枸橼酸钠重悬液后，枸橼酸根的负电荷与凝聚胺上的正电荷中和，红细胞表面负电荷恢复正常，非特异聚集的红细胞重新散开，而抗原抗体特异性结合产生的凝集依然存在。

【器材】　同上。

【试剂】　聚凝胺试剂、重新悬浮液、低离子介质溶液、生理盐水。

【标本】　受血者、供血者静脉血。

【操作】

**1. 制备受血者标本**　将受血者的血液标本离心分离上层血清，标记为 Ps（patient serum）；取压积红细胞层制备成 5% 红细胞悬液，标记为 Pc（patient cell）。

**2. 制备供血者标本**　将供血者的血液标本离心分离上层血清，标记为 Ds（donor serum）；取压积红细胞层制备成 5% 红细胞悬液，标记为 Dc（donor cell）。

**3. 标记主、次侧管** 取 2 支小试管,分别标明主侧配血管和次侧配血管。

**4. 交叉配血** 同盐水介质交叉配血法。

**5. 滴加低离子强度溶液** 向 2 支试管中分别加入低离子强度介质溶液 0.6ml,混匀,室温放置 1min。

**6. 加聚凝胺溶液** 于 2 支试管中分别滴入聚凝胺试剂 2 滴,混匀,室温放置 15s。

**7. 离心** 1000r/min 离心 1min 或 3000r/min 离心 1s,弃去上清液。

**8. 判断凝集现象** 轻轻摇动试管,观察红细胞有无凝集,如无凝集,必须重做。

**9. 滴加重悬液** 如果有凝集,滴加重悬液 2 滴。

**10. 观察结果** 轻轻摇动试管,观察红细胞有无凝集现象,并通过显微镜判断结果。

(1) 主侧和次侧均无溶血及凝集反应表示受血者和供血者血液聚凝胺介质交叉配血相合,可以输注供血者血液。

(2) 主侧或次侧凝集或两侧均凝集表示为受血者和供血者血液中有抗原抗体特异性结合,配血不相容,不能输注供血者血液。

**11. 报告方式**

(1) 受血者 ×××(×型)血清+供血者 ×××(×型)红细胞:聚凝胺介质交叉配血有无凝集或溶血。

(2) 供血者 ×××(×型)血清+受血者 ×××(×型)红细胞:聚凝胺介质交叉配血有无凝集或溶血。

(3) 受血者与供血者聚凝胺介质交叉配血是否相合。

**【参考值】**

主侧管聚凝胺介质交叉配血无凝集或溶血。

次侧管聚凝胺介质交叉配血无凝集或溶血。

**【注意事项】**

(1) 肝素对聚凝胺有中和作用,不宜采用肝素抗凝血,可采用 EDTA 抗凝血代替血清进行配血试验。

(2) 聚凝胺介质交叉配血试验对 Kell 血型的检测效果较差,而汉族人群中 K 基因的频率几乎为 0,kk 型几乎为 100%,采用聚凝胺介质交叉配血试验是安全可靠的。对少数民族人群进行聚凝胺介质交叉配血时,阴性结果应加做抗球蛋白试验,防止 K 抗体的漏检。

(3) 在加入重悬液以后应及时观察结果,避免反应结果减弱或消失。

## 三、微柱凝胶血型卡法

**【目的】** 掌握微柱凝胶血型卡法(亦称微柱凝胶试验)交叉配血的基本原理和方法。

**【原理】** 将受血者、供血者血清和红细胞分别按照交叉配血试验要求加入到主侧和次侧管的反应室中,37℃孵育器中孵育,如果血清中存在针对红细胞抗原的血型抗体(IgM 类或 IgG 类抗体),通过离心促进红细胞发生凝集,形成红细胞凝集团块,凝胶柱中的凝胶具有分子筛作用,阻止凝集的红细胞团块下沉,滞留在微柱的上层。如果血清中没有红细胞抗原相应的特异性抗体,红细胞仍然以单个分散形式存在,在离心力作用下通过凝胶分子筛,沉积到微柱管的底部,形成红细胞扣。

**【器材】**

**1. 37℃微柱凝胶试验专用孵育器**

2. 专用离心机
3. 加样器
4. 试管机
5. 滴管

【试剂】 微柱凝胶试剂、生理盐水。

【标本】 受血者、供血者静脉血。

【操作】

**1. 制备受血者标本** 将受血者的血液标本离心分离出上层血浆,取压积红细胞层用生理盐水洗涤3次,制备成1%红细胞悬液。

**2. 制备供血者标本** 将供血者的血液标本离心分离出上层血浆,取压积红细胞层用生理盐水洗涤3次,制备成1%红细胞悬液。

**3. 交叉配血** 取供血者1%红细胞悬液50μl、受血者血浆25μl,依次分别加入到主侧管反应室内。取受血者1%红细胞悬液50μl、供血者血浆25μl,依次分别加入到次侧管反应室内。

**4. 孵育** 将微柱凝胶卡放入37℃微柱凝胶试验专用孵育器,孵育15min。

**5. 离心** 取出微柱凝胶卡,在专用离心机中1000r/min离心10min。

**6. 取出后,观察结果**

（1）阴性结果:主侧和次侧管内红细胞完全沉降于凝胶管底部,表明受血者与献血者血液中无特异性抗原抗体结合,配血相容,供血者血液可以输注。

（2）阳性结果:主侧和(或)次侧管内红细胞凝集块位于凝胶表面或凝胶中,或者出现溶血,表明受血者与献血者有特异性抗原抗体结合,配血不相容,供血者血液不可以输注。

**7. 报告方式**

（1）受血者×××（×型）血清+供血者×××（×型）红细胞:微柱凝胶检测卡介质交叉配血有无凝集或溶血。

（2）供血者×××（×型）血清+受血者×××（×型）红细胞:微柱凝胶检测卡介质交叉配血有无凝集或溶血。

（3）受血者与供血者 盐水介质交叉配血是否相合。

【参考值】

主侧管微柱凝胶介质交叉配血无凝集或溶血。

次侧管微柱凝胶介质交叉配血无凝集或溶血。

【注意事项】

（1）离心时血清蛋白成分和红细胞在各自不同重力加速度条件下依次通过凝胶,避免了血清中未结合的球蛋白与抗球蛋白试剂结合的可能性。因此本试验红细胞可不洗涤。

（2）凝胶微柱试剂卡封口损坏,管中液体干涸或有气泡时不能使用。

（3）如出现溶血现象,提示有红细胞抗原与抗体特异性反应,也可能有其他因素导致的溶血,须认真分析处理。

（孙连桃）

# 第五章 尿液检验

## 第一节 标本采集、保存及处理程序

### 一、尿液标本采集

**1. 一般要求** 尿液标本采集前,被采集者应避免跑步、骑自行车、爬楼等剧烈的运动,要求病人休息 15min 后进行采集。

**2. 避免污染** 应避免月经血或阴道分泌物、精液或前列腺液、粪便等各种物质的污染,应向患者交代应用肥皂水清洁尿道口及其周围皮肤。

**3. 使用合理容器并明确标记** 尿液标本应使用一次性尿杯,不能使用未经洗涤的药瓶或试剂器皿收集标本。采集标本后,应将可能的资料标记在容器上。

### 二、尿标本的种类

**1. 晨尿** 即清晨起床后的第一次尿标本,为较浓缩和酸化的标本,血细胞、上皮细胞及管型等有形成分相对集中且保存得较好,适用于可疑或已知泌尿系统疾病的动态观察及早期妊娠试验等。

**2. 随机尿(随意一次尿)** 即留取任何时间的尿液,适用于门诊、急诊患者。本法留取方便,但易受饮食、运动、用药等影响,可致使低浓度或病理临界浓度的物质和有形成分漏检,也可能出现饮食性糖尿或药物如维生素 C 等的干扰。

**3. 餐后尿** 通常于午餐后 2h 收集患者尿液,此标本对病理性糖尿和蛋白尿的检出更为敏感,因餐后增加了负载,使已降低阈值的肾不能承受。此外由于餐后肝分泌旺盛,促进尿胆原的肠肝循环,而餐后机体出现的"碱潮"状态也有利于尿胆原的排出。因此,餐后尿适用于尿糖、尿蛋白、尿胆原等检查。

**4. 24h尿** 第 1 天早晨 8:00 排空膀胱弃去此次尿液,再收集至次日早晨 8:00 全部尿液,用于化学成分的定量。尿液中的一些溶质(肌酐、总蛋白质、糖、尿素、电解质及激素等)在一天的不同时间内其排泄浓度不同,为了准确定量,必须收集 24h 尿液。

### 三、尿液标本运输

尿液样本一般在采集后尽快送检,因需要在 2h 内完成检测。

### 四、尿液标本的保存

尿液一般检查应在收到标本后迅速进行。如需保存可采用:

**1. 冰箱** 放置 2~8℃ 冰箱环境中不要超过 6h。

**2. 化学防腐剂** 加入化学防腐剂,大多数防腐剂的作用是抑制细菌生长和维持酸性,常用的有以下几种:

(1) 甲醛(福尔马林 400g/L):每升尿中加入甲醛 5ml,用于尿管型、细胞防腐,但注意甲醛过量时可与尿素产生沉淀物,干扰显微镜检查。

(2) 甲苯:每升尿中加入甲苯 5ml 用于尿糖、尿蛋白等定量检查。

(3) 麝香草酚:每升尿中麝香草酚小于 1g 既能抑制细菌生长,又能较好地保存尿中有形成分,可用于化学成分检查及防腐,但如过量可使尿蛋白定性试验加热乙酸法出现假阳性,还有干扰尿胆色素的检查。

(4) 浓盐酸:每升尿中加入浓盐酸 10ml 用于尿 17 酮、17 羟类固醇、儿茶酚胺等定量测定。注意浓盐酸有腐蚀性。

## 五、检验后尿液标本的处理

尿液中可能含细菌、病毒等感染物,因此必须加入 10g/L 过氧乙酸或 30~50g/L 漂白粉处理后排放入下水道内。所用容器及试管需经 70% 乙醇液浸泡或 30~50g/L 漂白粉液处理,也可以用 10g/L 次氯酸钠液浸泡 2h 或用 5g/L 过氧乙酸浸泡 30~60min,再用清水冲洗干净。使用一次性尿杯留尿,用后需经高压灭菌后弃去,或集中焚毁。

## 第二节 尿液检查实验部分

### 实验一 尿液理学检查

#### 一、尿量测定

【目的】 掌握尿量的测定方法和注意事项。

【原理】 使用量筒或其他有刻度的容器,收集 24h 内的所有尿液测定记录总尿量(体积数),即 24h 尿量。

【器材】 洁净容器、量杯或量筒。

【标本】 24h 尿液。

【标准操作规程】

1. **准备** 清晨让患者将尿液排空弃去。

2. **收集标本** 用洁净容器收集随后的 24h 内排出的所有尿液。第 1 天晨 8:00 排空膀胱弃去此次尿液,再收集至次日晨 8:00 全部尿液。

3. **测量** 将尿液充分混匀后用量筒准确测定尿的容积,即尿量。

【参考值】 成人:1.0~2.0L/24h;7~12 岁:0.5~1.5L/24h;1~6 岁:0.3~1.0L/24h。

【注意事项】

(1) 必须要排空膀胱后,方可开始计时。

(2) 气温较高时要注意尿标本防腐。

(3) 根据实验目的选择防腐剂(详细见尿液标本的保存)。

#### 二、尿液外观检查

【目的】 观察尿液的颜色和透明度,判断尿液外观是否正常。

【原理】 正常情况下尿液颜色深浅主要源于尿液中尿色素及尿胆原的多少,并受药物、食物及尿量等因素的影响。尿液的透明度与尿中有形成分和不溶性物质的含量有关。

【器材】 一次性尿杯或无色透明的玻璃瓶,容器必须干燥、清洁、防渗漏,可密封运输,而且有明确标识。

【标本】 新鲜尿液。

【标准操作规程】

(1) 将尿液收集于尿杯或无色透明的玻璃瓶中。

(2) 在自然光或白光下肉眼观察其外观,然后直接报告其颜色与透明度。

颜色以淡黄色、深黄色、淡红色、深红色、乳白色或咖啡色等表示。透明度可用清晰透明、轻微浑浊、浑浊等来表示,如标本中有沉淀和(或)凝块时需要特别注明。

【参考值】 淡黄色、清晰透明。

【注意事项】

(1) 尿液的外观检查应以新鲜标本为准。

(2) 除尿三杯试验外,其余实验均要求留取中段尿。

(3) 新鲜尿液标本含盐类浓度过高遇冷时,易析出盐类结晶(尤其是尿酸盐)而使尿液浑浊。

## 三、尿液酸碱度 pH 试纸法测定

【目的】 了解 pH 试纸法测定尿液酸碱度的原理、操作及注意事项。

【原理】 广泛 pH 试纸是多种指示剂混合的试带,试带蘸取尿液后即可显色,然后与标准色板比较即可测得尿液 pH 近似值,其灵敏度约为 pH 0.05。

【器材】 一次性尿杯或洁净玻璃试管。

【试剂】 广泛 pH 试纸(包括试纸及标准色板)。

【标本】 新鲜尿液标本。

【标准操作规程】

**1. 浸样** 配戴手套或将手洗净擦干后,取试纸一根,手执将另一端浸入尿液后立即取出。

**2. 判断结果** 在自然光线下与标准色板比较读取 pH。

【参考值】 随机尿 pH 4.6~8.0,平均 pH 为 6.0。

【注意事项】

(1) 试带应避光、密封、干燥保存。

(2) 不适宜人群:月经期女性。

## 四、尿液比密测定(比密计法)

【目的】 熟悉比密计的构造、使用方法及质量控制。

【原理】 为尿比密的直接测定方法。将比密计浸入尿液中,尿比密越大,浸入尿液中的比密计部分越少,读数越大;反之,浸入部分越多,读数越小。

【器材】 比重计 1 只,100ml 锥形量杯。

【标本】 新鲜尿液(至少 50ml)

**【标准操作规程】**

**1. 取样** 取新鲜尿液放置于100ml锥形量杯中。

**2. 放置浮标** 将比重计浮标轻轻放入并加以捻转,使其垂直悬浮于尿液中,勿使靠近杯壁。

**3. 判断结果** 待比重计悬浮稳定后,读取与尿液凹面相切的刻度,并记录之。

**【参考值】** 成人:1.015~1.025,新生儿:1.002~1.004。

**【注意事项】**

(1) 尿比重计要通过校正后使用。

(2) 尿液量要足以保证比重计浮在液面中心而不碰壁,尿液面与比重计读数应准确。

(3) 测定时液面应消除泡沫。

(4) 要进行测定时温度、蛋白尿、糖尿的校正。如果测定时温度与比重计上所标定的温度不一致,每增高3℃,测定结果应增高0.001。如低于所标温度,应将尿液加温至所标温度再测定,不能机械地减去相对于增高温度时的校正值。尿蛋白每增高10g/L,需将结果减去0.003;尿葡萄糖增高10g/L,需将结果减去0.004。

(5) 尿标本中含有造影剂时,可使尿比密明显增大,甚至高达1.060。

# 实验二 尿液化学检查

## 一、尿蛋白定性检查

### (一)磺基水杨酸法

**【目的】** 掌握尿蛋白定性试验的磺基水杨酸法。

**【原理】** 磺基水杨酸是一种生物碱试剂,在略低于蛋白质等电点的酸性环境下,磺基水杨酸根阴离子会与蛋白质氨基酸阳离子结合,形成不溶性蛋白盐而沉淀。沉淀生成量或溶液反应后的浑浊程度,可反映蛋白质含量多少,为尿蛋白定性或半定量检查方法。

**【器材】** 小试管(8mm×75mm)、滴管、胶吸头、2ml移液管、尿杯、pH试纸。

**【试剂】** 200g/L磺基水杨酸溶液:20.0g磺基水杨酸溶于100ml蒸馏水中。

**【标本】** 新鲜尿液或人工模拟蛋白尿。

**【标准操作规程】**

(1) 加尿液:取小试管2支,各加尿液1ml。

(2) 加试剂:于第1支试管中滴加磺基水杨酸溶液2滴,轻轻混匀;另1支试管不加试剂作空白对照,1min内观察结果。

(3) 如果尿浑浊,表示有蛋白存在,浑浊深浅表示蛋白含量的多少见表1-5-1。

表1-5-1 磺基水杨酸法尿蛋白定性结果判断

| 结果 | 报告方式 | 相当蛋白质含量(g/L) |
| --- | --- | --- |
| 清晰透明 | - | <0.05 |
| 在黑色背景下可见轻度浑浊 | 极微量 | 0.05~0.1 |
| 不需黑色背景下即见轻度浑浊 | ± | 0.1~0.5 |
| 白色浑浊,但无颗粒出现 | + | 0.5~1.0 |
| 浑浊并出现颗粒 | ++ | 1.0~2.0 |
| 明显浑浊呈絮状 | +++ | 2.0~5.0 |
| 浑浊,有大凝块 | ++++ | >5.0 |

【参考值】 阴性。

【注意事项】

(1) 操作简便、反应灵敏、结果显示快,与清蛋白、球蛋白、糖蛋白和本周蛋白均能发生反应;检测灵敏度达 0.05g/L,有一定的假阳性。CLSI 将其作为干化学法检查尿蛋白的参考方法,并推荐为检查尿蛋白的确证试验。

(2) 干扰因素:假阴性见于尿液偏碱(pH>9)或偏酸(pH<3),因此检验前调节尿液 pH 5~6。

(3) 假阳性:①尿中含高浓度尿酸、尿酸盐、草酸盐。②与含碘造影剂、大剂量青霉素钾盐有关。③尿中混入生殖系统分泌物。

(二) 加热醋酸法

【目的】 掌握加热醋酸法检测尿蛋白的原理、操作方法及注意事项。

【原理】 加热煮沸使蛋白质变性、凝固(但本周氏蛋白反而溶解),然后加酸使尿液 pH 接近尿蛋白质等电点(pH 4.7),在含有适量无机盐状况下,蛋白质更易于变性下沉,同时可消除某些磷酸盐在碱性条件下易析出结晶,造成浑浊的干扰。

【器材】 酒精灯、滴管、大试管(15mm×150mm)、pH 试纸、5ml 移液管、试管夹。

【试剂】 5% 乙酸溶液:冰乙酸 5ml 加蒸馏水至 1000ml。

【标本】 新鲜尿液或人工模拟蛋白尿。

【标准操作规程】

(1) 取大试管 1 支,加入清晰尿液至管的 2/3 高度。手持试管下端,将试管上部斜置在火焰上加热,煮沸即止。

(2) 轻轻直立试管,在黑色背景下观察煮沸部分有无浑浊。

(3) 滴入 5% 乙酸溶液 3~4 滴,再煮沸,立即观察结果,如无浑浊出现,试管为阴性,如有浑浊或絮块出现为阳性。

【结果判断】 见表 1-5-2。

表 1-5-2 结果判定

| 结果 | 报告方式 | 蛋白质含量(g/L) |
| --- | --- | --- |
| 清晰透明 | - | <0.1 |
| 黑色背景下轻微浑浊 | ± | 0.1~0.15 |
| 白色浑浊无颗粒或絮状沉淀 | + | 0.2~0.5 |
| 浑浊,有颗粒 | ++ | 0.6~2.0 |
| 大量絮状沉淀 | +++ | 2.0~5.0 |
| 立即出现凝块和大量絮状沉淀 | ++++ | >5.0 |

【参考值】 阴性。

【注意事项】

(1) 尿液标本要新鲜,陈旧尿液因大量细菌生长可引起假阳性。标本内含有其他分泌物(如女性生殖系统及泌尿道分泌物)也能出现假阳性。

(2) 尿蛋白含量很少时,加酸后开始出现浑浊。因此,操作必须遵照加热、加酸、再加热的程序。加入乙酸的量要适量,约为尿量的 1/10,过多或过少均影响结果准确性。

## 二、尿葡萄糖定性检查

【目的】 掌握尿葡萄糖定性的班氏(Benidict)法。

【原理】 在高热和强碱溶液中,葡萄糖或其他还原性糖,能将溶液中蓝色的硫酸铜还原为黄色的氢氧化亚铜沉淀,进而形成红色的氧化亚铜沉淀。根据沉淀有无和色泽变化判断含量。

【器材】 试管架、中试管(12mm×100mm)、滴管、试管夹、酒精灯。

【试剂】

A液:称取枸橼酸钠($Na_3C_6H_5O_7 \cdot 2H_2O$)8.5g 和无水碳酸钠 76.4g 于 700ml 蒸馏水中,可加温助溶。

B液:取硫酸铜($CuSO_4 \cdot 5H_2O$)13.4g,蒸馏水 100ml,加热助溶。冷却后,将 B 液缓慢加入 A 液中,不断混匀,冷却至室温后补充蒸馏水至 1000ml。如显浑浊过滤即可。

每次配好后应做预实验,即取试剂 1ml 煮沸 1min 应不变色;加入 5g/L 葡萄糖 2 滴,应呈阳性反应。

【标本】 新鲜尿液。

【标准操作规程】 取尿糖定性试剂 1ml 于试管中,加热煮沸,若不变色,则可加入尿液(0.1ml)。再煮沸 1~2min,冷却后观察结果。

【结果判断】

**1. 阴性(-)** 试剂不变色,如有较高的磷酸盐可呈蓝色浑浊。

**2. 可疑(±)** 冷却后呈绿色,但无沉淀(含糖量<6mmol/L)。

**3. 阳性**

(1) (+):呈黄绿色浑浊,管底有少量黄色沉淀(含糖量 6~28mmol/L)。

(2) (++):煮沸 1min 呈黄绿色浑浊反应,有较多黄绿色沉淀(含糖量 28~55mmol/L)。

(3) (+++):煮沸 15s 呈土黄色沉淀(含糖量 55~110mmol/L)。

(4) (++++):煮沸即呈大量砖红色浑浊并迅速沉淀,上清液无色(含糖量>110mmol/L)。

【参考值】 阴性。

【注意事项】

(1) 在酒精灯上加热煮沸,时间不得少于 1min。

(2) 应在煮沸后自然冷却,不应用冷水使其变冷。

(3) 尿酸盐有极微弱的还原作用,含量大时,应把尿液置于冰箱中待盐类下沉后取上清液再做。

(4) 应及时判断结果,当结果为阳性(+)时,放 4h 后,可慢慢被氧化而褪色。

(5) 如尿液中含大量铵盐时,可妨碍 $Cu_2O$ 沉淀发生,应预先加过量的碱煮沸数分钟,以逸出其中的氨。

(6) 链霉素、维生素 C、水合氯醛、葡萄糖醛酸化合物等还原性药物可呈假阳性反应,大黄、黄连、黄芩等也可致假阳性反应。

## 三、尿酮体改良 Rothera 法定性检查

【目的】 掌握改良 Rothera 法尿酮体定性的方法。

【原理】 尿乙酰乙酸或丙酮与亚硝基铁氰化钠反应生成紫色化合物。亚硝基铁氰化钠法不与酮体中 β-羟丁酸成分发生反应。

【器材】 试管或载玻片、药匙、滴管。

【试剂】 酮体试剂粉：亚硝基铁氧化钠 0.5g，放入研钵内研细，加入无水碳酸钠 10g，硫酸铵 10g，研匀成细粉，装入棕色瓶中，塞紧，防潮保存。

【标本】 新鲜尿液。

【标准操作规程】

（1）于载玻片凹孔内或试管内加入一小匙酮体试剂粉。

（2）滴加新鲜尿于粉剂上，完全浸湿。

【结果判断】 试剂粉出现紫色为阳性。根据颜色出现的快慢和颜色的深浅报告；阳性（+）、（++）、（+++）、（+++）。5min 内不出现紫色或仅出现淡黄色或棕黄色为阴性。

【参考值】 阴性。

【注意事项】

（1）灵敏度：丙酮约为 1 000mg/L；乙酰乙酸约为 80mg/L。

（2）本反应需在试剂与水接触呈碱性并产热时使氨放出，因此，冬季最好放在 30℃ 左右的水浴中完成。

## 四、尿胆红素 Hartison 法定性检查

【目的】 掌握尿胆红素定性测定的 Hartison 法。

【原理】 胆红素被硫酸钡吸附而浓缩，滴加 $FeCl_3$ 试剂，被氧化为胆青素、胆绿素和胆黄素复合物，呈蓝绿色、绿色或黄绿色。呈色快慢和深浅程度与胆红素含量成正比。

【器材】 离心机、试管或离心管、5ml 刻度吸管。

【试剂】

（1）酸性二氧化铁试剂（fouchet 试剂）：称取三氯乙酸 25g，加蒸馏水少许溶解，再加入三氯化铁 0.9g，溶解后加蒸馏水至 100ml。

（2）100g/L 氯化钡溶液。

（3）氯化钡试纸：将优质滤纸裁成 10mm×80mm 大小纸条，浸入饱和氯化钡溶液内（氯化坝 30g，加蒸馏水 100ml）数分钟后，放置室温或 37℃ 温箱内待干，贮于有塞瓶中备用。

【标本】 新鲜尿液。

【标准操作规程】

**1. 试管法** 取尿液 5ml，加入 100g/L 氯化钡溶液约 2.5ml，混匀，此时出现白色的硫酸钡沉淀。离心后弃去上清液，向沉淀物加入酸性三氯化铁试剂数滴。若呈现绿色或蓝绿色者为阳性结果。

**2. 氯化钡试纸法** 将氯化钡试纸条的一端浸入尿中，浸入部分至少 50mm，5~10s 后取出试条，平铺于吸水纸上。在浸没尿液的部位上滴加酸性三氯化铁试剂 2~3 滴，呈绿、蓝色为阳性，色泽深浅与胆红素含时成正比。

【结果判断】 结果判断见表 1-5-3。

表 1-5-3 判定

| 反应现象 | 结果判断 | 报告方式 |
|---|---|---|
| 沉淀即刻变成蓝绿色 | 强阳性 | +++ |
| 沉淀变为绿色 | 阳性 | ++ |
| 沉淀逐渐变为淡绿色 | 弱阳性 | + |
| 长时间不变色 | 阴性 | - |

【参考值】 阴性。

【注意事项】

(1) 本法敏感度较高（0.9μmol/L 或 0.05mg/dl 胆红素）。

(2) 胆红素在阳光照射下易分解，留尿后应及时检查。

(3) 水杨酸盐、阿司匹林可与 Fouchet 试剂发生呈假阳性反应。

(4) 不能加过多 Fouchet 试剂，以免生成黄色而不显绿色，导致假阴性。

## 五、尿胆原改良 Ehrlich 法定性检查

【目的】 掌握改良 Ehrlich 法尿胆原定性方法。

【原理】 在酸性溶液中，尿胆原与对二甲氨基苯甲醛反应呈樱红色。呈色深浅与尿胆原含量呈正比。

【器材】 离心机、中试管（10mm×150mm）、刻度吸管、白色衬纸。

【试剂】

(1) 对二甲氨基苯甲醛试剂：称取对二甲氨基苯甲醛 2g，溶于 80ml 蒸馏水中，缓慢地加入浓盐酸 20ml，混合，贮于棕色瓶中保存。

(2) 100g/L 氯化钙溶液。

【标本】 新鲜尿液。

【标准操作规程】

(1) 尿液内如含胆红素，应除去胆红素（取 100g/L 氧化钙 1 份与尿液 4 份混合，离心沉淀，取上清液备用）。

(2) 取新鲜无胆红素尿液 2ml，按 10∶1 的比例加入尿胆原试剂 0.2ml，静置 10min，观察结果。

【结果判断】

阴性：在白色背景下从管口直视管底，不变色，加温后也无反应。

弱阳性(+)：10min 后呈淡樱红色或经加温后显樱红色。

阳性(++)：明显樱红色。

强阳性(+++)：立即呈深樱色。

【参考值】 阴性或弱阳性，1∶20 稀释后阴性。

【注意事项】

(1) 必须使用新鲜的尿液，久置后尿胆原氧化为尿胆素，呈假阴性反应。

(2) 如使用抗生素，抑制了肠道菌群，可使尿胆原减少或缺乏。

(3) 本试剂可与多种药物和内源性物质如紫胆原等产生干扰颜色。

## 实验三　尿液有形成分检查

尿液有形成分检查是指用显微镜对尿中有形成分进行检查。有形成分主要有细胞(红细胞、白细胞、上皮细胞等)、各种管型(在肾脏形成的,以蛋白质为基质的,凝固状圆柱状物质)、结晶。尿液有形成分检查与尿液一般性状检查、化学检查可互为补充、参照。

## 一、尿液未染色显微镜检查法

【目的】　掌握尿液有形成分未染色显微镜检查的方法。

【原理】　在显微镜下观察尿液中的细胞、管型、结晶等有形成分的形态特征,识别并记录在一定显微镜视野内的数量。

【器材】　刻度离心管、离心机、滴管、胶吸头、载玻片、盖玻片、小镊子、显微镜、尿液有形成分定量计数板。

【标本】　新鲜尿液。

【标准操作规程】

**1. 直接涂片法**　适用于外观明显浑浊者。

(1) 混匀尿液:充分混匀尿液标本。

(2) 制备涂片:取混匀的尿液一滴于载玻片上,用小镊子轻轻加上盖玻片,注意防止产生气泡。

(3) 观察、计数有形成分:先用低倍镜(10×10倍)观察全片细胞、管型及结晶等有形成分的分布情况,再用高倍镜(10×40倍)视野确认;确认后的细胞在高倍镜至少观察计数10个视野;结晶按高倍镜视野中分布面积估计量;计数时同时注意细胞的形态、完整性,还要注意有无其他异常巨大细胞、寄生虫卵、滴虫、细菌和黏液丝等。

**2. 离心浓缩涂片法**　常用,适用于外观浑浊和不浑浊尿液,尤其后者。

(1) 混匀尿液:充分混匀尿液标本。

(2) 离心沉淀有形成分:吸取混匀尿液10ml置刻度离心管内,在相对离心力为400G的条件下离心5min。

(3) 弃去上清液:用滴管吸去离心管内上清液,留管底含有形成分的尿沉渣0.2ml。

(4) 制备涂片:匀尿沉渣,取一滴于载玻片上,用小镊子加盖玻片,防止产生气泡。

(5) 观察、计数有形成分:同未离心直接涂片法。

**3. 尿液有形成分定量计数板法**

(1) 准备尿液标本:同离心浓缩涂片法。

(2) 充入定量计数板:同血细胞计数。

(3) 观察、计数有形成分:在低倍镜下观察计数10个中方格内的管型总数,在高倍镜下观察计数10个中方格内的细胞总数,即可得到1μl尿液中某种细胞或管型的数量(图1-5-1)。

**4. 报告方式**

(1) 直接涂片法和离心浓缩涂片法(注明标本是否离心)。

细胞:最低个数-最高个数/高倍视野(HPF)或平均值/HPF。

管型:最低个数-最高个数/低倍视野(LPF)或平均值/LPF。

结晶:按所占视野面积报告;(-)表示无结晶;(+)表示结晶占1/4视野;(++)表示结晶占2/4视野;(+++)表示结晶占3/4视野;(++++)表示结晶满视野。

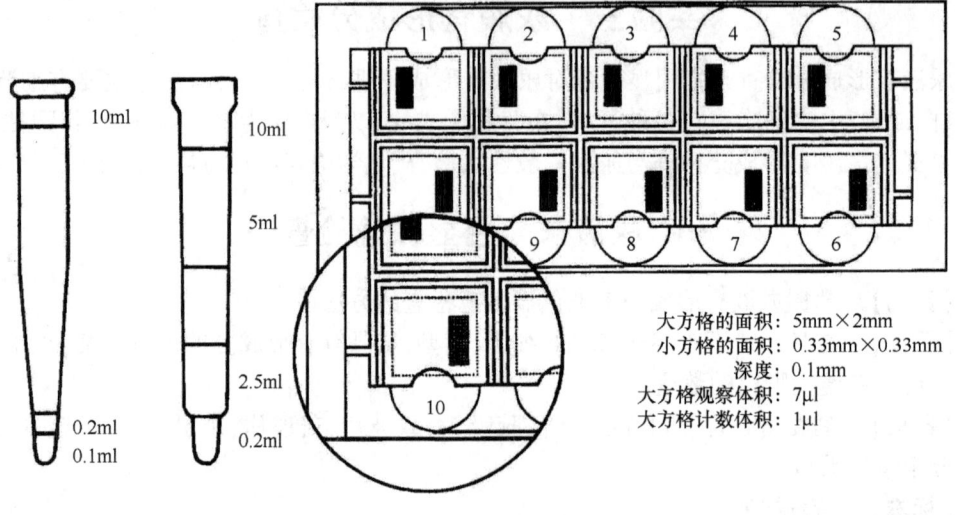

图 1-5-1 定量计数板

其他有形成分:报告中描述。

(2) 尿液有形成分定量计数板法。

细胞、管型:个数/μl。

结晶:同涂片法。

其他有形成分:报告中描述。

【参考值】 见表 1-5-4。

表 1-5-4 尿液主要有形成分参考值

| 方法 | 红细胞 | 白细胞 | 管型 | 上皮细胞 | 细菌和真菌 |
|---|---|---|---|---|---|
| 不离心直接涂片法 | 0~偶见/HPF | 0~3 个/HPF | 0~偶见/LPF | 少见 | — |
| 离心浓缩涂片法 | 0~3 个/HPF | 0~5 个/HPF | 偶见/LPF | 少见 | — |
| 离心后平均每高倍视野 | 0.4~1.0 个 | 0.6~2.1 个 | | | |
| UriSystem 尿液有形成分计数板 | 0~3 个/HPF | 0~8 个/HPF | 透明管型 0~2 个/LPF | 少见 | — |
| Fast Read-10 尿有形成分计数板 | 男:0~4 个/μl 女:0~9 个/μl | 男:0~5 个/μl 女:0~12 个/μl | | | — |

【注意事项】

**1. 尿液标本要求** ①采用新鲜中段尿测试:排尿后最好在 1h 之内完成检查,最长不能超过 2h。若必须延长时间要在标本中加入甲醛并冷藏,如尿液腐败,管型将被破坏,细胞发生溶解。②使尿液呈弱酸性(pH 5.5):可使用盐酸或乙酸调节。③尿液浑浊:用加热、加酸等方法消除因盐类的存在而造成的尿液浑浊。④不同的尿比密对有形成分有影响,因此检查前患者不宜大量饮水。⑤女性患者要防止阴道分泌物等混入尿液。

**2. 显微镜观察方式** 显微镜的使用应遵循先低倍镜观察有形成分分布情况,后用高倍镜仔细分辨的原则。按照标准化要求一定观察足够的视野范围,即检查细胞应观察 10 个高倍镜视野,检查管型应观察 20 个低倍镜视野。

**3. 显微镜光线调节** 未染色尿液标本的有形成分的分辨率和对比度较低,在进行普通光学显微镜观察时要采用稍弱的光线有利于形态识别,尤其像透明管型,如果亮度很大很容易漏掉。

**4．器材的要求** 有条件的情况下,尽量使用标准化、规范化器材,如尿液有形成分定量计数板、标准刻度离心管、盖玻片。

**5. 操作方法的要求** 尿液标本离心、涂片或充入定量计数板、镜检的条件应保持一致,以便具有相互的可比性。离心力和时间一定控制准确,离心后手持离心管45°~90°倾去上层尿液。

**6. 鉴别** 注意形态相似,有形成分之间的鉴别。

**7．报告单的要求** 报告单上应有尿液留取时间、标本收到时间及检测完成时间。

## 二、尿液染色显微镜检查法

【目的】 掌握尿液有形成分显微镜检查的原理,染色后有形成分的形态。

【原理】 尿沉渣中的有形成分,特别是细胞管型经染色液中的成分染色后,形态更加清晰、对比度更明显而易于识别。

【器材】 同未染色显微镜检查法。

【试剂】

**1. Sternheimer-Malbin 染色液**

（1）溶液Ⅰ:结晶紫 3.0g,95% 乙醇 20.0ml,草酸铵 0.8g,蒸馏水 80.0ml。

（2）溶液Ⅱ:沙黄 0.25g,95% 乙醇 10.0ml,蒸馏水 100.0ml。

将上述两种溶液分别置冰箱保存。配制应用染液时,取 3 份溶液Ⅰ加 97 份溶液Ⅱ,混合过滤,贮于棕色瓶中,室温下可保存 3 个月。

**2. Sternheimer 染色液**

（1）溶液Ⅰ:2% 阿尔新蓝 8GS 水溶液。

（2）溶液Ⅱ:1.5% 派若宁 B 溶液。

将上述两种溶液过滤,然后按照 2∶1 比例混合,贮于棕色瓶中,冷藏可保存 3 个月。

【标本】 新鲜尿液

【标准操作规程】

Sternheimer-Malbin 法和 Sternheimer 染色液:在 0.2ml 沉渣中加入 1 滴染色液,混合,覆以盖片或充入计数板,3min 后镜检。

【结果判断】

**1. Sternheimer-Malbin 法** 红细胞染成淡紫色,多形核白细胞的核染成橙红色,细胞质内可见颗粒,透明管型染成粉红色或淡紫色,细胞管型染成深紫色。

**2. Sternheimer 法** 红细胞染成红色或无色,多形核白细胞染成深蓝、淡蓝或无色,鳞状上皮细胞染成淡粉红色或紫红色,移行上皮细胞、肾小管上皮细胞染成紫红色,细胞管型染成淡或深蓝色,颗粒管型染成粉红或深紫色。

【注意事项】

（1）清晨空腹第一次尿,及时送检。急诊患者可用随机尿。

（2）应准备干净、干燥采尿杯,在一般情况下,由患者自己采集中段尿。女性患者应清洁外阴部后留取。检测标本量应>10ml;标本量<10ml 时,应在结果报告单中注明。

（3）为了保持尿沉渣中细胞成分维持原来的形态特征,要求迅速送检,应在留尿后 2h

内检查完毕。管型、红细胞、白细胞在比密小于1.010的碱性尿液中容易溶解。

【临床意义】

**1. 尿液沉渣**

（1）尿液红细胞（潜血）阳性常见于急性和慢性肾小球肾炎、急性膀胱炎、肾结核、肾结石、肾盂肾炎等，亦可见于出血性疾病。

（2）尿液白细胞增加主要见于泌尿系统炎症，如细菌感染的肾盂肾炎、尿道炎、前列腺炎、结核、结石症，以及膀胱癌、尿道癌等恶性肿瘤等疾患。急性炎症时多见中性粒细胞，慢性炎症多见淋巴细胞或单核细胞，特别是肾移植排异反应和尿路淋巴瘘管尿中淋巴细胞增多，应用抗生素、抗癌药物引起的间质性肾炎则以淋巴细胞、单核细胞为主体的白细胞增加。过敏性炎症、变态反应性疾患引起的泌尿系炎症可见嗜酸粒细胞增多。

（3）上皮细胞

1）肾小管上皮细胞，正常尿中不见或偶见，在急性肾小球肾炎时最为多见。成堆出现时，表示肾小管有坏死性病变。肾移植后1周内，尿内可发现较多的肾小管上皮细胞，随后可逐渐减少至恢复正常。当发生排斥反应时，尿中可再度出现成片的肾小管上皮细胞。

2）移行上皮细胞，来自于肾盂、输尿管、膀胱和尿道近膀胱段等处的移行上皮细胞脱落。这类细胞由于部位的不同和脱落时器官的收缩状态的差异，其大小和形态有很大差别。膀胱炎表层移行上皮细胞可成片脱落；中层移行上皮细胞增多，表示肾盂、输尿管及膀胱颈部有炎症，可成片出现；底层移行上皮细胞增多，表示肾小管有病变，急性肾小球肾炎最为多见。

3）鳞状上皮细胞（又称扁平上皮细胞），大量出现时，表示泌尿道有炎性病变。

4）多核巨细胞增多，见于麻疹、水痘、腮腺炎、流行性出血热等病毒性感染的尿中。

（4）管型

1）透明管型，正常人在剧烈运动后或老年人的尿液中可少量出现。持续多量出现，同时可见红细胞时，表示肾小管上皮细胞有剥落现象，说明肾脏有严重的病变。

2）细颗粒管型，偶见于正常尿液中，常见于运动后，脱水及发热时，如大量出现，提示存在肾实质损伤的可能。

3）粗颗粒管型，多见于慢性肾小球肾炎或肾病综合征。若颗粒管型与透明管型同时存在，多见于急性、慢性肾小球肾炎、肾病、严重感染及肾动脉硬化等。

4）上皮细胞管型，常出现于肾病、长期高热、子痫、重金属中毒及肾淀粉样变性等患者的尿液中。

5）白细胞管型，常出现于急性肾小球肾炎、狼疮性肾炎、多发性动脉炎，肾盂肾炎和细菌尿伴有尿路感染等患者的尿液中。

6）红细胞管型，表示肾脏内有出血，有时因溶血现象而只存在红细胞的轮廓，此管型常出现于急性肾小球肾炎、急性肾炎、慢性肾炎急性发作期及溶血性输血反应等患者的尿中。

7）混合管型，表示肾小球肾炎反复发作、出血和血管坏死，常见于活动性肾炎、肾病综合征进行期、结节性动脉周围炎、狼疮性肾炎及恶性高血压等患者的尿液中。

8）蜡样管型，尿液中出现此管型是不良之征，表示肾小管有严重的变性坏死，常见于重症肾小球肾炎，尤其慢性肾小球肾炎后期及肾淀粉样变等患者的尿液中。

9）脂肪管型，常见于类脂性肾病及肾小球肾炎等患者的尿液中。

10）血液管型，常出现于急性出血性肾炎、血红蛋白尿、骨折及溶血反应引起的肝胆系统疾患等患者的尿液中。

11）宽幅管型,在重症的肾脏疾患或肾性昏迷时易见。直径在15μm以下的管型称为狭幅管型,在新生儿或小儿中可见。

(5) 各种盐类、结晶

1）尿酸结晶一般无临床意义,但在新鲜尿液中如大量出现且伴有红细胞时,又有肾或膀胱刺激症状,多为肾或膀胱结石的征兆。

2）草酸钙结晶,一般无临床意义,但在新鲜尿液中如大量出现且伴有红细胞,又有肾或膀胱刺激症状,多为肾或膀胱结石的征兆。

3）亮氨酸和酪氨酸结晶,此两种结晶常在尿液中同时出现,多见于急性肝萎缩、急性磷中毒、白血病等患者的尿液中。

4）胱氨酸结晶,正常尿液中少见,大量出现时多为肾或膀胱结石之症。

5）胆固醇结晶,正常尿液中少见,多出现于膀胱炎、肾盂肾炎或乳糜尿等。

6）尿酸铵结晶,此结晶见于陈旧性尿液中,则无任何意义。小儿或婴幼儿尿液中多见,如在新鲜尿液中出现时,则表示膀胱已受细菌感染。

7）胆红素结晶,此结晶不出现于正常尿液中,多出现于黄疸、急性肝萎缩、肝癌、肝硬化、磷中毒、伤寒等尿液中。

8）磺胺类药物结晶,如尿液中大量出现,表示在输尿管、肾盂等处有形成沉淀阻塞尿路的危险,故可形成无尿或伴有血尿。

## 实验四 尿液干化学分析仪检查

尿液分析仪是测定尿中某些化学成分的自动化仪器,它是医学实验室尿液自动化检查的重要工具,此种仪器具有操作简单、快速等优点。尿液分析仪常依测试项目将其分为两类：一类是主要用于初诊病人及健康检查使用的8～11项筛选组合尿试带。8项检测项目包括蛋白、葡萄糖、pH、酮体、胆红素、尿胆原、红细胞（潜血）和亚硝酸盐；9项检测项目除上述8项检查外增加了尿白细胞检查。10项尿液分析仪检测项目9项基础上增加了尿比密检查。11项检测项目则又增加了维生素C检查。另一类主要用于已确诊疾病的疗效观察,如肾疾患可用pH、蛋白、隐血（红细胞）组合试带；糖尿病用pH、糖、酮体组合试带；肝病患者用胆红素、尿胆原组合试带。

## 一、尿液分析仪试带试验方法原理及注意事项

**1. 尿pH检查** 结果有二重含义：①反映体内酸碱代谢状态；②由于尿蛋白、尿比密的测定原理是基于膜尬上最后pH试剂的颜色变化,因此分析pH变化还有监控尿pH变化对其他膜尬区反应的干扰作用。

**2. 尿比密检查** 模块中主要含有多聚电解质（甲乙烯酸酰马不酐）、酸碱指示剂及缓冲物,这是采用酸碱指示剂法,其原理是根据经过多聚电解质的pKa改变与尿液离子浓度相关原理。试纸条中的多聚电解质含有随尿标本中离大浓度则解离的酸性基团,离子越多,酸性基团解离子越多,而使膜尬中的pH改变,这种改变可由模块中的酸碱性指示剂的颜色变化显示出来,进而换算成尿液的比密值。

尿试带法简单、快速、用尿量少,但由于试纸法尿比密结果间隔较大,不能反映细微的比密变化,故不能用于浓缩稀释试验。加外试带法对高或过低的尿比密均有敏感,故不宜

用于这两种情况,如新生儿尿就不适用。因此只能用于一般性筛选,在上述情况下以折射仪更为理想。NCCLS建议折射仪结果作为干试带法的参比方法。

**3. 尿蛋白检查** 尿液分析仪尿蛋白测定是根据指示剂蛋白误差原理,模块中主要含有酸碱性指示剂棗溴酚蓝、枸橼酸缓冲系统和表面的活性剂。在pH 3.2时,溴酚产生的阴离子,与带阳离子的蛋白质(白蛋白)结合后发生颜色变化。

干化学法测定尿蛋白操作简单快速,但在使用应注意:①病人服用奎宁和磺胺嘧啶等药物引起的强碱性尿时,会使干化学法出现假阳性结果而磺基水杨酸法出现假阴性结果。可用稀乙酸将尿液pH调至5～7,再行实验,借以区别是否由于强碱性尿而导致假阳性。②研究证明几十种药物可使尿蛋白检查出现假阳性,有学者对用大剂量青霉素患者给药前后进行了尿蛋白的检测,结果表明:静脉滴注250万单位组2h、320万单位组3h、480万单位组5h可能对磺基水杨酸法产生假阳性,对干化学法产生假阴性。③不同测定方法对病人尿液内不同种类蛋白质检测的敏感不同,双缩脲定量可以对白蛋白,球蛋白显著的敏感性,而干化学测量球蛋白的敏感性仅是白蛋白的1/100～1/50。因此对于肾病患者特别是在疾病发展过程中需在系统观察尿蛋白含量的病例应使用磺基水杨酸法(或加热乙酸法)定性和双缩脲法进行定量试验。④标本内含有其他分泌物(如生殖系统分泌物)或含有较多细胞成分时,可引起假阳性。

**4. 尿葡萄糖测定** 尿试带法测定尿葡萄糖是采用酶法。其模块中含有葡萄糖氧化酶、过氧化物酶和色原。不同厂家采用的色原差异主要有二类:①采用碘化钾做色原,阳性反应呈红色;②采用邻甲联苯胺作色原,阳性反应呈蓝色。其测定原理是葡萄糖氧化酶把葡萄糖氧化成葡萄糖醛酸和过氧化氢,后者再由过氧化物酶催化释放出新生态氧,而使色原呈颜色,以此类方法最常用。

尿试带法在使用中应注意:①尿试带法与班氏定性法的特异性不同,前者的特异性强,可与葡萄糖反应;而后者与尿内所有还原性糖和所有还原性物质都反应,故在尿试带法呈阴性的标本有可能在班氏法呈阳性结果。②干化学法与班氏法的灵敏度不同,干化学法的灵敏度高,葡萄糖含量为1.67～2.78mmol/L时即可出现弱阳性;而班氏法8.33mmol/L才呈弱阳性表现。③干扰物质对两法的影响不同:尿液内含有对氧亲和力较强的还原物质可与班氏法中的铜离子作用产生假阳性,但却可使干化学法试带产生的$H_2O_2$还原显色而使其成假阴性。排除的方法是先将尿液煮沸几分钟破坏维生素C再进行实验。现已有含维生素C氧化酶的试带的可以排除这一干扰。④干化学法测定尿葡萄糖只是一般的半定量试验,它所设计的浓度水平与传统的班氏存在着差异,二者可相互比较,因此对于糖尿病的动态观察,在干化学出现阳性结果时,最好用湿化学定量方法,以确立准确的尿葡萄糖范围或收集昼夜尿标本作尿糖定量。

**5. 尿酮体检查** 检测尿酮体的模块中主要含有亚硝基铁氰化钠,或与尿液中的乙酰乙酸、丙酮主生紫色反应。其对乙酰乙酸的敏感性为50～100mg/L对丙酮则为400～700mg/L,不与β-羟丁酸起反应。

在使用中就注意:①由于尿酮体中的丙酮和乙酰乙酸都具有挥发性,酰乙酸更易受热分解成丙酮;尿液被细菌污染后,酮体消失,因此尿液必须新鲜,及时送检,以免因酮体的挥发或分解出现假阴性结果或结果偏低。②干学法与酮体粉法灵敏度存在差异:酮体粉法对乙酰乙酸与丙酮的敏感性分别为80mg/L和100mg/L。不如试带法敏感,故同一病理标本两面种方法可能出现结果的差异,分析结果时应特别注意。③不同病因引起的酮症,酮体的成分不同,即使一病人不同病程也可有差异,例如在糖尿病酮症酸中毒早期病命名中,主要酮体成分β-羟丁酸很少或缺乏乙酰乙酸,此时测得结果可导致对总酮体量估计不足。在糖尿病酮症酸中毒症状缓解之后,β-羟丁酸转变为乙酰乙酸,反而使乙酰乙酸含量比初始急性期增高,易对病情估计过重。因此检验人员必须注意病程发展,与临床医生共同分析实验结果。

**6. 尿胆红素、尿胆原检查** 尿胆红素测定原理是结合胆红素在强酸性介质中,与2,4-二氯苯胺重氮盐起偶联反应呈紫红色;测定尿胆原的原理与改良 Ehrlich 法相同。

两个方法主要注意点为:①标本必须新鲜,以免胆红素在阳光照射下成为胆绿素;尿胆原在氧化成尿胆素。②尿液中含高浓度维生素 C 和亚硝酸盐时,抑制偶氮反应使尿胆红素呈假阴性。当患者接受大量的氯丙嗪治疗或尿中含有盐酸苯偶氮吡啶的代谢产生时,可呈假阳性。③尿液中一些内源物质如胆色素原、吲哚、胆红素等可使尿胆原检查结果出现阳性,一些药物也可产色干扰实验。④正常人尿胆原排出量每天波动很大,夜间和上午量少,午后则迅速增加,在午后2~4时达最高峰;同时尿胆原的清除率与尿 pH 相关,pH 5.0 时,清除率为 2ml/min;pH 8.0 时增加至 25ml/min,因此有学者倡用预先给予患者服用碳酸氢钠,以碱化尿液采集午后2~4时尿(2h 排出量)进行测定,以提高检出率。

**7. 尿亚硝酸盐检查** 模块中主要含有对氨基苯砷酸和 1,2,3,4-四羟基对苯喹啉-3 酚。大多数尿路感染是由大肠埃希菌引起的,正常人尿液中含有来自食物或蛋白质代谢产生的硝酸盐,池尿液中有大肠埃希菌感染增殖时,将硝酸盐还原为亚硝酸盐,可将模块中对氨基础苯砷酸重氮化而成重氮盐,后者与 1,2,3,4-四羟基对苯喹啉-3 鞭偶联使模块产生红色,借以诊断患者是否被大肠埃希菌感染,其检出敏感度为 0.03~0.06g/L。尿液中亚硝酸盐检出率受感染细菌是否含有硝酸盐还原酶,食物中是否含有亚硝酸盐、尿液标本是否在膀胱停留 4h 以上三者影响,符合上述三个条件,此试验的检出率为 80%,反之可呈现阴性结果。因此,本试验阴性并不能排除细菌尿的可能,以亚硝酸盐试验阳性也不能完全肯定泌尿系统感染,标本放置过久或污染可呈假阳性,应结合其他尿液分析结果,综合分析得出正确的判断。

**8. 尿白细胞检查** 尿试带法检查尿内白细胞的原理基于中性粒细胞胞质内含有特异性酯酶,可或作用于模块中的吲哚酚酯,与重氮盐反应形成紫色缩合物,其颜色深浅与中性粒细胞的多少呈正比例关系。操作时应注意:①尿液标本必须新鲜,留尿后应立即测定,以免白细胞破坏,导致干化学法与镜检法人为的实验误差。②此法只能测中性粒细胞,不与单核细胞、淋巴细胞反应,在肾移植病人发生排异反应时,尿中的以淋巴细胞为主的或其他病因引起的单核细胞尿时会产生阴性结果。③尿液中污染甲醛或含有高浓度胆红素或使用某些药物时,产生假阳性;尿蛋白>5g/L 或尿液中含有大剂量先锋霉素等药物时,可使结果偏低或出现假性结果。

由于尿液分析仪白细胞检测与显微镜下计数实验原理截然不同,其报告方式也是两种不同的概念,很难找出两者的对应关系,迄今还没有一种直接的换算方式,因此仪器法白细胞检查只是一个筛选试验,决不可代替显微镜检查。

**9. 尿血红蛋白、尿红细胞检查** 模块中主要含有过氧化氢茴香素或过氧化氢烯钴和色原(如邻甲联苯胺)两种物质。其原理为尿液中红细胞内的血红蛋白或其破坏释放出的血红蛋白均具有过氧化氢酶样活性,可使过氧化氢茴香素或过氧化氢烯钴分解出新生态氧,后者能氧化有关色原(如邻甲联苯胺)使之呈色。

尿试带法检查尿内红细胞操作时应注意：①因为不同厂家或不同型号的试剂带敏感度不同，使用时必须注意批次间差。②干化学法既可与完整的红细胞反应，又能测定游离的血红蛋白量，因此报告时要了解临床诊断，综合分析。由于肾病患者终尿中的红细胞可因各种因素变形裂解使血红蛋白逸出，可导致仪器法与水测法的差异。③尿中含有的易热酶、肌红蛋白或菌尿可引起假阳性。④大量维生素 C 可干扰试验结果，使某些试带产生假阴性，应予以警惕。

## 二、尿液分析仪操作

**1. 开机自检** 打开电源开关，系统进入自检状态。自检后，仪器处于待机状态。

**2. 质控管理**

（1）质控项目：尿液的葡萄糖、蛋白质、酸碱度、比密、酮体、尿胆原、白细胞、亚硝酸盐、血红蛋白、胆红素。

（2）质控品。定性质控物：阴性、阳性；检测频次：每天早晨在测试样品前检测阴性、阳性值质控品各一次。

（3）每天将质控品从冰箱取出，在室温条件下置 15min 充分混匀后，与样本一同测定。

（4）质控品测定结果填入质控表中，阴性质控不能出现阳性结果，阳性质控不能出现阴性结果，阳性质控可有+/-一个浓度水平的浮动范围，最好是同方向的浮动。当出现失控现象时，按失控处理程序，寻找失控原因，待查明失控原因并排除后重测样本，然后才发出报告。

**3. 检测标本** 将试纸条的试剂区完全浸入尿样中，立即取出；取出时，将试纸条的侧边沿尿样容器的管壁刮去多余的尿液；再将试纸条平放在仪器检测槽内，启动测试键。

**4. 仪器自动打印结果** 结果报告为两列，一列为定性结果，另一列为半定量结果。

**5. 关机** 将试纸条槽取下，在自来水下清洗干净后再安装好，然后关闭电源。

**6. 临床意义**

（1）尿液颜色近于无色多见于大量饮水、尿崩症、糖尿病、精神性多饮多尿症、肾硬化等，以上原因均伴多尿。如尿量少颜色反而很淡，提示肾功能不良。黄褐色、黄绿色、棕绿色尿见于肝细胞性、阻塞性黄疸，服用大黄、番泻叶（在酸性尿中）。棕色、棕黑色尿见于：尿路出血（在酸性尿中）、尿黑酸尿、黑色素瘤、服用酚、左旋多巴、来苏、甲酚、苯肼等。淡红、粉红、红色、棕色、紫红色见于血尿（肾结核、急性肾炎、泌尿系肿瘤等）、血红蛋白尿（严重挤压伤等）、卟啉尿（血卟啉病等）、服用甜菜等食物染料色素及酚红、酚酞、刚果红、氨基比林、利福平、大黄、番泻叶（在碱性尿中）等药物。黄色、橙黄色见于饮水少、尿浓缩、发热病、失水及其他代谢增高疾病；食用红萝卜、胡萝卜、核黄素、呋喃坦叮等。蓝绿色、蓝色见于服用美蓝、亚甲蓝、靛卡红、石炭酸、蓝尿布综合征，服用氨苯蝶啶（尿呈淡蓝色）、小肠阻塞、伤寒、腹膜炎所致肠蠕动障碍及胃病（如胃癌、慢性胃炎）。乳白色见于乳糜尿（丝虫病等）、脓尿（泌尿系化脓感染）、脂肪尿（骨折、糖尿病）、大量盐类（磷酸盐、尿酸盐、碳酸盐尿）。黄色荧光见于服用核黄素等。

（2）尿液浊度正常尿浑浊的主要原因是因含有结晶（由于 pH 改变或温度改变后形成或析出的）。病理性浑浊可因尿中含有白细胞、红细胞及细菌等所致。尿中如有黏蛋白、核蛋白也可因 pH 变化析出产生浑浊。淋巴管破裂产生的乳糜尿也可引起浑浊。

(3) 尿液 pH

1) 生理性变化:尿液 pH 易受饮食的影响:如进食含蛋白质高的食物过多(如含硫、磷较多的肉类、蛋类等)或饥饿状态等,由尿液排出的酸式磷酸盐和硫酸盐较多,尿 pH 减低;而进食过多的蔬菜、水果等含碱性物质较多的食品时,尿 pH 增高(pH>6)。此外,进餐后及生理性活动及药物等也影响尿液 pH 的测定。

2) 病理性变化:尿 pH 减低(酸性尿)见于酸中毒、慢性肾小球肾炎、发热、服用氯化铵等药物时;代谢性疾病如糖尿病、痛风、低血钾性碱中毒等;其他如白血病、呼吸性酸中毒。尿 pH 增高(碱性尿)见于碱中毒、严重呕吐、尿路感染、肾小管性酸中毒。

(4) 尿液比重

1) 尿比重增高表示尿液浓缩,见于急性肾炎、蛋白尿、糖尿病、高热、大量出汗、脱水、心功能不全、流行性出血热少尿期等。

2) 尿比重减低表示肾脏浓缩功能减退,见于尿崩症、慢性肾炎、精神性多饮多尿症、原发性醛固酮增多症、流行性出血热多尿期及恢复期。

3) 尿比重比较固定,尿比重昼夜变化不大,一般固定在 1.010 左右,呈等张尿,表示肾实质有严重损害。

(5) 尿液蛋白

1) 生理性蛋白尿或无症状性蛋白尿:生理性蛋白尿指泌尿系统并无器质性病变,而是由于各种体内环境因素对正常机体的影响所导致的尿蛋白含量增多,分为功能性蛋白尿和体位性(直立性)蛋白尿。

2) 病理性蛋白尿指泌尿系统因器质性病变,尿内持续出现蛋白而言。导致蛋白尿的原因很多,通常可归纳为以下 5 种:肾小球性蛋白尿、肾小管性蛋白尿、混合性蛋白尿、溢出性蛋白尿和组织性蛋白尿。

(6) 尿糖

1) 生理性糖尿为一过性糖尿,是暂时性的,排除生理因素后恢复正常。主要见于饮食性糖尿、应急性糖尿和妊娠性糖尿。

2) 病理性糖尿见于真性糖尿、肾性糖尿和其他糖尿。

(7) 尿液酮体:健康人尿液酮体定性试验呈阴性。尿液酮体,可大概分为以下 4 种情况:糖尿病酮症酸中毒、非糖尿病性酮症、中毒(如氯仿、乙醚麻醉后、磷中毒等)和药物影响(服用降糖灵时,由于药物有抑制细胞呼吸的作用,可出现血糖正常、尿酮体阳性的现象)。

(8) 尿液胆红素定性:阳性常见于肝实质性(病毒性、中毒性肝炎)及阻塞性(胆石症以及其他原因引起)黄疸。在肝实质性及阻塞性黄疸时,血液中结合胆红素增高,超过肾阈时,可以从尿中排出。

(9) 尿液尿胆原:健康人尿液尿胆原定性试验呈弱阳性。尿胆原阴性常见于完全阻塞性黄疸。尿胆原增加常见于溶血性疾患及肝实质性病变如肝炎时。

(10) 尿液亚硝酸盐阳性常见于大肠埃希菌引起的泌尿系感染,但必须同时符合以下三个条件:感染的细菌含有硝酸盐还原酶、食物中含有适量的硝酸盐和尿液标本在膀胱停留间隔 4h 以上,并除外药物等干扰因素,此实验诊断大肠埃希菌感染的符合率为 80%,反之呈阴性结果。因此本实验阴性并不能排除菌尿的可能;同样,亚硝酸盐阳性也不能完全肯定泌尿系统感染,标本放置过久或污染可呈假阳性,应结合其他尿液检查结果综合分析,得出正确的判断。

## 三、尿液分析仪使用注意事项

（1）尿液分析仪使用前必须仔细阅读仪器说明书,详细了解仪器的工作原理、操作规程、注意事项、校正方法以及仪器保养要求。

（2）仪器应安装在一个远离电磁干扰源、热源、防止阳光照射、防潮、通风好的实验台上,室内温度应在15～25℃,相对湿度应<80%。

（3）开机后用校正带进行测定,当校正带检测结果与校正带要求完全一致后才能进行标本的检测。

（4）尿质控物检测在允许范围时,可以进行尿标本检验,检验时要求尿液标本要新鲜,从排出到检测最长不能超过2h。如确实不能及时送检时,应将标本置4℃下冷藏保存并不得超过6h。检验时尿标本从冰箱取出后应使其温度平衡到室温后再混匀进行检测。

（5）尿试带应在厂家推荐的条件下保存和使用,不应将试带放在直射光下照射或暴露在潮湿环境中。一次只取所需量的试带,并应立即将瓶盖盖好。多余试带不得放回原容器中,更不能将各瓶剩余的试带合并。操作中切勿触摸试带上的反应检测模块。

（6）尿液分析仪测定结果与手工法结果有一定的差异,并且影响因素也不完全一样。如尿分析仪主要对白蛋白起反应,对球蛋白反应不敏感。测定尿糖的灵敏度比班氏法高,但最高浓度只能测到(3+);胆红素测定比手工法灵敏度低;尿分析仪只能与完整的粒细胞起反应,而不与淋巴细胞发生反应等。因此当用两者做对比试验时应注意到这些差别。

（7）测试时不要将分析仪放置在阳光直射的地方,以免影响测试精度。载物台前端移出部位不要放置物品,以免载物台移出时发生碰撞。

（卢怀民）

# 第六章 粪便检验

## 第一节 粪便标本的采集和处理方法

（1）粪便检验应取新鲜的标本,盛器洁净,不得混有尿液,不可有消毒剂及污水,以免破坏有形成分,使病原菌死亡和污染腐生性原虫。

（2）采集标本时应用干净的竹签选取含有黏液、脓血等病变成分的粪便;外观无异常的粪便须从表面、深处及粪端多处取材,其量至少为指头大小(约5g)。

（3）标本采集后应于1h内检查完毕。

（4）粪便检验后应将纸类或塑料标本盒投焚化炉中烧毁。搪瓷容器应泡于消毒液中(如过氧乙酸、煤酚皂液或新洁尔灭等)24h,弃消毒液后,流水冲洗干净备用。

## 第二节 粪便常规检查实验

### 实验一 粪便理学检查

【目的】 掌握粪便理学检查,包括粪便的颜色、性状、气味等内容。

【原理】 用肉眼观察粪便的颜色、性状及有无寄生虫、结石等异物;识别粪便有无特殊气味。

【标本】 新鲜粪便。

【操作】

**1. 观察粪便** 取新鲜粪便,仔细观察其颜色及性状。

**2. 识别** 有无特殊气味。

**3. 观察特殊成分** 选择粪便异常部分,仔细观察有无黏液、寄生虫体、结石等,必要时将粪便过滤再仔细检查有无寄生虫。

**4. 报告方式** 根据不同性状和颜色报告;如浅黄色圆柱状成形便、半成形、球形硬便、绿色非成形便、黄色或金黄色、灰白色黏液便、脓样黏液便、稀汁样便、米泔样便、红色血样黏液便、棕色便等。

【粪便理学检查各项目的正常值和临床意义】

（一）粪便量

**1. 正常值** 成人,100~300g/24h。干重23~32g/24h;含水量65%。

**2. 临床意义**

（1）增加:消化不良、慢性胰腺炎、肠道功能紊乱、甲状腺功能亢进等。

（2）减少:慢性便秘、精细食物影响。

（二）粪便性状

**1. 正常性状** 正常大便呈软泥样柱状(即成形便),婴儿的大便往往为不成形的糊状。

**2. 临床意义**

（1）水样便：食物中毒，婴幼儿腹泻，急性肠炎，急性肠道传染病。

（2）黏液便或脓血便：菌痢、肠炎等。

（3）柏油状便：各种原因引起的上消化道出血。

（4）米汤样便：霍乱或副霍乱。

（5）鲜血便：痔疮、息肉、肛门或直肠出血。

（6）凝乳样：婴儿消化不良。

（7）白陶土样：胆道阻塞，钡餐检查后。

（三）粪便颜色

**1. 正常颜色**　正常成人粪便呈黄色或棕黄色；婴儿呈金黄色。

**2. 临床意义**

（1）黑色：上消化道出血（柏油便），食物性（如食猪肝、动物血）和药物性（如服生物炭及铋、铁等制剂）所致。

（2）果酱色：菌痢、阿米巴痢疾急性发作。

（3）鲜红色：常见于肠下段出血性疾病（如结肠或直肠癌、痔出血、痢疾）。

（4）灰白色：常见于阻塞性黄疸、钡餐造影术后。

（5）绿色：常见于乳儿消化不良、摄入大量绿色蔬菜。

（四）粪便气味

**1. 正常气味**　正常粪便有蛋白质分解产物靛基质及粪臭素的气味。

**2. 临床意义**

（1）酸臭味：淀粉或糖类消化不良。

（2）恶臭味：慢性胰腺炎、吸收不良。

（3）腐臭味：直肠癌溃烂。

（4）血腥味：坏死性肠炎。

（五）正常粪便中无结石、寄生虫体

临床意义：

（1）寄生虫体：蛔虫、蛲虫及绦虫等较大虫体或其片段肉眼即可分辨，钩虫虫体须将粪便冲洗过筛方可见到。服驱虫剂后应查粪便中有无虫体，驱绦虫后应仔细寻找其头节。

（2）粪便中有时可见到胆石、胰石、胃石、粪石等，最重要且最常见的是胆石，常见于应用排石药物或碎石术后。

# 实验二　粪便显微镜检查

## 一、直接涂片法

粪便直接涂片显微镜检查是临床常规检验项目。可以从中发现病理成分，如各种细胞、寄生虫卵、真菌、细菌、原虫等，并可通过观察各种食物残渣以了解消化吸收功能。因此，必须熟悉这些成分的形态。

【目的】　掌握粪便显微镜检查直接涂片法，掌握粪便中各种病理成分的形态特点和临床意义。

【原理】 用生理盐水将粪便涂成薄片,在显微镜下根据粪便中各种细胞、寄生虫卵、食物残渣、结晶等病理成分的形态特征进行观察,并进行计数。

【器材】
1. **显微镜**
2. **竹签、载玻片、盖玻片**
3. **大便标本容器**

【试剂】
1. **生理盐水**
2. **染色液** 细胞染色用瑞氏染色液,脂肪染色用苏丹Ⅲ染色液。

【标本】 新鲜粪便。

【标准操作规程】

1. **制备涂片** 以竹签取含黏液脓血的部分,若为成形便则常自粪便表面、深处多处取材,混悬于载有 1~2 滴生理盐水的载玻片上,涂成薄片,面积应占玻片的 2/3,厚度以能透视纸上字迹为适度,加盖玻片。

2. **显微镜观察** 首先用低倍镜观察全片有无虫卵、原虫和食物残渣等,再换用高倍镜观察细胞的情况并对其数量进行估计。观察由上至下,由左至右,避免重复。提倡多做几张涂片镜检以提高阳性率。各种成分的形态见表 1-6-1。

表 1-6-1 粪便内镜下各类细胞和食物残渣的形态

| 名称 | 形态特征 |
| --- | --- |
| 红细胞 | 粪便中新鲜红细胞为草黄色、稍有折光性的圆盘状 |
| 白细胞 | 退化形态、肿胀、边缘不整齐或已破碎、核结构不清、胞质充满细小的颗粒,呈灰白色,常成堆出现 |
| 大吞噬细胞 | 较中性粒细胞为大,或为其 3 倍或更大,呈圆形、卵圆形或不规则形,胞核 1~2 个大小不等,常偏于一侧。无伪足伸出者,内外质只是限不清。常含有吞噬的颗粒及细胞碎屑,有时可见含有红细胞、白细胞、细菌等,此类细胞多有不同程度的退化的变性现象 |
| 小吞噬细胞 | 由中性粒细胞吞噬细胞碎片等而成,比白细胞略大 |
| 上皮细胞 | 呈卵圆形或短柱形状,两端钝圆,细胞较厚,结构模糊,常杂于白细胞之间 |
| 肌纤维 | 黄色,条状或片状,可见纤细的条纹,能被伊红染成红色,滴加 5mol/L 乙酸后结构清晰 |
| 淀粉颗粒 | 一般为具有同心性线纹或不规则放射线纹的圆形、椭圆形或多角形颗粒,大小不等,无色,有一定折光性,滴加碘液后呈蓝黑色 |
| 脂肪颗粒 | 呈大小不一圆形折光性强的球状,经苏丹Ⅲ染色呈红色 |

3. **报告方式**

(1) 以低倍镜报告寄生虫虫卵、原虫和食物残渣等,如"见到某种虫卵"、"粪便中存在较多的植物细胞和纤维素"等。

(2) 以每高倍视野所见最低值和最高值报告细胞。在进行细胞镜检时,至少要观察 10 个高倍镜视野,然后就所见对各类细胞的多少给予描述,报告方式见表 1-6-2。

【参考值】 正常粪便中无红细胞,不见或偶见白细胞,无寄生虫卵,可见少量食物残渣。

【临床意义】

(1) 白细胞正常粪便中不见或偶见,多在带黏液的标本中见到,主要是中性分叶核粒细胞。肠炎对一般少于 15 个/HPF,分散存在。具体数量多少与炎症轻重及部位有关。小肠炎症时白细胞数量不多,均匀混于粪便内,且因细胞部分被消化而不易辨认。结肠炎症如细菌性痢疾时,可见大量白细胞或成堆出现的脓细胞。在肠易激综合征、肠道寄生虫病(尤其是钩虫病胶阿米巴痢疾)时,粪便涂片中还可见较多的嗜酸粒细胞,可伴有夏科莱登结晶。

表 1-6-2 粪便涂片镜检时细胞成分的报告方式

| 10 个高倍视野(HPF)中某种细胞所见情况 | 报告方式(某种细胞数/HPF) |
|---|---|
| 10 个高倍视野中只看到 1 个 | 偶见 |
| 10 个高倍视野中有时不见,最多在一个视野见到 2~3 个 | 0~3 |
| 10 个高倍视野中每视野最少见 5 个,多则 10 个 | 5~10 |
| 10 个高倍视野中每视野都在 10 个以上 | 多数 |
| 10 个高倍视野中细胞均匀分布满视野,难以计数 | 满视野 |

(2) 红细胞正常粪便中无红细胞。肠道下段炎症或出血量可出现,如果痢疾、溃疡性结肠炎、结肠癌、直肠息肉、急性吸虫病等。粪便中新鲜红细胞为草黄色、稍有折光性的圆盘状。细菌性痢疾红细胞少于白细胞,多分散存在且形态正常;阿米巴痢疾者红细胞多于白细胞,多成堆存在并有残碎现象。

(3) 巨噬细胞(大吞噬细胞)为一种吞噬较大异物的单核细胞,在细菌性痢疾和直肠炎症时均可见到。其胞体较中性粒细胞为大,或为其 3 倍或更大,呈圆形、卵圆形或不规则形,胞核 1~2 个大小不等,常偏于一侧。无伪足伸出者,内外质界限不清。常含有吞噬的颗粒及细胞碎屑,有时可见含有红细胞、白细胞、细菌等,此类细胞多有不同程度的退化的变性现象。若其胞质有缓慢伸缩时,应特别注意与溶组织内阿米巴滋养体区别。

(4) 肠黏膜上皮细胞整个小肠,大肠黏膜的上皮细胞均为柱状上皮,只有直肠齿状线处由复层立方上皮未角化的复层鳞状上皮所被覆。正常情况下,少量脱落的柱状上皮多被破坏,故正常粪便中见不到。结肠炎症时上皮细胞增多,呈卵圆形或短柱形状,两端钝圆,细胞较厚,结构模糊,夹杂于白细胞之间,伪膜性肠炎的肠黏膜小块中可见到成片存在的上皮细胞,其黏液胨状分泌物中亦可大量存在。

## 二、食 物 残 渣

随食物种类的不同,正常人粪便中存在多少不一的食物残渣,应与其他病理成分区别。

**1. 肌纤维** 正常人大量食肉后粪便中可见少量肌纤维,在蛋白质消化不良、腹泻、尤其是胰腺外分泌功能减退时粪便中可见肌纤维增加,还可见到肌纤维内的细胞核。肌纤维为黄色,条状或片状,可见纤细的条纹,能被伊红染成红色,滴加 5mol/L 乙酸后结构清晰。

**2. 淀粉颗粒** 常人粪便中可见少量,腹泻患者粪便中淀粉颗粒可增加,在胰功能不全、碳水化合物消化不良等情况时,粪便中可大量出现,并常伴有较多的脂肪滴和肌纤维。淀粉颗粒一般为具有同心性线纹或不规则放射线纹的圆形、椭圆形或多角形颗粒,大小不等,无色,有一定折光性,滴加碘液后呈蓝黑色。

**3. 脂肪** 粪便中的脂肪有中性脂肪、游离脂肪酸和结合脂肪酸 3 种形式。

(1) 中性脂肪即脂肪小滴,呈大小不一圆形折光性强的球状,经苏丹Ⅲ染色呈红色。正常人粪便中含量很少,涂片上不易见到。大量出现时,称为脂肪泻,提示胰功能不全,因分泌的脂肪酶不足而使脂肪消化不全所致。

(2) 游离脂肪酸为针状或片状结晶,无色,加热溶化,苏丹Ⅲ染色时,片状结晶染橘红色,针状结晶不受色。其增多表示脂肪吸收不良,可见于阻塞性黄疸或胆汁分泌不足。

(3) 结合脂肪酸是脂肪酸与钙、镁等结合的产物,即钙皂,为黄色不规则片状,加热不溶解,苏丹Ⅲ染色不受色。

**4. 植物纤维和植物细胞** 正常粪便中仅可见少量,形态复杂多样。植物细胞可呈圆形、长圆形、多角形、花边形等,无色或淡黄色,双层细胞壁。植物纤维为螺旋形或网格状结构。植物毛为细长、有强折光、一端呈尖形的管状物,中间有管腔。肠蠕动亢进、腹泻时此类成分增多,严重者肉眼即可观察到粪便中的若干植物成分。

## 三、结 晶

正常粪便可见少量磷酸盐、草酸钙、碳酸盐结晶,与食物有关,无病理意义。夏科莱登结晶为无色菱形,两端尖长,大小不等,折光性强的结晶,可在过敏性肠炎和阿米巴痢疾粪便中出现。棕黄色或红色斜方形的血晶在胃肠出血的粪便中可见。

【注意事项】

**1. 制备涂片**

(1) 粪便涂片必须标准规范,有利于下一步观察镜下成分。

(2) 多制备几张涂片以备作进一步的检查,寄生虫卵检查应涂厚片。

(3) 镜检时应盖上盖玻片,以免污染物镜。

**2. 显微镜检查** 显微镜检查目的是查找细胞、寄生虫和寄生虫卵等病理成分。看片必须遵循全片观察,由上至下,由左至右,避免重复,显微镜检查时至少每张涂片观察10个视野。寄生虫、虫卵检查用低倍镜观察,细胞检查要用高倍镜观察。

**3. 鉴别病理成分**

(1) 粪便中的人体细胞常有红细胞、粒细胞、巨噬细胞和上皮细胞等,应注意与植物细胞、植物纤维区别,必要时用瑞氏染色鉴别。要注意观察有无肌纤维、结缔组织、弹力纤维、淀粉颗粒、脂肪小滴、结晶等病理成分。

(2) 粪便中可见的寄生虫有:①线虫,蛔虫卵、钩虫卵、鞭虫卵、蛲虫卵;②吸虫,华枝睾吸虫卵、血吸虫卵、姜片虫卵;③绦虫妊娠节片;④原虫,阿米巴原虫滋养体及包囊体、隐孢子虫及包囊体、鞭毛虫和纤毛虫及包囊体。要注意虫卵与植物细胞的区别。如疑似包囊,应滴加碘液或其他染色液染色,在高倍镜下仔细鉴别,如不能确定者应用粪便做浓缩法检查。

## 实验三 粪便隐血试验

当上消化道少量出血,红细胞被破坏,肉眼不见血色,镜检不能看到红细胞,称为隐血。检测隐血的试验方法称为隐血试验。

## 一、邻联甲苯胺法

【目的】 掌握粪便隐血试验(occult blood test, OBT)邻联甲苯胺法(o-tolidine)的原理、方法、试验注意事项及结果的临床意义分析。

【原理】 血红蛋白中的亚铁血红素有类似过氧化物酶的活性,能催化过氧化氢分解释放新生态氧,将受体邻联甲苯胺氧化成邻甲偶氮苯而显蓝色。

【器材】 竹签、消毒棉签、滤纸、玻片或白瓷板。

【试剂】

**1. 10g/L 邻联甲苯胺冰乙酸溶液**  取邻联甲苯胺1g,溶于冰乙酸及无水乙醇各50ml的混合液中,置棕色瓶内,保存于4℃冰箱,可用2~12个月,若变色,应重新配制。

**2. 3%过氧化氢**

【标本】 新鲜粪便。

【标准操作规程】

(1) 用竹签挑取少许大便于白瓷板、玻片或滤纸上,滴加邻-甲苯胺冰乙酸溶液2~3滴,再加过氧化氢溶液2~3滴,混匀后立即观察结果。也可用棉签涂取少许粪便,然后将邻-甲苯胺冰乙酸溶液和过氧化氢溶液直接滴加在棉签上,立即观察结果。

(2) 结果判断。

++++:加入试剂后立即出现黑蓝色

+++:加入试剂后立即出现蓝褐色

++:加入试剂后初显浅蓝色,逐渐呈明显蓝褐色

+:加入试剂10s后,初显浅蓝色渐变为蓝色

-:加入试剂2min后仍不变色

**3. 报告方式**  粪便隐血试验(邻联甲苯胺法):阴性或阳性。

【注意事项】

(1) 过氧化氢易分解失效,要经常检查。方法是将其滴加在血膜上,若逐渐产生较多小气泡表示有效,否则要重新配制。

(2) 试验前3d禁食动物血、肉、肝及铁剂、中药或生食富含叶绿素食物等,以免引起假阳性;粪便中的中性粒细胞内过氧化物酶也可引起假阳性,可将标本用生理盐水制成糊状煮沸2min,冷却后再进行试验。

(3) 维生素C等还原性物质可干扰过氧化氢对显色物的氧化,引起假阴性。

(4) 用正常粪便或在其中加入少量溶血液制备阴性或阳性质控标本,每天与待检标本平行测定进行质控。试验用具应加热去除污染的过氧化物酶,避免对试验的影响。

## 二、单克隆抗体胶体金法

【目的】 熟悉隐血试验的单克隆抗体胶体金检测法。

【原理】 胶体金是由氯化金和枸橼酸合成的胶体物质,具有胶体化的性质,呈紫红色。特制的乙酸纤维膜上含均匀分布的胶体金标记的羊抗人Hb单克隆抗体和无关胶体金标记鼠IgG,膜的上端由上至下依次包被羊抗鼠IgG抗体和羊抗人Hb多抗。在特制的纤维试纸条上预包被金标记抗人血红蛋白抗体(Au-Ab1),在检测线和控制线上分别固定抗人血红蛋白抗体(Ab2)和针对金标记抗人血红蛋白抗体的第二抗体(Ab3)。检测时,若存在人血红蛋白(Hb),由于渗透作用,将在检测线处形成"Ab2-Hb--Ab1-Au"夹心结构,同时在控制线处形成"Ai—Ab1-Au",出现两条色带,呈阳性反应;若不存在Hb,则仅在控制线处出现一条色带。试带无紫红色线出现即说明已失效。

【器材】 试管,载玻片。

【试剂】 试剂盒,蒸馏水。

【标本】 新鲜粪便。

【标准操作规程】

(1) 取一洁净干燥载玻片,滴加蒸馏水1~2滴。

(2) 用竹签挑取少许粪便,均匀涂抹于蒸馏水中,形成混合液,并让混合液集中。

(3) 将粪便隐血检测试带的反应端浸入混合液中,5min 内观察结果。

(4) 结果判断

阳性:控制线和反应线均显示色带(即出现两条色带)。

阴性:仅在控制线出现一条色带。

无效:不出现色带或控制线不出现色带为无效,应重做试验。

(5) 报告方式。粪便隐血试验(单克隆抗体胶体金检测法):阴性或阳性。

【参考值】 阴性。

【注意事项】

(1) 试带应低温保存,不能冰冻,用前先复温。

(2) 粪便必须多部位多层面采集,尤其对硬质粪便。

(3) 用蒸馏水涂片。试带浸入时不要超过标记线。

(4) 若粪便外观呈柏油样而试验为阴性时,可能是由于血红蛋白过多,出现抗原过剩(前带现象),此时应将粪便混合液稀释后再进行检测。

【方法学评价】

(1) 化学法是粪便隐血试验的传统方法,按其试剂的组成成分及操作方法分为普通化学法和化学试带法(将化学试剂组成成分置于试纸条上)。其原理基本相同,都是血红蛋白中的亚铁血红素具有类似过氧化物酶的作用,催化过氧化物产生新生态的氧,氧化色原显色,如邻·甲苯胺法、邻联甲苯胺法、匹拉米洞法、无色孔雀绿法等。这些方法简单易行,灵敏度也能满足临床要求,但缺乏特异性和准确性,此外化学试剂不稳定,久置后可使反应减弱。外源性血红蛋白、肌红蛋白、植物性过氧化物酶等均可引起假阳性,食入维生素 C 或其他具有还原作用的药物可引起假阴性,因此,要求素食 3 天后,再收集标本进行试验。

(2) 免疫学方法是粪便隐血试验发展普及最快的方法。通常采用单克隆或多克隆抗体,针对粪便中的人血红蛋白或人红细胞基质,用免疫学方法检测粪便中的隐血,如免疫单扩法、酶联免疫吸附法、免疫斑点法、免疫胶体金夹心法等。免疫学方法操作简便、快速,特异性好,灵敏度高,因而不需选择饮食。免疫学粪便隐血试验方法被认为是目前对大肠癌普查最适用的方法。该类方法主要检测下消化道出血,上消化道出血有近 50% 不能检出,原因是血红蛋白被消化酶降解变性或消化而失去抗原性、患者的血红蛋白抗原与抗体不匹配或者过量出血而使抗原过剩等。因灵敏度很高,某些正常人尤其是服用胃肠刺激药物时也可出现阳性反应。

(3) 粪便隐血试验无论用什么方法,均要求多部位多层面采集粪便标本,多次试验,以保证检出率,并区分出血是间断性还是持续性。

【临床意义】

(1) 粪便隐血试验对慢性消化道出血的诊断有重要价值,该试验阳性说明消化道有出血,如消化道溃疡、消化道肿瘤、结肠息肉、钩虫病或药物性胃黏膜损伤等都可出现阳性。

(2) 粪便隐血试验可鉴别消化道出血病变的性质,如消化道肿瘤时呈持续阳性,而消化道溃疡出血多为间断阳性。

(3) 粪便隐血试验常作为消化道恶性肿瘤诊断的一个筛选指标,尤其对中老年人早期发现消化道恶性肿瘤有重要价值。

(卢怀民)

# 第七章　阴道清洁度检查

阴道清洁度检查就利用显微镜对阴道分泌物湿片和染色涂片检查,观察其清洁度和有无特殊细菌及细胞等。在生理情况下,女性生殖系统具有自然保护功能,因为阴道中存在阴道杆菌,它能保持阴道处于酸性的环境。

【目的】　掌握阴道清洁度检查方法和注意事项。

【原理】　用显微镜对阴道分泌物湿片检查。

【器材和试剂】　消毒棉拭子、载玻片、盖玻片、显微镜;生理盐水。

【标本】　新鲜阴道分泌物。

【标准操作规程】

**1. 取材**　用生理盐水浸湿的棉拭子从阴道或阴道后穹隆、宫颈口等处取材。

**2. 制备湿片**　取阴道分泌物于载玻片后加1滴生理盐水,制成涂片,加盖玻片。

**3. 显微镜观察**　低倍镜观察后,用高倍镜检查,根据上皮细胞、白细胞、杆菌、球菌的多少,来判断阴道清洁度。

【参考值】　见表1-7-1。

表1-7-1

| 清洁度 | 阴道杆菌 | 球菌 | 上皮细胞 | 脓细胞或白细胞 |
|---|---|---|---|---|
| Ⅰ | ++++ | - | ++++ | 0～5个/HP |
| Ⅱ | ++ | - | ++ | 5～15个/HP |
| Ⅲ | - | ++ | - | 15～30个/HP |
| Ⅳ | - | ++++ | - | >30个/HP |

其中:Ⅰ～Ⅱ为正常。

Ⅲ～Ⅳ为异常,可能为阴道炎,同时常可发现病原菌、真菌、阴道滴虫等。

【注意事项】

(1) 标本采集前24h禁止性交、引导灌洗、局部用药及盆浴等。

(2) 载玻片必须干净;生理盐水必须新鲜;棉拭子必须清洁干燥。

(卢怀民)

# 第八章 腹水常规检查

人体浆膜腔如胸膜腔、腹膜腔、心包膜腔等,在正常情况下只有少量液体,在腔内起润滑作用,很少能被抽取。但在病理情况下,则有多量液体贮留,形成积液。根据积液产生的原因及其性状,可将浆膜腔积液分为漏出液和渗出液两大类。腹膜腔内的积液称为腹水。

## 第一节 腹水的理学检查

【目的】 掌握腹水理学检查的内容和方法。

【原理】 腹水产生的原因和机制不同,故其颜色、透明度、凝固性也不同,可以通过肉眼观察和物理学方法区别渗出液和漏出液。

【器材】 玻璃试管、比重计、比重筒。

【标本】 腹水穿刺液。

【标准操作规程】

**1. 观察颜色** 用肉眼观察腹水的颜色。漏出液一般呈淡黄色、透明;渗出液浑浊,可表现出不同程度的黄色、红色、乳白色等颜色。结果报告:根据观察到的颜色如实描述报告。

**2. 观察透明度** 用肉眼观察腹水的透明度,观察时可轻摇标本。漏出液清晰透明;渗出液可出现不同的浊度。结果报告:根据观察到的透明度如实描述报告(清晰透明、微浑、浑浊)。

**3. 观察凝固性** 倾斜装有腹水的试管,肉眼观察有无凝块形成。漏出液一般无凝块,渗出液常有凝块。结果报告:"无凝块"、"有凝块"。

**4. 测定比重** 首先将腹水混匀,后缓慢倒入比中筒中,直至使比重计悬浮。再将比重计轻轻放入装有腹水的比重筒中并轻轻捻转,待其静置并自由悬浮于液体时,读取比重计上的标尺与液体凹液面相切的刻度并做记录。

【参考值】

(1) 漏出液为浅黄色,清晰透明或微浑浊;渗出液为黄色、黄绿色、红色、咖啡色等不同的颜色,浑浊。

(2) 比重:漏出液<1.015;渗出液>1.015。

【注意事项】

(1) 标本由腹腔穿刺术采集。分2个管留取,每管1~2ml;第一管做细胞学检查,需加100mg/ml 乙二胺四乙酸二钠或二钾抗凝,每6ml 标本加0.1ml 抗凝剂。第二管不加抗凝剂,直接观察有无凝固现象。

(2) 标本采集后应立即(30min 内)检验,防止细胞变形、出现凝块或细菌溶解破坏。

(3) 日常要保持比重计的清洁,测定标本后,应立即浸泡、清洗干净。使用比重计捻转时,勿使其接触筒壁。

(4) 检测完毕后,标本与1:50 的84 消毒液混合消毒12min 后倒掉。

## 第二节 腹水的显微镜检查

**【目的】** 掌握腹水中有核细胞计数和分类的内容和方法。

**【原理】** 有核细胞计数:通过计数一定体积内腹水中细胞的个数,后换算出每升腹水中细胞的数量。有核细胞分类:根据各种细胞的形态特点或将标本染色后进行分类。

**【器材和试剂】** 试管、试管架、吸管、吸耳球、微量吸管、胶吸头、牛鲍计数板、盖玻片、显微镜;冰醋酸、白细胞稀释液、瑞氏染液。

**【标本】** 腹水穿刺液。

**【标准操作规程】**

(一) 有核细胞计数

**1. 直接计数法** 适用于清晰透明或微浑的标本。

(1) 去除红细胞:在小试管内放入冰醋酸 1~2 滴,转动试管使其内壁黏附少许冰醋酸后倾倒。后滴加腹水 3~4 滴,混匀,放置数分钟后备充池用。

(2) 充池:用微量吸管吸取处理后标本充入 2 个计数池内,静置 2~3min。

(3) 计数:低倍镜计数 2 个计数池内四个角和中央共 10 个大方格内的细胞数。

(4) 计算:计数结果即为每微升腹水中的有核细胞数,再 $\times 10^6$ 即换算成了每升腹水中有核细胞的数。

**2. 稀释后计数法** 适用于浑浊的标本。

(1) 稀释:根据标本浑浊程度的不同,用白细胞稀释液对标本进行一定倍数的稀释、后混匀,并放置数分钟到达破坏红细胞的目的。备充池所用。

(2) 充池:用微量吸管吸取处理后的标本充入 1 个计数池,静置 2~3min。

(3) 计数:低倍镜计数 1 个计数池内的四个角和中央大方格共 5 个大方格内的细胞总数。

(4) 计算:根据计数结果和稀释倍数计算出每升腹水中有核细胞的数。

(二) 有核细胞分类

**1. 直接分类法** 有核细胞计数后将低倍镜转为高倍镜,在高倍镜下直接观察细胞,并根据细胞形态和细胞核的形态对细胞进行分类,分为单个核细胞(淋巴细胞、单核细胞、间皮细胞)和多个核细胞(粒细胞)。要求计数 100 个有核细胞,记录细胞的个数并计算出百分率。如果有核细胞不足 100 个,则直接写出单个核细胞核和多个核细胞的具体数。

**2. 涂片染色分类法** 取腹水穿刺液后立即以 1000r/min 离心 5min,再取沉淀物制备成均匀的薄片,放置于室温下干燥,后用瑞氏染液染色,再用油镜进行分类计数,计数 100 个有核细胞。

**【注意事项】**

(1) 有核细胞分类计数,应包括粒细胞、淋巴细胞、单核细胞和间皮细胞。

(2) 分类过程中如果发现间皮细胞核不能分类的异常细胞应另外描述。

(3) 涂片染色分类法优于直接分类法。

(4) 漏出液中有核细胞常 $<300\times 10^6$/L,渗出液常 $>500\times 10^6$/L。

## 第三节 黏蛋白定性试验

【目的】 掌握黏蛋白定性试验(李凡他试验)的方法。

【原理】 浆膜上皮细胞受炎症刺激分泌黏蛋白量增加,浆液黏蛋白是多糖和蛋白质形成的复合物,是一种酸性糖蛋白,其等电点为pH 3~5,因此可在稀醋酸溶液中析出,产生白色沉淀。运用这个试验我们可以判断浆膜腔积液是漏出液还是渗出液:漏出液黏蛋白含量很少,多为阴性反应,渗出液中因含有大量黏蛋白,多呈阳性反应。

【器材和试剂】 100ml量筒、滴管、胶吸头;冰醋酸、蒸馏水。

【标本】 腹水穿刺液。

【标准操作规程】

(1) 取100ml量筒内加入冰醋酸2~3滴,再加入100ml蒸馏水,充分混匀,静置数分钟。

(2) 取腹水靠近液面垂直轻轻滴入稀酸溶液内,1~3滴。

(3) 立即在黑色背景下观察有无白色云雾状沉淀生成及其下降程度。

【结果判断】 见表1-8-1。

表1-8-1 黏蛋白定性试验结果判断

| 结果 | 判断依据 |
| --- | --- |
| 阴性 | 溶液清晰,不显示云雾状 |
| ± | 逐渐呈白雾状 |
| + | 加入标本即出现白雾状 |
| ++ | 呈白薄云状 |
| +++ | 呈白浓云状 |

【注意事项】

(1) 如果是血性腹水,应离心沉淀后取上清液进行试验。

(2) 在量筒中的冰醋酸应与蒸馏水充分混匀,否则容易产生假阴性结果。

(3) 加入标本后应立即在黑色背景下仔细观察。如明显浑浊,下沉缓慢,中途消失则为阴性。

(4) 标本中球蛋白含量增高时可呈假阳性。鉴别方法:将标本加入未加冰醋酸的蒸馏水中,如有白色云雾状,证明是球蛋白不溶于水所致。

(卢怀民)

# 第九章 凝血功能检查

机体的止血功能是由血小板、凝血系统、纤溶系统和血管内皮系统等的共同作用来完成的。过去我们曾用出血时间作为止血功能缺陷的筛检试验,但因其操作标准化程度不高,敏感性不好,且无法反映凝血因子的含量及活性,故目前已为凝血功能检查所取代。凝血功能检查主要包括血浆凝血酶原时间(PT)及由 PT 计算得到的 PT 活动度、国际标准化比值(INR)、纤维蛋白原(FIB)、活化部分凝血活酶时间(APTT)和血浆凝血酶时间(TT)。测定以上项目可以在术前了解患者有无凝血功能的异常,有效防止在术中及术后出现出血不止等意外情况,从而获得最佳的手术效果。

## 第一节 标本准备

(1) 最好选用硅化或塑料试管,使用浓度为 0.109mmol/L 的枸橼酸钠抗凝剂,抗凝剂与血液比例严格按 1:9 的比例,采血过程中止血带不要扎得过紧,时间不超过 1min,避免拍打采血部位,以免引起溶血。

(2) 采集后立即送检,在 1h 内以 3000r/min 的速度离心 10~15min 分离血浆后测试。

(3) 溶血标本应重新抽血,并避免再次溶血。

## 第二节 凝血项目检测

### 一、血浆凝血酶原时间测定(PT)

【原理】 在受检血浆中加入足量的凝血活酶和钙离子,测定血浆凝固所需的时间,即为血浆凝血酶原时间。反映血浆中凝血因子 Ⅰ、Ⅱ、Ⅴ、Ⅶ、Ⅹ 水平的试验,是外源性凝血系统的筛选试验。此外,常利用本试验对口服抗凝剂治疗进行监控。

【试剂】
(1) 0.025mol/L 氯化钙。
(2) 组织凝血活酶试剂。

【标准操作规程】
(1) 受检血浆低速离心,分离血浆。
(2) 取小试管 1 支,加入受检血浆和凝血活酶试剂各 0.1ml,37℃水浴中预温 30s,再加入预温的 0.025mol/L 氯化钙试剂 0.1ml,混匀,立即启动秒表计时。
(3) 不断地倾斜试管至液体流动缓慢趋于停止时,记录所需时间。重复 2~3 次,取平均值,同时必须按上法测定正常对照。

【参考值】
(1) 以测定秒数表示:男性 11~13.7s;女性 11~14.3s。超过正常对照 3s 以上才有临床意义。

(2) 凝血酶原时间比值(PTR) = $\dfrac{\text{受检者凝血酶原时间(s)}}{\text{正常对照凝血酶原时间(s)}}$

参考值:0.82~1.15。

(3) 国际标准化比值(INR) = $\text{PTR}^{\text{ISI}}$(式中 ISI 为国际敏感度指数)。ISI 值愈低,INR 愈准确。

【临床意义】

**1. PT 延长**　见于先天性因子Ⅱ、Ⅴ、Ⅶ、Ⅹ缺乏症和低(无)纤维蛋白原血症,获得性肝脏疾病、DIC、原发性纤维蛋白溶解症、维生素 K 缺乏症等。血循环中有抗凝物质,如口服抗凝剂、肝素和纤维蛋白降解产物(FDP)等。也可致延长。

**2. PT 缩短**　见于先天性因子Ⅴ增多症、口服避孕药、高凝状态和血栓性疾病等。

**3. 监测口服抗凝剂**　国人 INR 以 1.8~2.5 为宜,不超过 3.0。

【注意事项】

(1) 抗凝剂(109mmol/L 的枸橼酸钠)和血 1∶9 的比例一定要准确。

(2) 抽血不应有气泡和溶血,应及时送检。

(3) 抗凝血不能久置,时间延长,活动度降低。

(4) 市场上供应的组织凝血活酶试剂应注明 ISI 值,选用 ISI<2.0s 的组织凝血活酶为宜。

## 二、活化部分凝血活酶时间(APTT)测定

【原理】　37℃条件下,以白陶土激活因子Ⅻ,以脑磷脂代替血小板,在 $Ca^{2+}$ 参与下,观察乏血小板血浆凝固所需时间,即为活化部分凝血活酶时间。是内源性凝血系统常用的筛选试验,常用 APTT 对肝素抗凝后治疗进行监控。

【试剂】

(1) 待检血浆及正常对照血浆。

(2) 40g/L 白陶土-脑磷脂悬液。

(3) 0.025mol/L 氯化钙溶液。

【标准操作规程】

(1) 待检血浆、40g/L 白陶土-脑磷脂悬液各 0.1ml,混匀,37℃水浴 3min,其间轻轻振摇数次。

(2) 加入经预温至 37℃ 的 0.025mol/L 氯化钙溶液 0.1ml,立即启动秒表,不断振摇并观察出现纤维蛋白丝的时间。重复 2 次,取平均值,同时作正常对照。

【注意事项】

(1) 血和抗凝剂(109mmol/L 的枸橼酸钠)1∶9 的比例一定要准确。

(2) 抽血不应有气泡和溶血,应及时送检。

(3) 抗凝血不能久置,时间延长,活动度降低。

(4) 本试验较凝血时间敏感,重复性好,故作为出血性疾病的常规筛选试验。

【参考值】　男性(37±3.3)s;女性(37.5±2.8)s。受检者的测定值较正常对照值延长超过 10s 以上,才有临床意义。

【临床意义】

(1) APTT 延长:因子Ⅷ、Ⅸ、Ⅺ、Ⅻ缺乏症,且见于严重的因子Ⅹ、Ⅴ、凝血酶原、纤维蛋

白原缺乏症,血循环中有抗凝物质时,本试验也延长。

（2）APTT 缩短：因子Ⅷ、Ⅴ活性增高、DIC 高凝期、血栓性疾病、血小板增多症等。

（3）APTT 可作为肝素治疗的监护指标。

## 三、血浆纤维蛋白原含量测定（Fg 凝血酶法）

【原理】 根据纤维蛋白原与凝血酶作用最终形成纤维蛋白的原理。以国际标准品为参比血浆制作标准曲线,用凝血酶来测定血浆凝固时间,所得凝固时间与血浆中纤维蛋白原浓度呈负相关,从而得到纤维蛋白原的含量。

【试剂】

（1）凝血酶(冻干)。

（2）参比血浆(冻干)。

（3）血浆稀释液。

【标准操作规程】

（1）蒸馏水复溶凝血酶 2ml。

（2）将待测或参比血浆用血浆稀释液作 10 倍稀释。

（3）取已稀释的血浆 0.2ml 于一小试管中,置 37℃ 水浴加温 2min,再加入已复溶的凝血酶试剂 0.1ml,即刻观察凝固时间。

（4）再一次重复上述操作,若两次结果差异超过 0.5s,则需再重复一次,取两次结果的均值。

（5）如遇有凝固时间长的标本,使两次结果间误差大,可用 1∶5 的稀释血浆进行操作,将结果除以 2 再报告结果。

（6）根据凝固时间(S)查阅标准曲线读数表,即可获得血浆纤维蛋白原浓度(g/L)。

【参考值】 2~4g/L。

【注意事项】

（1）参比血浆应同时与标本一起操作,以核对结果是否可靠。

（2）凝血酶复溶后在 4~6℃可放置 2 天。

## 四、凝血酶时间测定（TT,凝固法）

【原理】 在凝血酶作用下,待检血浆中的纤维蛋白原转变为纤维蛋白。当待检血浆中抗凝物质增多时,凝血酶时间延长。

【试剂及器材】

（1）凝血酶溶液：可将浓凝血酶液加生理盐水稀释,直至正常人对照血浆的凝固时间为 16~18s。

（2）秒表。

【操作】

（1）取待检血浆 0.1ml,置于 37℃水浴中温浴 5min。

（2）加入凝血酶溶液 0.1ml,记录凝固时间。如此重复 2~3 次,取平均值。

【参考区间】 16~18s,若超过正常对照 3s 以上者为异常。

【注意事项】
(1) 采血后宜在 1h 内完成。置冰箱保存不应超过 4h。
(2) 肝素或 EDTA·2Na 抗凝血浆不宜做本实验。
【临床意义】
**1. 凝血酶时间延长**　见于肝素增多或类肝素抗凝物质存在,纤维蛋白(原)降解产物(FDP)增多以及低(无)纤维蛋白原血症等。
**2. 凝血酶时间缩短**　常见于血样本有微小凝或存在钙离子时。

## 第三节　D-二聚体定性试验(D-D,胶乳凝集法)

【原理】　D-D 是交联纤维蛋白降解的产物之一,为继发性纤溶之特有代谢物。抗 D-二聚体单克隆抗体包被于胶乳颗粒上,受检血浆中如果存在 D-二聚体,将产生抗原抗体反应,胶乳颗粒发生凝集。
【试剂与器材】
(1) 包被 D-二聚体抗体的胶乳颗粒。
(2) 磷酸盐缓冲液,pH 7.35。
(3) 凹孔瓷板或玻璃板。
(4) 塑料棒。
【操作】
(1) 取胶乳悬液 25μl 置瓷板或玻璃板上,加 10μl 0.109moL/L 枸橼酸钠 1∶9 抗凝血浆。
(2) 立即用塑料棒混匀(直径不超过 1.0cm)。
(3) 持板晃动 3min。
(4) 于黑色背景下观察凝集情况。
(5) 同上法用磷酸缓冲液作阴性对照。
【结果判断】　胶乳颗粒较阴性对照明显粗大者为阳性。正常人为阴性。
【临床意义】
(1) D-二聚体是交联纤维蛋白降解中的一个特征性产物,在深静脉血栓、肺栓塞、弥散性血管内凝血、重症肝炎、肺栓塞等疾病中升高。
(2) 也可作为溶栓治疗有效的观察指标。
(3) 陈旧性血栓患者 D-二聚体并不升高。
(4) 凡有血块形成的出血,本试验均可呈阳性,故其特异性较低。

(张丽琴)

# 第十章　血液流变学检查

血液流变学(hemorrheology)是物理力学的一门分支学科,是流变学向生物学和医学渗透而形成的一门新兴生物物理分支科学;是研究血液及其组成成分的流动性和变形性的科学。其目的是为临床提供可靠的检验结果,使临床医生能以此对疾病作出正确的诊断及治疗的决定,其检验结果可检出是健康人、病人还是亚健康人。虽然血液流变学检测是一个过筛试验,不是一个确诊试验,但对临床指导意义还是很大的。

## 第一节　标本的正确收集处理

**1. 标本准备**

(1) 抽血时间一般为早晨且空腹。

(2) 采血部位为前肘静脉。要求血管明显,无皮肤疾患。如前臂采血困难者也可于手腕部、手背或足部静脉采血。

(3) 采血时压脉带压力、血管受压时间:针头进入血管后压脉带应至少放松 5s 以上再抽血,需使用大孔径(7 号以上)针头,不宜用力抽,以免损伤红细胞。

(4) 抗凝剂以肝素为宜。

(5) 采血前避免剧烈活动。

(6) 药物:采血前 1 周内不用阿司匹林类药物;3 天内不用影响血小板功能的药物。

**2. 标本处理**

(1) 血样采集后,将血液沿管壁缓缓注入抗凝管,轻轻混匀,使之与抗凝剂充分混合。避免剧烈振摇,以免造成溶血,也应注意混合不够引起血液凝固。一旦血液有凝块,均需重新采血。

(2) 血标本的编号:将各试管分别进行编号,写清患者姓名,根据实验要求分别预热及离心处理。

(3) 血标本的离心:分离血浆选用 2500r/min,离心 10min。

(4) 血标本的放置时间:采血后,血样保存时间过长或过短都会影响全血黏度的测试结果。取血后静置 20min 后至 4h 内测定为宜。

(5) 血标本的工作温度及保存温度:为了保证实验条件相对恒定,因此在测定前要把血标本预温到工作温度。在常温条件下(18~25℃),血样应在 0.5~4h 完成测试。在 4℃条件下,血样的保存时间可延至 12h。

**3. 质控物的选择**

(1) 全血黏度在尚无理想质控物的情况下可用厂家推荐的质控物,于每日做标本前检测系统的稳定性。

(2) 血浆黏度测定可选用蒸馏水。

## 第二节　血液流变学检查的实验诊断

**1. 全血黏度测定**

(1) 原理:毛细管式黏度计测定法即,相同体积的血液、血浆或血清,通过一定长度和内径的玻璃毛细管所需的时间与等体积的生理盐水所需时间的比值分别称为血液、血浆或血清的比黏度。旋转式黏度计测定法:在两个共轴双圆筒、圆锥-平板或圆锥-圆锥等测量体的间隙中放入一定量的被检全血,其中一个测量体静悬,另一个则以某种速度旋转。由于血液摩擦力的作用,带动静悬测量体旋转一个角度,根据这一个角度的变化可计算出全血的黏度。由于全血是非牛顿液体,不同切变率下,黏度不同,因此,通常选择高、中、低个切变率进行测定。

(2) 参考范围:应建立本试验室的参考值。

(3) 临床意义:血液黏度增高见于冠心病、心肌梗死、高血压、脑血栓形成、深静脉栓塞、糖尿病、高脂血症、恶性肿瘤、肺源性心脏病、真性红细胞增多症、多发性骨髓瘤、原发性巨球蛋白血症、烧伤等。血液黏度减低见于贫血、重度纤维蛋白原和其他凝血因子缺乏症。

**2. 血浆黏度测定**

(1) 原理:一定体积的受检血浆流经一定半径和一定长度的毛细管所需要的时间,与该管两端压力差计算血液黏度。

(2) 参考范围:应建立本试验室的参考值旋。

(3) 临床意义:增高见于血浆球蛋白和(或)血脂增高的疾病,如多发性骨髓瘤、原发性巨球蛋白血症、糖尿病、高脂血症、动脉粥样硬化等。

**3. 红细胞变形性测定** 有以下两种方法。

(1) 微孔滤过法:各试验室有不同正常值,各试验室应建立自己正常值。

(2) 黏性检测法:TK 值为 $0.93 \pm 0.11$,TK 为红细胞硬度指标。根据所用黏度计不同,各试验室应建立自己正常值。

**4. 红细胞聚集性测定**(红细胞沉降法) 通过测定血沉及红细胞比容(Hct),利用血沉方程求出 K 值,由 K 值估计红细胞聚集性。

**5. 红细胞表面电荷测定**(红细胞电泳法) 通过测量细胞在电场中的泳动来反映细胞表面电荷。

**6. 与血流变学有关的其他检查**

(1) 红细胞比容测定。

(2) 纤维蛋白原测定。

(3) 红细胞沉降率。

(4) 血小板计数与功能测定。

# 第三节 血液流变学检查的临床意义

研究发现,心血管病、脑血管病、缺血及血栓性疾病、糖尿病、慢阻肺、肺心病、血液病等,相对其他疾病而言,对这些疾病检测血液流变学指标,临床意义要比检测其他疾病大得多。

(张丽琴)

# 第十一章 临床生化检测

## 第一节 临床生化分析仪的分类

### 一、按反应装置结构原理和测定方式分类

**1. 连续流动式自动生化分析仪器**(continuous flow analyser)　指测定项目相同的各待测样品与试剂混合后的化学反应在同一管道流动的过程中完成。连续流动式分析仪器是第一代自动生化分析仪。仪器主要构成部件:样品盘、比例泵、混合器、透析器。其工作原理是在计算机控制下,通过比例泵把样本和试剂加入到连续的管道中,并在管道中完成混合、保温、反应,测定出结果。特点是样本在连续流动的状态下进行测定,流动式分为空气分段系统和非分段系统。

**2. 离心式自动生化分析仪器**(centrifugal analyzer)　是利用离心力作用使样本和试剂混合、反应、流入比色池进行检测。它是1969年发展起来的一种机型。全部检验过程是在一个类似离心机转头样的圆盘上完成的。特点是使用不同的反应比色杯减小互染,无需测定过程中清洗反应池,加快了速度。仪器使样品和试剂分离加样,依靠旋转制动产生的离心力使其混合反应,批量检测,它不同于其他分析仪的"顺序分析",属于"同步分析"。

**3. 分立式生化分析仪器**(discrete analyzer)　分立式生化分析仪器是按手工操作的方式编排电脑程序,并以有节奏的机械操作代替手工,按顺序依次操作的一类仪器,是目前应用最多的一类生化分析仪。

**4. 干片式自动生化分析仪**(dry chemical analyzer)　干化学仪器是把样品(血清,血浆或全血及其他体液)直接加到滤纸片上,以样品做溶剂,使反应片上试剂溶解进一步完成反应。由于反应片结构的不断改进,观测能力逐渐增强,使干化学技术有了极大发展。干化学检验仪器目前多用于急诊和现场检验。

### 二、根据自动化程度分类

**1. 半自动生化分析仪**　指在分析过程中的部分操作(样品及反应混合体递送)由手工完成,吸入反应液、保温、比色、结果计算等由仪器自动完成的一类生化分析仪;主要结构有光源、分光组件、流动比色池、进排样系统、恒温系统、微机控制系统等。分析方法包括终点法、速率法、两点法;测定方法有标准测定法和因数测定法;特点是体积小,结构简单,灵活性大,操作方便,价格便宜。

(1) 主要技术参数

1) 波长范围:340~800nm 选择。

2) 光源:石英卤素灯。

3) 测定方法:终点法、速率法、两点法。

4) 吸光度:范围可在-0.3~2.5Abs;分辨率达0.001Abs;重复性≤1%。

5) 温度:25℃、30℃、37℃三种,且温度波动小于0.1℃。
6) 微量流动池:数十微升。
7) 反应液量:500μl左右。
8) 编排项目:根据仪器不同,有30～100个不等。
9) 显示方式:由显示器显示,打印通过接口数据输出。
10) 应用软件:全中文界面。

(2) 分析方法

1) 终点法:样品加试剂后,充分混匀,机外指定恒温条件下进行反应,反应过程中反应物吸光度 A 不断变化,反应进行一段时间后,A 值基本趋于恒定状态,此时称反应到达终点。反应物终点吸光度大小与待测物含量有特定的关系。

2) 速率法:样品加试剂后,充分混匀立即注入机内比色池,在指定温度下反应,在时间 $T_1$、$T_2$……$T_n$ 处分别读取反应物的吸光度,然后求取每分钟平均吸光度变化 ΔA/min,据此可求得待测成分的含量。C 样 = ΔA/min×k(其中 k 为消光系数,为已知或用已知浓度的标准物标定)。

3) 两点法:样品加试剂后,充分混匀,立即注入机内比色池,在指定温度下反应,在时间 $T_1$、$T_2$ 处分别读取反应物吸光度 A1、A2,计算(A2-A1)/($T_2$-$T_1$),同样方法对标准物进行测试,然后作比较即可求得样品中待测成分的含量。

(3) 使用注意事项

1) 仪器稳定:电压、温度、湿度。
2) 维护保养:严格按照要求进行仪器的维护保养,用规定的清洗液按时按需进行清洗。工作人员要依据仪器技术参数并参照试剂说明书来设置仪器项目的工作参数。

**2. 全自动生化分析仪** 从加样至出结果的全过程完全由仪器自动完成,由于分析中没有手工操作步骤,故主观误差很小,该类仪器一般都具有自动报告异常情况,自动校正自身工作状态的功能,故系统误差也较小,大大提高了准确度和精密度。全自动生化检验仪器的分析速度由每小时180个测试到数千个测试不等。

## 第二节 生化检验的质量控制

生化检验的质量保证和所有检验质量保证一样包括分析前质量保证、分析中质量保证和分析后质量保证三部分。分析前质量控制包括检验要求、患者准备、标本采集及运送,分析中的质量保证包括检测过程的规范化,室内质量控制和室间质量评价;分析后质量保证包括检验结果的审核、危急值报告以及临床和病人的反馈信息。每个临床检验室都应当制定质量保证手册,要求所有检验人员严格按照手册的规定进行质量控制。这里着重讲述以下几点。

### 一、分析前质量控制

生化检验的标本基本上是从静脉取血获得(血气分析需要从动脉采血),血清和血浆均可进行生化检测;虽然许多待测物质在血清中和血浆中有所差异,但是参考值和检测结果基本上大致相近。血清是不需要使用抗凝剂,凝固后自然析出;而血浆必须使用抗凝剂,常用的抗凝剂是肝素。由于血浆中的抗凝剂常会干扰测定结果,尤其是在用酶法测定时影响最大,所以多数生化检查项目采用血清测定,而很少用血浆。为了加速血液凝固,加快血清析出,缩短检测时间,可用含分离胶或促凝剂的真空管中。目前国内通用真空采血管,血清标本可使用黄帽真空采血管(含有分离胶)或红帽真空采血管(不含分离胶);血浆标本可使用绿帽真空采血管(含有肝素抗凝剂)。根据采血量的多少选用不同规格的采血管(2ml,5ml),不过注意采血时要保证采到采血管规定的刻度上。

标本的正确采集和处理

采血后要等待血液自然凝固,如使用含有抗凝剂或促凝剂的试管,应轻轻颠倒,待血清析出即可分离血清。一般使用离心机的转数为 3000~3500r/min,离心时间为 10~15min,忌过快致标本溶血。

**影响血标本成分变化的因素** 影响血标本成分变化的因素很多,主要有生理、饮食、药物、溶血和储存等因素的影响。

(1) 生理因素的影响:可分为可控因素和不可控因素两类。可控因素包括年龄、性别、体型、情绪、运动、体位改变等。受年龄因素影响的项目有胆固醇、尿酸、碱性磷酸酶等;受性别影响的项目有性腺激素;受体型影响的项目有甘油三酯;受情绪影响的项目有皮质醇、催乳素、生长激素、儿茶酚胺、葡萄糖等;此外还有营养状态、体力活动、肌肉重量、作息规律、治疗药物和气候等。

(2) 饮食和药物的影响:许多化学成分容易受到饮食成分的干扰,有时还可受到近期食谱的影响,如葡萄糖、甘油三酯、转氨酶、碱性磷酸酶等。因此,采血时间通常在早晨空腹 6~12h 后进行,这样其分析结果才具有代表性。药物的干扰也很大,应尽量在试验前停药,不能停药者应加以注明,以便在分析检测结果时考虑。药物对检测结果的干扰,有的是影响检测过程,有的影响血液成分。

(3) 溶血和储存的影响:待测物质如果在红细胞内浓度高于血浆,溶血可使测定结果偏高,如 LDH、ACP、ALT、AST 和 $K^+$ 等在红细胞内的浓度比血浆高 22~160 倍,而受影响最大的是血钾,轻微溶血就会对检测结果影响很大;血红蛋白可干扰胆固醇的酶法测定,抑制胆红素的重氮反应;溶血也干扰某些光谱分析。防止溶血的方法有:①抽血器和标本容器必须干燥,使用一次性注射器;②不用或短时间使用止血带,以防对血管压力过高破坏红细胞;③抽血后取下针头再将血液沿试管壁徐徐注入容器,最好采用真空采血器;④如果使用抗凝剂,取血后应轻轻倒转试管与抗凝剂充分混合,但切勿用力震荡;⑤标本采集后应尽快送到实验室,不要长期放置在室温条件下,以防红细胞自行破坏;⑥分离血清或血浆时离心速度和时间要严格掌握,离心速度不能过快,离心时间不能过长。

标本不宜在室温下保存,在低温下可保存一定时间。例如血清酶在 4~8℃ 可保存 5 天,活性下降不超过 10%;但是 LDH 和 ACP 是例外。如果测定方法上根据 Jaffe 反应,室温下保存可导致磷酸盐、尿酸、肌酐的减低。保存中如遇到日光,可破坏胆红素。葡萄糖的检测更强调及时检测,只有标本中除去蛋白后或加入稳定剂,葡萄糖才可保存。血浆蛋白,包括免疫球蛋白和特异性抗体检测,4~8℃ 可保存 7 天。

## 二、分析中质量控制

实验室必须建立室内质控的制度,并严格按照操作程序进行,也就是将质控标本和病人标本在同样的环境和操作中进行;并将质控结果描绘在质控图上,并认真分析质控图变化趋向。分析是否在控,一旦发生失控,当日所有检测报告不能发出,立即寻找失控原因加以纠正,纠正后重新作质控,质控通过后将所有标本重新检测,再经审核后发出。

质控品为质控目的而制备的标本称为质控品。质控品含有与测定标本同样的基础物质。

(1) 质控品的种类:①根据质控品的物理性状不同分为冻干质控品、液体质控品和混合血清等;②根据有无测定值分为定值质控品和非定值质控品。

(2) 质控品应具有的特征:①人血清基质,分布均匀;②无传染性;③添加剂和调制物的数量少且尽可能纯;④瓶间变异少;⑤冻干品复溶后稳定时间足够长;⑥有效期应在1年以上。

(3) 质控品的正确使用与保存:在使用和保管质控品时应注意以下几个方面,①严格按质控品说明书操作;②冻干质控品的复溶要确保所用溶剂的质量;③冻干质控品复溶时所加溶剂的量要准确,并尽量保持每次加入量的一致性;④冻干质控品复溶时应轻轻摇匀,使内溶物完全溶解,切忌剧烈振摇;⑤质控品应严格按使用说明书规定的方法保存,不使用超过保质期的质控品;⑥质控品要在与患者标本同样测定条件下进行测定;⑦冻融的质控品必须在室温下放置至少30min后再使用,且不能反复冻融。

(一) 质控设定靶值

**1. 稳定性较长的质控品** 在开始室内质控时,首先要设定质控品的靶值。靶值必须在实验室内使用自己现行的测定方法进行确定。定值质控品的标定值只能做为确定靶值的参考。当使用新批号质控品时,常按以下步骤进行:

(1) 暂定靶值的设定:为了确定靶值,新批号的质控品应与当前使用的质控品同时进行测定。根据20或更多独立批获得的至少20次质控测定结果,计算出平均数,作为暂定靶值。以此暂定靶值作为下一个月室内质控图的靶值进行室内质控;一个月结束后,将该月的在控结果与前20个质控测定结果汇集在一起,计算累积平均数(第一个月),以此累积的平均数作为下一个月质控图的靶值。

重复上述操作过程,连续3～5个月。

(2) 常用靶值的设立:以最初20个数据和3～5个月在控数据汇集的所有数据计算的累积平均数作为质控品有效期内的常用靶值,并以此作为以后室内质控图的平均数。对个别在有效期浓度水平不断变化的项目,则需不断调整靶值。

**2. 稳定性较短的质控品** 在3～4天内,每天分析每水平质控品3～4瓶,每瓶进行2～3次重复。收集数据后,计算平均数、标准差和变异系数。对数据进行异常值检验。如果发现异常值,需重新计算余下数据的平均数和标准差。以此均值作为质控图的靶值。

(二) 设定控制限

对新批号质控品应确定控制限,控制限通常以标准差倍数表示。

**1. 稳定性较长的质控品**

(1) 暂定标准差的设定:为了确定标准差,新批号的质控品应与当前使用的质控品一起进行测定。根据20或更多独立批获得的至少20次质控测定结果,计算出标准差,并作为暂定标准差。以此暂定标准差作为下一个月室内质控图的标准差进行室内质控;一个月结束后,将该月的在控结果与前20次质控测定结果汇集在一起,计算累积标准差(第一个月),以此累积的标准差作为下一个月质控图的标准差。

重复上述操作过程，连续3~5个月。

(2) 常用标准差的设定：以最初20次质控测定结果和3~5个月在控质控结果汇集的所有数据计算的累积标准差作为质控品有效期内的常用标准差，并以此作为以后室内质控图的标准差。

**2. 稳定性较短的质控品**　在3~4天，每天分析每水平质控品3~4瓶，每瓶进行2~3次重复。收集数据后，计算标准差和变异系数。对数据进行异常值检验。如果发现异常值，需重新计算余下数据的标准差。以此作为质控图的控制限。至于标准差，你使用的数据量越大，其标准差估计值将更好。

**3. 控制限的设定**　控制限通常是以标准差的倍数表示。临床实验室不同项目（定量测定）的控制限的设定要根据其采用的控制规则来决定。

（三）绘制质控图及记录质控结果

根据质控品的靶值和控制限绘制 Levey-Jennings 控制图（单一浓度水平），或将不同浓度水平绘制在同一图上的 Z-分数图，或 Youden 图。将原始质控结果记录在质控图表上。保留打印的原始质控记录，至少保留两年。

（四）质控规则和符号的应用

将设计的质控规则应用于质控数据，判断每一分析批是在控还是失控。

**1. 质控规则**　使用 Levey-Jennings 质控图法，以一个规则（$\bar{x}±2s$ 作为警告限，$\bar{x}±3s$ 作为失控限）来判断分析批在控或失控，是最普及、最简单、最常用的方法。优点：方便易行，其质控规则仅为单独的 $1_{2s}$ 或 $1_{3s}$。局限性：仅涉及一种质控规则而未同时涉及多个质控规则，相对的简单粗糙，往往不能满足更高的质控要求。现已出现了许多更精确、更完善的质控方法，如 Westgard 多规则质控方法、它能兼顾假失控率和误差检出能力，常需以计算机技术及商品化的质控软件一同工作。

**2. 常用符号的应用**

$1_{2s}$（1-2s）：一个质控物测定值超过 $\bar{x}±2s$ 质控限。传统上，这是作为 Levey-Jennings 质控图上的警告限。

$1_{3s}$（1-3s）：一个质控物测定值超过 $\bar{x}±3s$ 质控限。传统上，这是作为 Levey-Jennings 质控图上的失控限。此规则主要对随机误差敏感。

$2_{2s}$（2-2s）：两个连续的质控物测定值同时超过 $\bar{x}-2s$ 或 $\bar{x}+2s$ 质控限。此规则主要对系统误差敏感。

$R_{4s}$（R-4s）：在同一批内高和低质控物测定值之间的差值超过 4s。此规则主要对随机误差敏感。

$4_{1s}$（4-1s）：四个连续的质控测定值同时超过 $\bar{x}-1s$ 或 $\bar{x}+1s$。此规则主要对系统误差敏感。

$10\bar{x}$（10-x）：十个连续的质控测定值落在平均数（$\bar{x}$）的同一侧。此规则主要对系统误差敏感。

**3. 多规则的误差检索程序**　Westgard 多规则的误差检索程序见图 1-11-1。

（五）失控情况处理及原因分析

**1. 失控情况处理**　操作者在测定质控时，如发现质控数据违背了控制规则，应记录失控情况或填写失控报告单，上交专业室主管（组长），由专业室主管（组长）做出是否发出与失控相关的那批患者标本检验报告的决定。

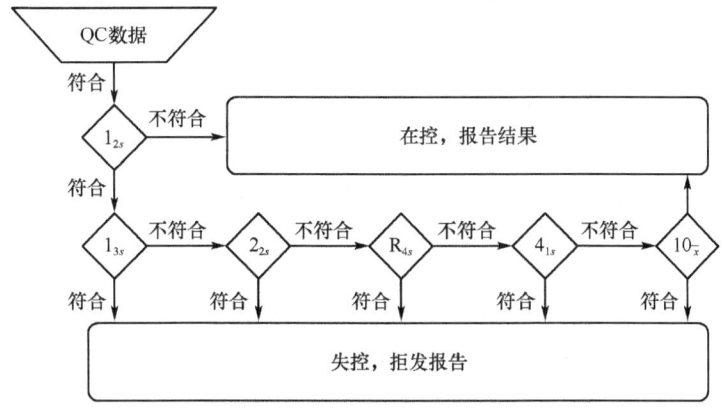

图 1-11-1　Westgard 多规则误差检索程序

"不符合"表示控制值没有符合字符左侧的失控规则,"符合"表示控制值符合字符上侧的失控规则

**2. 失控原因分析**　对失控的最佳处理是确定问题原因,发现问题并提出妥善解决办法,消除失控原因并防止以后再次发生。失控信号的出现受多种因素的影响,这些因素包括操作上的失误、试剂、校准物、质控品的失效,仪器维护不良以及采用的质控规则、控制限范围、一次测定的质控标本数等等。失控信号一旦出现就意味着与测定质控品相关的那批病人标本报告可能作废。此时,首先要尽量查明导致的原因,然后再随机挑选出一定比例(例如 5% 或 10%)的患者标本进行重新测定,最后根据既定标准判断先前测定结果是否可接受,对失控做出恰当的判断。对判断为真失控的情况,应该在重做质控结果在控以后,对相应的所有失控患者标本进行重新测定。如失控信号被判断为假失控时,常规测定报告可以按原先测定结果发出,不必重做。

当得到失控信号时,可以采用如下步骤去寻找原因:

(1)立即重新测定同一质控品。此步是主要是用以查明人为误差,每一步都认真仔细得操作,以查明质控的原因;另外,这一步还可以查出偶然误差,如是偶然误差,则重测的结果应在允许范围内(在控)。如果重测结果仍不在允许范围,则可以进行下一步操作。

(2)新开一瓶质控品,重测失控项目。如果新开的质控血清结果正常,那么原来那瓶质控血清可能过期或在室温放置时间过长而变质,或者被污染。如果结果仍不在允许范围,则进行下一步。

(3)进行仪器维护,重测失控项目。检查仪器状态,查明光源是否需要更换,比色杯是否需要清洗或更换?对仪器进行清洗等维护。另外还要检查试剂,此时可更换试剂以查明原因。如果结果仍不在允许范围,则进行下一步。

(4)重新校准,重测失控项目。用新的校准液校准仪器,排除校准液的原因。

(5)请专家帮助。如果前五步都未能得到在控结果,那可能是仪器或试剂的原因,只有和仪器或试剂厂家联系请求他们的技术支援了。

## 三、分析后质量控制

检验报告在正式发出之前一定要进行审核,在两个人以上(含两人)的实验室,审核报告者应和检测者不是同一个人。这样才能真正起到审核的作用。审核的内容包括重新核实被检查者和标本是否是同一个病人,有没有标本与化验单不符的地方,如化验项目有无漏项和错项,化验结果的单位是否标明和正确;审核当中更重要的是检测结果有无明显异常,而这种异常结果是否符合病人的临床情况,解决这个问题的方法有三个:①和最近一次相同化验结果进行比较(假如病人最近还做过相同化验的话);②向病人的主管医生咨询病人的临床情况;③可以直接向病人或者其家属了解病人的情况。总之,审核的目的是尽量保证检验结果的可靠和符合临床。经过审核之后,审核者和检验者双签字后化验结果生效,并具有法律文件的性质,检验者和审核者要对其负责。如果在审核中发现问题要立即纠正,属于标本不合格的应通知临床或病人重新留取标本;属于检测过程有问题的应当使用原始标本重复检测;属于当天室内质控出现失控的情况下测试,应当在找出原因并加以纠正后重新检测。未审核的报告或审核不通过的报告绝对不能发出。

## 四、危 急 值

"危急值"是指当患者出现这种检验结果时,表明患者可能正处于有生命危险的边缘状态,临床医生需要及时得到检验信息,迅速采取有效的治疗措施,就可能挽救患者生命,否则就有可能出现严重后果,失去最佳抢救机会。危急值应根据医疗单位就诊对象,检验的检测系统由实验室与临床共同商定,表 1-11-1 列出的危急值,供大家参考。

表 1-11-1 社区医疗服务中心实验室危急值

| 检测项目 | 临床诊断 | 主要临床表现 | 危急值 |
| --- | --- | --- | --- |
| 血红蛋白 | 严重贫血 | 头晕、乏力、心慌、气短 | <60g/L |
| 白细胞 | 白细胞缺乏症 | 发热、感染 | $<2.5×10^9/L$ |
| 血小板 | 血小板严重减少 | 牙龈、鼻腔、皮肤和黏膜出血 | $<30×10^9/L$ |
| 血糖 | 严重低血糖 | 心慌、意识障碍 | <2.2mmol/L |
|  | 糖尿病代谢合并症 | 昏迷 | >22.2mmol/L |
| 血钾 | 低钾血症 | 肌无力、腹胀、肠麻痹 | <2.5mmol/L |
|  | 高钾血症 | 心率过缓、传导阻滞 | >8mmol/L |
| 血钠 | 低钠血症 | 嗜睡、无力、食欲减退 | <120mmol/L |
|  | 高钠血症 | 意识障碍 | >160mmol/L |
| 血钙 | 低血钙症 | 手足抽搐 | <1.75mmol/L |
|  | 高血钙症 |  | >3.4mmol/L |
| 淀粉酶 | 急性胰腺炎 | 剧烈上腹痛伴呕吐 | 高出正常参考值上限 3 倍 |

一旦实验室的审核者发现病人的上述检查结果达到危急值,首先要确认标本采集及唯一标识的正确,再重复检测以排除实验室误差,然后立即通知病人的主管医生,并告知危急值的严重性,并做好危急值记录(包括患者姓名、检测结果、检测结果报告时间、报告者及接收者姓名)。

## 第三节 生化分析的标准操作规程

### 一、生化分析仪器的使用

**1. 分光光度计的使用** 以 721-A 型分光光度计为例,其基本的操作步骤为:
(1) 开 721-A 分光光度计的开关,将比色池的盖子打开,通电 20min 使仪器预热。
(2) 将波长旋至测定的波长。

(3) 将空白液、校准液、质控品或待测液放入比色池,将空白液置于光路中。

(4) 将开关置于 T 位,打开比色池盖子,用光量粗调和光量细调调节 T 为 0.0,关上比色池盖子,调节 T 为 100.0。

(5) 将开关置于 A,用消光调零调节 A 为 0.0。

(6) 重复步骤 4 和 5。

(7) 将校准液或待测液/质控品推入光路,测量溶液的吸光度(A)。

(8) 根据标准液与对应吸光度做标准曲线,通过曲线得出待测物和的浓度。

(9) 通过上述质控规则判断质控品是否在控,一旦发生失控,当日所有检测报告不能发出,并通知临床和病人然后立即寻找失控原因加以纠正,纠正后重新质控,质控通过后将所有标本重新检测,再审核发出。

(10) 仪器的维护与保养。

**2. 半自动生化分析仪的使用** 以雷杜半自动生化分析仪为例,其基本的操作步骤为:

(1) 打开电源仪器会显示"曼特诺"标识和日期,预热 10min。

(2) 项目设置:按"确认"键,进入机器主菜单。按"1"项目测量,进入"项目选择":输入项目的编号(三位数),然后按"确认"键(把此项目的参数按照试剂的说明书设置好,第一次测量时需要设置)。

(3) 项目校准:按"运行"键(仪器会提示请吸蒸馏水,把蒸馏水放到吸样管下面),然后按"进样开关"——稍等仪器显示"请吸空白液"把空白试剂管放到吸样管下面(必须使吸样管放到液面底部)再按"进样开关",稍等仪器显示"请吸标准液",(把标准管放到吸样管下面),按"进样开关"稍等(这时会在屏幕的右侧得出一个 K 值,如需用因数测量,请记录下,输入到项目参数中的系数上,以后仪器就不提示请吸标准液了)。

(4) 样品测试:仪器显示"请吸样品"时,把样品管或质控品放到吸样管下面,按"进样开关",稍等仪器同时"显示样品结果"和"请输入化验单号"——输入样品编号——按"确认"键;仪器显示"请吸样品",把样品管或质控品放到吸样管下面。测量完毕后按"退出"键——按"确认"键(进行清洗)——按"打印"键,进行打印(或不打印,重复以上的操作选择其他项目进行测量),所有项目测量完后,一起打印。

(5) 通过上述质控规则判断质控品是否在控,一旦发生失控,当日所有检测报告不能发出,并通知临床和病人然后立即寻找失控原因加以纠正,纠正后重新质控,质控通过后将所有标本重新检测,再审核发出。

(6) 仪器的维护与保养。

**3. 全自动生化分析仪的使用** 以 AU640 为例,其基本的操作步骤为:

(1) 开机准备:

1) 检查电源,水源开关,处于"开"的位置。

2) 用样品试管取 3ml 清洗剂,放置在[STAT]台上的[W1]的位置上。

(2) 开机按 ON 键,机器自动进入到[Start Condition]开始屏幕。按 Fata Index 和"=",Enter(回车),Enter(回车)。然后按 F2/Exit 键退出,转放主菜单。

(3) 编工作表:在主菜单下,选[User]-[Normal],光标位于 Sample NO(样品号)处:

1) 按 F4Start Entry 键,输入试验组合号或用鼠标依次选择试验项目。

2) 输入完毕,按 F4/Entry 键确认一下,光标自动进入到下一个样本号。重复上述过程,完成输入后,按 F2/Exit 键退出,返回主菜单。

(4) 放试剂:将溶好的试剂分别倒入相应的试剂瓶中,按"试剂位置表"分别放入试剂仓内。

(5) 检查试剂:用鼠标选仪器状态,按数字 0 键进入试剂状态,按 F5/CHECK START 用鼠标选最下面一条"START",仪器自动检测试剂量。

(6) 定标:在主菜单下选择[User]-[Calibration]。

1) 按 F4/Start Entry 用鼠标逐项选择需要定标的试验项目。

2) 选择完毕,按 F4/Entry 确认,按 F2/Exit 键退出,返回主菜单。

(7) 顺序放置样本:蓝架子——蒸馏水(试剂空白);黄架子——顺序放置标准品(定标时才需要);白架子——顺序放置样本;红架子——放急诊样本;绿架子——放 QC 样本。

(8) 在主菜单画面点击▲,开始检测。

(9) 打印综合报告:在主菜单下,选择[Poutine]-[Data Report]-[Report],选择要打印的样本号,按 F3Print 选 Yes,即可打印报告(如需要打印中文报告,进入[Routine]-[Data Report]-[Online]传入中文计算机打印)。

(10) 做急诊

1) 急诊输入:在编工作表菜单下,当光标位于 S. No. 时,输入 P(急诊优先标志),或 E(急诊架标志),按 Enter 键,机器自动进入到下一个急诊样本号,以后输入过程同编工作表。

2) 做急诊:将急诊标本放置在急诊台外圈任意位置上,按 STAT 键,可以开始测急诊(或将急诊标本放在急诊架上,其他操作同普通标本)。

(11) 关机:在主菜单下按 END 即可关机。

(12) 每日保养-观察

1) 检查加样器和试剂分配器是否漏气(看加样器和试剂分配有无气泡)。

2) 检查探针(观察出水情况)。

3) 检查清洗剂是否足量。

## 第四节 生化检验的临床应用

### 一、肝功能检验项目

(一) 丙氨酸氨基转移酶(ALT)活性测定

【原理】

$L\text{-丙氨酸}+\alpha\text{-酮戊二酸} \xrightarrow{ALT} L\text{-谷氨酸}+L\text{-丙酮酸}$

$L\text{-丙酮酸}+NADH+H^+ \xrightarrow{LDH} L\text{-乳酸}+NAD^+$

【测定方法】 连续监测法。

参数:标本为 20μl,试剂 1 为 200μl,试剂 2 为 50μl;温度(37±0.1)℃;光径(10.00±0.01)mm;波长(339±1)nm;孵育时间 300s;延滞期 90s,测定时间 180s;测量点≥6;F 值 1905。

【临床意义】 ALT 活性增高见于肝胆疾病:病毒性肝炎、肝硬化活动期、肝癌、中毒性肝炎、脂肪肝、细菌性肝脓肿等。严重肝损伤时出现转氨酶与黄疸分离的现象,即黄疸日益加重,而 ALT 却逐渐下降。心血管疾病:心肌梗死、心肌炎、心力衰竭时肝瘀血等。脑出血、骨骼肌疾病(多发性肌炎、肌营养不良)、内分泌疾病(重症糖尿病、甲状腺功能亢进)、服用某些药物能等均致 ALT 活动性增高。

**（二）天门冬氨酸氨基转移酶（AST）活性测定**

【原理】

$L$-门冬氨酸+α-酮戊二酸 $\xrightarrow{AST}$ $L$-谷氨酸+$L$-草酰乙酸

$L$-草酰乙酸+NADH+H$^+$ $\xrightarrow{MDH}$ $L$-苹果酸+NAD$^+$

【测定方法】 连续监测法。

参数：标本为20μl，试剂1为200μl，试剂2为50μl；温度(37±0.1)℃；光径(10.00±0.01)mm；波长(339±1)nm；孵育时间300s；延滞期90s；测定时间180s，测量点≥6，F值1905。

【临床意义】 AST活性增高见于急性心肌梗死：6~12h内显著升高，48h内达到峰值，3~5天恢复正常。急性或慢性肝炎、中毒性肝炎等疾病。胸膜炎、心肌炎、肾炎、肺炎、皮肌炎、服用肝损害的药物等。

**（三）碱性磷酸酶（ALP）活性测定**

【原理】

PNPP+AMP $\xrightarrow{ALP}$ PNP+AMP-PO$_4$

注：PNPP为磷酸对硝基酚二钠盐，AMP为2-甲基-2-氨基-1-丙醇。

【测定方法】 连续监测法。

参数：标本为5μl，试剂1为250μl，试剂2为50μl；温度(37±0.1)℃；光径(10.00±0.01)mm；波长(401±1)nm；延滞期30s；测定时间60s；测量点≥4；F值2757。

【临床意义】 ALP常作为肝胆疾病及骨骼疾病的辅助诊断指标。活性增高见于肝胆疾病：阻塞性黄疸、急性或慢性黄疸性肝炎、肝癌等。骨骼疾病：纤维性骨炎、成骨不全症、佝偻病、骨软化、骨转移癌、骨折修复期。ALP可作为佝偻病的疗效的指标。

**（四）γ-谷氨酰基转移酶（γ-GT）活性测定**

【原理】

GCNA+双甘肽 $\xrightarrow{GGT}$ 2-硝基-5-氨基苯甲酸+L-γ-谷氨酰-甘氨酰甘氨酸

连续监测2-硝基-5-氨基苯甲酸在410nm处的吸光度变化速率。

注：GCNA为γ-谷氨酰-3-羧基-4-硝基苯胺。

【测定方法】 连续监测法。

参数：标本为10μl，试剂1为200μl，试剂2为40μl，温度(37±0.1)℃；光径(10.00±0.01)mm；波长(410±1)nm；孵育时间180s；延滞期60s；测定时间180s；测量点≥6；F值1382。

【临床意义】 γ-GT主要用于诊断肝胆疾病。增高见于原发性肝癌、腺癌、乏特氏壶腹癌等，血清γ-GT活力显著升高，特别在诊断恶性肿瘤患者有无肝转移和肝癌手术后有无复发时，阳性率可达90%。嗜酒或长期接受某些药物，如苯巴比妥、苯妥因钠、安替比林等也可引起增高。口服避孕药会使γ-GT值增高20%。

**（五）胆碱酯酶（ChE）活性的测定**

【原理】

丁酰硫代胆碱 $\xrightarrow{CHE}$ 丁酸+硫代胆碱

硫代胆碱+5-巯代-2-硝基苯甲酸——→5-硫代硝基苯甲酸+2-硝基苯棕-5-巯基硫代胆碱

【测定方法】 连续监测法。

参数:标本为 3μl,试剂 1 为 250μl,试剂 2 为 50μl,温度(37±0.1)℃;光径(10.00±0.01)mm;波长(410±1)nm;孵育时间 180s;延滞期 30s;测定时间 120s;测量点≥6;F 值 7426。

【临床意义】 活性降低见于有机磷中毒、肝脏疾病(黄疸性肝炎、肝硬化等)。胆碱酯酶检测是协助有机磷中毒诊断及预后估计的重要手段。

(六)总胆红素(TBIL)的测定

【原理】

胆红素 $\xrightarrow{\text{矾酸盐表面活性剂}}$ 胆绿素

【测定方法】 两点终点法。

参数:标本为 12μl,试剂 1 为 270μl,试剂 2 为 40μl,温度(37±0.1)℃;光径(10.00±0.01)mm;波长(450±1)nm;孵育时间 300s;测定时间 320s。

直接胆红素测定与总胆红素相同。

【临床意义】 TBIL 用于判断黄疸的重度,DBIL、IBIL 判断黄疸的性质,TBIL 增高见于各种原因引起的黄疸;DBIL 增高见于阻塞性黄疸、肝细胞性黄疸;IBIL 增高见于溶血性黄疸、肝细胞性黄疸。

(七)血清总蛋白(TP)测定

【原理】 双缩脲法。

【测定方法】 一点终点法。

参数:标本为 5μl,试剂 1 为 270μl,温度(37±0.1)℃;光径(10.00±0.01)mm;波长 546nm;测定时间 500s。

【临床意义】 TP 增高见于脱水和血液浓缩、多发性骨髓瘤;降低见于肝脏疾病、消耗性疾病、营养不良、广泛烧伤、肾病综合征等。

(八)白蛋白(ALB)测定

【原理】 溴甲酚绿法。

【测定方法】 一点终点法。

参数:标本为 5μl,试剂 1 为 270μl,温度(37±0.1)℃;光径(10.00±0.01)mm;波长 628nm;测定时间 500s。

【临床意义】 ALB 增高见于脱水和血液浓缩;降低见于白蛋白合成障碍:营养不良、肝脏疾病、慢性消化道疾病。白蛋白消耗或丢失过多:消耗性疾病、恶病质、肾病综合征、急性大出血、严重烧伤、腹水形成等。

【球蛋白(GLB)和白蛋白/球蛋白(A/G)比值的临床意义】

(1) GLB 增高主要以 γ-球蛋白增高为主,见于感染性疾病:结核病、疟疾、黑热病、血吸虫病、麻风病等;自身免疫性疾病:系统性红斑狼疮、硬皮病、风湿热、类风湿关节炎、肝硬化;多发性骨髓瘤。减低见于应用肾上腺皮质激素或免疫抑制剂后、先天无丙种球蛋白血症、肾上腺皮质功能亢进。

(2) 白蛋白/球蛋白比值减低见于慢性活动性肝炎、肝硬化、肾病综合征、低白蛋白血症等。

## 二、肾功能检验项目

（一）尿素氮（BUN）测定

【原理】

$$尿素 + 2H_2O \xrightarrow{脲酶} 2NH_4^+ + 2HCO_3^-$$

$$NH_4^+ + \alpha\text{-酮戊二酸} + NADH \xrightarrow{谷氨酸脱氢酶} L\text{-谷氨酸} + NAD^+ + H_2O$$

【测定方法】 两点速率法。

参数：标本为 $3\mu l$，试剂 1 为 $200\mu l$，试剂 2 为 $40\mu l$，温度 $(37\pm0.1)℃$；光径 $(10.00\pm0.01)mm$；波长 340nm；孵育时间 180s；延滞期 30s；测定时间 240s；测量点 $\geq 6$。

【临床意义】 尿素氮是氨基酸代谢终产物之一，血中尿素氮的浓度取决于机体蛋白质的分解代谢、食物中蛋白的含量及肾脏的排泄能力。其增高见于各种疾病引起的血液循环障碍（肾供血减少）及体内蛋白代谢异常；肾功能减退，如急性或慢性肾小球肾炎等；尿道阻塞，如前列腺肿大、尿路结石、膀胱肿瘤致使尿道受压等。血尿素氮减少较为少见，常表示严重的肝病，如肝炎合并广泛的肝坏死。

（二）肌酐（Cre）的测定

【原理】 反应分两步，A：前反应，在肌酸酶及肌氨酸氧化酶作用下，血清中的内源性肌酸被水解，不对反应产生影响。B：trinder 反应。

【测定方法】 两点终点法。

参数：标本为 $4\mu l$，试剂 1 为 $180\mu l$，试剂 2 为 $60\mu l$，温度 $(37\pm0.1)℃$；光径 $(10.00\pm0.01)mm$；波长 546nm；孵育时间 180s；测定时间 300s。

【临床意义】 测定血液中肌酐能反映肾脏功能受损情况。肾病初期肌酐值常不高，直至肾实质性损害，血肌酐值才升高。其值升高 3~5 倍提示有尿毒症的可能，升高 10 倍，常见于尿毒症。如果肌酐和尿素氮同时升高，提示肾严重损害，如尿素氮升高而肌酐不高常为肾外因素所致；肌酐降低见于肾衰晚期、肌萎缩、贫血、白血病、尿崩症等。

（三）尿酸（UA）的测定

【原理】

$$尿酸 + H_2O + O_2 \xrightarrow{尿酸酶} 尿囊素 + CO_2 + H_2O_2$$

$$2H_2O_2 + 4\text{-AAP} + DHBS \xrightarrow{过氧化物酶} 醌亚胺 + 3H_2O$$

注：4-AAP 为 4-氨基安替比林，DHBS 为 3,5 二氯-2-羟苯磺酸。

【测定方法】 两点终点法。

参数：标本为 $3\mu l$，试剂 1 为 $180\mu l$，试剂 2 为 $50\mu l$，温度 $(37\pm0.1)℃$；光径 $(10.00\pm0.01)mm$；波长 546nm；孵育时间 180s；测定时间 300s。

【临床意义】 血尿酸测定对痛风诊断最有帮助，痛风患者血清中尿酸常增高；急性或慢性肾炎时，血中尿酸显著增高，其增高程度较非蛋白氮、尿素氮、肌酐更显著，出现更早。

（四）胱抑素 C（Cys-c）

Cys-c 是半胱氨酸蛋白酶的抑制物，它在所有有核细胞中生成，产生率恒定，不受炎症影响，循环血液中 Cys-c 几乎仅经肾小球过滤而被清除，目前认为是较理想的反映肾小球滤过功能的标记物。临床意义:反映肾小球滤过率 GRF 的灵敏指标,GRF 减低时,Cys-c 升高早于肌酐的升高;肾移植术后检测 Cys-c 可评价术后移植物存活状态及 GRF 恢复程度。

## 三、心肌酶谱检验项目

心肌酶谱包括肌酸激酶(CK)、肌酸激酶同工酶(CK-MB)、乳酸脱氢酶(LDH)、α-羟丁酸脱氢酶(α-HBDH)、谷草转氨酶(AST)等。几种酶联合检测能提高诊断心肌梗死的敏感性和特异性,其中 CK-MB 是重要指标,LDH 及 α-HBDH 和 CK-MB 配合提高诊断效率。

**1. CK 的检测方法**　连续监测法,参数:标本为 $10\mu l$,试剂 1 为 $250\mu l$,试剂 2 为 $50\mu l$,温度 $(37\pm0.1)$℃;光径 $(10.00\pm0.01)$mm;波长 340nm;孵育时间 180s;延滞期 30s;测定时间 120s;测量点≥6。

临床意义:CK 增高见于心肌梗死、病毒性心肌炎、各种类型的进行性肌萎缩,还见于脑血管意外、脑膜炎、甲状腺功能低下等。

**2. LDH 的检测方法**　连续监测法,参数:标本为 $4\mu l$,试剂 1 为 $200\mu l$,试剂 2 为 $40\mu l$,温度 $(37\pm0.1)$℃;光径 $(10.00\pm0.01)$mm;波长 340nm;孵育时间 180s;延滞期 30s;测定时间 120s;测量点≥6。

临床意义:常用于心肌梗死、肝病和某些恶性肿瘤的临床诊断。恶性肿瘤转移所致胸、腹水中乳酸脱氢酶活力往往升高。

**3. CK-MB 的检测方法**　连续监测法,参数:标本为 $10\mu l$,试剂 1 为 $200\mu l$,试剂 2 为 $50\mu l$,温度 $(37\pm0.1)$℃;光径 $(10.00\pm0.01)$mm;波长 340nm;孵育时间 180s;延滞期 30s;测定时间 180s;测量点≥6。

临床意义:CK-MB 升高是公认的诊断急性心肌梗死和确定有无心肌坏死的重要指标。

血清心肌酶活性与心肌梗死发生时间有关,见表 1-11-2。

表 1-11-2　急性心肌梗死后血清心肌酶活性变化规律

| 酶的名称 | 开始升高时间 | 活性达高峰时间 | 恢复正常时间 |
| --- | --- | --- | --- |
| CK | 3~12h | 12~24h | 3~4d |
| CK-MB | 3~12h | 12~24h | 2~3d |
| AST | 6~12h | 18~36h | 3~4d |
| LDH | 6~12h | 48~144h | 7~14d |

## 四、血脂检验项目

(一) 总胆固醇(TCH) 测定

**【原理】**

胆固醇酯 + $H_2O$ $\xrightarrow{CHE}$ 胆固醇 + 脂肪酸

胆固醇 + $O_2$ $\xrightarrow{CHO}$ 4-胆甾烯酮 + $H_2O_2$

$2H_2O_2$ + 4-氨基安替比林 + 苯酚 $\xrightarrow{POD}$ 醌亚胺(显色) + $4H_2O$

**【测定方法】**　一点终点法。

参数:标本为 $2\mu l$,试剂 1 为 $200\mu l$,温度 $(37\pm0.1)$℃;光径 $(10.00\pm0.01)$mm;波长

505nm；测定时间300s。

【临床意义】 总胆固醇(TCH)是血液中各种脂蛋白所含胆固醇的总和。增高见于高脂血症,是冠心病的主要危险因素之一。

(二) 甘油三酯(TG)的测定

【原理】

甘油三酯+$H_2O$ $\xrightarrow{LPL}$ 甘油+脂肪酸

甘油+ATP $\xrightarrow{CK}$ 甘油-3-磷酸+ADP

甘油-3-磷酸+$O_2$ $\xrightarrow{GPO}$ 二羟丙酮磷酸 +$H_2O_2$

$2H_2O_2$+4-氨基安替比林+4-氯酚 $\xrightarrow{POD}$ 醌亚胺+$4H_2O$+HCl

【测定方法】 一点终点法。

参数：标本为2μl,试剂1为200μl,温度(37±0.1)℃；光径(10.00±0.01)mm；波长505nm；测定时间300s。

【临床意义】 甘油三酯是冠心病的独立危险因素之一,高甘油三酯血症有原发和继发两种,原发者多由遗传因素引起,继发的多见于糖尿病、甲状腺功能不足、肾病综合征、脂肪肝、酗酒等。低甘油三酯见于甲状腺功能亢进、肝功能严重衰竭。

(三) 血清高密度脂蛋白胆固醇(HDL-C)测定

【原理】

高密度脂蛋白胆固醇酯+$H_2O$ $\xrightarrow{胆固醇酯酶}$ 胆固醇+脂肪酸

胆固醇+$O_2$ $\xrightarrow{胆固醇氧化酶}$ 胆烯酮+$H_2O_2$

$H_2O_2$+4-氨基安替比林+DSBmT $\xrightarrow{过氧化物酶}$ 醌亚胺+$2H_2O$

注：DSBmT 为 N,N-双(4-磺丁基)-间甲苯胺二钠盐。

【测定方法】 两点终点法。

参数：标本为3μl,试剂1为210μl,试剂2为70μl；温度(37±0.1)℃；光径(10.00±0.01)mm；波长600nm；孵育时间180s；测定时间300s。

【临床意义】 血清高密度脂蛋白胆固醇(HDL-C)是"好胆固醇,含量高的人,动脉粥样硬化的危险较低,故与冠心病发病呈负相关。

(四) 血清低密度脂蛋白胆固醇(LDL-C)的测定

【原理】

(1) LDL+试剂1 ⟶ LDL 被保护

HDL,VLDL,乳糜微粒 $\xrightarrow{CHE\&CHO}$ 胆甾烯酮+$H_2O_2$

$H_2O_2$ $\xrightarrow{POD}$ $H_2O$

(2) 保护的 LDL+试剂2 ⟶ 释放 LDL

LDL-C $\xrightarrow{CHE\&CHO}$ 胆甾烯酮+$H_2O_2$

$H_2O_2$+4-氨基安替比林+H-DAOS $\xrightarrow{POD}$ 醌亚胺染料

注：H-DAOS 为 N-(2-羟基-3-丙磺基)-3,5-二甲氧基苯胺。

【测定方法】 两点终点法。

参数:标本为3μl,试剂1为210μl,试剂2为70μl;温度(37±0.1)℃;光径(10.00±0.01)mm;波长600nm;孵育时间180s;测定时间300s。

【临床意义】 LDL-C升高是动脉粥样硬化发生发展的主要脂类危险因素,现已证实LDL升高是引起冠心病等心脑血管疾病的罪魁祸首,称其为坏胆固醇。

### (五) 载脂蛋白A1(ApoA1)和载脂蛋白B(ApoB)

(1) ApoA1占HDL蛋白的80%~90%,可以代表HDL-C水平,与HDL-C呈明显正相关。冠心病患者ApoA1偏低,脑血管患者ApoA1也明显低下,ApoA1缺乏症、家族性低α脂蛋白血症、鱼眼病等血清中ApoA1和HDL-C极低。家族性高TG血症患者HDL-C往往偏低,但ApoA1不一定低,不增加冠心病的危险。

(2) ApoB是LDL的主要蛋白质,血清中ApoB主要代表LDL-C水平,与LDL-C成显著正相关。高ApoB是冠心病的危险因素。同时ApoA1也是各项血脂指标中较好的动脉粥样硬化标志物。在冠心病高ApoB血症的药物干预实验中,表明降低ApoB可以减少冠心病及促进粥样斑块的消退。

### (六) 脂蛋白[LP(a)]

LP(a)水平主要决定于遗传,家族性高LP(a)与冠心病发病倾向相关。目前将高LP(a)水平看作动脉粥样硬化性疾病的独立危险因素,LDL-C较高时,高LP(a)的危险性就更高。

## 五、糖尿病相关检验

**1. 葡萄糖(GLU)临床意义** 诊断糖尿病的主要指标之一,符合以下三项中的任何一项并经复查确认无误就可诊断糖尿病:

(1) 有糖尿病"三多一少"症状及随机血浆葡萄糖浓度≥11.1mmol/L。

(2) 空腹血浆葡萄糖(FPG)≥7.0mmol/L。

(3) 口服葡萄糖耐量试验(OGTT),2h血浆葡萄糖浓度≥11.1mmol/L。

**2. 口服葡萄糖耐量试验(OGTT)** 操作:

(1) 检查前三天停用胰岛素治疗,可正常饮食(每天碳水化合物量一般控制在250~300g)。

(2) 试验前一天晚餐后不再进食,空腹过夜(8~14h)。

(3) 次日晨空腹抽取血液2ml,抗凝,测定血浆葡萄糖(称空腹血浆血糖,FPG)。

(4) 将75g无水葡萄糖溶于200~300ml水中,5min内饮完。对于儿童可按每千克体重给1.75g葡萄糖,计算口服葡萄糖用量,直至达到75g葡萄糖时为止。

口服葡萄糖后,准确2h,抽取血液,测定血浆葡萄糖(称2h PG)。2h PG值是临床诊断的关键。若需要观察耐糖曲线,在口服葡萄糖后准确30min、1h、2h和3h各抽静脉血1ml,测定各标本管的血糖浓度(加上空腹血糖管,共有5个标本管)。将各次测得的血糖浓度与对应的时间作图,绘制耐糖曲线。

参考区间:健康成年人为FPG≤6.1mmol/L;2h PG≤7.8mmol/L。

**3. 糖化血红蛋白和果糖胺** 测试糖化血红蛋白可反映测定前2~3个月的平均血糖水平,用于评定糖尿病的控制程度;果糖胺是反映近2~3周的血糖控制情况,检测短期血糖的变化。

**4. 卫计委糖尿病临床路径对住院患者的血糖监测要求** 1型糖尿病住院患者(必查项目):全天毛细血管血糖谱(三餐前、三餐后2h、睡前、必要时0点、3点等);2型糖尿病住院患者(必查项目):全天毛细血管血糖谱(三餐前、三餐后2h、睡前、必要时0点、3点等);动态血糖监测[血糖未达标和(或)血糖波动较大者:空腹、早餐后、午餐前、午餐后、晚餐前、晚餐后、睡前、0点、3点]毛细血管血血糖测定。受检人员晚餐后空腹10~12h,于次日晨采取其左手无名指端末梢血,即刻使用血糖仪检测血糖。

**5. 乳酸和酮体** 当糖尿病患者发生昏迷时通过测定乳酸和酮体来判定昏迷的原因,乳酸升高则表明乳酸酸中毒、酮体升高则为酮症酸中毒。

## 六、淀粉酶和脂肪酶检验

均用于诊断胰腺炎,脂肪酶(Lps)比淀粉酶(Amy)在诊断急性胰腺炎方面更敏感,两项同时检测可提高诊断的特异性和敏感性。

**1. 淀粉酶检测方法** 连续监测法。

(1) 原理:采用酶动态比色测定法。所用底物为2-氯-4-麦芽三糖苷-对硝基苯酚(CNP-G3)。生成2-氯-4-硝基苯酚(CNP),在405nm处比色,吸光度的上升速率与样品中α-淀粉酶的活力成正比。

(2) 参数:标本为4μl,试剂1为200μl,温度(37±0.1)℃;光径(10.00±0.01)mm;波长405nm;孵育时间30s;延迟时间30s,测定时间120s。

**2. 脂肪酶监测方法**

(1) 原理:比浊法,甘油三酯和水制成的乳胶,因其胶束对入射光吸收及散射而具有乳浊性状,胶束中的甘油三酯在脂肪酶作用下发生水解,使胶束分裂,散射光或浊度因而减低。减低的速率与脂肪酶的活力有关。

(2) 参数:标本为10μl,试剂1为250μl,温度(37±0.1)℃;光径(10.00±0.01)mm;波长600nm;孵育时间60s;延迟时间30s,测定时间240s。

## 第五节 电解质检测

**【标本的采集及处理】** 血清或肝素锂抗凝血浆,标本不能溶血,若不立即测定应及时分离血清,一般不应超过2h置冰箱保存。4~8℃加塞存放24h,无明显变化。但要保存更久则应冰冻或冰冻干燥。

### 血清钾、钠、氯化物测定

其方法有离子选择电极法、火焰光度法、酶法。这里主要讲述离子选择电极法。

**离子选择电极(ISE)分析法**

**【原理】** 离子选择电极分析法是以测量电池的电动势为基础的定量分析方法。

**1. 直接电位法** 样品(血清、血浆、全血)或标准液不经稀释直接进入ISE管道作电位分析,因为ISE只对水相中离解离子选择性地产生电位,与样品中脂肪、蛋白质所占据的体积无关。所以用直接电位法就能真实反应符合生理意义的血清水中离子的活度(脂质和蛋白质占据体积无关)。直接电位法是测量血清水中离子的活度,所以报告方式为血清水钠、钾、氯mmol/L活度。直接法结果高于间接法和火焰光度法。

**2. 间接电位法** 样品(血清、血浆、脑脊液)与标准液要用指定离子强度与pH的稀释液做高比例稀释,在送入电极管道,测量其电位,这时样品盒标准液的 pH 和离子强度趋向一致,所测溶液的离子活度等于离子浓度,所以间接电位所测得结果与火焰光度法相同,以"mmol/L 浓度"报告。全自动生化分析仪的 ISE 部分以间接 ISE 法为主。

【试剂】 各厂家生产的仪器所需试剂都是配套供应的,最好使用原厂家供应的配套试剂。

【标准操作规程】 生产钠、钾、氯离子选择电极分析仪的厂家很多,所用的电极基本相同,钠多采用硅酸锂铝玻璃电极膜制成,寿命较长。钾电极多采用缬氨霉素膜,需定期更换。氯电极是由氯化银、氯化铁-硫化示为模性材料制成的固体膜电极,对标本中氯离子有特殊响应。标本中 $Br^-$ 和 $I^-$ 有一定干扰,因量少可忽略不计。仪器不同,操作方法亦不同,一般要进行下列步骤:

(1) 开启仪器,清洗管道。
(2) 用适合本仪器的低、高值斜率液进行定标。
(3) 间接电位法的样品由仪器自动稀释后测定。直接电极法的样品可直接吸入管道测定。
(4) 测定结果自动打印。
(5) 清洗电极及管道后关机。

【参考值】
1. **血清钠**　136～145mmol/L。
2. **血清钾**　3.5～5.2mmol/L。
3. **血清氯化物**　99～110mmol/L。

【注意事项】 ISE 法优点:①选择性高;②标本用量少;③不需要燃料,安全;④自动化程度高;⑤可与自动生化分析仪组合。

【临床意义】
1. **钠**
(1) 增高:①严重脱水,大量出汗,高热,烧伤,糖尿病性多尿。②肾上腺皮质功能亢进,原发及继发性醛固酮增多病。
(2) 降低:①肾皮质功能不全,重症肾盂肾炎,糖尿病。②胃肠道引流,呕吐及腹泻。③抗利尿激素过多。

2. **钾**
(1) 增高:①经口及静脉摄入增加。②钾流入细胞外液;如严重溶血,感染烧伤,组织破坏,胰岛素缺乏。③组织缺氧;心功能不全,呼吸障碍,休克。④尿排泄障碍;肾功能衰竭及肾上腺皮质功能减退。⑤毛地黄素大量服用。
(2) 降低:①经口摄入减少。②钾移入细胞内液;碱中毒及使用胰岛素后,IRI 分泌增加。③消化道钾丢失;频繁呕吐腹泻。④尿钾丢失;肾小管性酸中毒。

3. **氯化物**
(1) 增高:见于高钠血症,呼吸性碱中毒,高渗性脱水,肾炎少尿及尿道梗死。
(2) 降低:见于低钠血症,严重呕吐,腹泻,胃液胰液胆汁液大量丢失,肾功能减退及阿狄森病等。

(张丽琴)

# 第十二章 免疫学检测

## 第一节 乙型病毒性肝炎血清学检测

### 一、HBsAg 测定

ELISA 法测定 HBsAg

【原理】 采用 ELISA 双抗体夹心法。

【仪器设备及实验材料】 基本设备:酶标仪,洗板机(如没有可用手工洗板),移液器,量程 20~200μl,37℃恒温水浴箱。

【标准操作规程】 参照试剂盒说明书。

以科华试剂为例,操作步骤如下:本实验细节可作为参考。

(1) 根据实验的要求,选择一定量的反应板条,设阴性对照孔 3 孔、阳性对照各 1 孔,使用移液器每孔加入 75μl,并设空白对照 1 孔;同时加入室内定值的质控血清 75μl,每孔加入待测标本 75μl。

(2) 封板,置 37℃孵育 60min。

(3) 每孔加入酶结合物 50μl(空白孔除外),充分混匀(振荡),封板,置 37℃孵育 30min。

(4) 洗板:洗板机洗板一定要预先把板放平,使洗板机上的每个放液和吸液纤孔都有一致地插入孔底,将孔内液体全部吸干,同时要置一定的浸泡时间,反复洗涤五次,吸干一次,在吸水纸上吸干。

(5) 每孔加显色液 A 液,B 液各 50μl,充分混匀,封板,置 37℃孵育 30min。

(6) 每孔加入终止液 50μl,混匀,立即观察结果。

(7) 用酶标仪读数,取波长 450nm,先用空白孔校零,然后读取各孔 OD 值;当有异常值出现,应采用双波长测定,参考波长为 630nm。

(8) 参考值

COV:CUT-OFF Value。

NCx:阴性对照平均 OD 值。

NCn:阴性对照 OD 值,n=3。

PC:阳性对照 OD 值。

计算 NCx:NCx=(NC1+NC2+NC3)/3,若 NCx<0,则按 0 计算。

检测有效性:若 NCx≤0.100,PC≥1.000,则检测结果有效。

显色剂空白:双波长读数,显色剂空白≤0.400,单波长读数显色剂空白≤0.080,则检测结果有效。

计算 COV:COV=NCx+0.100。

(9) 检验结果的解释

S:待测样本的 OD 值。

S/COV:待测样本和 COV 的比值。

当 S/COV≥1.0,说明该待测样本 HBsAg 结果为阳性。

当 S/COV<1.0,说明该待测样本 HBsAg 结果为阴性。

(10)室内质控

1)室内质控品的选择:最少选择 1 个低浓度的质控品。浓度为 1IU/ml。质控品随同标本一同检测。保证质控品在控后方可发放当天的实验结果。

2)室内质控方法

A. 即刻法(Grubbs 法):对于某些不是每天开展的项目、有效期较短的试剂盒的项目,用上述方法计算获得平均数和标准差有很大的难度。采用 Crubbs 法,只需连续测定 3 次,即可对第 3 次检验结果进行检验和控制。

具体计算方法如下:

Ⅰ 计算出测定结果(至少 3 次)的平均值($\bar{x}$)和标准差(s)。

Ⅱ 计算 SI 上限值和 SI 下限值:

SI 上限 = (x 最大值 $-\bar{x}$)/s    SI 下限 = ($\bar{x}$ - x 最小值)/s

Ⅲ 查表 1-12-1,将 SI 上限 和 SI 下限 与 SI 值表中的数值进行比较。

当 SI 上限和 SI 下限值 <n2s 时,表示处于控制范围之内,可以继续进行测定,并重复以上计算;当 SI 上限 和 SI 下限有一值处于 n2s 和 n3s 之间时,说明该值在 2~3s,处于"警告"状态;当 SI 上限 和 SI 下限有一值 >n3s 时,说明该值已在 3s 范围之外,属"失控"。数字处于"警告"和"失控"状态应舍去,重新测定该项质控品和病人样本。舍去的只是失控的这次数值,其他次测定值仍可继续使用。

表 1-12-1  SI 值表

| N | n3s | n2s | N | n3s | n2s |
| --- | --- | --- | --- | --- | --- |
| 3 | 1.15 | 1.15 | 12 | 2.55 | 2.29 |
| 4 | 1.49 | 1.46 | 13 | 2.61 | 2.33 |
| 5 | 1.75 | 1.67 | 14 | 2.66 | 2.37 |
| 6 | 1.94 | 1.82 | 15 | 2.70 | 2.41 |
| 7 | 2.10 | 1.94 | 16 | 2.75 | 2.44 |
| 8 | 2.22 | 2.03 | 17 | 2.79 | 2.47 |
| 9 | 2.32 | 2.11 | 18 | 2.82 | 2.50 |
| 10 | 2.41 | 2.18 | 19 | 2.85 | 2.53 |
| 11 | 2.48 | 2.23 | 20 | 2.88 | 2.56 |

B. 常规的质控方法:以即可法获得靶值和标准差,累积 20 个结果作为暂定靶值和标准差,一个月结束后,将该月的在控结果与前 20 个质控测定结果汇集在一起,计算累积平均数(第一个月),以此累积的平均数作为下一个月质控图的靶值。

重复上述操作过程,连续 3~5 个月。

3)室内质控图的使用方法:Levey-Jennings 质控图。

A. 日常测定同一批号质控品 20 天以上或 1 个月求出均值和标准差。

B. $x$ 线为靶线,$x±2s$ 为警告线,$x±3s$ 为失控线

C. 每天将质控血清按有关规定程序复融随同病人的标本同时检测。将日期、检测结果和操作者如实记录在图下方的相应位置,并按前面的方法画出图上的对应点,用直线将该点与前一天的点连接。

D. 月底计算当月全部质控血清检测结果的 $\bar{x}$、$s$ 和 $cv$,并进行图形分析和小结,将质量控制图存入质控资料档案。

4) 质控规则

A. 如在 $x \pm 3\bar{s}$ 线以外,则为失控,应立即报告有关负责人,迅速查找原因。必要时复测标本,然后方可发出报告,并将失控情况、查找过程及处理结果等详细记录。

B. 如果在 $x \pm 2\bar{s}$ 线以外,或出现连续 7~10 点(实验室自行选择)以上在一侧等规律变化,均应及时向有关负责人反映,并积极查找原因。但当天的检验结果一般可以发出。

备注:更换质控品,每次更换试剂时,使用原试剂和新批号试剂同板检测 3 次,并采用同一质控血清。更换质控血清时,两种质控血清同板检测 3 次,即在同一试剂板中分别加入原质控血清和新质控血清;结果采用"双质控法"较好地解决了"即刻法"开始几次检测结果无法控制的状况。

5) 失控情况处理及原因分析

A. 失控情况处理:操作者在测定质控时,如发现质控数据违背了控制规则,应填写失控报告单,上交专业室主管(组长),由专业室主管(组长)做出是否发出与测定质控品相关的那批患者标本检验报告的决定。

B. 失控原因分析:失控信号的出现受多种因素的影响,失控信号一旦出现就意味着与测定质控品相关的那批病人标本报告可能作废。此时,首先要尽量查明导致的原因,然后再随机挑选出一定比例(例如 5% 或 10%)的患者标本进行重新测定,最后根据既定标准判断先前测定结果是否可接受,对失控做出恰当的判断。对判断为真失控的情况,应该在重做质控结果在控以后,对相应的所有失控患者标本进行重新测定。如失控信号被判断为假失控时,常规测定报告可以按原先测定结果发出,不必重做。

当得到失控信号时,可以采用如下步骤去寻找原因:

Ⅰ. 立即重测定同一质控品。此步是主要是用以查明人为误差,每一步都认真仔细得操作,以查明质控的原因;另外,这一步还可以查出偶然误差,如是偶然误差,则重测的结果应在允许范围内(在控)。如果重测结果仍不在允许范围,则可以进行下一步操作。

Ⅱ. 新开一瓶质控品,重测失控项目。如果新开的质控血清结果正常,那么原来那瓶质控血清可能过期或在室温放置时间过长而变质,或者被污染。如果结果仍不在允许范围,则进行下一步。

Ⅲ. 进行仪器维护,重测失控项目。

Ⅳ. 请专家帮助。如果前五步都未能得到在控结果,只有和仪器或试剂厂家联系请求技术支援。

【注意事项】

(1) 不同批号、不同厂家的试剂不能混用;应防止试剂交叉污染;液体浑浊不能使用。

(2) 试剂盒避光贮存于 2~8℃,使用时应恢复至室温(18~25℃),不能用过期试剂。

(3) 试剂盒应按含有传染性材料的生物危险品对待。

## 二、抗-HBs 测定

ELISA 法测定抗-HBs

【原理】 采用 ELISA 双抗原夹心法。

【仪器设备及实验材料】 基本设备:酶标仪,洗板机(如没有可用手工洗板),移液器,量程 20~200μl,37℃恒温水浴箱。

【标准操作规程】 参照试剂盒说明书操作。操作详细步骤参照 HBsAg。

室内质控品的选择:最少选择 1 个低浓度的质控品。浓度为 10mIU/ml。质控品随同标本一同检测。保证质控品在控后方可发放当天的实验结果。

【室内质控图及质控规则】 同 HBsAg。

【注意事项】 同 HBsAg 测定,并参照不同试剂盒提出的要求。

## 三、HBeAg 及抗-HBe

ELISA 法测定 HBeAg 及抗-HBe

【原理】 检测 HBeAg 和抗 HBe 分别用 ELISA 双抗体夹心法和 ELISA 竞争法。

【仪器设备及实验材料】 基本设备:酶标仪,洗板机(如没有可用手工洗板),移液器,量程 20~200μl,37℃恒温水浴箱。

【试剂】 购买专用成套试剂盒。必须使用经国家食品药品监督管理局批准的试剂。

【标准操作规程】 参照试剂盒说明书操作。操作详细步骤参照 HBsAg。

室内质控品的选择:最少选择 1 个低浓度的质控品。HBeAg 浓度为 2NCU/ml,抗 HBe 4NCU/ml,购自卫计委临检中心。质控品随同标本一同检测。保证质控品在控后方可发放当天的实验结果。

【室内质控图及质控规则】 同 HBsAg。

【注意事项】 参照各试剂盒说明书提出的要求和本节 HBsAg 测定。

## 四、抗-HBc 测定

(一) ELISA 法测定总抗-HBc

【原理】 用 ELISA 竞争法。

【仪器设备及实验材料】 基本设备:酶标仪,洗板机(如没有可用手工洗板),移液器,量程 20~200μl,37℃恒温水浴箱。

【试剂】 购买专用成套试剂盒。必须使用经国家食品药品监督管理局批准的试剂。

【标准操作规程】 参照试剂盒说明书操作。操作详细步骤参照 HBsAg。

室内质控品的选择:最少选择 1 个低浓度的质控品。浓度为 4NCU/ml,购自卫计委临检中心。质控品随同标本一同检测。保证质控品在控后方可发放当天的实验结果。

【室内质控图及质控规则】 同 HBsAg。

【结果判定】 以 S/CO 比值<1.0 为阳性。

【注意事项】 参照各试剂盒说明书提出的要求和本节 HBsAg 测定。

(二) ELISA 法测定抗 HBc-IgM

【原理】 用抗人 μ 链抗体包被反应板,用以捕捉待测血清中 IgM 类抗体,如存在抗

HBc-IgM,则可与随后加入的 HBcAg 结合,而后加 HRP-抗 HBc 与 HBcAg 相结合,最后加酶底物/色原溶液显色。

【仪器设备及实验材料】 基本设备:酶标仪,洗板机(如没有可用手工洗板),移液器,量程 20～200μl,37℃ 恒温水浴箱。

【试剂】 使用经国家食品药品监督管理局批准的试剂。

【标准操作规程】 参照试剂盒说明书操作。操作详细步骤参照 HBsAg。

室内质控品的选择:最少选择 1 个低浓度的质控品。浓度为 4NCU/ml,购自卫计委临检中心。质控品随同标本一同检测。保证质控品在控后方可发放当天的实验结果。

【室内质控图及质控规则】 同 HBsAg。

【注意事项】 参照各试剂盒说明书提出的要求和本节 HBsAg 测定。

【临床意义】

**1. HBsAg 阳性** 血清 HBsAg 阳性,表示受检者体内已感染乙肝病毒。HBsAg 也可从许多乙肝检验对象体液和分泌物中测出,如唾液、精液、乳汁、阴道分泌物等。

**2. HBsAb 阳性** 多见于乙型肝炎处于恢复期,或既往曾感染过 HBV,现在已恢复,而且对 HBV 有一定的免疫力;同时,HBsAb 阳性是对接种乙肝疫苗后产生效果,即接种免疫成功的指标。人自然感染后或注射乙肝疫苗后,均可产生乙型肝炎表面抗体,但不是所有的人都能产生表面抗体。乙肝表面抗体查出不是阳性时,需注射乙肝疫苗。

**3. HBeAg 阳性** 见于 HBV 感染的早期,表示血液中含有较多的病毒颗粒,提示肝细胞有进行性损害和高度传染性;乙型肝炎加重之前,HBeAg 即有升高,有助于预测肝炎病情,HBeAg 持续阳性,易转为慢性乙型肝炎;HBeAg 和 HBsAg 均为阳性的孕妇,可以将乙型肝炎传播病毒给新生儿,其感染的阳性率为 70%～90%。

**4. HBeAb 阳性** 多见于 HBeAg 转阴的检验对象,意味着 HBV 部分被清除或抑制,病毒复制减少,传染性降低;部分慢性乙型肝炎、肝硬化、肝癌检验对象可检出 HBeAb;在 HBsAg 和 HBsAb 阴性时,如能检出 HBeAb 和 HBcAb,也能确诊为乙型肝炎近期感染。

**5. HBcAb-IgG 阳性** 高滴度表示正在感染 HBV,低滴度则是既往感染过 HBV 的指标,具有流行病学的意义。

**6. HBcAb-IgM 阳性** 是诊断急性乙型肝炎和判断病毒复制活跃的指标,并提示检验对象血液有较强传染性。同时,HBcAb-IgM 阳性还见于慢性活动性乙型肝炎。

## 第二节 丙型病毒性肝炎血清学检测

ELISA 法测定抗 HCV-IgG 抗体

【原理】 为间接 ELISA 法。

【仪器设备及实验材料】 基本设备:酶标仪,洗板机(如没有可用手工洗板),移液器,量程 20～200μl,37℃ 恒温水浴箱。

【试剂】 需购买经国家食品药品监督管理局批准的试剂。

【标准操作规程】 参照试剂盒说明书操作。操作详细步骤参照 HBsAg。

室内质控品的选择:最少选择 1 个低浓度的质控品,浓度为 1NCU/ml。质控品随同标本一同检测。保证质控品在控后方可发放当天的实验结果。

【室内质控图及质控规则】 同 HBsAg。

【结果判定】 临界值(Cut off 值)的设定：
Cut off 值=0.15+阴性对照 OD 值均值
被检标本 OD 值≥临界值判为 HCV 抗体阳性反应，小于临界值为阴性反应。
正常人血清抗 HCV 抗体阴性，所测吸光度(A)值<临界值。

【注意事项】
(1) 从冷藏环境中取出的试剂盒应平衡至室温(18~25℃)后方可使用。
(2) 未使用的抗原包被板条应置于封口袋，2~8℃保存。
(3) 浓缩洗液出现结晶，应放置37℃至溶解。
(4) 滴加试剂时，应先摇匀，并弃去1~2滴后，垂直滴加。
(5) 洗涤时各孔均需加满洗液，防止孔口有溢出的酶结合物不能洗净。
(6) 结果判读须在15min内完成。
(7) 不同批号或不同厂家的试剂成分不可混用。
(8) 试剂盒应按含有传染性材料(生物危险品)对待。
(9) 由于试剂和技术操作上的原因，本法不能排除假阳性和假阴性的可能。阳性结果或对结果有争议时，最好进行抗 HCV 抗体的确认试验。

【临床意义】 丙型肝炎病毒(HCV)是输血后肝炎和散发性非甲非乙型肝炎的主要病原。HCV 感染后，可导致慢性肝炎、肝硬化和肝细胞癌等多种肝脏疾病。

## 第三节 艾滋病的实验室检验

人类免疫缺陷病毒(HIV)是艾滋病的病原体。血清中检验 HIV 的抗体时目前诊断艾滋病的主要手段之一。HIV 抗体检测的方法和程序分为初筛和确认两个步骤。各级医疗机构只具有初筛的功能，而确认试验由国家卫生行政部门认可的艾滋病确诊实验室完成。

### 一、HIV 抗体检测初筛试验

主要有以下几种：
(1) 常用的筛查方法是酶联免疫吸附试验(ELISA)，主要使用第三代或四代(双抗原夹心法)试剂，少数使用第二代试剂。
(2) 明胶颗粒凝集试验。
(3) 斑点免疫胶体金(或胶体硒)快速试验结果的报告。
对呈阴性反应的样本，可由具有 HIV 初筛检测实验室资质的实验室出具 HIV 抗体阴性报告，对呈阳性反应的样本需进行复检，由国家卫生行政部门认可的艾滋病确诊实验室完成，出具检测报告。这里只讲述 ELISA 法。

### 二、ELISA 法测定抗 HIV 抗体

【原理】 采用间接 ELISA 或双抗原夹心 ELISA 法。
【试剂】 筛查试剂必须是经国家食品药品监督管理局注册批准，批检合格，临床评估质量优良，在有效期内的试剂。
【仪器设备及实验材料】 基本设备：酶标仪，洗板机(如没有可用手工洗板)，移液器，

量程 20~200μl，37℃恒温水浴箱。

【标准操作规程】 参照试剂盒说明书操作。操作详细步骤参照 HBsAg。

室内质控品的选择：最少选择 1 个低浓度的质控品。浓度为 2NCU/ml，购自卫计委临检中心。质控品随同标本一同检测。保证质控品在控后方可发放当天的实验结果。

【室内质控图及质控规则】 同 HBsAg。

【结果判定】

（1）以 P/N≥2.1 为阳性。有的试剂盒是以待测标本 A 值≥CO 值为阳性（CO 值＝阴性对照平均 A 值+0.1）。

（2）对筛查呈阳性反应的标本，必须使用原有试剂和另外一种不同原理和不同厂家的试剂重复检测。如两种试剂复测均呈阴性反应，则报告 HIV 抗体阴性；如均呈阳性反应，或一阴一阳，需送艾滋病确认实验室进行确认。应尽可能将重新采集的受检者血液标本和原有标本一并送检。

（3）初筛实验室，不得出具抗 HIV 抗体"阳性"报告。

【注意事项】

（1）严格按照试剂盒说明书操作，不得擅自更改。

（2）待测血清应在采集后及时检测，否则应置-20℃冻存（不宜超过 1 周）。在 4℃保存，超过 48h 会使一些弱阳性标本转为阴性。

（3）实验操作中洗涤应彻底，以避免假阳性结果发生。

（4）注意防止交叉污染。在检测前，所有标本均应视为"阳性"标本即生物危险品。

（5）检测对象如为高丙种球蛋白血症、自身免疫病和某些肿瘤患者，血样污染，待测血清反复冻融或有免疫复合物存在均可造成假阳性结果。

## 三、生物安全防护

（1）在检测前，所有标本均应视为"阳性"标本即生物危险品。

（2）如操作中不慎洒落血液，要按照外溢及时对污染台面消毒处理。

（3）操作前一定要做好自身防护（穿白大衣、戴口罩、白帽、胶皮手套）。

（4）HBV 对低温、干燥、紫外线、70% 乙醇均有耐受性。煮沸 100℃ 10min、高压蒸汽灭菌 121℃ 15min 或加热 160℃ 2h 均可灭活 HBV。5~10g/L 次氯酸钠 30min，1∶4000 福尔马林 37℃ 72h，0.5% 过氧乙酸 15min 均可破坏其传染性。

# 第四节 梅毒的实验室检查

## 一、甲苯胺红不加热血清试验（TRUST）

【原理】 颗粒凝集法：抗原以胆固醇晶粒为载体，包被上心磷脂和卵磷脂，构成 VDRL（抗类脂）抗原颗粒。再把抗原颗粒结合到甲基胺红上，当抗原与血清中反应素以一定的比例相互作用时，出现凝集，凝集颗粒呈红色。

【试剂】 购买有国家食品药品监督管理局批准文号的专用试剂盒。

【标准操作规程】

（1）分别吸取 50μl 梅毒阳性对照和阴性对照均匀铺加在纸卡的两个圆圈中。

(2) 取待检血清或血浆 50μl(不需要灭活)置于纸卡的加一圆圈中。
(3) 用专用滴管及针状垂直分别滴加 TRUST 试剂 1 滴于上述血清中。
(4) 按每分钟 100 转摇动 8min,肉眼观察结果。

【结果判断】
**1. 阳性反应(+++～++++)**　可见中等或较大的红色凝集物。
**2. 弱阳性反应(+～++)**　可见了较小的红色凝集物。
**3. 阴性反应(-)**　可见均匀的抗原颗粒而无凝集物。

【注意事项】
(1) 试验需在室温中操作,结果稳定性、重复性较好。
(2) 血清需新鲜、无污染,否则可能出现假阳性或假阴性结果。
(3) 在规定时间内及时观察结果。
(4) 本法仅为非特异性血清学过筛试验,阴性结果不能排除梅毒感染,阳性需做确认试验。

【临床意义】　用作筛查试验和观察疗效。

## 二、梅毒螺旋体抗体血清学试验

方法有梅毒螺旋体抗体测定(ELISA 法)和 TPPA(明胶凝集实验)等。

### (一) 梅毒螺旋体抗体测定(ELISA 法)

【原理】　采用双抗原夹心 ELISA 法。

【仪器设备及实验材料】　基本设备:酶标仪,洗板机(如没有可用手工洗板),移液器,量程 20～200μl,37℃恒温水浴箱。

【试剂】　购买专用成套试剂盒。必须使用经国家食品药品监督管理局批准的试剂。

【标准操作规程】　参照试剂盒说明书操作。操作详细步骤参照 HBsAg。

室内质控品的选择:最少选择 1 个低浓度的质控品。浓度为 1NCU/ml。质控品随同标本一同检测。保证质控品在控后方可发放当天的实验结果。

【室内质控图及质控规则】　同 HBsAg。

### (二) TPPA(明胶凝集实验)

【试剂】　购买专用成套试剂盒。必须使用经国家食品药品监督管理局批准的试剂。

【标准操作规程】
(1) 用微量滴管将血清稀释液滴入微量反应板第 1 孔中,共计 4 滴(100μl),从第 2 孔至最后一孔各滴入 1 滴(25μl)。
(2) 用微量移液管取样品 25μl 至第 1 孔中。然后用微量加样器或微量移液管以 2n 的方式从第 1 孔稀释至最后一孔。
(3) 用试剂盒中提供的滴管在第 3 孔中滴入 1 滴(25μl)未致敏粒子,从第 4 孔至最后一孔各滴入 1 滴(25μl)致敏粒子。
(4) 用平板混合器以不会导致微量反应板内容物溅出的强度混合 30s,加盖后于室温(15～30℃)下水平静置。
(5) 2h 后,在观察镜上记录并观察其反应图像。
(6) 如果阳性结果利用免疫稀释判定装置进行检测标准操作规程。具体见表 1-12-2。

表 1-12-2

| Well No | 1 | 2 | 3 | 4 | 5 | 6 | 7 | 8 |
|---|---|---|---|---|---|---|---|---|
| 血清稀释液(μl) | 100>25 | 25>25 | 25>25 | 25>25 | 25>25 | 25>25 | 25>25 | 25>25 |
| 样品或对比用阳性血清(μl) 100 | | | | | | | | |
| 样品稀释倍数 | | 1:5 | 1:10 | 1:20 | 1:40 | 1:80 | 1:160 | 1:320 1:640 |
| 未致敏粒子(μl) | | | | 25 | | | | |
| 致敏粒子(μl) | | | | | 25 | 25 | 25 | 25 25 |
| 最终稀释倍数 | | | | | 1:80 | 1:160 | 1:320 | 1:640 1:1280 |
| 进行混合,盖上盖后静置反应2h | | | | | | | | |
| 判定 | | | | | | | | |

【临床意义】

(1) 用作筛查和确认试验:敏感性、特异性高。

(2) 不用于观察疗效、复发和再感染:感染梅毒螺旋体后,体内产生的抗螺旋体抗体持续存在,甚至终生,即使经过足够的抗梅毒治疗,其血清反应仍持续阳性。

为确证实验和确诊实验,采用梅毒螺旋体天然抗原作为诊断抗原特异性和灵敏度高,检测的是 IgM 抗体,可以检测到潜伏梅毒,但操作繁琐,费用高。

## 第五节 C反应蛋白实验室测定

CRP 的检测方法有免疫比浊法和 ELISA 法。主要讲述免疫比浊法。

## 免疫比浊法

【原理】 利用散射比浊法或透射比浊法检测,但此法检测的最低限常在 1~5mg/L。为了提高检测的灵敏度,开发了一种胶乳增强的试剂,即将抗人 CRP 抗体包被于聚苯乙烯胶乳微粒上,以其捕获检样中的 CRP,形成的较大凝集物可增加检测信号,显著地提高灵敏度,检测的最低限可达 0.1~0.01mg/L。

【试剂】 散射比浊法购买与仪器配套的全套商品试剂,透射比浊法可用开放试剂。

【操作】 按仪器、试剂使用说明书操作。

【参考值】

成人和儿童:0.068~8.2mg/L。

新生儿,脐血:≤0.6mg/L。

出生后第4天至1个月的婴儿:≤1.6mg/L。

分娩母亲:≤47mg/L。

【注意事项】

(1) 不同的检测系统(仪器和试剂)得出的结果有一定的差异。

(2) 脂血标本,含类风湿因子和人抗鼠 IgG 抗体的标本都会使结果假性升高。

(3) 不同的厂家,不同批号的试剂不能混用。

【临床意义】

(1) 作为急性炎症的指标,在临床上主要用于:

1）急性发热患者是病毒感染，还是细菌性感染的鉴别诊断，细菌性 CRP 增加明显。

2）风湿病病情转归和治疗效果评估的检测。风湿热活动期 CRP 明显升高，可达 200mg/L 以上，当治疗好转后，CRP 逐渐降至正常。

3）外科手术后有无感染的指标。

4）白血病、系统性红斑狼疮合并感染的参考指标。

（2）作为冠状动脉硬化心脏病，特别是预示急性冠脉综合征的一项指标，主要用于冠心病随访的观察、监测和研究。但需采用超敏 CRP 测定试剂盒。

超敏 C 反应蛋白（hs-CRP）测定：hs-CRP 是临床实验室采用了超敏感检测技术，能准确的检测低浓度 C 反应蛋白，提高了试验的灵敏度和准确度，是区分低水平炎症状态的灵敏指标。测定方法为乳胶增强免疫透射比浊法。

【原理】 样品中 C 反应蛋白（CRP）与包被于胶乳微粒的抗人 CRP 抗体发生特异性抗原抗体反应，使微粒发生凝集呈现浊度，反应液中浊度的变化与样品中 CRP 含量成正比。用已知浓度的校准品制作工作曲线，从该曲线即可求得样品中 CRP 浓度。

【临床意义】

（1）hs-CRP 为一种急性时相蛋白，是人体非特异性炎症反应的敏感指标之一，临床上常用于评价感染性疾病、心血管疾病的患者所感炎症的轻重程度、新生儿细菌性感染等。一般 CRP 在健康人体血清中的正常含量极微，但在严重感染、血管病变等情况下可于发病后 4~8h 内升高到 100~1000 倍。

（2）检测冠心病患者血清 hs-CRP 水平的变化对冠心病的早期诊断和预后判断均有重要临床价值。

（3）hs-CRP 是反映动脉粥样硬化患者临床病情的一个敏感指标。

（4）hs-CRP 作为反映血管炎症状况的非特异性指标在评估脑血管疾病患者危险性及预后方面有一定价值。

综上所述，超敏 C 反应蛋白作为一个灵敏指标，它的应用已从感染性疾病的诊断拓展到心脑血管疾病的预报和监测等多方面，随着超敏 C 反应蛋白检测技术的发展，其临床应用前景将更加广阔。

（张丽琴）

# 第二部分 超声专业人员适宜技术

# 第一章 导言

## 第一节 超声诊断基础

**1. 超声的定义** 超声是声波的一种,当声波振动频率为 16~20 000 次/秒(Hz)时,能被人耳感知,称为可闻声波;当振动频率大于 20 000Hz 时,人耳已不能听到,称为超声波;当振动频率小于 16Hz,称为次声波。

超声在弹性介质(气体、液体、固体)中以纵波形式传播,遵守声波的物理特性,即束射(方向性)、反射、折射、绕射、散射、吸收、衰减和多普勒效应。

**2. 超声诊断的基础** 超声诊断的基础是界面反射。当超声在均匀的介质中传播时,无任何反射。而从一种介质进入另一种介质时,如果二者的声阻抗差超过千分之一,就会在界面上产生反射,根据阻抗差的大小,即可分为全反射、部分反射和无反射;又可分为:一维超声、二维灰阶超声、二维彩阶超声、三维超声。

**3. 多普勒超声诊断的基础** 声束入射至体内运动的散射子(如血液中的血细胞),运动的散射体回声频移,在频域中的改变称超声多普勒效应。根据用途彩色多普勒超声可分为:彩色多普勒血流显像(CDFI)、彩色多普勒组织显像(DTI)、彩色多普勒能量图(CDE)。

**4. 超声检查安全性** 入射超声对人体有无影响,临床安全性有多大,这是临床医生和病人共同关注的问题。

超声波作用于人体,产生的超声波效应包括物理效应和生物效应。理论上讲,超声波强度在 $100mw/cm^2$ 以下时是安全的。

**5. 超声检查的优势及局限** 超声诊断所提供的依据是临床诊断所需的主要或次要依据之一。超声诊断和其他实验室检查一样,有它的优越性,也有局限性;有很高的正确性,也有假阳性和假阴性;有清晰的图像,也存在同图异病、同病异图的特点。因此,临床在采用超声诊断作为确诊依据时,必须密切结合其他临床资料进行综合分析。

(1) 优势

1) 无放射性损伤,为无创伤性检查技术。

2) 图像清晰,逼真,直观,层次感强,接近于真实解剖结构。

3) 实时动态显示,便于观察。

4) 操作简捷、方便、灵活。无需特殊条件可反复多次进行。

5) 能取得各种方位的切面图像,并能根据图像显示的结构和特点,准确定位病灶和测量其大小。

6) 对小病灶有良好的显示能力,实质性脏器内 1~2mm 的囊性或实质性病灶已能清晰显示。

7）无需任何造影剂即可显示管腔结构、位置与毗邻脏器的关系。如腹腔大血管、肝门静脉、肝静脉和胆管等。

8）彩色多普勒可显示组织和器官的血流状况，能准确判定各种先天性心血管畸形的病变性质和部位。

9）可判断部分脏器功能，如检测心脏收缩与舒张功能、血流量、胆囊收缩和胃排空功能。

10）检查不受病人条件限制；无特殊禁忌证；对危重病人可在床边进行，更加人性化；设备对环境条件要求不高；收费价格便宜；有良好的社会效益和经济效益。

（2）局限性

1）只能反映组织的物理特性，不能反映病理特征，因此，缺乏特异性。

2）受超声的物理特性影响，对含气脏器和骨骼组织的应用受限制。

3）由于人体组织复杂，声学特性差异很大，因此，对人体组织声学特性缺乏量化标准，检查受仪器和医生影响较大。

4）有些脏器，不同切面声像图上缺乏明确定位标志，因此测量数据不够准确。

**6. 临床与超声的共识**　现代医学正从经验医学逐步向实验医学发展，在这个过程中，临床医生要求超声检查能够提供更多的诊断信息，甚至确诊信息；超声医生则努力掌握发展迅速的超声新技术，充分利用超声的优势，为临床提供正确的诊断依据，以使病人得到及时诊断和及时治疗，这是临床和超声共同的目标。

在实现上述目标的过程中，超声究竟能为临床提供多少信息，也需要有一个共识：超声检查属于物理诊断，是影像学诊断方法之一；超声的物理性质决定了超声只能提供病变的有关物理诊断，而不能替代确诊必需的病理组织学诊断；超声检查能提供信息的多少还受制于硬件和软件的水平。

## 第二节　超声诊断适应证

1. **头颈部**　眼球及眼眶、唾液腺、甲状腺及甲状旁腺、颈部软组织病变。
2. **胸部**　胸腔、纵隔及心脏与大血管病变。
3. **腹部**　肝、胆、胰、脾及腹腔、腹膜后病变。
4. **泌尿系**　肾脏、输尿管、膀胱、前列腺及阴囊疾病。
5. **妇产科**　子宫、卵巢、输卵管、胎儿及附属器疾病。
6. **其他**　腹腔内大血管、外周血管疾病、肌骨病变。

## 第三节　超声检查前准备

病人检查前准备工作的充分与否，将直接影响检查效果和诊断的准确性。根据超声检查的部位不同，需做准备如下：

**1. 胆道系统及胰腺检查**　应在空腹时进行，即从前一天晚饭后，到检查时必须保持8h以上的禁食。

**2. 消化道及腹部血管检查**　除禁食外，还需尽量排除胃肠道内气体。如申请超声检查同时又申请胃肠钡透、胃镜或肠镜检查，应安排超声检查先做，否则，须等1周钡剂排尽后，才能做超声检查。

**3. 盆腔脏器的检查** 子宫、附件、膀胱、前列腺等位置较深的盆腔脏器，需提前饮水，使膀胱适度充盈，以推开肠管，并作为视窗。

对未做充分准备的病人进行超声检查，不但影响检查效果，而且可能导致误诊、漏诊，甚至引起医疗纠纷。

## 第四节　超声诊断常用术语

超声图像的描述用语即超声术语。一般按下列原则命名：

### 一、根据回声强度命名

1. **中等回声**　健康人肝实质回声。
2. **高回声**　胆囊壁、肝血管瘤回声。
3. **强回声**　伴声影的结石、钙化点和伴彗尾征的气体回声。
4. **低回声**　健康人脾脏或淋巴结回声。
5. **弱回声**　肾盏、部分肝癌、恶性淋巴瘤的回声。
6. **无回声**　如胆汁、玻璃体回声。

### 二、根据回声形态特征命名

1. **点状回声**　直径<3mm 的回声。
2. **斑片状回声**　直径 3~10mm 的回声，形态可规则或不规则。
3. **团块状回声**　直径>10mm 的回声，形态可规则或不规则。
4. **线状回声**　形状如线的回声。
5. **带状回声**　形状似条带的回声。
6. **环状回声**　形状如圆形或类圆形的回声。

## 第五节　超声效应与图像伪差

**1. 混响效应**　探头表面与体内平滑大界面间的多次反射，声强逐次减弱，多见于膀胱前壁及胆囊底、大囊肿前壁。

**2. 振铃效应**　振铃效应又名声尾、彗尾，发生在一个薄层小区内的多次反射。发生条件：甚薄的液体层及其下方极强的声反射界面，声像图上见到长条状多层重复光带，声能随反射次数的增加而减低，多见于胃肠道及肺部。

**3. 镜像效应**　镜像效应又名为镜面折返虚像，声束遇到深部的平滑大界面时产生反射，反射声束遇到临近的靶标后又按原路反射折返回探头后成像，实影与虚影在大界面两侧同时显示，常见于横膈附近。

**4. 侧壁失落效应**　大界面回声具有明显角度依赖现象，声束对侧壁的入射角过大，回声转向他处不返回探头，而致使侧壁回声失落，常见囊肿或有光滑包膜的肿瘤。

**5. 后壁增强效应**　后壁增强效应是指在常规调节的 DGC 系统下所发生的图像显示效

应,当局部组织与周围介质声阻抗之比小于1时,回声在此区的补偿过大,后壁因补偿过高而较同等深度的周围组织明亮,名后壁增强效应。此效应常出现在囊肿、脓肿及其他液区的后壁,后壁增强必然伴有后方回声增强效应。

**6. 声影** 声影指在常规DGC正补偿调节后,在组织或病灶后方所演示的回声低弱甚或接近无回声的平直条状区,声影系声路中具较强衰减体所造成,当局部组织与周围介质声阻抗之比大于1时产生,常见于气体、骨骼、结石、瘢痕。

**7. 侧后折射声影** 有纤维包膜的圆形病灶,在入射角大于临界角时产生全反射现象。而出现其界面下方第二介质内的失照射,即在圆形病灶的两侧后方显示为直线形或锐角三角形的清晰声影。

**8. 旁瓣效应** 旁瓣效应系指第1旁瓣成像重叠效应,旁瓣图重叠在主瓣图上,形成各种虚线或虚图,表现为膀胱暗区内的薄纱状弧形带、胆囊暗区内的斜形细淡光点分布及多条横隔线段,旁瓣效应常在显示子宫、胆囊、横膈。

**9. 部分容积效应** 病灶回声与周围正常组织的回声重叠,产生部分容积效应,见于小型液性病灶、其内部出现细小回声。

## 第六节 怎样阅读超声报告

了解正常声像图和正常参考值,是阅读超声报告的基础。

### 一、声像图方位

1. **纵切面** 探头沿人体长轴扫查获得的切面,又称矢状切面。
2. **横切面** 探头沿人体长轴的垂直方向扫查获得的切面,又称水平切面。
3. **冠状切面** 探头在人体的左侧或右侧腋中线沿人体长轴扫查获得的切面。
4. **斜切面** 介于纵切与横切方向之间所获得的切面。

### 二、图像分析的内容

图像分析的内容包括以下9个方面:
1. 外形
2. 边界和边缘(暗环、光环)
3. 内部结构特征
4. 后壁及后方回声
5. 周围回声强度
6. 周邻关系
7. 量化分析、径线、面积、体积
8. 功能性检测
9. 频谱分析

### 三、正常腹部脏器和小器官的参考值

1. **肝脏** 左叶长径<9cm,厚径<6cm;右叶前后径<10cm,最大斜径<14cm;门静脉内径

<1.3cm。

**2. 胆囊**　长径<8.5cm,前后径<3.5cm,胆囊壁厚度<0.2cm。

**3. 脾脏**　最大长径<12mm,厚径<4cm。

**4. 胰腺**　胰头1.5~2.5cm;胰体1.0~2.0cm;胰尾1.0~2.5cm。

**5. 肾脏**　长径10~12cm,宽径5~6cm,厚径3~4mm。

**6. 前列腺**　前列腺长径3cm,宽径4cm,厚径2cm。

**7. 子宫**　长径5.5~7.5cm,前后径3.0~4.0cm,横径4.5~5.5cm,内膜厚度<1.0cm。

**8. 甲状腺**　长径4.0~5.5cm,横径2.0~2.5cm。前后径1.0~1.5cm,峡部前后径<0.4cm。

**9. 心脏**　M型超声心动图测量的正常参考值:主动脉根部内径20~37mm;左心房内径19~40mm;右心室内径7~23mm;左心室舒张末期内径38~56mm;左心室收缩末期内径22~40mm;室间隔厚度7~11mm;左室后壁厚度7~11mm;射血分数55%~75%;心输出量4~6L/min。

# 第二章 甲状腺疾病

## 第一节 单纯性甲状腺肿

**1. 图像特征** 正常甲状腺见图 2-2-1。
（1）甲状腺弥漫性、对称性增大，包膜饱满、光滑无结节，内部回声稍增强，尚均匀。
（2）彩色多普勒血流显像显示甲状腺内血流信号呈条状均匀分布（图 2-2-2）。

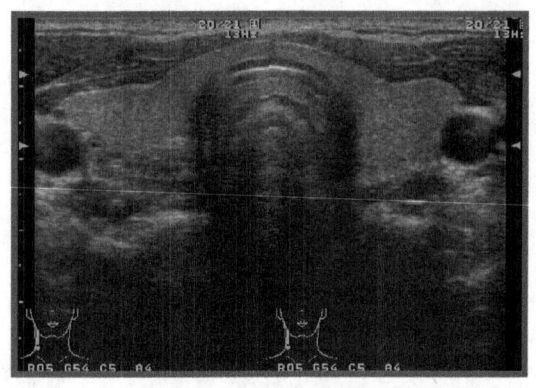
图 2-2-1 正常甲状腺二维图

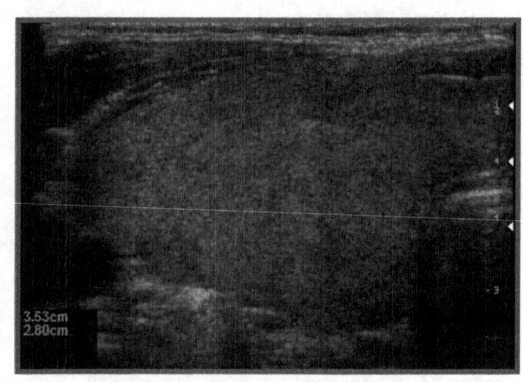
图 2-2-2 单纯性甲状腺肿二维图

**2. 特别提示** 单纯性甲状腺肿，主要由缺碘引起，女性发病多于男性，后期发生坏死、出血、囊性变、纤维化或钙化等，形成多个结节，超声图像会出现相应改变。

## 第二节 格雷夫斯病（Graves 病）

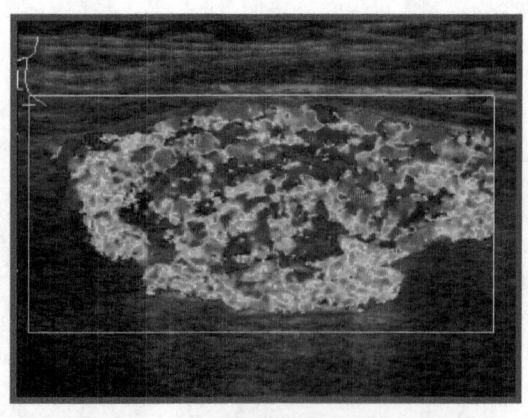
图 2-2-3 Graves 病彩色血流图（火海征）

**1. 图像特征**
（1）甲状腺测径对称性、均匀性增大，包膜规整，内部回声尚均匀。
（2）CDFI 显示甲状腺内血流信号丰富，呈"火海征"（图 2-2-3）。

**2. 特别提示** 本病又称原发性甲状腺功能亢进症，在本病的诊断中，CDFI 的价值很大，因此在做甲状腺治疗随访时，要注意 CDFI 的改变，尤其是动脉流速的改变，为正确治疗提供依据。

## 第三节 结节性甲状腺肿

**1. 图像特征**

(1) 甲状腺体积增大、不对称、回声不均匀,见多个形态不规则大小不等的低回声区,无包膜。

(2) CDFI 病变区彩色血流信号稍增多(图2-2-4,图2-2-5)。

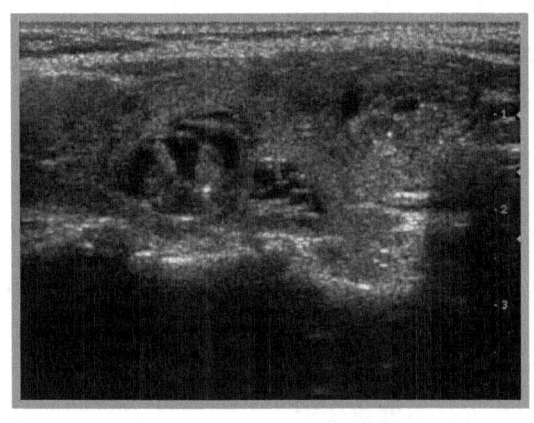 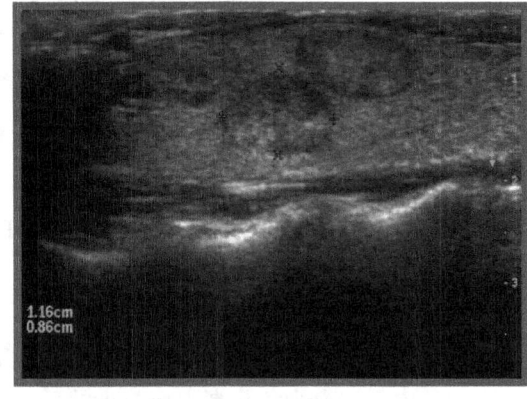

图 2-2-4 结节性甲状腺肿二维图(1)　　图 2-2-5 结节性甲状腺肿二维图(2)

**2. 特别提示**　结节性甲状腺肿是甲状腺组织在缺碘的情况下反复增生和退化的结果,声像图上结节大小形态不一,可表现为低回声、高回声、等回声、实性或囊性等,但结节间回声强度在正常范围。在检查发现多发性结节时应对每一个结节仔细检查,尤其是结节小、有微小钙化点、血流信号丰富的,要高度警惕恶性病变。

## 第四节 亚急性甲状腺炎

**1. 图像特征**

(1) 甲状腺不均匀增大,部分包膜线显示欠清晰。

(2) 实质内可见形态不规则的弱回声区,无包膜,边界不清,后方无衰减,并与颈前融合粘连。

(3) CDFI 显示病变区血流信号稀疏,其周边血流信号轻度增多(图2-2-6,图2-2-7)。

**2. 特别提示**　亚急性甲状腺炎常继发于上呼吸道感染或病毒性腮腺炎,属自身免疫性疾病,亚甲炎声像图显示甲状腺轻度肿大,伴有弱回声结节,无包膜,边界不清,呈褪色征,血流信号无特异性,故结合临床及实验室检查非常重要。

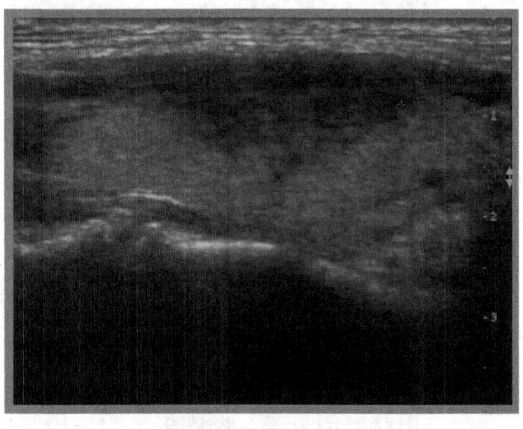

图 2-2-6 亚急性甲状腺炎二维图(1)

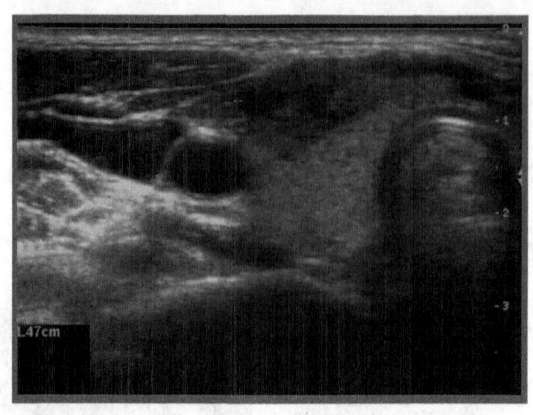

图 2-2-7　亚急性甲状腺炎二维图(2)

## 第五节　慢性淋巴细胞性甲状腺炎

**1. 图像特征**

（1）甲状腺弥漫性增大,以前后径及峡部增厚明显。
（2）内部回声为条状高回声与小的低回声区相间,呈网格状改变。
（3）CDFI 示甲状腺血流信号丰富（图 2-2-8,图 2-2-9）。

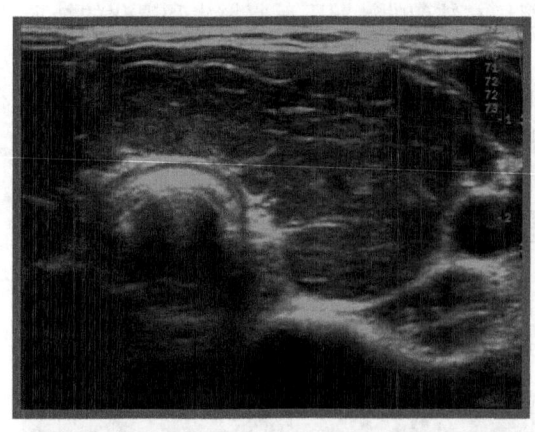 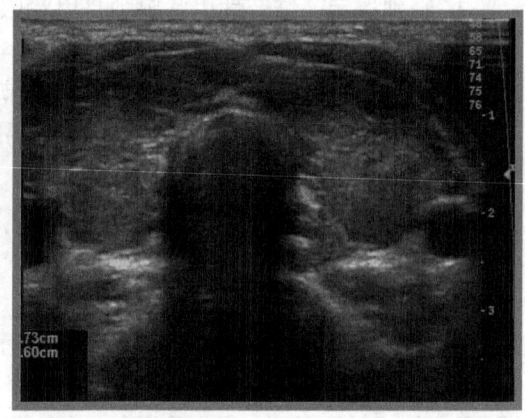

图 2-2-8　慢性淋巴细胞性甲状腺炎二维图(1)　　图 2-2-9　慢性淋巴细胞性甲状腺炎二维图(2)

**2. 特别提示**　本病又称桥本甲状腺炎,是一种身免疫性疾病,呈局限性改变者常显示为局部低回声区,周围为正常组织回声,易误认为肿瘤病灶,此局限性病变 CDFI 常常显示"火海征",可资鉴别,不典型改变者需采用超声引导下穿刺活检确诊。

## 第六节　甲状腺腺瘤

**1. 图像特征**

（1）甲状腺内显示一椭圆形的实质性低回声结节,边缘光整,轮廓清晰,周围可见光滑的低回声晕圈。

(2) CDFI 显示低回声区周围血管环绕,并从周边进入中央,呈辐轮征(图 2-2-10,图 2-2-11)。

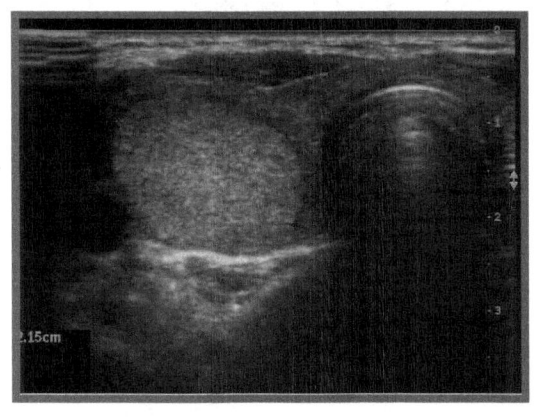

图 2-2-10 甲状腺腺瘤二维图(1)

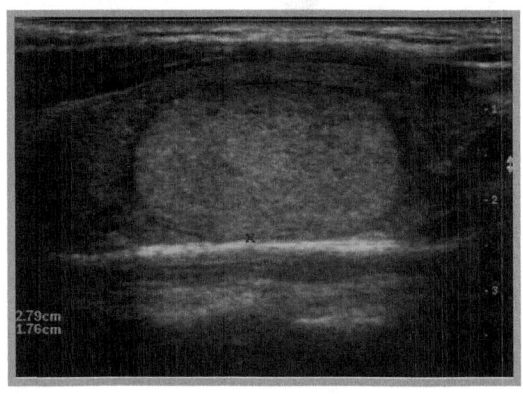

图 2-2-11 甲状腺腺瘤二维图(2)

**2. 特别提示** 甲状腺腺瘤须与其他良性局限性病变,如结节性甲状腺肿、单纯性甲状腺囊肿、局限性桥本病、亚急性甲状腺炎、畸胎瘤等鉴别,还须与恶性肿瘤如甲状腺癌和肉瘤等鉴别。

## 第七节 甲状腺癌

**1. 图像特征**
(1) 甲状腺实质内低回声区,形态不规则,边缘模糊,无包膜,内见多个散在分布的点状强回声。
(2) CDFI:甲状腺内部显示多而弯曲、混乱的彩色血流信号(图 2-2-12 ~ 图 2-2-15)。

**2. 特别提示** 诊断甲状腺恶性肿瘤最有价值的图像特征是微小钙化和甲状腺邻近结构的浸润和颈部淋巴结的转移。

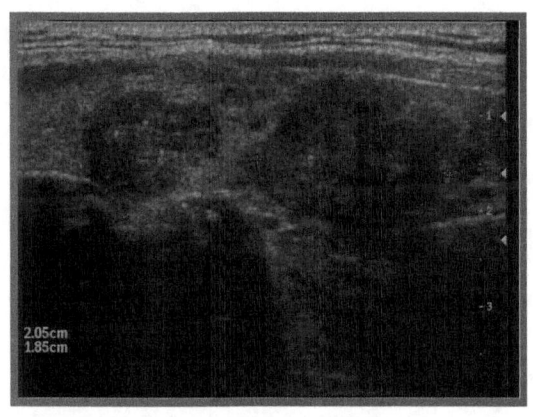

图 2-2-12 甲状腺腺癌二维图(1)

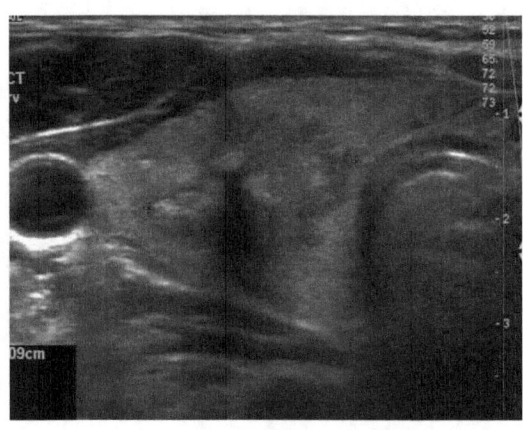

图 2-2-13 甲状腺腺癌二维图(2)

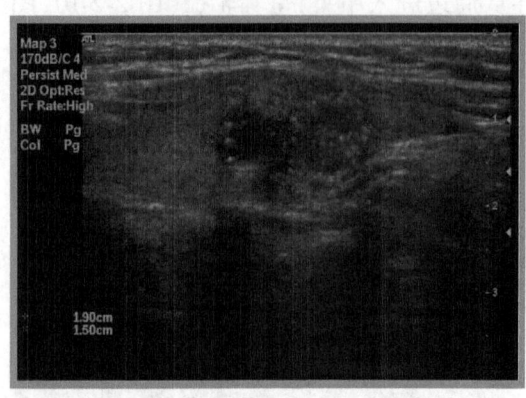 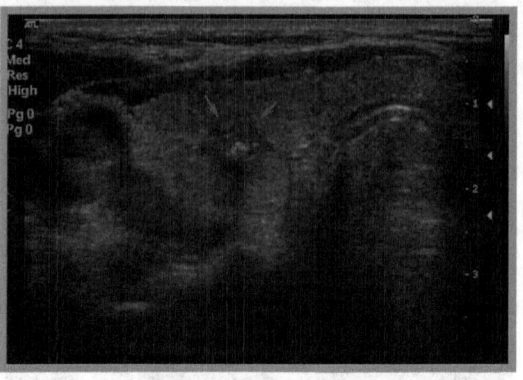

图 2-2-14　甲状腺腺癌二维图(3)　　　　图 2-2-15　甲状腺腺癌二维图(4)

# 第三章 心脏和大血管疾病

## 第一节 心血管正常解剖

### 一、房室腔正常解剖

**1. 右心房** 右心房壁薄,呈三角形,基地部宽大,其上缘外侧与上腔静脉交界。自上腔静脉入口的前面伸至下腔静脉入口的前面略隆起。右心房后壁为房间壁,与左心房相隔,近房间隔中央有一卵圆窝。

**2. 房间隔** 房间隔的前缘正对主动脉后窦的中点,下缘正在二尖瓣环之上,后缘正对房间沟,上缘与上腔静脉内侧壁相连续,左侧为二尖瓣环,右侧为三尖瓣和中间间隔。

**3. 右心室** 右心室略呈三角锥体状,右室腔分为流入部及流出部两部分。两者分界线为室上嵴。室上嵴为漏斗部后壁下界隆起的肌束,其上方的空间为右室腔的流出道,其下方则为右室腔的流入道。流出道上界为肺动脉瓣口,流入道室腔连于三尖瓣。隔束的下部发出一粗大的肌柱,连于前乳头的基底部,称为调节束。右室前壁下方有一粗大的前乳头肌,后乳头肌位于右室腔的下方。

**4. 室间隔** 室间隔由膜部室间隔和肌部室间隔组成。膜部间隔位于主动脉右瓣与后瓣的瓣环交界下方、肌部室间隔的上方、左室和右室之间,一片膜样组织称膜部间隔。膜部是室缺好发部位。肌部室间隔占室间隔的大部分,又可分为窦部、小梁部和漏斗部三部分。

**5. 左心房** 左心房的壁较右心房厚得多,心房内壁光滑,后壁有四孔,左、右各二,为肺静脉的入口。左心房得前面有左心耳,基底部较窄。心耳基底部壁较薄。

**6. 左心室** 左心室略呈锥形,左室壁厚约为右心室壁厚的3倍。二尖瓣在开放时下垂入左心室内,大瓣之后的左心室为流入道。左心室流出道的前外侧壁为肌肉组织,由邻近得室间隔和心室壁组成;后内侧壁为纤维组织,由二尖瓣大瓣附属结构和室间隔膜部组成。

### 二、大血管正常解剖

**1. 主动脉** 动脉长约5cm,右侧为上腔静脉,左侧为肺动脉主干。升主动脉根部有左、右冠状动脉分出,主动脉弓在胸骨右缘第二肋软骨处向后,低于第四胸椎左侧。

**2. 肺动脉** 主肺动脉位于主动脉左前方,根部左侧为左心耳,在主动脉弓下方分为左、右肺动脉。右肺动脉较长,几乎成直角自主肺动脉分出。左肺动脉较短,与主肺动脉成角较大。

**3. 上腔静脉** 上腔静脉位于心脏右后上方,远段在心包外。左侧为升主动脉。奇静脉位于无名静脉汇入上腔静脉处的后面,上腔静脉开口于右心房,入口处无瓣膜。

**4. 下腔静脉** 下腔静脉开口于右心房下部,前方为膈肌,后方为奇静脉,外侧有胸膜和膈神经,开口处有一瓣膜。

## 三、心脏支架正常解剖

心脏支架指以主动脉瓣环为中心连接四个瓣膜及瓣环得纤维三角。四个瓣环大致在一个平面上，与心脏长轴相垂直。

## 四、心肌正常解剖

心肌分为心房肌和心室肌。心房肌的浅层沿横径走行，为左右两房共有，深层各房固有，分纵行与环形纤维两种。心室肌成螺旋样走行，可分为四组：①深层球螺旋状肌束，起自膜部，螺旋样走行在左心室内面；②深层窦螺旋状肌束，起自三尖瓣环，绕过左右两室；③浅层球螺旋状肌束，从二尖瓣环起始，顺时针方向抵心尖移行到肌小梁与乳头肌；④浅层窦螺旋状肌束，起自三尖瓣环，顺时针方向抵心尖移行到肌小梁与乳头肌。

## 五、心脏瓣膜正常解剖

心脏通过两侧房室瓣和两大动脉瓣的作用，产生单向前进血流，带动血液循环。位于左心房和左心室之间为二尖瓣；位于右心房与右心室之间为三尖瓣；左心室与主动脉之间为主动脉瓣；右心室与肺动脉之间为肺动脉瓣。

**1. 二尖瓣** 二尖瓣位于左心房与左心室之间。其结构由二尖瓣瓣叶、腱索、乳头肌与二尖瓣环组成。

（1）瓣叶：为弹性柔软的膜状组织，基底附着与二尖瓣环。瓣膜分为两个瓣叶，靠近室间隔的瓣叶大，称大瓣或前瓣；位于后侧的瓣叶较小，称小瓣或后瓣。

（2）腱索：前瓣与后瓣粗糙部的边缘及后瓣基底的心室面均有腱索附着，其另一端附着于乳头肌。少数直接附着于室壁肌。

（3）瓣环：二尖瓣环的内前1/3为左、右纤维三角，前瓣基底部即附着于此处，此处与主动脉左冠瓣、无冠瓣有纤维连接。其余2/3围绕二尖瓣环呈马蹄形。

（4）瓣口：心房面观，二尖瓣开启的口径较二尖瓣口径小，二者比例为1∶1.5到1∶2.2，称前者为有效瓣口，后者为潜在瓣口。

**2. 三尖瓣** 又叫右房室瓣。三尖瓣位于右心房与右心室之间，解剖结构包括三尖瓣环、瓣叶、腱索与乳头肌。

（1）瓣环：略呈三角形，为心脏纤维支架的组成部分及三尖瓣瓣叶基底部附着部分。三尖瓣环与二尖瓣环不在同一平面上。其三个瓣叶附着不在同一平面上，后瓣与隔瓣的后半部分接近于同一平面上，前瓣及隔瓣前交界附着处高出于后瓣与隔瓣后半部附着处大约15mm。

（2）瓣叶：共三个瓣叶，前瓣、后瓣和隔瓣。前瓣最大，为三尖瓣功能的主要部分。后瓣也称边缘瓣、背瓣或下瓣，位于前、后瓣与隔瓣交界之间，瓣叶最小。隔瓣也称内瓣，位于后瓣、隔瓣交界与前瓣、隔瓣交界之间，部分基底附着于右室后壁，大部分附着于隔壁。

（3）腱索：可直接起源于乳头肌。也可直接起源于右心室壁或间壁。附着于瓣叶的腱索称"真腱索"，附着在其他部位的称"假腱索"。

（4）乳头肌：前乳头肌附着于右心室前壁的下半部，为三尖瓣最大的乳头肌。室间隔有许多大肌束与此相连，其中较粗的肌束称调节束，连接于前乳头肌与室上嵴之间。后乳头肌较小，单个或成双存在，其腱索主要附着于后瓣。圆锥乳头肌位于室上嵴下缘，其腱索分布于隔瓣与前瓣的交界附近。

**3. 主动脉瓣** 主动脉瓣包括瓣叶、瓣环、主动脉窦、升主动脉根部与主动脉瓣下组织。

（1）瓣叶：主动脉瓣为三个半月状瓣叶组成。基底部附着于弧形弯曲的瓣环上，瓣叶与其相应的主动脉壁构成向上开口的袋状结构为主动脉窦。3个瓣叶大小相等，位置等高。

（2）瓣环：主动脉瓣叶基底附着于主动脉壁上的纤维素带称主动脉瓣环。它由3个弧形环连接而成。

（3）主动脉窦：与主动脉瓣叶相对应的主动脉管腔，向外呈壶腹样膨出，形成向上开口的袋状腔，称主动脉窦。根据主动脉窦有无冠状动脉开口，分右冠状动脉窦（简称右冠窦），左冠状动脉窦（简称左冠窦），与无冠状动脉窦（简称无冠窦）或后窦。左、右窦的上方有冠状动脉开口。

（4）主动脉瓣下组织：二尖瓣前瓣直接与主动脉瓣相连接，通常主动脉的左瓣叶与后瓣叶的瓣环下方为致密的纤维组织，向下延伸为二尖瓣前瓣，共同构成左室流入口与流出口之间交界。

**4. 肺动脉瓣** 肺动脉瓣由左瓣、右瓣和前瓣3个半月瓣组成。瓣叶与瓣环均较薄弱。瓣环与右室漏斗部心肌相连。左瓣叶与漏斗部的隔束相延续，右瓣叶与漏斗部壁束相延续。左、右瓣叶的内1/2与主动脉壁相贴近。

## 六、心包正常解剖

心包为纤维浆膜囊，包裹整个心脏和大血管根部，分为壁、脏两层。脏层为浆膜层，覆盖在心肌表面，又称心外膜。壁层心包由坚韧的纤维结缔组织构成，在大血管根部脏层心包移行于大血管表面而后折移成壁层心包，称心包反折。心包反折形成心包斜窦、横窦和隐窝。壁脏层之间为心包腔。在正常状态下，此腔内有20ml左右淡黄色浆液。

## 第二节 心血管超声检查方法

### 一、超声心动图图像标识方法及命名

扇形扫查仪的探头上方有一识别方向的标志。该标志所指方向显示在荧光屏右侧（以检查者的左、右侧为准）。以被检查者解剖学方位而定切面图像方位。断面图像用长轴、短轴、四心腔分别命名。长轴图像为超声束平面垂直于胸廓的胸、背侧，扫描方向与心脏的长轴平行；短轴图像为超声束平面垂直于胸廓的胸、背侧，但扫描方向垂直于心脏的长轴；四腔图像为超声束平面扫查心脏时与胸廓的胸、背面平行。

### 二、检查方法与正常断面图

（一）仪器条件

成人检查用2.5MHz或3.0MHz的频率，婴幼儿可用5.0MHz。灵敏度调节以使心血管各结构清晰为度。

（二）检查方法

分5个检查区：胸骨左缘区、心尖区、剑下（肋下）区、胸骨上凹、胸骨右缘区。胸骨左缘区、心尖区是常规检查部位，剑下及胸骨上凹根据需要而使用，胸骨右缘区应用较少。

**1. 胸骨左缘区**

(1) 胸骨旁左室长轴断面图:检查方法:探头置胸骨左缘第3、4肋间,距胸骨1~3cm处。超声束近似垂直向后扫查,扇面与患者右肩到左腰的连线相平行。

正常值:

主动脉内径:主动脉瓣环部18~24mm,窦部22~32mm,嵴部20~34mm。

左房内径:于左房中上部(相当于主动脉窦膨大处)测量收缩期最大前后径为25~38mm。

二尖瓣环:收缩期最大径为21~34mm。

二尖瓣口直径:二尖瓣开闭时前、后叶间的距离,关闭为0,开放为2.0cm。

右室内径:于腱索水平测舒张期内径,正常小于25mm。

右室前壁厚度:正常2~5mm。

(2) 胸骨旁主动脉根部短轴断面图。①检查方法:探头上移至第3肋间紧贴胸骨缘向右上方倾斜(或嘱患者左侧30°卧位)。②观察内容:此断面用以观察主动脉及主动脉瓣、肺动脉及肺动脉瓣、右室流出道、三尖瓣等病变。

(3) 胸骨旁肺动脉分叉短轴断面图。①检查方法:探头在第3肋间(少数人上移至第2肋间)。②观察内容:用以观察主肺动脉、肺动脉分叉的病变,动脉导管未闭也常在此显示。

(4) 胸骨旁左室系列短轴切面。

1) 二尖瓣口水平短轴断面图。检查方法:探头置于左侧第4肋间,距胸骨稍远处,探头方向垂直向后,可以显示二尖瓣口水平处的左室短轴断面图。

2) 左室乳头肌短轴断面图。①检查方法:探头位置同上,但向左下方倾斜程度减小,如探头位于心脏搏动处,则向上稍向内倾斜。②观察内容:此断面图用以观察左室壁及乳头肌的病变和测量心腔面积。

3) 左室心尖短轴图。①检查方法:探头置于患者胸壁上扪及心尖搏动处,或探头从扫查左室长轴断面图的位置下移一个肋间,在第3肋间,探头方向朝向左下方。②观察内容:测量左室心尖部心腔面积,观察左室近心尖部的病变,如心尖部室壁瘤、血栓等。

4) 胸骨旁四腔断面观。①检查方法:探头下移一个肋间置于胸骨稍远处,探头扫描的方向是由上述断面旋转约90°,并朝向右肩方向,超声扇形面平行于胸廓胸背面。②观察内容:心尖四腔断面图的用途广泛,为测量四个心腔大小的标准断面图。

**2. 心尖五腔心**

(1) 检查方法:探头位置同上,略向前倾斜。

(2) 观察内容:用以观察主动脉根部及主动脉瓣、左室流出道、房室瓣、房室心腔、室间隔等的病变。

**3. 剑下区**

(1) 剑下四腔心断面图,检查方法。①探头置剑下,超声束平面从矢状扫查方向顺时针转动约90°成为胸廓的胸、背面平行的扫查方向,探头方向倾斜向上指向左肩。②观察内容:用以观察房间隔、四个心腔、房室瓣、室间隔病变;心包积液时,在此断面易于判断。

(2) 剑下心房两腔长轴切面。①检查方法:探头位置与剑下四腔心图相同,顺时针方向转动探头,至心室部分的图像消失,只显示心房及房间隔。②显示及观察内容:此断面主要用于观察房间隔的病变。

**4. 胸骨上区**

(1) 胸骨上主动脉弓长轴切面。①检查方法:探头置于胸骨上窝或右锁骨上窝处,超声束向下投射,扫查平面与主动脉弓的走向平行,即超声束平面介于冠状面与矢状面之间。②观察内容:用于观察升主动脉、主动脉弓、降主动脉的病变。

(2) 胸骨上区降主动脉长轴断面图。①检查方法:探头从胸骨上区主动脉短轴图的位置向后倾斜,可显示降主动脉的上段即主动脉弓的一部分。②观察内容:用于观察降主动脉的病变。

## 第三节 心血管各结构的测量方法及正常值

### 一、测量方法

**1. 运动速度的测量** 测量该曲线段的斜率,即为其运动速度,例如二尖瓣前叶 EF 段的斜率,即为 EF 段幅度除以 EF 段时间。

**2. 运动幅度的测量** 测两点之间的垂直幅度。

**3. 心腔或大血管内径的测量**

**4. 测量时相的确定** 舒张末期:以心电图 R 波顶点为舒张期的标准,在此处进行测量。收缩末期:以心电图 T 波终末为标准,在此处进行测量。

**5. 大血管、房室内径及室壁厚径的测量方法** 从被测量结构一侧的前缘测至另一侧回声的前缘。

### 二、测量指标及正常参考值

*胸骨左缘区*

**1. 左心室内径** 上下径(长径):由心尖至二尖瓣关闭点连线之中点测量,正常值为舒张末期 70~84mm,收缩末期为 46~64mm;面积:正常值为舒张末期 21.2~40.2cm² 收缩末期为 8.0~21.2cm²。

**2. 左心房内径**(均为收缩末期径) 上下径:由二尖瓣环连线中点房顶部进行测量,正常值 31~51mm;左右径:在二尖瓣环连线的 1/2 处测量,正常值 25~44mm;左房面积:正常人为 10.2~17.8cm²,二尖瓣环左右径为 19~31mm。

**3. 右心房内径** (收缩末期径)上下径(中径) 由三尖瓣根部连线的中部至房顶部作纵向测量,正常值为 34~49mm,左右径(中径)在上下径的中点测量,正常值为 29~45mm;面积(方法同左房):正常值为 11.3~17.6cm²。

**4. 右心室内径** 上下径:由心尖部至三尖瓣关闭连线上的中点进行长轴测量,正常值为舒张末期 58~78mm,收缩末期 43~59mm。左右径(最大横径):于三尖瓣关闭连线上方 1.0cm 处测量,正常值为舒张末期 33~43mm,收缩末期 22~36mm。

## 第四节 心脏超声多普勒检查方法及正常值

### 一、频谱多普勒超声心动图

频谱多普勒超声心动图,可提供有关心脏血流特征的信息。由这些多普勒血流频谱得到以下信息:

(1) 通过取样容积或沿整个取样线途径上的血流速度。

(2) 心动周期中血流变化的时相。

(3) 与探头相对应的血流方向。

须注意:为了理解正常血流频谱是如何产生的,必须了解在不同的探头位置和取样部位,通过心脏的血流方向。探头在不同位置探测,同一部位的血流可产生不同的频谱图像。现在使用的彩色超声仪,均具有二维切面、脉冲、连续和彩色血流成像功能。一般在二维切面或彩色血流引导下行频谱多普勒取样,能显示"最佳"多普勒血流频谱的切面和多普勒血流信号。

## 二、主要瓣口血流频谱测量方法

**1. 二尖瓣口血流频谱测量指标及方法** 指标包括:舒张早期最大血流速度(E)、舒张晚期最大血流速度(A),血流速度积分(TVI),舒张早期加速度,舒张早期减速度,舒张早期与舒张晚期最大血流速度之比(E/A),加速度时间,减速度时间,0.33 充盈分数,0.50 充盈分数,E 充盈分数,A 充盈分数,E、A 充盈分数之比。

**2. 主动脉瓣口血流频谱测量指标及方法** 包括:最大血流速度、加速度、减速度、血流速度积分。

## 三、各瓣口及大血管内的血流频谱特征

### (一) 彩色多普勒血流成像

正常人各心腔及大血管的彩色血流是均匀的,并不完全充满心腔,而以各瓣口上下显示的血流充盈较满。

**1. 二尖瓣口血流**

(1) 探查切面:取心尖四腔心或左室二腔心切面。

(2) 血流特征

1) 舒张早期二尖瓣开放,可见一宽阔明亮的红色带状血流充满左室流入道,中央有鲜亮区。瓣口两侧见蓝色较暗血流,系瓣口血流产生漩涡所致。

2) 舒张中期二尖瓣处于半关闭状态,瓣口血流减少,颜色变暗。

3) 心房收缩期二尖瓣口再度开放,红色血流由暗再度变亮,但强度不如舒张早期。

4) 收缩期二尖瓣关闭,左室流入道及瓣口左房侧无血流信号。

**2. 三尖瓣口血流**

(1) 探查切面:取心尖四腔心、胸骨旁四腔心及右室流入道切面。

(2) 血流特征

1) 舒张早期随着三尖瓣开放,可见一条宽阔明亮的红色带状血流充满瓣口和右室流入道,中央区较鲜亮。

2) 舒张中期由于三尖瓣处于半闭合状态,血流变暗变小。

3) 心房收缩期见三尖瓣口血流再度增多,颜色变亮。

4) 收缩期三尖瓣口关闭,流入道及瓣口右房面无血流显示。

**3. 主动脉瓣口血流**

(1) 探查部位:取心尖五腔心或心尖处左室长轴切面。

(2) 血流特征

1) 收缩早期随着主动脉瓣开放,可见一股宽大的带状蓝色血流充满左室流出道、主动脉瓣口,中央可夹有鲜亮的花色,瓣口远端升主动脉内血流信号较弱。

2）收缩中期血流充盈减少,颜色变淡,说明流速减慢。
3）收缩晚期基本不显示血流色彩。
4）舒张期主动脉瓣关闭,左室流出道、主动脉瓣口及主动脉内无血流信号显示。

**4. 肺动脉瓣血流**
(1) 探查切面:左侧卧位取胸骨左缘大血管短轴切面及右室流出道肺动脉长轴切面。
(2) 血流特征
1）收缩早期随着肺动脉瓣的开放,可见宽阔的带状蓝色血流充满右室流出道和肺动脉,主干内可见该带状回声,中央色彩较鲜亮,周边较暗。
2）收缩中晚期可见血流色彩变暗消失。
3）舒张期由于肺动脉瓣关闭,右室流出道内及肺动脉内无血流信号。
上述各瓣口及流出道血流对判定狭窄的反流及其程度至关重要。

**5. 升主动脉及降主动脉血流**
(1) 探查切面:嘱病人头后仰位,肩部垫高,取胸骨上窝主动脉弓长轴切面。
(2) 血流特征
1）收缩期升主动脉血流朝向探头,可见宽阔的红色带状血流充盈升主动脉及近端主动脉弓。舒张期无血流信号。而且随二维图像质量不同彩色血流及充满情况亦不同。
2）主动脉弓近中央部由于血流和探头垂直,无血流显示,故在收缩期出现红色和蓝色血流分割线。
3）降主动脉及其近端两条分支显示清晰时,可见收缩期蓝色血流充盈降主动脉,越远端色彩越暗直至消失。

**6. 彩色多普勒血流显像的影像因素**
(1) 困难病人:对于过度肥胖着、肺气肿着或其他因素致二维图像不清晰时,彩色多普勒血流信号也不清晰,会出现散乱的色彩暗淡的血流。
(2) 深度调节问题:随着被检结构部位的加深,声波衰减,彩色血流也衰减,图像及血流均不清晰,越远越差。如在剑突下四腔心观察血流情况,效果并不理想。故应尽量调节好深度,以中场或中远场以内效果最佳。
(3) 二维图像衰减:目前中、低档仪器都存在显示彩色多普勒时原二维图像声衰减,图像质量变差的现象。一般先观察清二维结构的改变后再上彩色。
(4) 多彩血流的混淆:动脉导管未闭和肺动脉狭窄时,主肺动脉内出现多色镶嵌血流。此时,是单纯动脉狭窄还是合并一小的动脉导管,较难鉴别。故应借助于频谱多普勒观察血流频谱的时相,是双向还是单向等进行鉴别。
(5) 心内复杂畸形:尤其右向左分流时,彩色多普勒只起到辅助作用,应主要依靠二维图像识别心内形态学改变。

**7. 彩色多普勒显像的优点和局限性**
(1) 优点
1）彩色多普勒血流显像可观察整幅切面图上各处血流的分布状态,直观、省时间。可短时间内捕捉到异常血流,大大提高了工作效率和正确诊断率。尤其对极小室间隔缺损,当各房室腔无明显变化时,单纯二维超声易漏诊。还可检出多发的房、室间隔缺损及分流情况。
2）彩色多普勒血流显像判定各瓣口的反流间隔的分流有绝对优势,不仅可以定性,而且可以确定反流范围及程度。对多数心脏病它已代替有创性心血管造影技术。

(2) 局限性

1) 对右向左分流的敏感性较差,不及声学造影法。

2) 对分流和反分流只能提供半定量,无法精确定量流量等血液参数,亦不能计算心排血量及心功能指标。

## 第五节 心血管急诊

心血管疾病所致的急性胸痛最为常见,同时也最为凶险,但若能及时进行内科介入或者外科手术,多能挽救生命。及时和准确的病因学诊断是决定患者临床疗效的关键。作为无创性的检查方式,超声心动图还具有快速、便捷、可移动至床旁等优点,可以在第一时间对心脏结构、血流及功能进行全面评估,确定有无器质性疾病。目前很多急诊科及监护室均已配备便携式超声检查设备,在胸痛的诊断中发挥了至关重要的作用。

### 一、胸痛的病因

引起胸痛的疾病众多,在进行超声检查时,可进行鉴别的疾病涉及缺血性心脏病、梗阻性结构性心脏病、急性炎症、栓塞、血管内膜撕裂及肋骨骨折等。除进行常规数据测量外,还应着重观察以下方面的内容:

**1. 心包** 重点观察心包回声有无增强,心包腔有无积液、血栓等异常回声。

**2. 心肌** 观察室间隔及心室游离壁有无异常增厚或变薄,心尖部有无异常膨出;静息状态下有无阶段性室壁运动异常;心室腔形态在收缩期有无鱼嘴样改变;观察心肌内有无异常信号。

**3. 瓣膜** 主动脉瓣有无增厚、钙化及开放受限;观察主动脉瓣有无脱垂及反流;二尖瓣腱索及乳头肌有无断裂。

**4. 血管** 探查对象包括肺动脉主干及分支、胸腹主动脉,切勿遗忘主动脉弓;重点观察有无内径增宽、内膜撕裂及血栓形成等异常回声。

**5. 血流** 观察各瓣口有无前向血流加速、瓣上有无反流;观察房室水平有无分流;评估左、右心室流出道有无血流异常加速,评估肺动脉及分支血流有无减速。

**6. 肋骨/肋软骨** 沿肋骨长轴方向扫查,观察肋骨皮质回声是否连续、完整,重点观察肋骨后方有无回声衰减。肋骨短轴切面观察骨皮质弧形强回声光带是否完整。肋软骨长轴切面回声有无增强,连续性有无中断。

**7. 胸膜** 将超声探头平行于肋间隙作从内前向外后的探扫。观察两层胸膜与胸廓软组织分界线及胸膜移动;观察胸膜和充气的肺组织的边界面有无彗星尾伪影。

### 二、胸痛的超声表现

**1. 急性冠脉综合征** 包括不稳定型心绞痛及急性心肌梗死,二者共同的发病基础在于冠状动脉内不稳定斑块破裂所致急性心肌缺血。由于局部心肌缺血,患者超声检查时,可发现局部心肌运动幅度减低,甚至出现节段性心肌运动异常。

**2. 主动脉夹层** 超声显示主动脉夹层受累部位不同程度的增宽,累及升主动脉者常出现明显扩张;动脉管腔内见漂浮内膜,沿主动脉长轴方向排列,并将主动脉管腔分为真假两腔;真腔中血流速度快,故颜色鲜艳;假腔中血流缓慢,颜色暗淡,两种颜色由撕裂的内膜隔离。彩色多普勒有助于判断真假腔间相交通的血流信号,还可了解主动脉夹层导致或伴发的其他血流动力学改变,如累及升主动脉者常伴有不同程度的主动脉瓣反流。

**3. 肺动脉栓塞**

(1)直接征象:在肺动脉主干及分支内探及血栓回声,此时可直接作出肺动脉栓塞的诊断;但相当一部分患者不能直接发现血栓回声,此时肺栓塞的间接超声征象具有很大的提示价值。

(2)间接征象

1)心腔内径变化:右心室扩大,左心室减小,右心室/左心室>0.5。

2)室壁运动异常:右室壁运动障碍;室间隔左移,室间隔与间接征象左室游离壁运动不协调。

3)肺动脉高压:三尖瓣反流速度>2.7m/s;肺动脉增宽,肺动脉内血流色彩暗淡;肺动脉血流频谱形态呈双峰,频谱峰值前移,肺血流持续时间缩短。

4)卵圆孔开放,出现右向左分流。

5)下腔静脉扩张,萎陷指数下降(图2-3-1)。

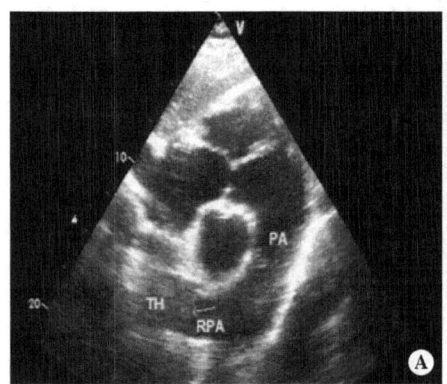 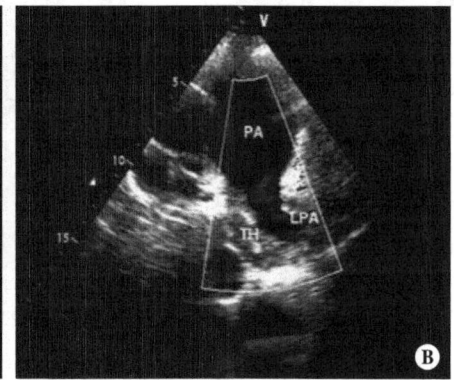

图2-3-1 肺动脉栓塞二维(A)及彩色图(B)

**4. 肥厚型梗阻性心肌病** 超声心动图对肥厚型梗阻性心肌病的诊断有肯定价值,可显示室间隔与左室后壁非对称性肥厚,二者比值大于1.5,收缩期可见二尖瓣前瓣前向运动,即SAM征,部分患者可因此合并二尖瓣反流。这一现象主要与左心室流出道狭窄致压力阶差升高有关。休息时收缩期压力阶差>30mmHg,则说明左室腔内存在梗阻,压力阶差越大表示梗阻越重(图2-3-2)。

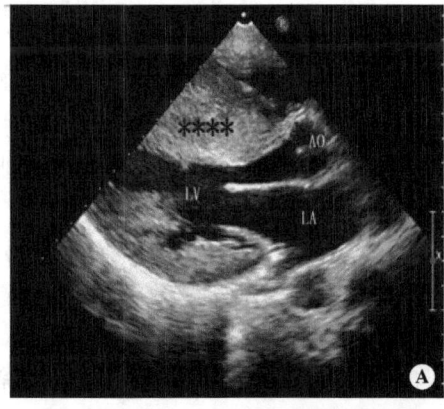 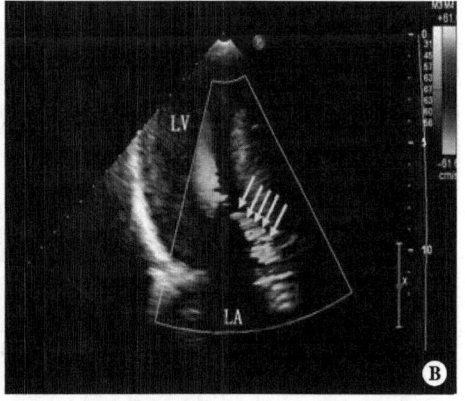

图2-3-2 肥厚型梗阻性心肌病二维(A)及彩色图(B)

**5. 重度主动脉瓣狭窄** 常见原因为风湿性心脏病及瓣膜退行性变。二者超声表现有一定相似之处,均出现主动脉瓣增厚、钙化,交界区粘连,明显开放受限;若瓣体挛缩,可出现关闭裂隙而致瓣膜反流。风湿性心脏病很少只累及主动脉瓣,多为联合瓣膜损害;而退行性变的患者出现联合瓣膜损害者较少。重度主动脉瓣狭窄的患者可导致猝死,无论是外科手术还是内科介入治疗,均要求对主动脉根部解剖结构包括左室流出道内径、主动脉瓣瓣环径、主动脉窦内径、窦管连接高度及升主动脉内径进行准确评估,以指导治疗方式选择(图2-3-3)。

**6. 急性心包炎** 急性心包炎是心包脏层和壁层的急性炎症,可同时合并有心肌炎和心内膜炎,也可以作为唯一的心脏病损而出现。急性心包炎多伴有胸骨后和心前区疼痛,胸痛性质和心绞痛相似,主要见于炎症变化的纤维蛋白渗出阶段。此时行超声心动图检查,可发现心包腔大量条索状回声,为渗出的纤维蛋白。胸膜本身无痛觉神经,这类患者胸痛是病变累及病变附近的纵隔或胸膜时所致。当心包炎出现大量心包积液时候,胸痛往往消失(图2-3-4)。

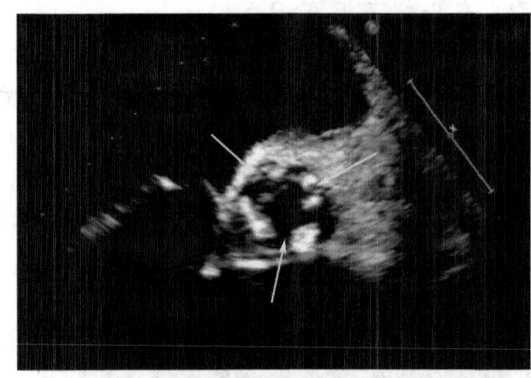

图 2-3-3 主动脉瓣狭窄二维图

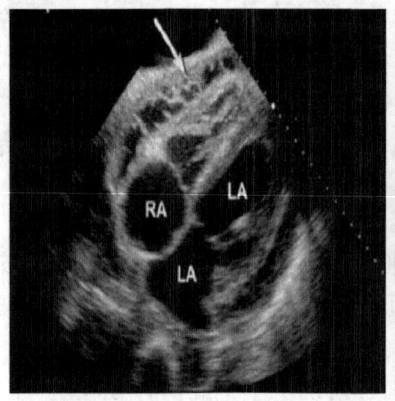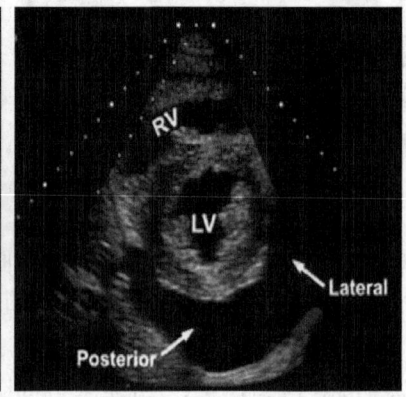

图 2-3-4 急性心包炎二维图

**7. 应激性心肌病** 急性期超声检查可观察到左心室内径和容量正常或增大。左心室中间段及心尖区节段性运动减弱或消失,而基底段收缩功能正常或增强,导致心尖球形样变。左心室收缩功能明显减低;病情缓解期超声检查可观察到左心室内径和容量恢复正常;室间隔与左心室游离壁各节段运动正常和协调,心尖气球样改变消失。左心室收缩功能恢复正常;需结合临床,排除急性心肌梗死、心肌炎及嗜铬细胞瘤等疾病。

**8. 乏氏窦瘤破裂** 乏氏窦瘤破裂又称为主动脉窦瘤破裂,发病年龄多在20~40岁,约三分之一的患者起病急骤,在剧烈活动后出现心前区或上腹部剧烈疼痛、胸闷和呼吸困难。症状持续数小时到数天不等,类似心绞痛发作。超声心动图是本病的主要确诊手段。表现为病变主动脉窦局限性隆起,波形中段,与舒张期脱入右心室或有心室流出道。多普勒超声有助于显示分流信号。

**9. 冠状动脉瘤** 冠状动脉发生局部性或弥漫性扩张,超过局部原来直径的两倍以上呈单发性或多发性的瘤样改变称之为冠状动脉瘤,先天性和获得性的情况均可形成冠状动脉瘤,先天性冠状动脉瘤最常见于右冠状动脉,在血管瘤内血流异常而导致血栓形成,继而血管阻塞远处呈血栓栓塞化和心肌梗死,其临床表现可为心绞痛或急性心肌梗死的症状和体征,当瘘口大时,也可以发生心力衰竭。

**10. 胸主动脉瘤** 为胸主动脉某段管腔的病理性扩张。按病理解剖可分为真性和假性动脉瘤。发病率随年龄增长而增加。胸痛是胸主动脉瘤最常见的症状,一般不严重,多为胀痛或跳痛,系动脉瘤膨出增大、牵拉或压迫周围组织所引起,压迫侵蚀胸骨、肋骨和脊椎及神经时,疼痛可加重。若出现撕裂样剧痛,可能为瘤体扩展,濒临破裂。

**11. 气胸** 病人仰卧,将超声探头平行于肋间隙作从内前向外后的探扫。正常人清晰显示出两层胸膜与胸廓软组织分界线。两层胸膜为相同的强反射带,其远侧有均匀的肺回声,呼吸时可见脏层胸膜移动。另外,在胸膜和充气的肺组织的边界面也出现全反射带影,即所谓彗尾伪影;胸膜影与彗尾影相交成角。如果胸膜腔为空气所充填,则超声不能显示脏层胸膜的运动和彗尾影,即为气胸超声表现。在急诊病人不能立位拍片,或不能很快拍X线片者,用超声可作出气胸的诊断。

**12. 腹主动脉疾病** 见图 2-3-5。

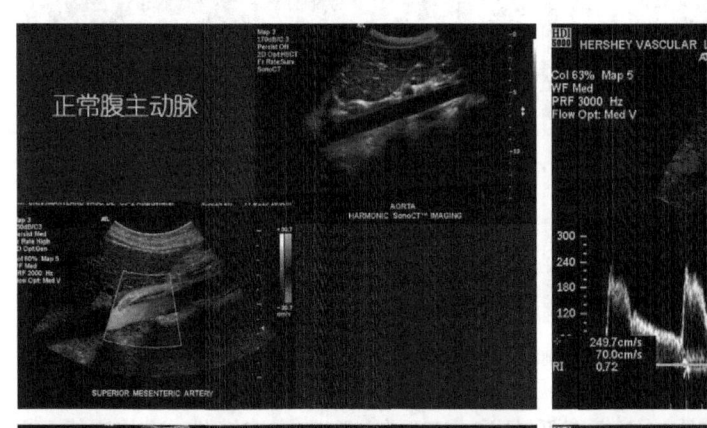
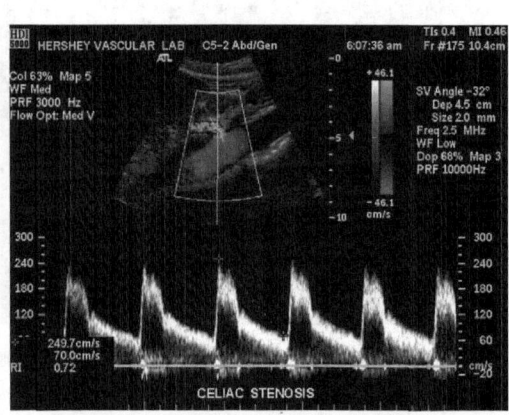
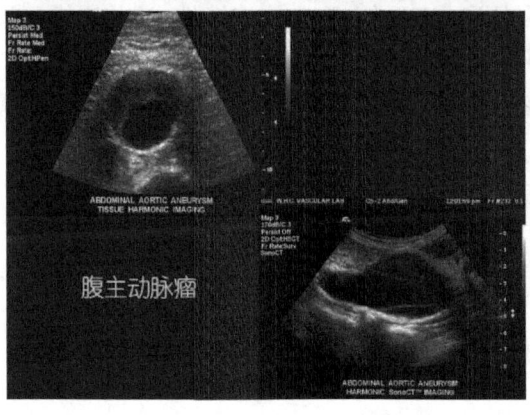
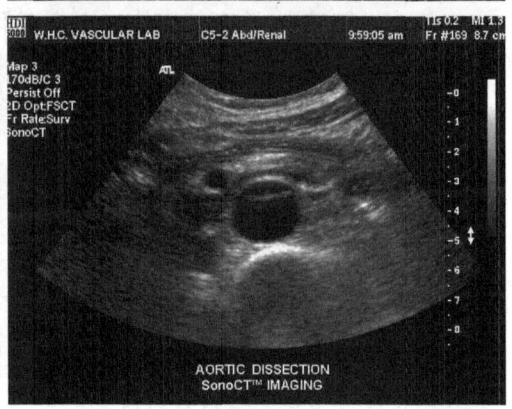

图 2-3-5 腹主动脉夹层二维图

# 第四章 腹部疾病

## 第一节 腹部闭合性损伤

### 一、脾破裂

脾破裂超声诊断要点(图2-4-1):
(1) 包膜下血肿:脾实质边缘与脾包膜之间出现半月形或者不规则形透声较差的液性暗区。
(2) 脾实质血肿:轻度的脾实质挫伤表现为脾肿大,实质内回声强弱不等,范围较局限,间有不规则低或无回声区。早期脾损伤可仅表现为脾肿大,少量新鲜出血可表现为脾强回声。

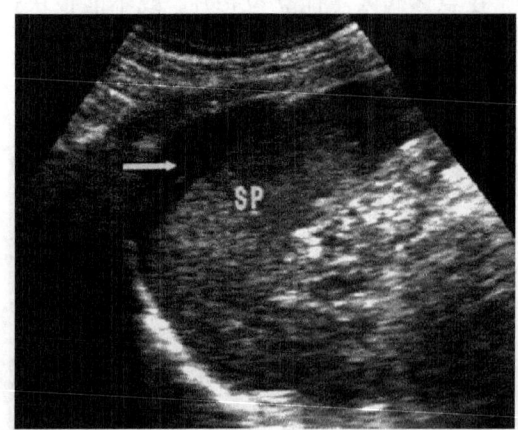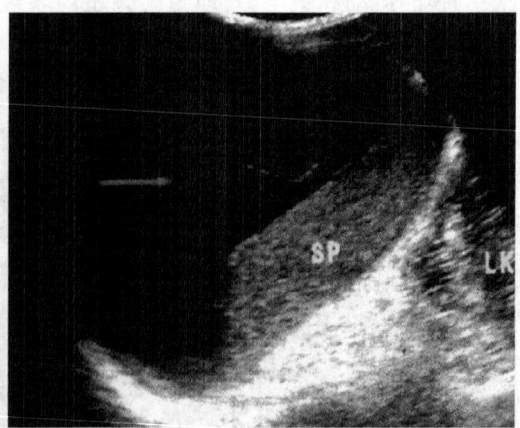

图2-4-1 脾破裂二维图

(3) 真性脾破裂:除有脾实质内不规则低或无回声区外,脾包膜连续性中断,边缘不规则,脾实质裂口与腹腔相通,腹腔内有游离积液。

根据外伤史和典型的图像特征,脾破裂诊断并不困难。关键在于提高警惕。超声显像对脾破裂的诊断亦存在着局限性:
(1) 由于病人局部疼痛或合并伤的存在,检查时无法改变体位,有时给超声扫查带来一定的困难。
(2) 破裂口的显示常较困难。
(3) 对破裂程度有时估计不准确。
(4) 病程较长或无明显外伤史的陈旧性脾破裂有时与脾肿瘤难于鉴别,临床必须结合病史和其他影像学检查进行综合分析。

### 二、肝破裂

肝破裂占腹部闭合性外伤的5%~10%,常包括真性肝破裂、中央型肝破裂和肝包膜下血肿三种类型。根据外伤史和典型图像,超声诊断并不困难(图2-4-2)。

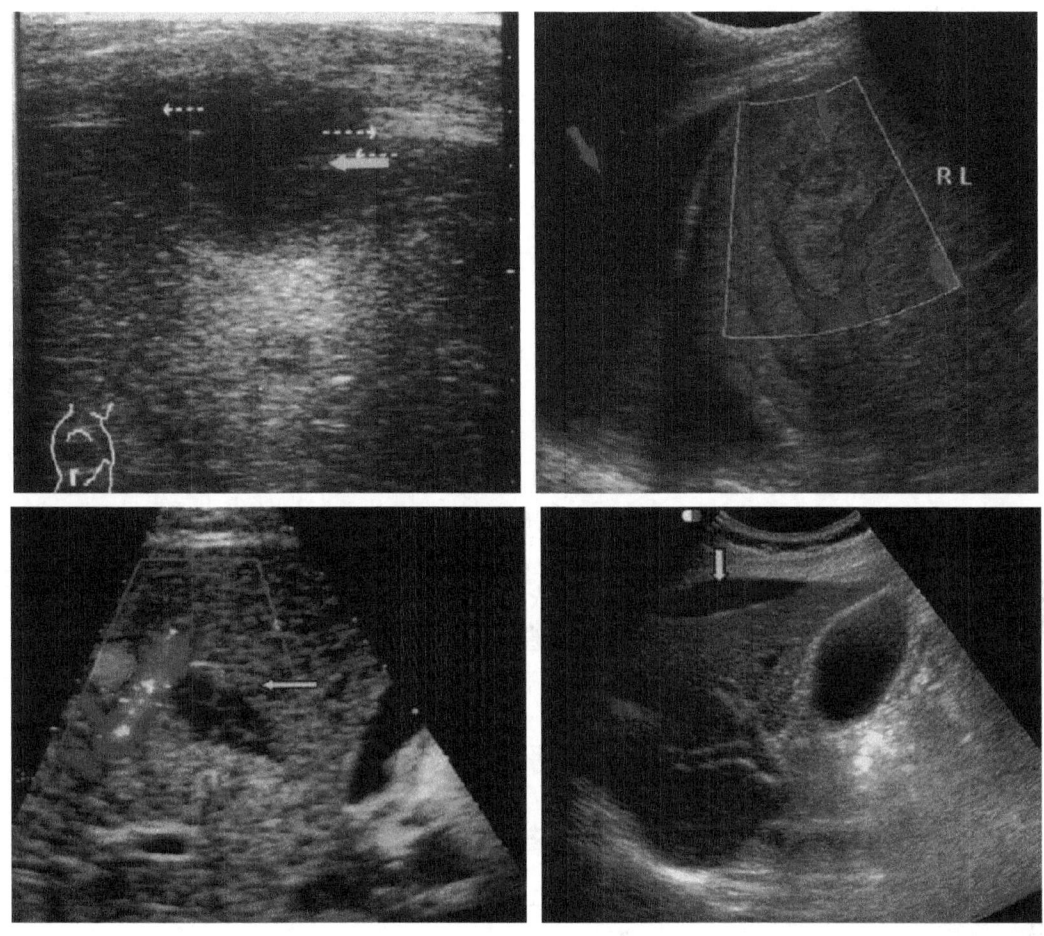

图 2-4-2 肝破裂二维图

超声诊断要点：

(1) 典型者表现为肝包膜中断。

(2) 肝实质局部回声增强不均。

(3) 肝包膜与肝实质之间出现梭形无回声区。

(4) 腹腔可见游离积液：必须注意的是，肝破裂病情危急、表现复杂，平均死亡率高，对这类病人应尽量减少搬动，以床边检查为宜。检查时应争分夺秒，抓住重点。尤其是休克病人，要边抢救边检查。只要发现腹腔大量积液，结合外伤史，就可以提示内脏破裂，为临床及时剖腹探查赢得时机。不要过多地把时间花在寻找破裂口上，因为可能为多脏器损伤，或血块遮盖，破裂口难于发现，勉强寻找会延误宝贵的抢救时机。

对于轻度外伤，进行保守治疗的病人，超声显像可以监视病情进展和判断预后。

## 三、肾 破 裂

肾破裂超声诊断要点（图2-4-3）：

(1) 肾脏包膜线中断，局部实质回声稍高不均，CDFI：高回声区内未见明显血流信号。

(2) 肾脏包膜下可见带状无回声区。

（3）肾脏大部分被无回声区包绕。
（4）腹腔可见液性无回声区。

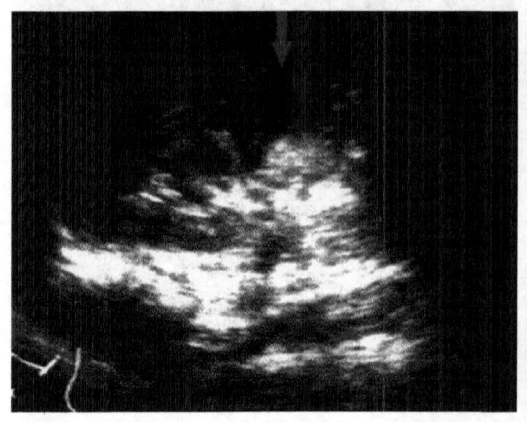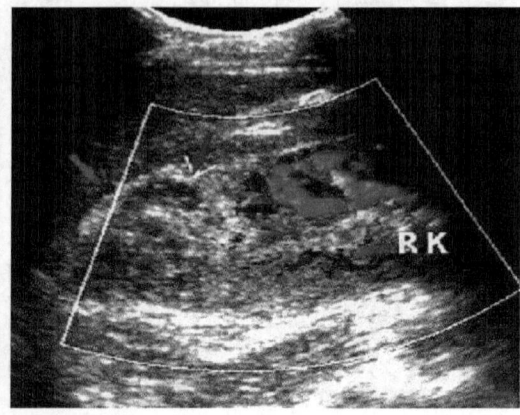

图 2-4-3　肾破裂二维图

超声为诊断急性肾外伤的首选检查方法，需紧急处理的较严重肾外伤，超声几乎都可做出准确诊断，并优于 X 线平片和静脉尿路造影。超声还能确定有无其他内脏损伤、血胸、腹腔内出血等，并作为很好的随诊工具，监视病情的动态变化。

## 第二节　肝脏疾病

### 一、检查前的准备与检查时的体位

按照禁食、禁水、排大便的腹部超声常规检查准备。一般安排在上午检查。

体位：取仰卧位，作深吸气动作。为扩大观察范围，常需适当变动体位，如左侧卧位或右侧卧位。

### 二、正常声像图

**1. 形态及大小**　肝脏表面光滑，被膜呈均匀一致的线样高回声，随呼吸而与腹膜成相对滑动。膈面呈圆弧状。脏面平坦呈浅凹状。在上腹部作纵断层，肝脏为类三角形，膈面圆钝而下缘成锐角，轮廓清晰，光滑而平整（图 2-4-4）。

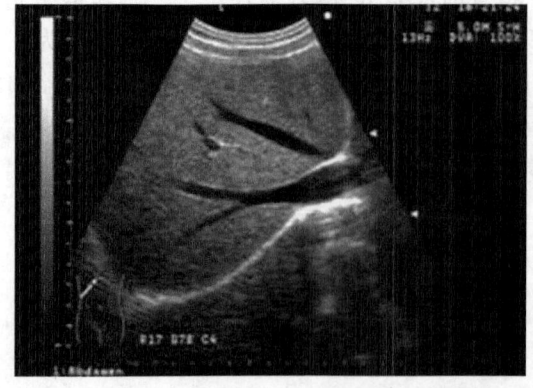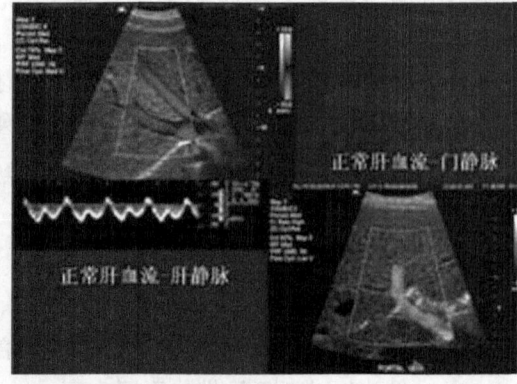

图 2-4-4　正常肝脏二维及彩色血流图

正常参考值为肝右叶最大斜径不超过 12～14cm,肝左叶前后径不超过 6cm,左叶上下径不超过 9cm。

**2. 肝内结构** 肝内的液性管腔结构与韧带,统称为肝内的纹理结构。正常时肝内纹理清晰而均齐,门静脉内径小于 14mm,胆总管内径小于 6mm。肝内回声特点:正常肝实质呈中等或弱回声光点,其强度和频率皆均匀。一般肝实质回声比肾实质稍强而较胰腺稍弱或相似。

## 三、肝 囊 肿

**图像特征**
(1) 肝内圆形或椭圆形的无回声暗区。
(2) 囊壁薄,轮廓平整光滑与周围组织界线清楚。
(3) 其后方回声明显增强(图 2-4-5)。

## 四、多 囊 肝

**图像特征**
(1) 肝脏弥漫性肿大,表面不规则。
(2) 肝内多发的大小不等的液性囊腔。
(3) 囊间肝实质回声增强。
(4) 常合并多囊肾(图 2-4-6)。

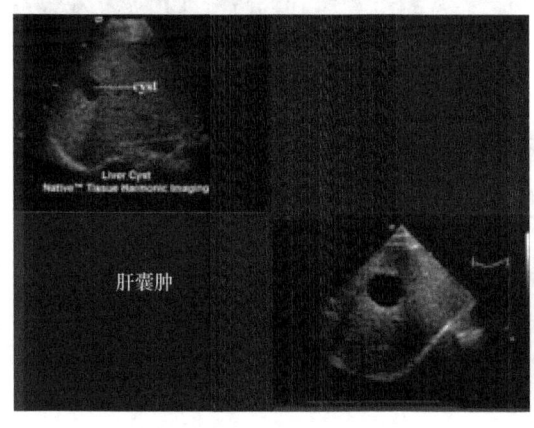

图 2-4-5 肝囊肿二维图

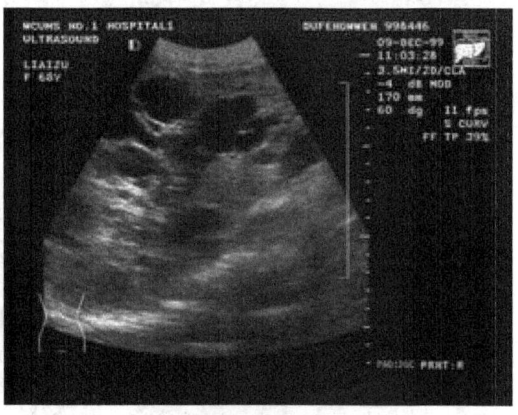

图 2-4-6 多囊肝二维图

## 五、肝 血 管 瘤

**图像特征**
(1) 肝内圆形的强回声团。
(2) 轮廓完整,与肝实质的界线极为分明。

（3）也有表现为弱回声，但包膜清楚是其特点（图2-4-7）。

## 六、肝硬化

**图像特征**

（1）肝脏的大小和形态失常，边缘凹凸不平。
（2）肝内结构：肝纹理乱，回声增强增粗。
（3）门静脉扩张。
（4）脾肿大。
（5）胆囊壁增厚，呈双层样结构，称双边征。
（6）可出现腹水（图2-4-8）。

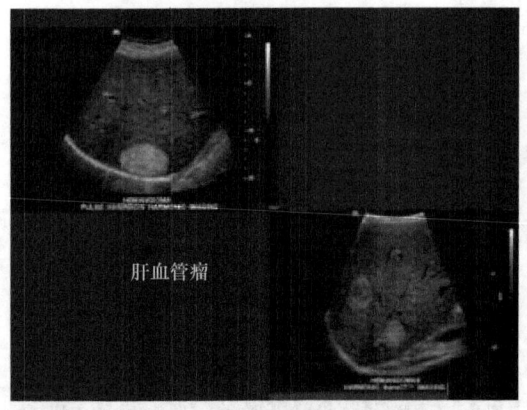

图2-4-7　肝血管瘤二维图

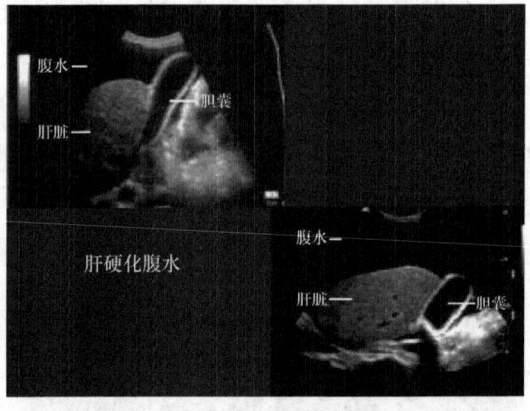

图2-4-8　肝硬化合并腹水二维图

## 七、脂　肪　肝

**图像特征**

（1）肝脏体积增大。
（2）肝实质回声增强。回声衰减明显，深部肝实质常不能显示。
（3）肝内管腔显示模糊（图2-4-9）。

## 八、淤　血　肝

**图像特征**

（1）肝脏增大，形态饱满。
（2）肝实质回声强度和结构基本正常。

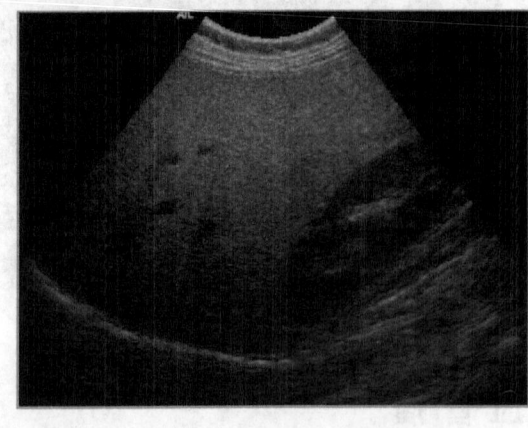

图2-4-9　脂肪肝二维图

（3）肝静脉增宽大于1.0cm，下腔静脉增宽大于2.0cm（图2-4-10）。

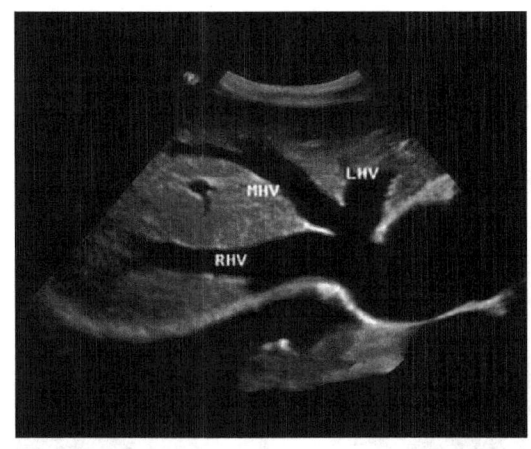 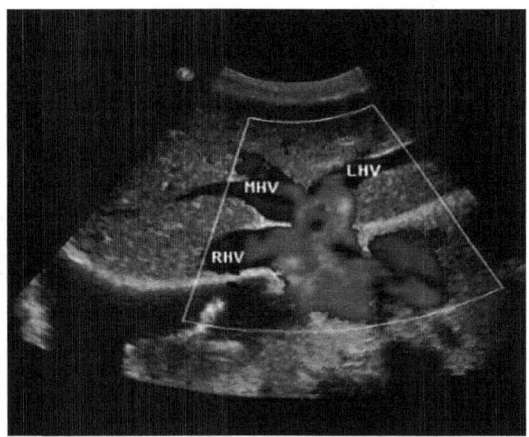

图 2-4-10　淤血肝二维及彩色血流图

## 九、肝 脓 肿

**1. 图像特征**

（1）肝测径稍增大。

（2）肝内形态不规则无回声或混合性回声区，边缘模糊，无包膜线回声。

（3）无回声区内见点、片状低回声。

（4）彩色多普勒血流显像（CDFI）显示周边实质内点状血流信号（图 2-4-11）。

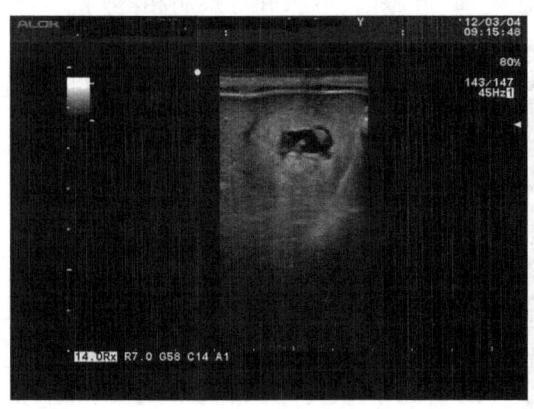 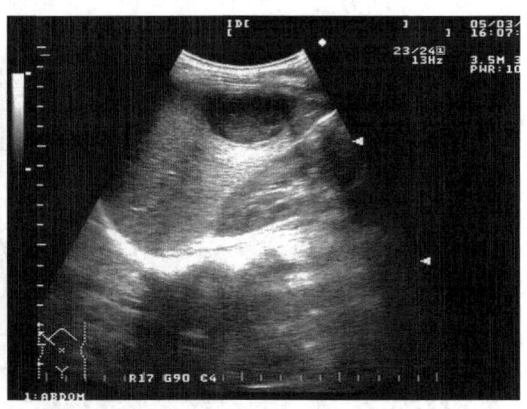

图 2-4-11　肝脓肿二维图

**2. 特别提示**　肝脓肿的一个重要特点是声像图特征随病程的进展而改变。在急性炎症期，可表现为低回声团块，随病程进展，演变成混合性回声及无回声区。经积极抗感染治疗后，肝脏图像可明显改善。某一次超声报告只能反映病程的某一个阶段。超声导向穿刺活组织病理检查是最好的鉴别诊断方法。既能进行诊断，又能同时进行治疗。

## 十、肝　　癌

（一）原发性肝癌

肝癌可分为巨块型、结节型、弥漫型三型。

**1. 图像特征**
(1) 肝脏测径稍增大。
(2) 肝内实质性团块，形态欠规则，内部回声不均匀，呈中高回声。
(3) 可合并肝硬化。
(4) CDFI 显示肿块周围见条状血流信号环绕，内部可见点状血流信号。
(5) 门静脉内可见实质性低回声，CDFI 示其内未见血流信号（图 2-4-12）。

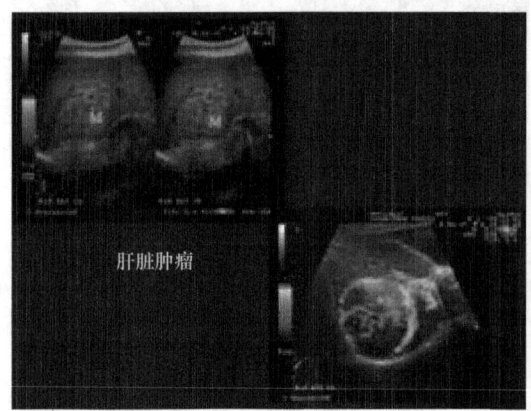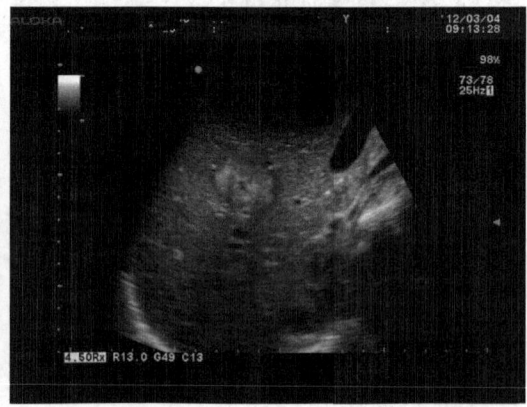

图 2-4-12 原发性肝癌二维及彩色血流图

**2. 特别提示** 病人大多因上腹持续性胀痛、乏力、食欲不振而就诊，超声显像往往是首选的影像诊断方法。声像图需与巨大海绵状血管瘤、肝腺瘤、肝脓肿等疾病相鉴别。典型的肝癌图像，如再伴有门静脉栓塞、转移，则更支持肝癌诊断。超声导向穿刺肝活组织病理检查是最好的确诊方法。

（二）转移性肝癌

**图像特征**
(1) 肝脏测径稍增大。
(2) 肝内多发圆形肿块，强弱不均，大小不等。
(3) 肿块与周围肝组织分界清楚，周边有弱回声晕，称牛眼征。
(4) 较大者，中心可见液性坏死腔。

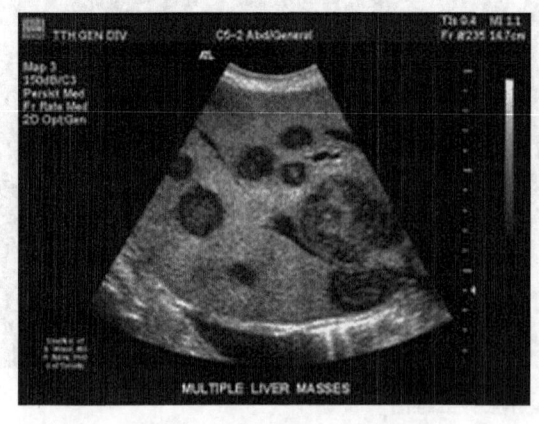

图 2-4-13 转移性肝癌二维图

(5) 很少合并肝硬化（图 2-4-13）。

# 第三节 胆囊及胆道疾病

## 一、检查前准备与检查体位

检查前的准备：病人须禁食物 8h 以上，以保证胆囊、胆管内充满胆汁，并减少胃肠的内容物和气体的影响，通常在前一日晚餐后开始禁食，次日上午空腹检查为宜。

检查的体位：最常用的体位为仰卧位及右前斜位。

## 二、正常声像图

**1. 胆囊** 纵切面为梨形,轮廓光滑整齐,胆囊腔内无回声。正常参考值胆囊长径一般不大于90mm,前后径不大于4cm,壁厚小于2~3mm(图2-4-14)。

**2. 肝内、外胆管** 肝外胆管直径小于相应门脉的1/3;左、右肝管直径2mm以下;二级以上肝内胆管分支。

## 三、急性胆囊炎

**1. 图像特征**
(1) 胆囊明显增大(长径>9 cm,宽径>4cm)。
(2) 胆囊壁增厚(>0.3 cm),呈双边征。
(3) 彩色多普勒血流显像示胆囊壁见短条状血流信号(图2-4-15)。

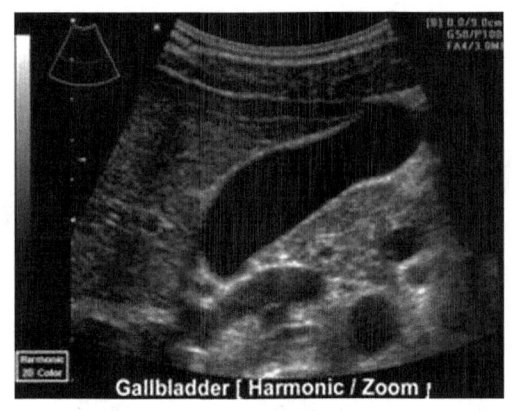
图2-4-14 正常胆囊二维图

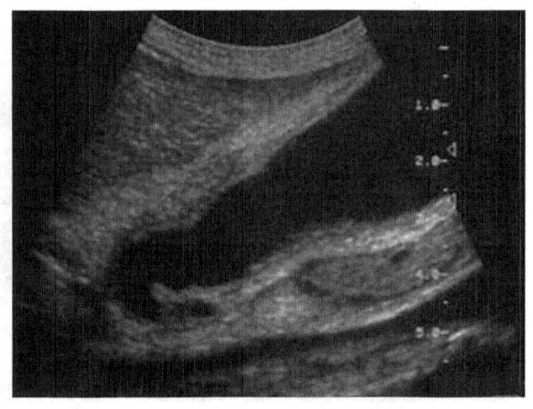
图2-4-15 急性胆囊炎二维图

**2. 特别提示** 临床病理学根据急性胆囊炎程度不同,可分为单纯性胆囊炎、化脓性胆囊炎、坏疽性胆囊炎三种类型。急性胆囊炎绝大多数伴有胆囊颈部结石嵌顿,应注意查找。对于临床怀疑胆囊颈部结石嵌顿伴急性胆囊炎而急诊超声的病人,由于病人大多未空腹准备,要警惕不要将肠气干扰、多重回声、旁瓣伪像及部分容积效应等误认为是结石,造成假阳性。

## 四、慢性胆囊炎

**1. 图像特征**
(1) 胆囊较正常小,壁增厚。
(2) 胆囊腔内可见数枚强回声团,其后伴声影。
(3) 脂餐实验示胆囊收缩功能不良(图2-4-16)。

**2. 特别提示** 慢性胆囊炎多与胆囊结石并存,其病理过程不同,声像图差异较大。程度较轻的胆囊炎可无明显声像图异常。超声很难做出诊断,当存在结石时诊断较可靠。胆囊壁增厚在慢性胆囊炎超声诊断中最有意义。但胆囊壁增厚并非胆囊炎的特异所见,肝

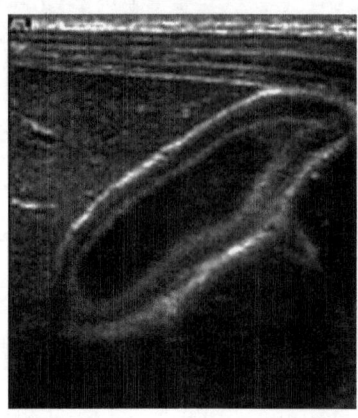
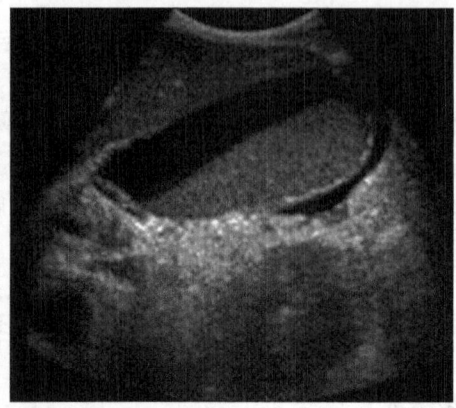

图 2-4-16　慢性胆囊炎二维图

炎、胆囊癌、胆囊周围炎、肝硬化腹水、低蛋白血症、心力衰竭等疾患均有囊壁增厚。应结合临床和辅助检查,综合分析,方可得出正确诊断。

## 五、肝外胆管结石

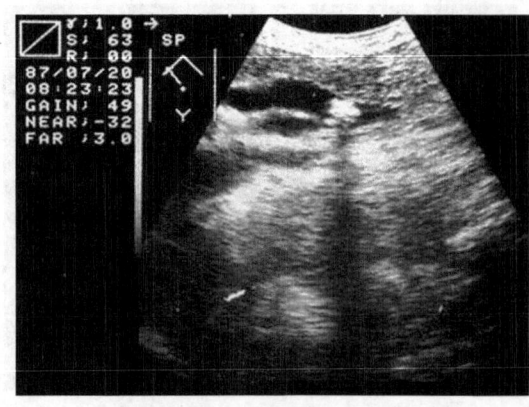

图 2-4-17　胆总管结石二维图

**1. 图像特征**
（1）胆总管及肝内胆管扩张。
（2）胆总管腔内可见强回声团,后方伴声影。
（3）胆囊测径增大（图 2-4-17）。
**2. 特别提示**　胆管内的结石大多伴声影,但直径小于 2～3 mm 的结石或胆色素性结石可无声影,此时,需与胆管内的凝血块、脓团、蛔虫的碎段、胆泥、肝外胆管内的肿瘤和壶腹癌相鉴别,另外胆总管远段结石还需与肠道气体相鉴别。

## 六、肝内胆管结石

**1. 图像特征**
（1）肝脏外形正常,于左肝管内可见多枚强回声团,后方伴声影。
（2）远段胆管轻度扩张（图 2-4-18）。
**2. 特别提示**　典型的肝内胆管结石为沿肝内胆管分布的强回声,局部胆管扩张。但需与肝内钙化灶、胆管积气、肝圆韧带等相鉴别。

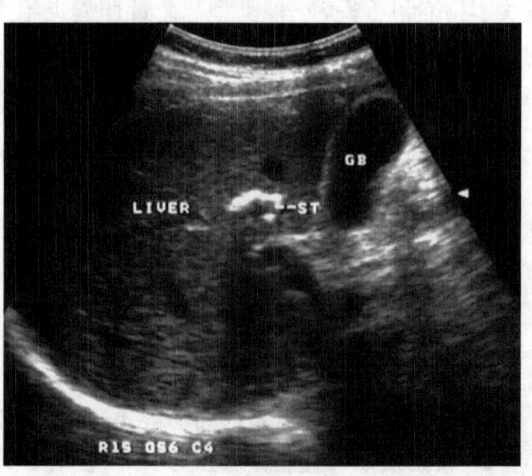

图 2-4-18　胆总管结石二维图

## 七、胆囊结石

**图像特征**

（1）胆囊腔内出现强回声团。
（2）后方伴声影。
（3）改变体位时,强回声团依重力方向移动(图2-4-19)。
同时具备以上三个特征是超声诊断典型胆囊结石的可靠依据。

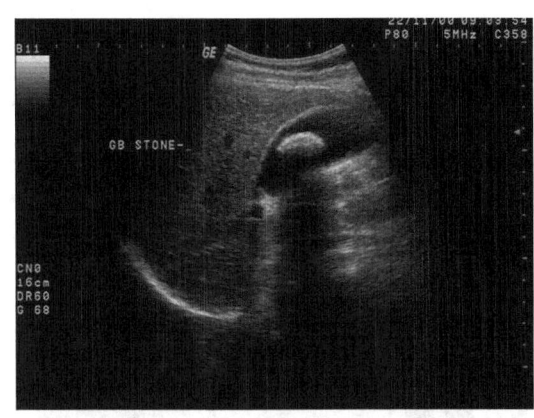
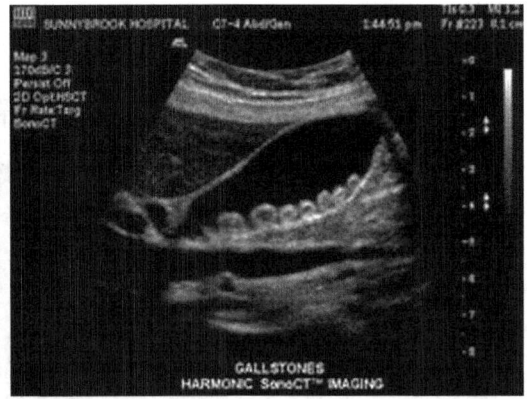

图2-4-19　胆囊结石二维图

## 八、胆囊癌

胆囊癌可分为实块型、厚壁型、蕈伞型、混合型、阻塞型五型(图2-4-20)。

**图像特征**

（1）实块型：胆囊液腔消失,表现为一个弱回声或回声粗而不均的实性肿块；
（2）厚壁型：胆囊壁不均匀增厚,往往以颈部、体部显著。
（3）蕈伞型：表现为弱回声或中等强回声的蕈伞状肿块突入胆囊腔内,常为多个,底宽而边缘不整齐,无声影,不随体位变动而移动。
（4）混合型：常为厚壁型与蕈伞型特征的混合。

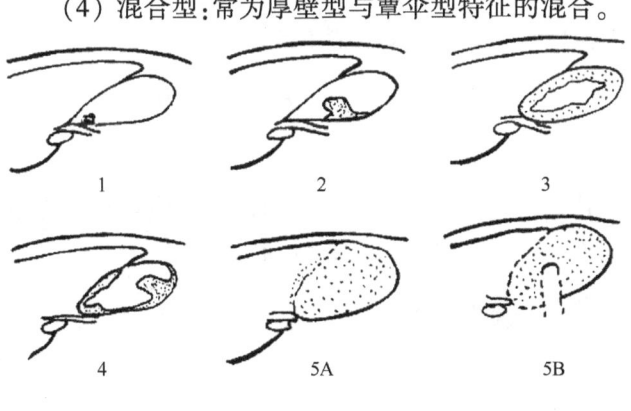

A

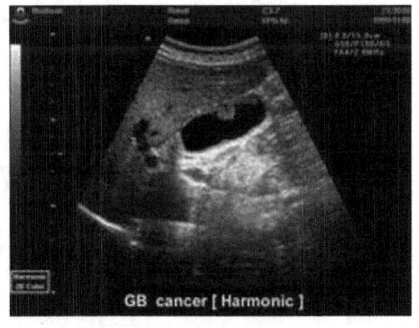

B

图2-4-20　胆囊癌模式(A)及二维图(B)

1. 小结节型；2. 蕈伞型；3. 厚壁型；4. 混合型；5A. 实块型；5B. 实块型合并结石

(5) 阻塞型：病变较小，为弱回声或中等到强度回声肿块，堵于胆囊颈部，造成胆囊积水。

# 第四节　胰腺疾病

## 一、检查前准备与检查体位

检查准备：应禁食 8h 以上，尤其在禁早餐后当日上午检查为好。胃肠气体过多者，于检查前三日口服消胀片，前一日进清淡少渣饮食，睡前服缓泻剂。检查中可饮水 500～1000ml，以利观察。

患者体位：一般取仰卧位，也可半卧位。

## 二、正常声像图

正常人胰腺纵断面可为腊肠型、哑铃型、蝌蚪型三种类型，正常人胰头厚度小于 2.5cm，体尾部厚度小于 2cm。正常胰腺内部回声均匀、细小而密集，较周围组织稍弱或相似，一般随年龄增大而回声增强。正常人胰管超声测量一般小于 3mm（图 2-4-21）。

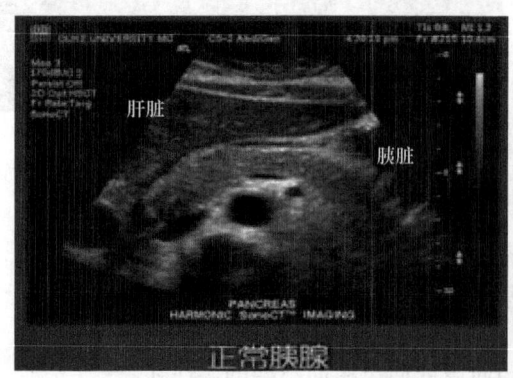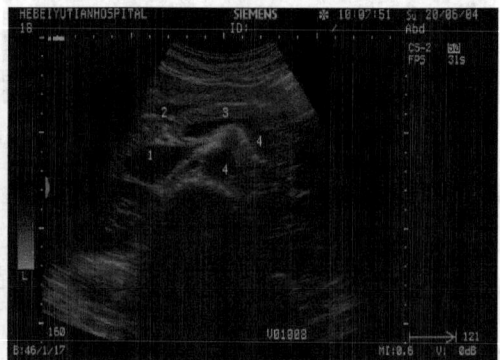

图 2-4-21　正常胰腺二维图

## 三、急性胰腺炎

**1. 图像特征**

(1) 胰腺各测径均增大，形状呈"腊肠"样，内部回声偏低或不均。
(2) 脾静脉、下腔静脉可稍受压。
(3) 胰周可见无回声区。
(4) 主胰管可扩张或粗细不均（图 2-4-22）。

**2. 特别提示**　急性胰腺炎早期主要依靠临床和实验室检查。超声除了检查胰腺外主要作用是排除胆道结石、发现可能的合并症，并对并发症的进展进行追踪评价。

## 四、慢性胰腺炎

**1. 图像特征**

(1) 胰腺外形增大，轮廓欠清晰，表面不规则。
(2) 实质性回声不均匀性增强，可伴钙化。
(3) 胰管扩张，内可见强回声团伴声影。

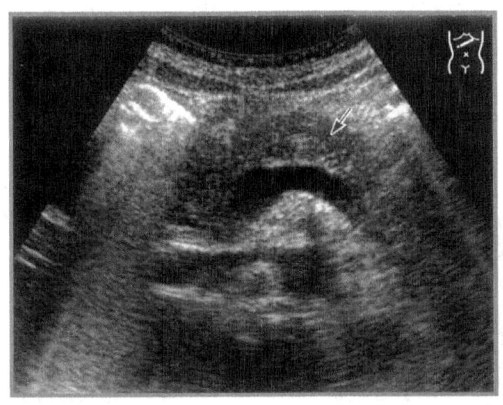
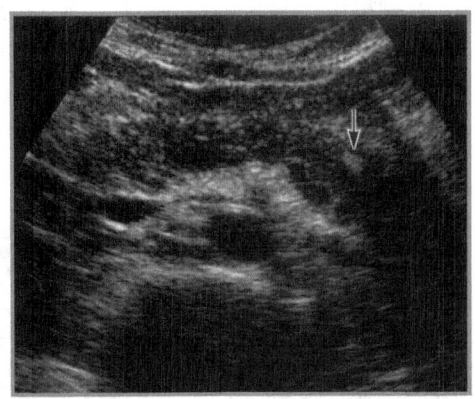

图 2-4-22　急性胰腺炎二维图

（4）下腔静脉、肠系膜上静脉可受压（图 2-4-23）。

**2. 特别提示**　慢性胰腺炎又称慢性复发性胰腺炎，约半数病人由急性炎症反复发作演变而成。在国内以胆石症为常见原因。在慢性胰腺炎的声像图表现中，只有胰腺钙化和（或）胰管结石是慢性胰腺炎的特征性改变，超声未见异常并不能排除慢性胰腺炎的诊断，应密切结合临床和其他影像学检查做综合分析。

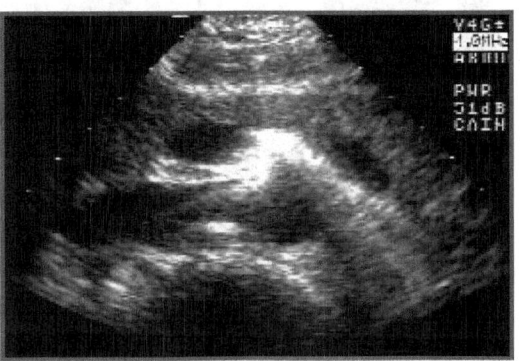

图 2-4-23　慢性胰腺炎二维图

## 五、胰　腺　癌

**1. 图像特征**
（1）胰腺内可见不规则低回声区，边缘模糊，内部回声不均匀。
（2）胰管扩张。
（3）CDFI 示低回声区内见条点状血流信号。
（4）局部脾静脉可受压（图 2-4-24）。

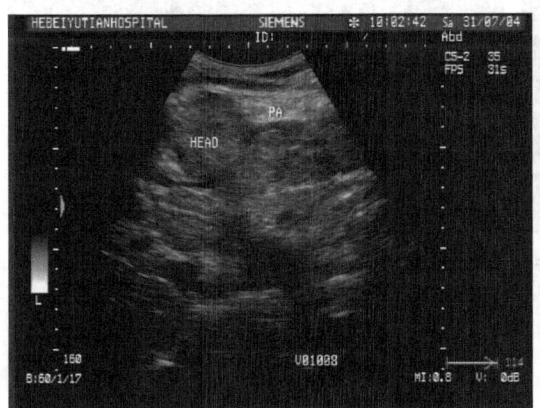
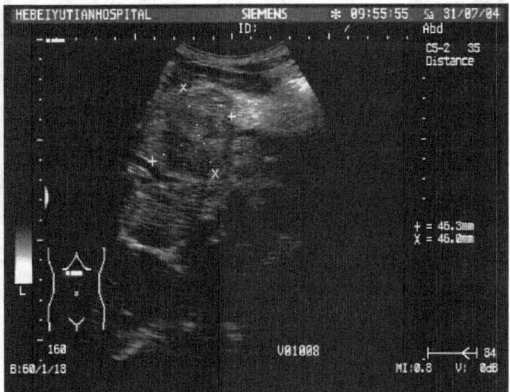

图 2-4-24　胰腺癌二维图

**2. 特别提示**　胰腺头部肿瘤较早期就可导致胰管扩张,依赖扩张胰管的显示超声可发现较小肿瘤,体至尾侧的肿瘤常因末梢胰管不能显示而漏诊,多在肿瘤较大时才被发现。

## 六、胰腺假性囊肿

**1. 图像特征**

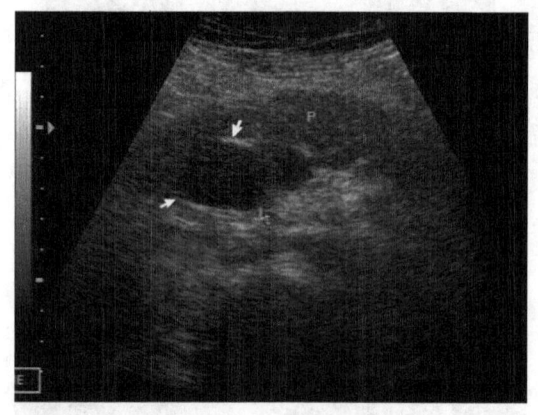

图 2-4-25　胰腺假性囊肿二维图

（1）胰腺体尾部无回声包块,可在胰腺内或胰表面,多单发,内可有分隔。少数可多发。

（2）囊壁与周围组织分界不清,大囊肿可压迫胰腺及周围组织,使其结构显示欠清。

（3）囊内多为无回声区,合并出血或感染时,囊内可见点状或片状回声增强区。囊肿后方有回声增强效应(图 2-4-25)。

**2. 特别提示**　胰腺假性囊肿多继发于急性胰腺炎和各种原因所致的胰腺损伤,因囊壁无胰腺上皮细胞覆盖,故称假性囊肿,多发于胰腺体尾部。

## 第五节　脾脏疾病

### 一、正常声像图

脾的膈面呈弧形结构,光滑而整齐,脏面略凹陷,可见脾门切迹,回声较强。脾实质回声非常均匀,回声强度稍低于或接近肝脏,比肾皮质的回声略高。正常参考值脾脏长 10～12cm,厚度 3～4cm(图 2-4-26)。

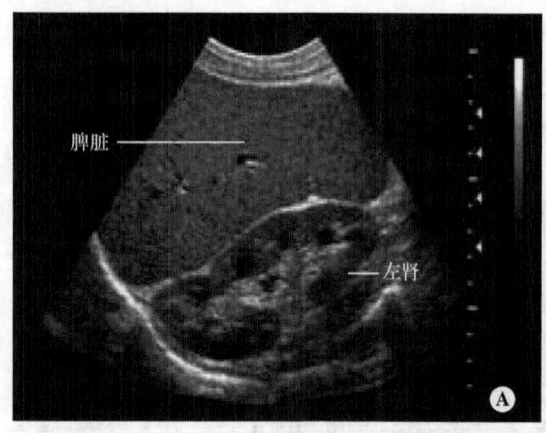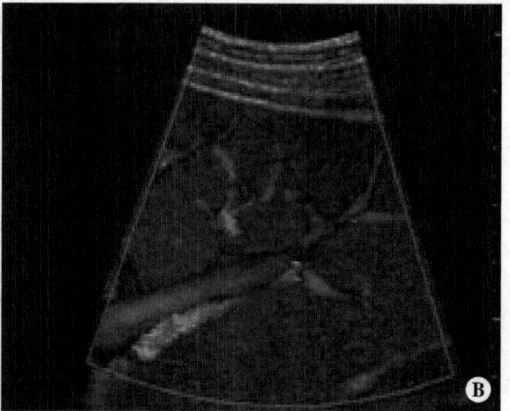

图 2-4-26　正常脾脏二维(A)及彩色血流图(B)

### 二、脾梗死

**1. 图像特征**

（1）脾脏测径稍增大,包膜光整。

(2) 脾实质内可见底部向包膜的楔形低回声区,边界尚清晰,内部回声不均匀,其间可见小片状不规则无回声区。

(3) 彩色多普勒血流显像示血流信号到楔形低回声尖处终止,低回声区内未见血流信号(图2-4-27)。

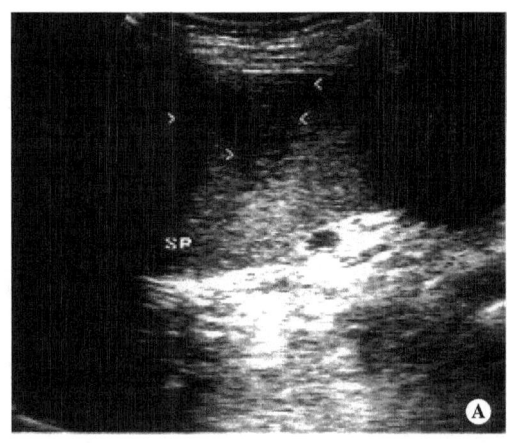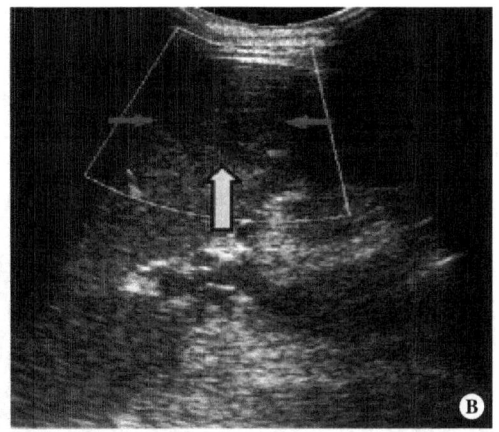

图2-4-27　脾梗死二维(A)及彩色血流图(B)

**2. 特别提示**　脾梗死可由慢性淋巴性白血病、坏死性血管炎、弥漫性血管内凝血、心肌梗死、红细胞增多症、各种原因所致脾静脉栓塞以及肝脏恶性肿瘤肝动脉插管术姑息疗法等引起。左上季肋突发性疼痛,进行性加重是本病的症状特点。脾梗死的低回声改变需与脾脓肿、脾肿瘤、脾包虫病和海绵状血管瘤相鉴别。

## 第六节　胃肠道疾病

### 一、胃溃疡合并穿孔

**1. 图像特征**

(1) 腹腔内游离气体,产生移动性等距横纹征(即腹壁软组织下方呈等距离横纹状多次反射的强回声带,后方脏器被气体遮盖而显示不清或不完整,气体随体位改变移动,但回声特点不变)。

(2) 腹腔内积液,其内有中等回声斑点。

(3) 上大网膜对穿孔部位的覆盖,包绕及局部粘连导致腹部包块及局部压痛。

(4) 胃肠蠕动减弱或消失(图2-4-28)。

**2. 特别提示**　消化道穿孔直接征象往往难以显示,诊断主要依靠间接征象:肝前、肝上、脾前等间隙扫查到气体强回声,随呼吸运动或体位改变而改变。

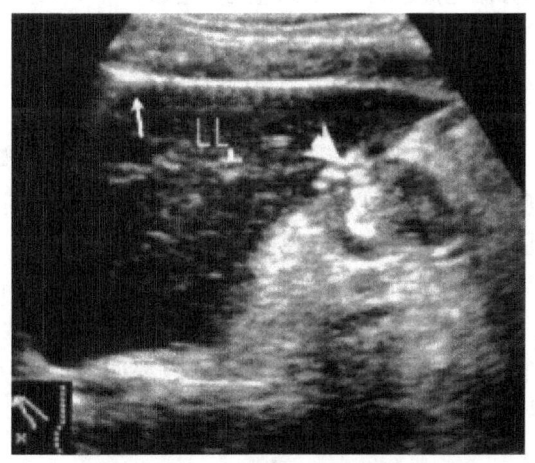

图2-4-28　胃溃疡合并穿孔二维图

## 二、胃　癌

**1. 图像特征**

（1）空腹饮水后扫查胃壁增厚,层次不清,结构混乱,高低不平,表面不规则。

（2）可见低回声团块向胃腔内突出,边缘模糊,内部回声不均匀。

（3）有壁龛,局部胃蠕动消失。

**2. 特别提示**　早期胃癌经腹部扫查超声诊断较困难,进展期胃癌胃壁显著增厚者呈"假肾"征。需注意查找有无淋巴结转移和肝内转移灶、腹腔积液等。

## 三、肠　套　叠

**1. 图像特征**

（1）下腹部可见边界尚清晰的包块,呈套袖征或同心圆征。

（2）内层肠壁间可见类圆形低回声团。

（3）近端肠管扩张,内容物增多,蠕动亢进（图2-4-29）。

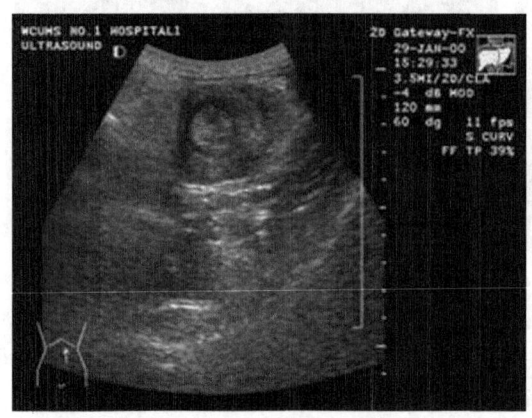

图2-4-29　肠套叠二维图

**2. 特别提示**　肠套叠是小儿最常见的外科急腹症之一,大部分为原发性,而成人肠套叠较少见,主要由于肿瘤等引起。

## 四、急性阑尾炎

**1. 图像特征**

（1）声像图特征

1）急性单纯性阑尾炎:长轴切面阑尾呈低回声增粗的具有盲端的管状结构,直径6～8mm,表面光滑,阑尾壁层次尚清晰。增厚不明显,阑尾腔回声增强,横切呈"同心圆"征象;部分阑尾周围可探及少量液性暗区。

2）急性化脓性阑尾炎:阑尾明显增粗。直径8～22mm,阑尾壁明显增厚,呈"双层征"。各层次厚薄不一,显示不清,阑尾腔显示为弱回声或不同程度无回声带,部分腔内积液,横切时"同心圆"征象更明显,加压不易变形。

3）坏疽性阑尾炎:阑尾形态不规整,甚至消失,阑尾区积液,出现形态多样的边缘不规则的不均质低回声区,内有光斑及后方增强效应。阑尾穿孔时,阑尾壁连续性中断,腔内液性暗区与周围液性暗区相通,可出现腹腔积气。

4）阑尾周围脓肿:阑尾形态完全消失,局部类圆形不纯液性暗区,边缘杂乱不规则,由肠管及大网膜包绕,后缘有增强效应。炎性肿块为间接征象,表现为阑尾区形态不规则的混合性包块,边缘不清楚、内部回声杂乱,可见肠气或不规则不纯液区,但无肠蠕动现象（图2-4-30）。

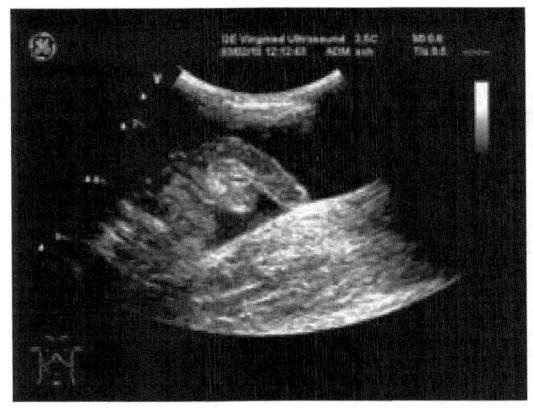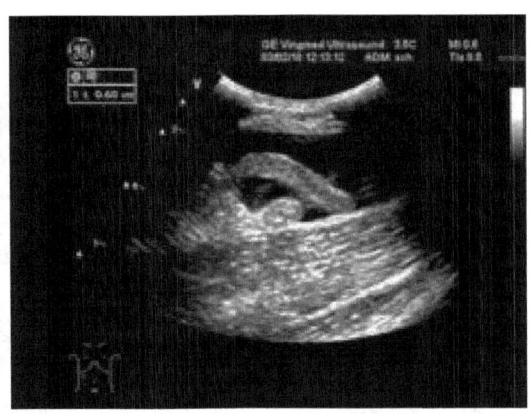

图 2-4-30　阑尾炎二维图

**2. 特别提示**　近年来随着超声仪性能的提高和高频探头的广泛应用,正常阑尾的显示率明显提高。超声显示病变的能力同阑尾的肿大程度、局部有无回声干扰等因素有关。当炎性增厚或伴有渗出时能确定诊断,但仍需与输尿管结石、卵巢输卵管病变、宫外孕、卵巢肿物扭转、肠道炎症、限局性肠梗阻、脓肿等鉴别。

## 五、肠　梗　阻

**1. 图像特征**
（1）梗阻部位以上的肠管扩张,小肠内径>3cm,结肠内径>5cm。
（2）肠黏膜皱襞水肿、增厚,"琴键征",结肠可见结肠袋。
（3）蠕动异常,早期增强,晚期麻痹。
（4）腹腔积液,短期内液体增加预示有肠绞窄(图 2-4-31)。

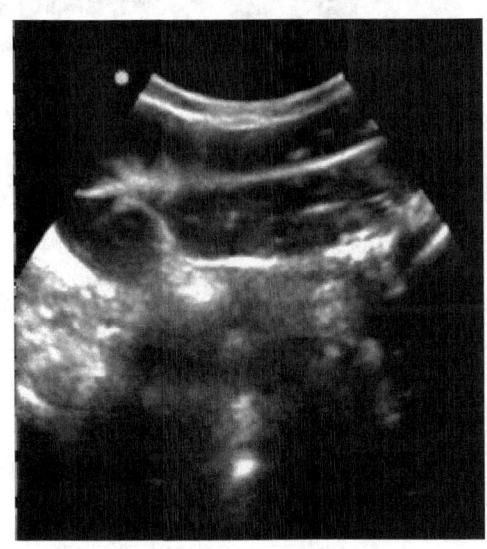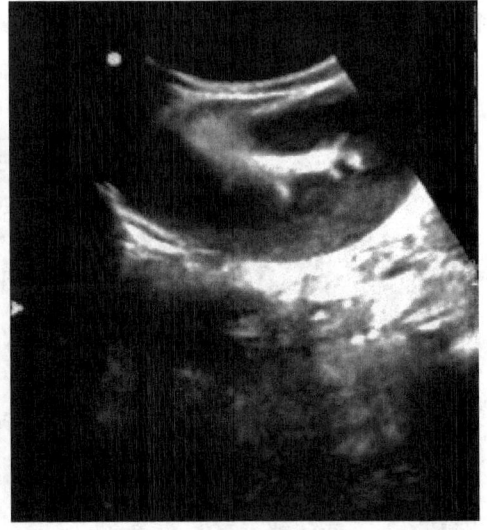

图 2-4-31　肠梗阻二维图

# 第五章 泌尿系统疾病

## 第一节 肾脏的超声检查

### 一、正常声像图

**1. 肾轮廓线** 由肾周筋膜及其内、外脂肪形成,呈较高回声。肾实质位于肾窦回声与肾轮廓线之间,为较低回声。

**2. 肾脏实质分两个部分** ①肾髓质:又称肾锥体,为放射形排列在肾窦周围的卵圆形结构,回声低于皮质。②肾皮质:位于肾髓质外层,一部分深入肾髓质之间,称为肾柱。

**3. 肾窦** 肾窦包括肾盏、肾盂、血管和脂肪组织等,又称肾集合系统。肾窦回声通常是一片高回声区,边界不整齐(图2-5-1)。

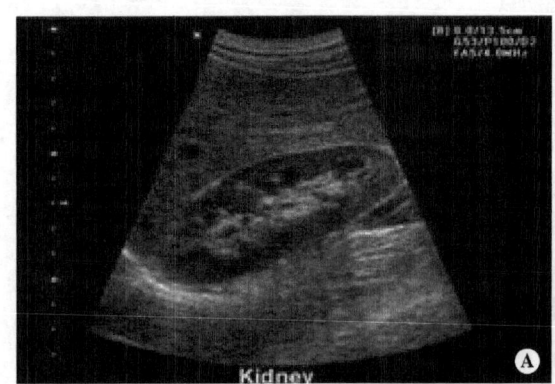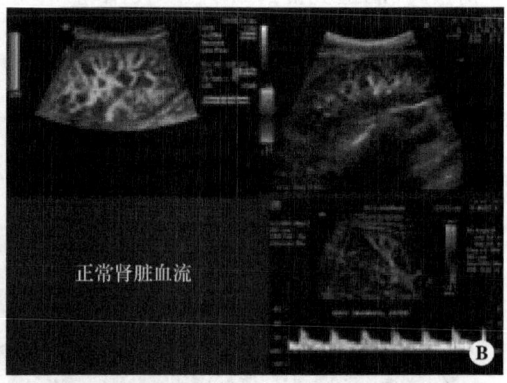

图2-5-1 正常肾脏二维(A)及彩色血流图(B)

### 二、肾盂积水

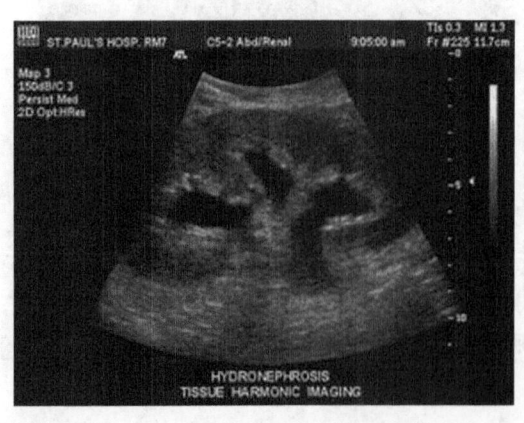

图2-5-2 肾积水二维图

**1. 图像特征**

(1)轻度肾盂积水时,集合系统光点分离,中间出现无回声暗区,其宽度在1cm以上。

(2)中度肾盂积水时,肾盂无回声区呈椭圆形、长条形或菱形。

(3)重度肾盂积水时,仅见大片暗区伴有分隔光带,肾实质变薄(图2-5-2)。

**2. 特别提示** 超声诊断肾积水具有较高的准确率,且不受肾脏有无功能影响,较X线静脉肾盂造影更为敏感。巨大肾积水需与多囊肾、多发性肾囊肿、腹腔肿瘤鉴别。

## 三、肾囊肿

**1. 图像特征**

(1) 肾脏测径在正常范围内,局部表面稍隆起。

(2) 肾实质内可见类圆形无回声区,内壁尚光滑,后方回声增强。

(3) 彩色多普勒血流显像(CDFI)其内未见明显血流信号(图2-5-3)。

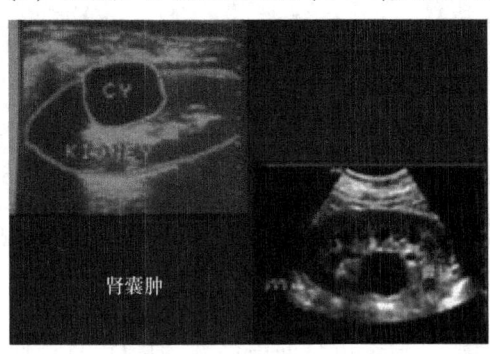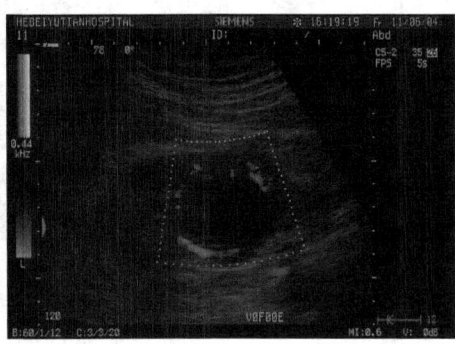

图 2-5-3 肾囊肿二维图

**2. 特别提示** 肾实质内单发的囊肿诊断明确。一般直径<6 cm 的囊肿无需做特殊处理,大的囊肿可做超声导向囊肿穿刺治疗。

## 四、肾盂旁囊肿

**1. 图像特征**

(1) 肾脏测径在正常范围内。

(2) 肾窦边缘可见类圆形无回声区,内壁尚光滑,后方回声增强。

(3) CDFI:其内未见血流信号。

(4) 在膀胱高度充盈,使肾盂轻度扩张时扫查,显示无回声区与集合系统不连通,排尿后也不缩小。

**2. 特别提示** 在体检时,二维灰阶超声发现肾窦边缘无回声,应与肾小盏扩张及肾内动脉瘤等相鉴别。应用 CDFI 检查,无回声区内无血流,即可排除肾内动脉瘤,X 线静脉尿路造影或增强 CT 扫描,局灶内无造影剂进入,并且肾盏受压变形,则可肯定诊断。

## 五、肾内动脉瘤

**1. 图像特征**

(1) 肾脏测径在正常范围内。

(2) 肾窦内可见形态欠规则的无回声区,内壁欠光整,后方无明显增强。

(3) CDFI 显示无回声区内有五彩镶嵌的血流信号,PW 显示动脉频谱呈低速双向曲线。

**2. 特别提示** 肾内动脉瘤临床上比较少见。单凭二维灰阶超声和肾盂旁囊肿很难区分。尤其是较大的肾内囊性病变在做穿刺前,一定要做 CDFI,以免误穿肾内动脉瘤而造成大出血。

## 六、肾血管平滑肌脂肪瘤(错构瘤)

**1. 图像特征**

(1) 肾脏测径在正常范围内。

(2) 肾实质内可见圆形高回声区,边缘整齐,内部回声欠均匀。
(3) CDFI 其内未见明显血流信号(图 2-5-4)。

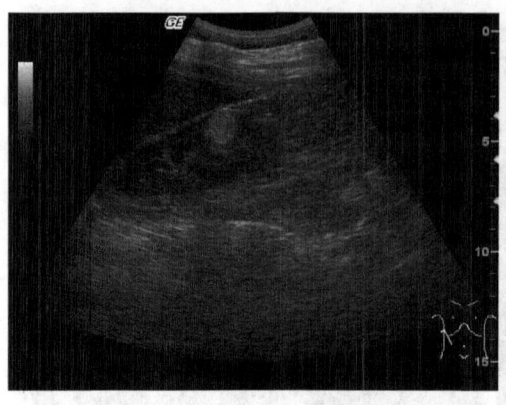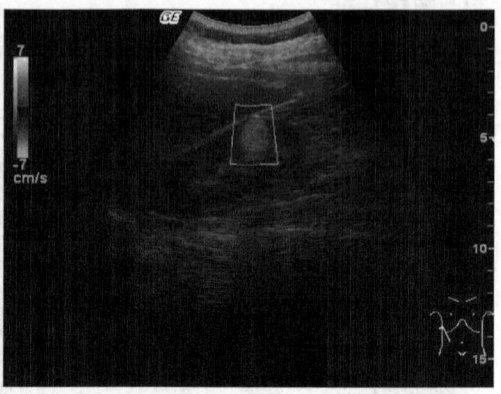

图 2-5-4　肾错构瘤二维及彩色血流图

**2. 特别提示**　本病为最常见的肾良性肿瘤,声像图以高回声多见,但也可见低回声和混合型,取决于肿瘤大小和其中血管、平滑肌、脂肪成分所占的比例。超声在诊断此病时需与肾细胞癌相鉴别。鉴别困难时可进一步依靠 CT 扫查,显示其内有脂肪组织而确诊。

## 七、肾柱肥大

**1. 图像特征**
(1) 肾实质回声内出现外压性低回声区,侧动探头,无球形感。
(2) 低回声区与皮质相连,回声强度相等。
(3) 肾窦高回声与压迹有清晰界限。
(4) CDFI 显示低回声区旁沿锥体走行的分支状血流信号。

**2. 特别提示**　肾柱为肾皮质在相邻肾锥体间伸入髓质所致,属肾脏解剖变异,皮质突出增大嵌入肾窦,使邻近的穹隆和肾盏移位,称为肾柱肥大。在图像上酷如肾盂肿瘤,应注意鉴别。

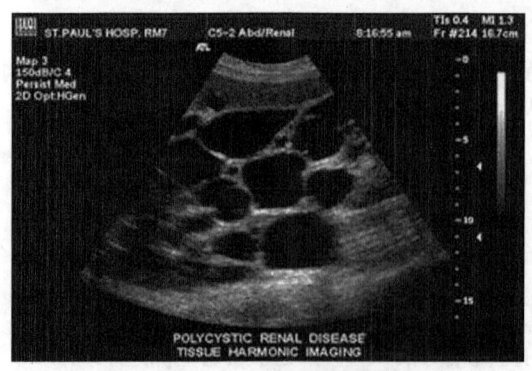

图 2-5-5　多囊肾二维图

## 八、多囊肾

**图像特征**
(1) 肾脏弥漫性肿大,表面不规则。
(2) 肾内多发的大小不等的液性囊腔。
(3) 囊间肾实质回声增强。
(4) 常合并多囊肝(图 2-5-5)。

## 九、肾　癌

**图像特征**
(1) 肾内实性均质暗区,在其中可见散在细小光点,分布均匀。

（2）边界可清晰或欠清晰，内部回声一般比正常肾实质回声强。
（3）CDFI示血流信号绕行或穿行（图2-5-6）。

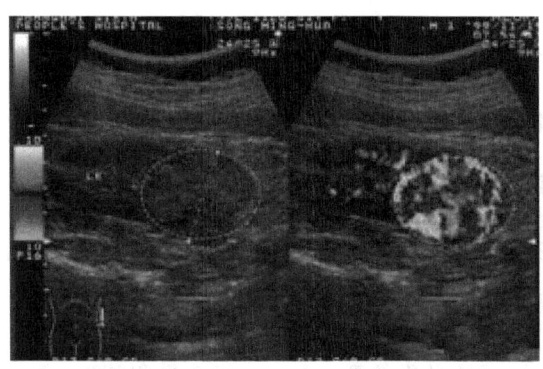
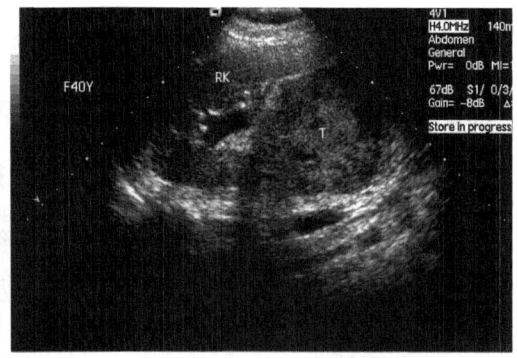

图2-5-6　肾癌二维及彩色血流图

## 十、肾　结　石

**图像特征**

（1）肾集合系统内强回声光团或光点。
（2）其后方伴有声影。
（3）常伴有肾盂积水（图2-5-7）。

## 十一、双　肾　盂

**1. 图像特征**

（1）肾脏测径在正常范围内，肾表面有表浅的切迹。

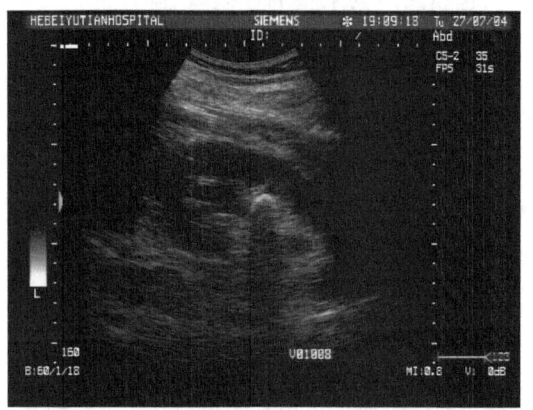

图2-5-7　肾结石二维

（2）肾内可见两个肾窦高回声区，肾窦无分离，肾实质分隔其间，似桥状（图2-5-8）。

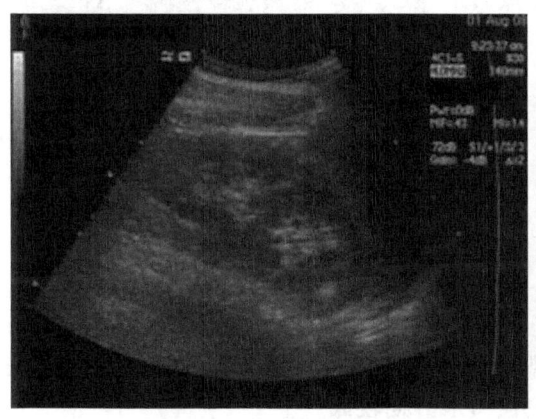
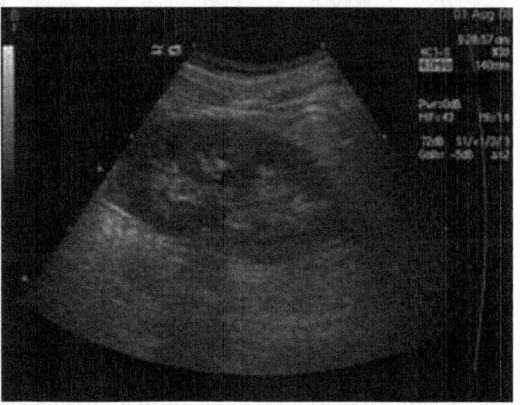

图2-5-8　双肾盂二维图

**2. 特别提示**　双肾盂需与重复肾相鉴别，在肾内均可见两个肾窦回声，但前者只有一条输尿管，一般无临床意义；后者有两条输尿管，常合并上部肾脏积水，CDFI显示两个肾门，即可诊断。前者常无症状，后者多数长期被误诊，为难治性反复尿路感染或滴淋性尿失禁。如鉴别诊断困难，可进一步做静脉肾盂造影检查，或超声导向肾窦穿刺尿路X线造影。

# 第二节 输尿管、膀胱及前列腺的超声检查

## 一、检查前准备

检查前多饮水,禁排尿使膀胱充盈,黏膜伸展,易于发现病变。

## 二、正常声像图

正常膀胱充盈时,男性膀胱横切面为圆形或椭圆形,纵切面略呈三角形,膀胱后壁向后突出。妇性膀胱由于其后方有子宫存在,其后面略有凹陷。正常膀胱内壁光滑,完整且整齐。正常情况下,输尿管内径 4～6mm。

正常前列腺大小约 4cm×3cm×2cm,其横断面是对称的栗子形,纵断面为卵圆形,上大下小,包膜回声为平整的连续线,腺体内为分布均匀的细小光点。

## 三、膀胱癌

膀胱肿瘤中,移行上皮乳头状癌最常见,占 90%。

**1. 图像特征**

（1）膀胱内可见稍强回声团,回声不均。

（2）基底较宽,表面不平整。

（3）表面或其内可见钙化。

（4）CDFI 可见血流信号较丰富（图 2-5-9）。

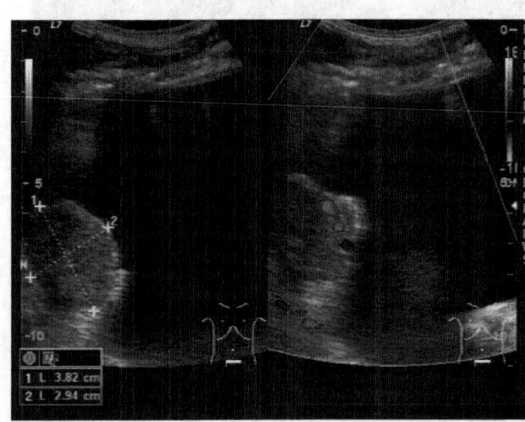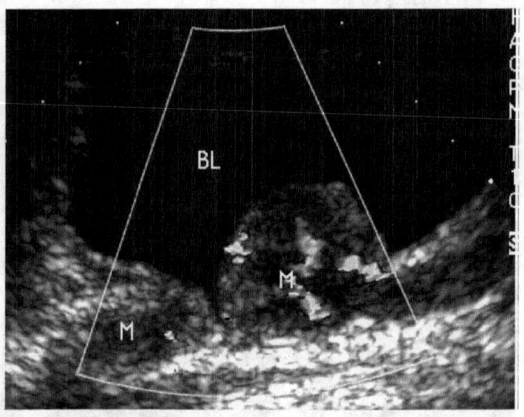

图 2-5-9　膀胱癌二维及彩色血流图

**2. 特别提示**　对膀胱肿瘤的分期,主要观察肿瘤附着部膀胱壁的光带是否连续和完整。当肿瘤侵及肌层时,膀胱壁光带零乱不整齐,一般分期较低。

## 四、膀胱结石

**图像特征**

（1）膀胱腔内出现强回声光,其后伴有声影。

（2）改变体位时,可见结石随体位移动（图 2-5-10）。

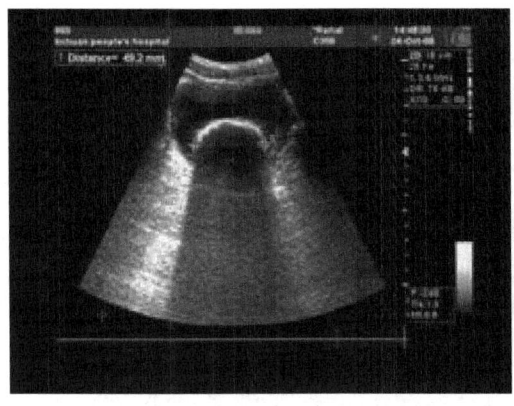
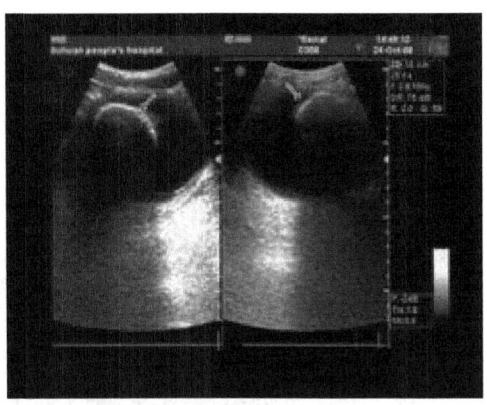

图 2-5-10 膀胱结石二维图

## 五、前列腺增生

**图像特征**
(1) 前列腺体积增大,可突向膀胱腔内。
(2) 回声较均匀,左右对称。
(3) 内外腺间可见强光斑,呈弧形排列(图 2-5-11)。

## 六、前 列 腺 癌

**图像特征**
(1) 前列腺体积增大,可突向膀胱腔内。
(2) 回声不均匀,左右不对称。
(3) 可出现形态不规则的低回声团,包膜线不连续。

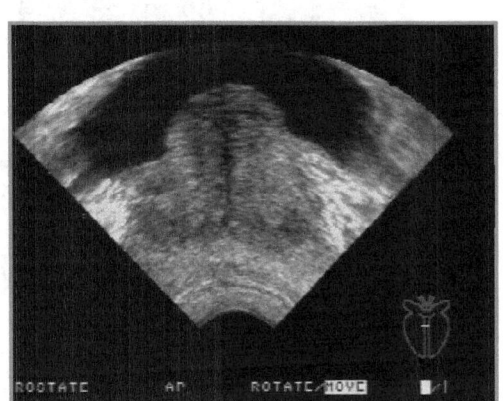

图 2-5-11 前列腺增生二维图

## 七、输尿管结石

**1. 图像特征**
(1) 输尿管上段扩张,其内可见一强回声团,后方伴声影。
(2) 同侧肾脏肾窦分离,内为无回声区(图 2-5-12,图 2-5-13,图 2-5-14)。

**2. 特别提示** 输尿管结石是急腹症的最常见病因之一。输尿管结石的超声表现比较典型。肠道胀气、手法不熟练、仪器分辨率低等因素,均可影响结石的检出率和诊断准确率。

## 八、输尿管囊肿

**1. 图像特征** 膀胱三角区内可见圆形无回声区,壁薄而光滑,其大小随射尿而改变;无回声区内可见数枚强回声团,其后伴声影(图 2-5-15)。

**2. 特别提示** 输尿管囊肿多属先天性,女性多于男性,以左侧多见。对于输尿管囊肿患者,应注意除外重复肾、重复输尿管及肾积水的可能。

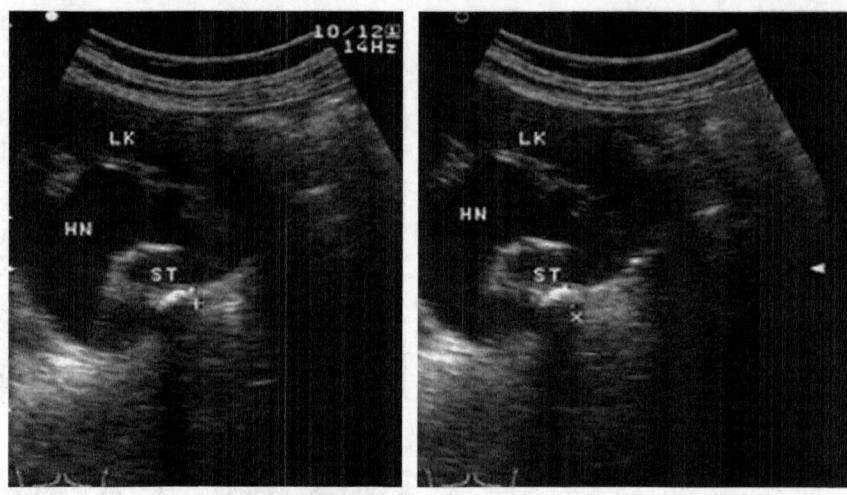

图 2-5-12 输尿管起始段结石二维图

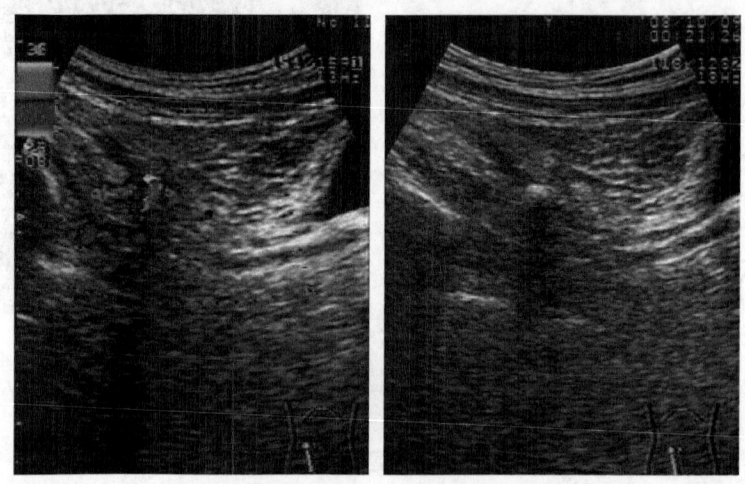

图 2-5-13 输尿管中段结石二维图

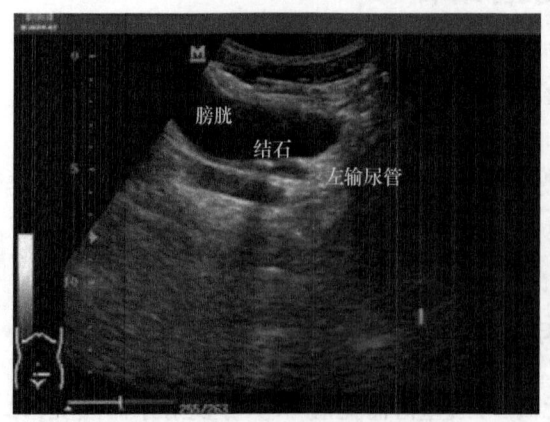

图 2-5-14 输尿管末段结石二维图

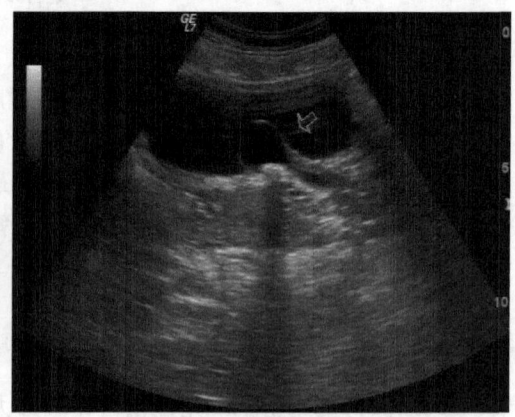

图 2-5-15 输尿管囊肿二维图

# 第六章 妇科疾病

## 第一节 子宫解剖

子宫位于骨盆腔中央,呈倒置的梨形。成年人的子宫重约50g,长7~8cm,宽4~5cm,厚2~3cm,子宫体壁由浆膜层、肌层、内膜构成,绝经后妇女正常子宫内膜呈线状或显示不清,厚度一般不超过4mm。子宫动脉发自髂内动脉前干,子宫动脉发出一下行小的阴道支,主干沿途发出弓状动脉,上升至子宫角时,即分为三支,一支分布于宫底,一支分布输卵管,而另一支分布至卵巢。卵巢具有双重血供,即从腹主动脉发出的卵巢动脉和子宫动脉上升支分出的卵巢支。

## 第二节 检查方法及正常子宫超声表现

### 一、检查方法

(1) 经腹超声检查。
(2) 经阴道超声检查。
(3) 子宫、输卵管声学造影检查。

### 二、正常子宫声像图

(一) 纵切面

1. **子宫形态** 前位及平位子宫呈倒置梨形,轮廓清晰,表面光滑,后位子宫呈斜倒梨状。
2. **肌壁** 呈均匀点状回声,前后壁对称。
3. **内膜** 呈条状强回声,周期性变化,宫腔呈闭合状态,后位子宫显示模糊或不完全。
4. **宫颈** 圆柱形,回声较宫体略强,宫颈管呈强回声。
5. **宫体与宫颈角度** 前位子宫小于180度,平位子宫为180度,后位子宫大于180度。

(二) 横切面

前位及平位子宫宫底呈三角形,宫体呈椭圆形,中心部呈强回声,为宫内膜所致。后位子宫则宫颈位于宫体上方,呈偏强回声。

### 三、子宫测量方法

1. **子宫体长径**(上下径) 子宫最大纵切面时,自宫底外缘至宫颈内口间的最大距离。
2. **子宫体厚径**(前后径) 与宫体长径垂直的最大距离。
3. **子宫体横径**(宽径) 子宫横切面时,于两侧宫角下缘子宫左右外侧缘间的最大距离。
4. **宫颈体长径** 子宫颈内口至外口间的距离。

## 四、正常子宫超声测值

不同年龄组及发育阶段的子宫大小常有不同,生育期子宫最大,青春前期及更年期以后子宫较小。

生育期子宫:①长径 5～7cm;②厚径 2.5～4.5cm;③横径 4.5～5.5cm;④宫颈长径 2.5～3.0cm;⑤宫体与宫颈之比为 2∶1。

青春前期及更年期以后子宫:较生育期子宫各径线测值缩小 1.5～2.5cm,宫体与宫颈之比为 1∶1。

## 五、正常彩色与频谱多普勒

子宫动脉在非妊娠状态下频谱正常波形显示为收缩期的尖锐峰,舒张期速度减低,并形成舒张早期"切迹"等特殊表现。并可观察到随月经周期的明显变化。

# 第三节 子宫疾病的超声表现

## 一、先天性子宫、阴道发育异常

### (一)图像特征

**1. 先天性无子宫** 盆腔探查不到子宫轮廓,可探及两侧卵巢回声,常合并无阴道。

**2. 幼稚子宫** 子宫及阴道轮廓可辨认,但宫体各径线测值均较正常小,宫体与宫颈之比为 1∶1 或 1∶2。

**3. 双子宫** 可探及两个宫体回声,较狭长且左右对称;两个宫内膜回声;两个宫颈回声;如合并双阴道还可见两个阴道回声。横切面自下而上可见:①双阴道呈两个强回声点或阴道回声增宽。②双宫颈呈一较宽椭圆形实性偏强回声。③双宫体呈并列存在,可二者相同或一大一小,肌壁回声相同;双宫腔呈"蝶形"或"眼镜征"(图 2-6-1)。

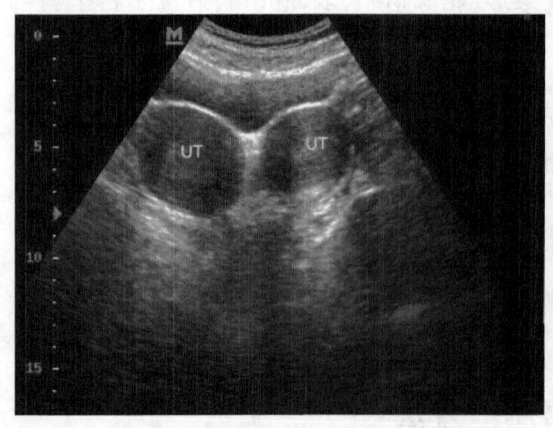
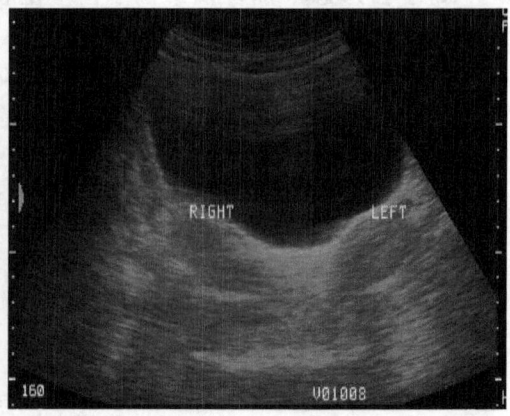

图 2-6-1 双子宫二维图

**4. 双角子宫** 子宫横断面上宫颈部和宫体部多无异常,切面上移近宫底部,可见宫底两侧各有一类肿物样实性回声区,呈马鞍形,并对膀胱产生典型的"V"形压迹;或宫底部宫体断面呈角状突起,其中心部有各自的宫内膜线状回声。双角子宫一侧妊娠时,易将对侧子宫角误认为子宫肌瘤,应注意观察其内有无宫内膜回声可资鉴别。

**5. 单角子宫** 子宫外形呈梭形,另一侧为子宫残角,有时可见残角子宫内积血产生的无回声区。横断面可见宫底有一隆起,其内部回声与宫底部相似,应与肌瘤鉴别。

**6. 纵隔子宫** 子宫外形正常,声像图较难发现,当妊娠早期有羊水衬托时,可发现宫体有略强回声的中隔。宫腔声学造影有助于诊断。

**7. 处女膜闭锁** 伴有经血潴留时,阴道、子宫腔呈囊状扩张,内为液体无回声区;阴道子宫无回声相连通,随子宫周期性收缩和舒张,无回声区可减小或增大,并有流动性;积血延及输卵管者,双侧输卵管扩张,表现为带状或梭状无回声,与宫腔无回声连通;子宫直肠窝也可显示液性无回声区。

(二)特别提示

子宫、阴道先天性发育畸形常可合并泌尿系畸形,如肾缺如、肾发育不全等,当发现子宫畸形时应注意肾脏的检查。

## 二、子 宫 肌 瘤

**1. 图像特征**

(1)子宫增大或出现局限性隆起,致子宫切面形态失常。

(2)肌瘤结节部一般呈圆形低回声区或等回声区或分布不均的强回声区。

(3)子宫内膜回声移位与变形。

(4)膀胱产生压迹与变形。

(5)继发变性时,可见边界模糊无回声区或边界清晰的圆形无回声区及强回声光团或弧形光带,其后伴声影。

(6)彩色多普勒超声表现:彩色多普勒超声检查多数肌瘤周围显示环状或半环状血流(图2-6-2)。

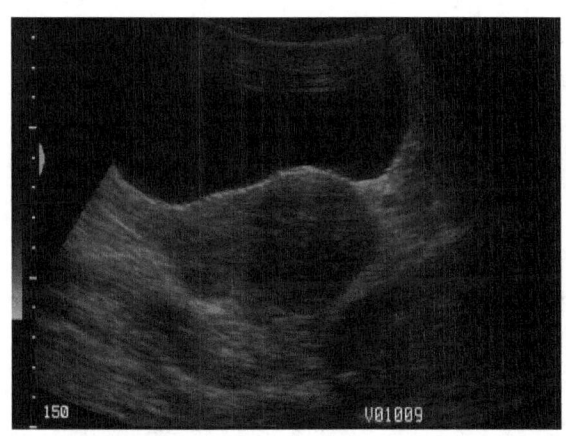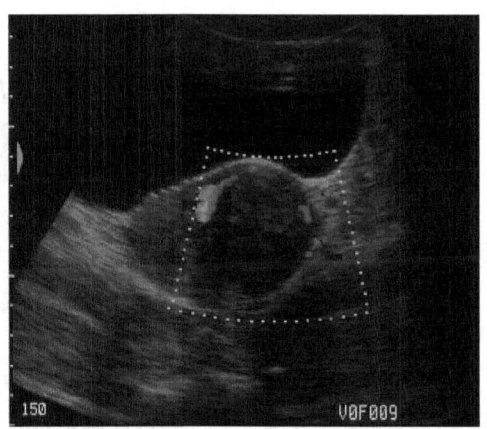

图2-6-2 子宫肌瘤二维及彩色血流图

**2. 特别提示** 超声无辐射损伤,可多轴位和重复检查,是临床首选检查方法,CT或MRI是进一步检查的最佳方法,特别是CT分辨率高,对钙化、坏死等均能清楚显示。

## 三、子宫肌腺症

**图像特征**

（1）子宫形态饱满，均匀性增大，轮廓线规则。也有呈局限性隆起和非对称性增大。

（2）子宫肌壁：呈杂乱不均质回声，兼有实性低回声或强回声区，周界模糊不清；或肌壁内呈小蜂房状散在的无回声区，随月经周期可有增大或缩小。

（3）子宫内膜：呈线状强回声，居中或无异常表现。

（4）盆腔内膜性囊肿：如合并盆腔子宫内膜异位，盆腔内可见囊性无回声区，包膜模糊增厚，囊内呈点状回声。

（5）彩色多普勒血流显像一般无特异性表现，其血供来源于子宫正常血管，在血管的分布上病灶周围无环状或半环状血流。可与子宫肌瘤鉴别（图2-6-3）。

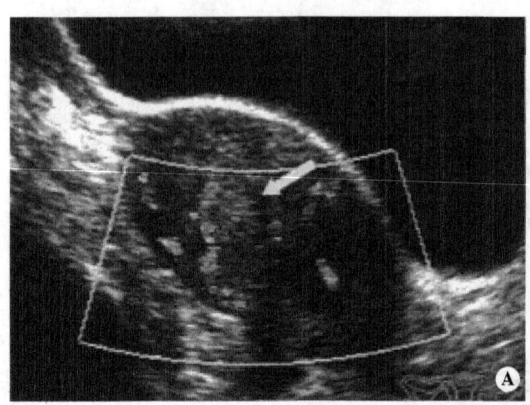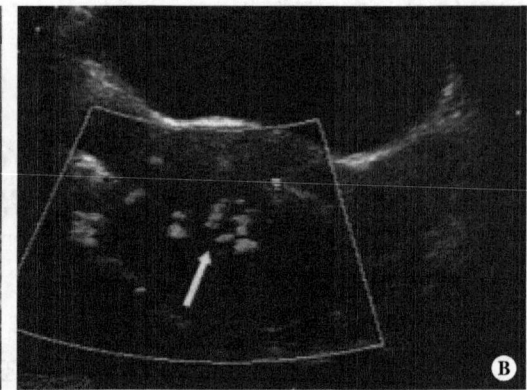

图2-6-3　子宫肌腺症二维（A）及彩色血流图（B）

## 四、子宫内膜癌

**图像特征**

（1）早期宫体癌：子宫内多无特殊异常表现，或仅见宫腔轻度分离。

（2）中、晚期宫体癌

1）子宫增大，形态可正常。当肿瘤向宫外和宫颈侵犯时，子宫形态失常，表现凸凹不平。

2）宫腔内表现有：弥漫型者，整个宫内膜回声不规则增厚，增强，表面凸凹不平；局限型及息肉型者，宫腔内可见不规则低回声或中等回声区，基底部宽、厚，癌组织出血、坏死时，宫腔内可见无回声暗区和点片状强回声。

3）宫体及宫颈受侵时，子宫肌壁回声不均匀，内可见强弱不均或无回声区，外膜回声不连续；宫颈失去正常形态，呈不规则低回声。

4）盆腔受侵时，可见子宫周围有肿块回声；侵及膀胱可致膀胱壁呈低回声性增厚且表面凹凸不平，与子宫粘连时，二者界线不清楚。

5）彩色多普勒超声表现　经阴道彩色多普勒超声检测子宫动脉和病变处血流对子宫内膜癌诊断有一定帮助。主要表现为内膜癌肿瘤周边或内部可见较丰富血流呈彩条或彩球状，频谱多普勒检测呈低阻特征。RI阈值为0.4~0.6（图2-6-4）。

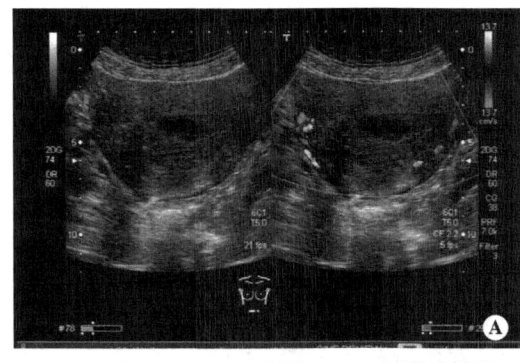 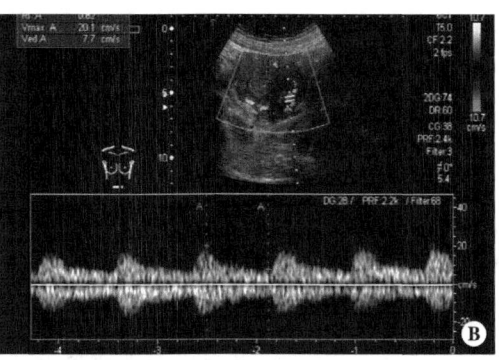

图 2-6-4　子宫内膜癌二维(A)及彩色血流图(B)

## 第四节　卵巢疾病的超声表现

### 一、卵巢非赘生性囊肿

**图像特征**　见图 2-6-5,图 2-6-6。

(1) 滤泡囊肿和黄体囊肿:呈圆形无回声区,边缘清晰光滑,突出于卵巢表面,内可有强回声分隔,定期追踪观察,可自行缩小和消失,也可持续存在。

(2) 黄素囊肿:多呈双侧性,囊肿可为圆形或椭圆形无回声区,壁薄,边界清晰,内呈多房状间隔光带回声。大小不一,一般为 5~10cm。随滋养层细胞肿瘤治疗后,可自行消退。

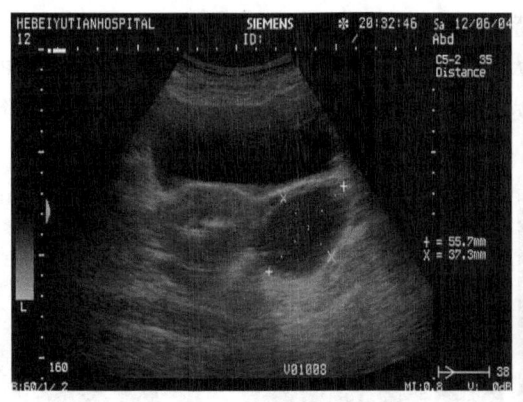 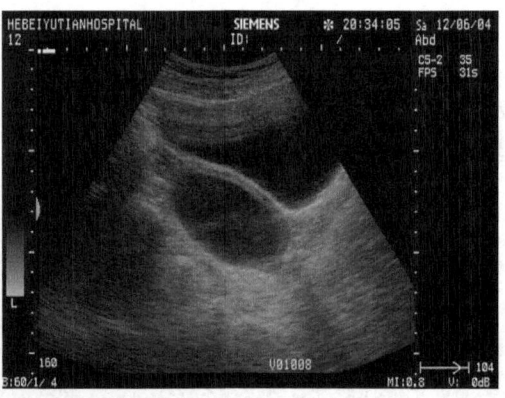

图 2-6-5　卵巢囊肿二维图

(3) 多囊卵巢:双侧卵巢呈均匀性增大,包膜回声增强,增厚,其内可见多个大小不等的小无回声区或散在米粒大小的暗区,随月经周期变化,B 超追踪观察,无发育成熟的卵泡。

### 二、卵巢子宫内膜异位囊肿

**图像特征**　囊肿多位于盆腔较低位置,固定,呈圆形或椭圆形,壁厚模糊,多在 5cm 左右,内部回声多样化,可为囊性无回声区

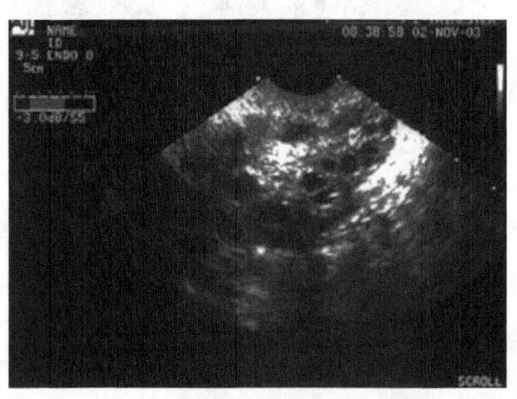

图 2-6-6　多囊卵巢综合征二维图

内有细小密集光点,或模糊线状分隔,亦可表现为不均质的圆形实性低回声团块,但后壁回声呈增强效应。声像图上可分为:单纯囊肿型、多囊型、囊内均匀光点型、囊内团块型、混合型。卵巢子宫内膜异位囊肿声像图类型可随月经周期相互演变。

## 三、卵巢畸胎瘤

**图像特征** 卵巢畸胎瘤超声表现多样,一般有以下几种特殊声像图表现。

（1）类囊肿型:似典型囊肿,囊壁规则清晰,囊内呈无回声,多呈单房,少数呈多房或囊内还有小囊。可有密集点状回声浮游。

（2）脂液分层型:囊内前方为偏强点状回声,密集,后方为液性无回声区,两层之间有一略强回声水平分界线。

（3）面团型:囊内可见一个或数个较强回声团块,可附于囊壁一侧,也可漂浮于囊肿中间,其后方有不典型声影。为黏稠皮脂及毛发混合形成,似面团状,故又称"面团征"。

（4）壁立结节型:囊壁隆起结节状强回声,后方伴声影。

（5）混合型:囊内回声杂乱,除可见无回声区外,还可见点状、条索状、团块状、片状强回声伴声衰减或声影,为牙齿、骨、油脂、钙化物的混合表现。

（6）类实性肿物型:囊内几乎被大量毛发充满,或仅有少量油脂时,类似卵巢实性肿瘤,表现为肿瘤前壁呈弧形强回声带,后方伴声衰减或声影,压迫或加压时,肿物内容物有浮动感。肿物轮廓及边界均较模糊,易发生漏诊或误诊。

（7）恶性畸胎瘤:畸胎瘤体积迅速增大,囊壁不规则增厚,囊内回声杂乱,除组织的多样性结构构成的超声多样化反射外,其主要特点为肿瘤趋向实变,如囊壁及分隔上出现大量实质性团块回声,原来较细的分隔变得粗大、紊乱、模糊等。如伴有腹水时,预示肿瘤的腹膜浸润或腹腔种植。未成熟畸胎瘤则表现为单侧实质性肿瘤,表面凹凸不平及结节状隆起(图2-6-7)。

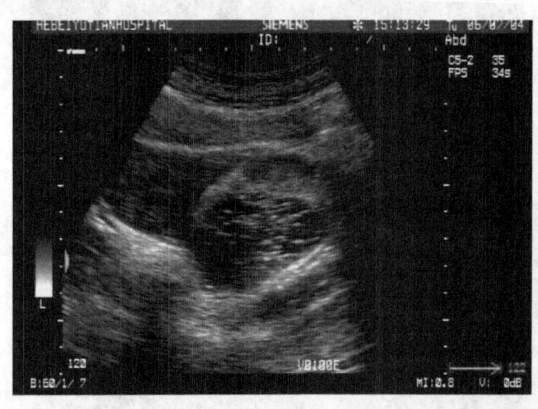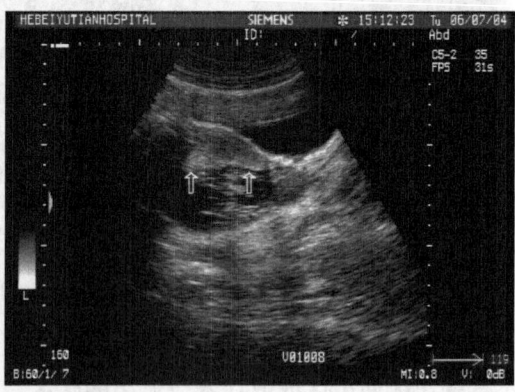

图 2-6-7 卵巢畸胎瘤二维图

## 四、卵巢囊腺瘤(癌)

**图像特征**

（1）浆液性囊腺瘤(癌)

1）单纯性囊腺瘤:肿瘤呈圆形或椭圆形,囊壁薄而光滑,囊内呈无回声。囊壁后方透声性增强。

2）乳头状囊腺瘤：肿瘤可为单房，亦可为多房，囊壁内面可见大小不等的局限性乳头状突起突向囊腔，呈实质性，形态规则，囊腔呈无回声。

3）浆液性囊腺癌：肿瘤呈圆形或椭圆形无回声为主的包块，囊壁不规则增厚，内面有较多乳头状或团块状实质性软组织回声突向囊腔，或向外壁侵犯（图2-6-8）。

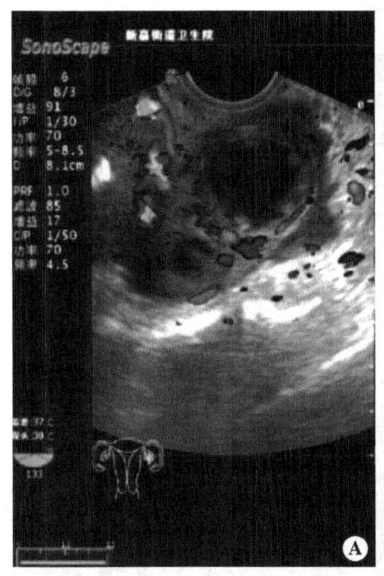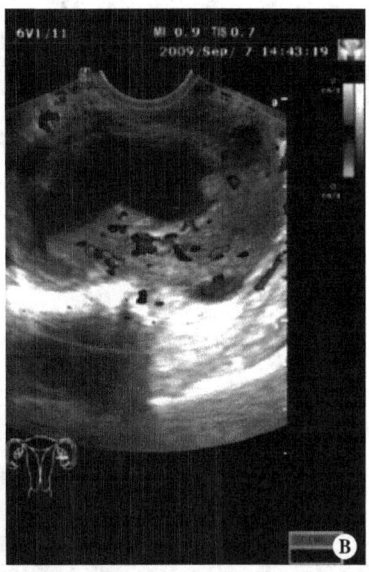

图2-6-8　卵巢浆液性囊腺癌二维（A）及彩色血流图（B）

（2）黏液性囊腺瘤（癌）

1）黏液性囊腺瘤：肿瘤呈卵圆形，轮廓清晰，囊壁较厚（3～5mm），规则光滑，囊内可见多房性间隔呈强回声，囊腔大小不一，囊壁内面可有不规则乳头状回声突起，囊腔内有散在点状回声。

2）黏液性囊腺癌：肿瘤呈椭圆形或分叶状无回声区，囊壁明显不规则增厚，囊腔内有较多间隔光带，呈不均匀性增厚，并可见乳头状或团块状软组织回声，自囊壁和分隔突向囊腔；囊腔内还可见点、片状偏强回声；肿瘤向外生长，浸润周围组织和腹膜时，可见向外伸展的局限性团块回声伴腹水液体无回声区（图2-6-9）。

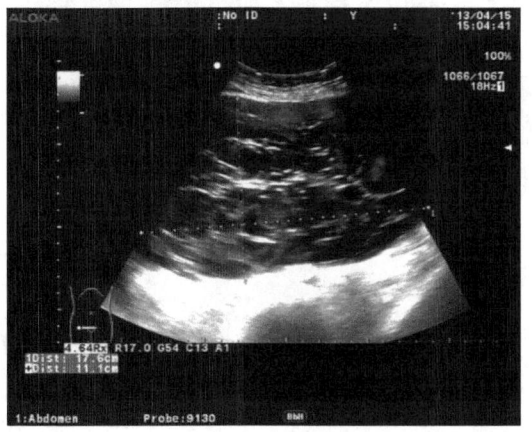

图2-6-9　卵巢黏液性囊腺癌二维图

## 五、卵　巢　癌

**图像特征**

（1）原发性卵巢癌

1）卵巢肿大：卵巢不规则增大，达正常卵巢的一倍以上，轮廓较模糊；包膜不光滑。

2）肿瘤形态不规则，表面凹凸不平，壁厚薄不均，边缘回声不整齐或有中断。

3）肿瘤实质：回声杂乱，强弱不均，有出血、坏死、液化时，肿瘤实质内可见不规则液性

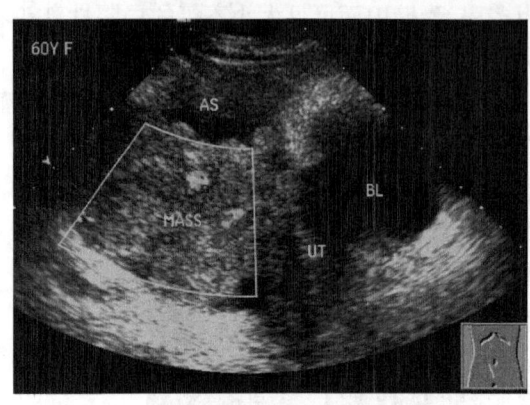

无回声区。

4）腹水：癌肿浸润腹膜，出现癌性腹水，表现为液性无回声区内有粘连，呈团状或分布不均匀的肠曲。

5）肝脏及淋巴结转移：肝脏实质内可见分叶状偏强回声团块，周边呈低回声晕。淋巴结呈圆形或椭圆形低回声区（图2-6-10）。

（2）转移性卵巢癌

1）双侧卵巢增大：达正常卵巢的两倍以上，呈肾形。

图2-6-10 卵巢癌二维图

2）肿瘤形态：不规则，轮廓模糊，无明显包膜。

3）肿瘤实质：呈强弱不均回声，弥漫性分布，肿瘤后方回声衰减。可有出血、坏死、液化的无回声暗区。

4）多伴有腹水无回声区（图2-6-11）。

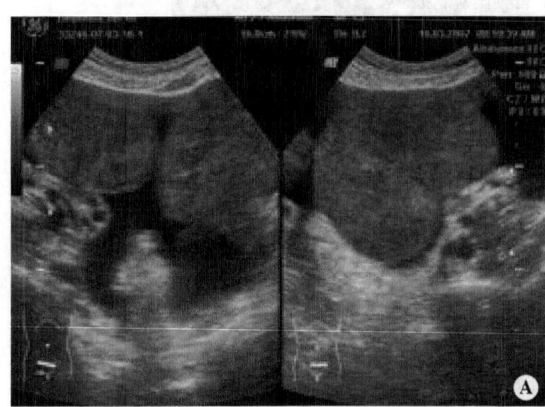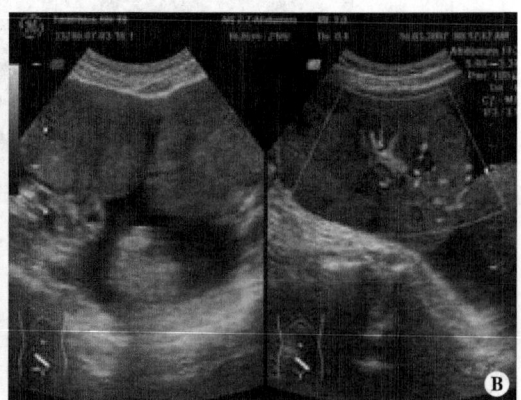

图2-6-11 转移性卵巢癌二维(A)及彩色血流图(B)

## 第五节 妇科急症

### 一、异位妊娠

**1. 图像特征**

（1）子宫略饱满。

（2）子宫旁（输卵管、宫角等处）混合回声区，形态不规则，无明显边界。

（3）彩色多普勒血流显像高回声包块内未见明显血流信号（图2-6-12）。

**2. 特别提示** 异位妊娠是妇产科最常见的急腹症之一，因着床不一，声像图上变化多种多样，同一病人在不同时间检查也可有不同图像，经腹部超声有一定难度，极易漏诊，在检查诊断此类病人时要特别加以小心。

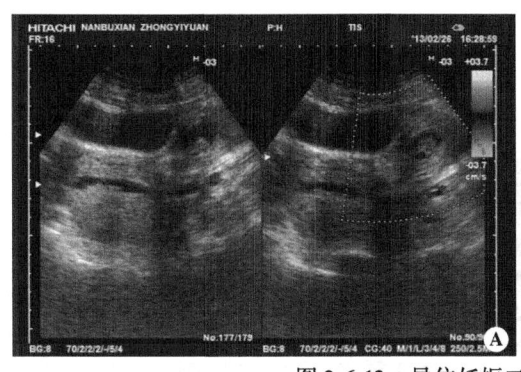 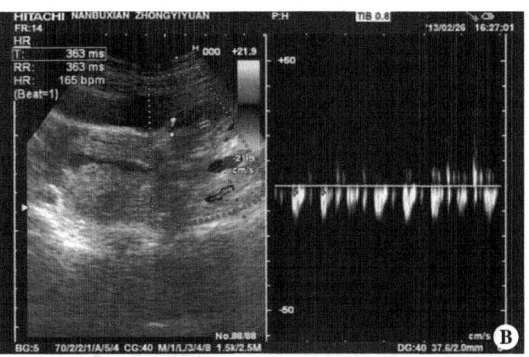

图 2-6-12　异位妊娠二维(A)及彩色血流图(B)

## 二、黄体破裂

**1. 图像特征**

(1) 子宫大小、形态正常。

(2) 子宫旁可见低回声团块。

(3) CDFI 示低回声区内未见明显血流信号(图 2-6-13)。

**2. 特别提示**　黄体破裂也是妇产科急腹症之一,有时在声像图上很难与宫外孕破裂相鉴别,如临床上无停经史和 HCG 试验阴性,超声记录不到滋养层周围血流频谱和异型频谱,有助于本病诊断。

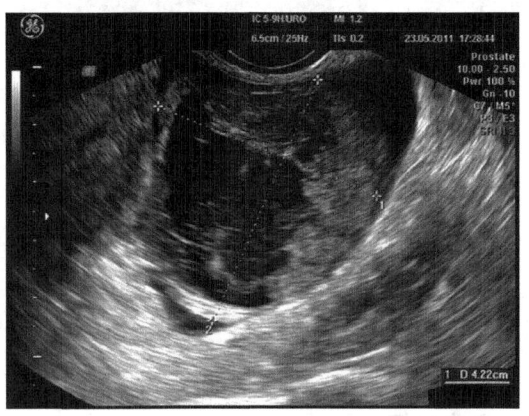

图 2-6-13　黄体破裂二维图

## 三、盆腔脓肿

**1. 图像特征**

(1) 子宫大小无异常,内部回声偏低。

(2) 于子宫后方可见混合性回声区,形态不规则,与子宫分界不清,内可见絮状回声及条状高回声,探头加压后可见漂动。

(3) CDFI 示子宫旁可见较丰富血流信号。

**2. 特别提示**　典型盆腔炎引起的盆腔炎性包块,由于严重程度不同,部位不同,急、慢性阶段不同,其声像图的表现极为复杂。不典型病史和不典型声像图的盆腔炎性包块需与陈旧性宫外孕、卵巢子宫内膜异位症和性病肉芽肿等相鉴别。

## 四、卵巢子宫内膜异位囊肿(巧克力囊肿)

**1. 图像特征**　①子宫旁可见无回声区,囊壁毛糙增厚,其内充满细点状回声;②与子宫分界不清(图 2-6-14)。

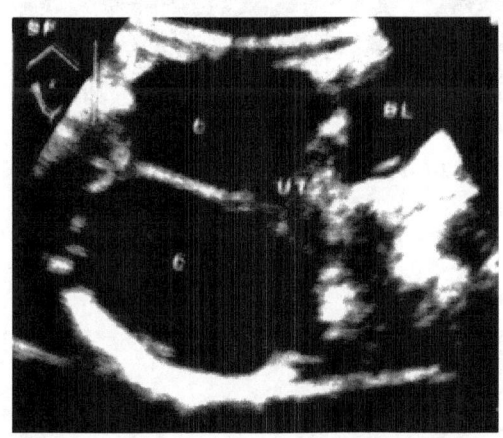

图 2-6-14　巧克力囊肿二维图

**2. 特别提示** 超声所见囊肿多与周围组织脏器如子宫、阔韧带、乙状结肠、盆腔腹膜等紧密粘连,大小随月经周期的变化而变化,所以在随访时一定注意这一点。另外,巧克力囊肿需与畸胎瘤、出血性囊肿等相鉴别。

## 五、卵巢囊肿扭转

**1. 图像特征**
(1) 子宫受压,显示欠清晰。
(2) 于子宫旁偏上方可见类圆形混合性回声区,形态尚规则。无回声内可见絮状回声,改变体位,见絮状回声滑动。
(3) CDFI 其内未见明显血流信号(图 2-6-15)。

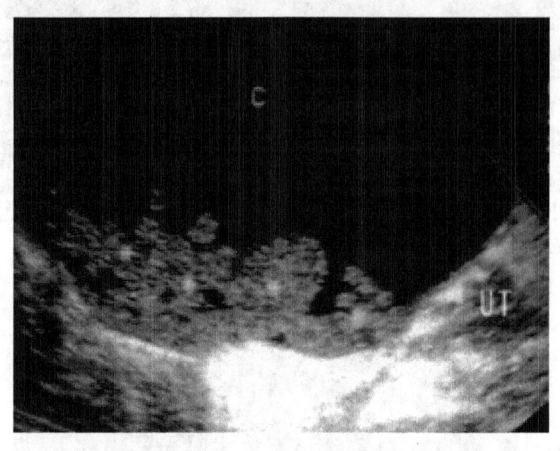

图 2-6-15 卵巢囊肿扭转二维图

**2. 特别提示** 卵巢囊肿扭转一般发生于突然改变体位时,患者有卵巢囊肿史,声像图上很难看出是否有扭转,故需结合病史综合分析。

## 六、急性盆腔炎

主要病理类型:急性子宫内膜炎及子宫肌炎(常见产褥感染)、急性附件炎、盆腔脓肿。

**图像特征**
(1) 急性子宫内膜炎、子宫肌炎
轻症:子宫无改变或略增大,内膜回声略增高。
重症:子宫增大,壁厚,宫腔内少量积液,并伴有附件炎和盆腔积液的表现。
(2) 急性附件炎
轻症:经腹超声无明显变化,阴道超声可见输卵管轻度增厚。
重症:双侧输卵管增粗,管壁回声增强增厚,卵巢增大,盆腔可有积液。
(3) 盆腔积脓:盆腔内可见不规则的不均质包块,内部可有囊实混合回声,后方回声增高,子宫可显示不清(图 2-6-16)。

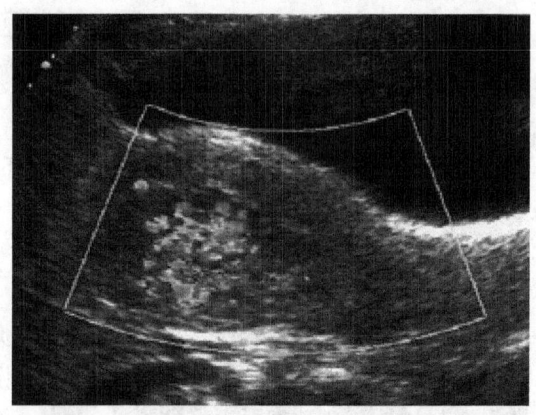

图 2-6-16 急性子宫炎二维及彩色血流图

# 第七章 产科超声

## 第一节 产科常用超声切面

**1. 双顶径**

(1) 测量切面:透明隔腔+双侧丘脑切面。放大至胎头占屏幕的 1/2 以上。

(2) 测量方法:测量近场颅骨骨板外缘至远场颅骨内缘间垂直于脑中线的最大距离。

(3) 注意事项:①颅骨外的软组织不包括在内;②尽量使声束垂直于大脑中线(图 2-7-1)。

**2. 头围**

(1) 测量切面:透明隔腔+双侧丘脑切面,不应显示小脑半球横断面。放大至胎头占屏幕的 1/2 以上。

(2) 测量方法:用椭圆功能键沿胎儿颅骨外缘直接测出头围长度。

(3) 注意事项:不应显示小脑半球,测量值不能包括颅骨外的头皮等软组织(图 2-7-2)。

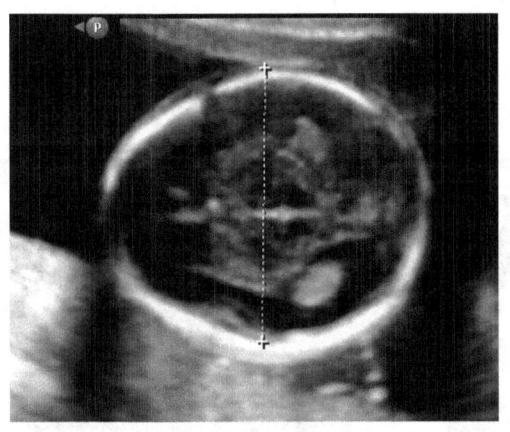
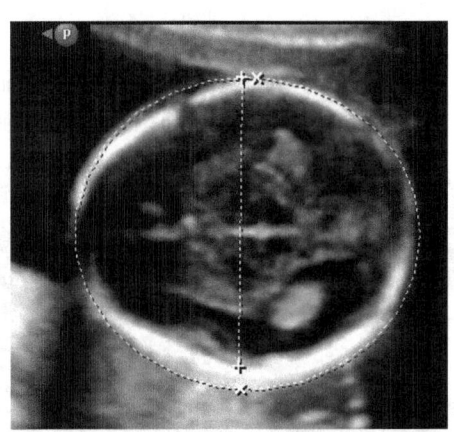

图 2-7-1 双顶径　　　　　图 2-7-2 头围

**3. 腹围**

(1) 测量切面:胎儿腹部横切面,显示胎儿胃泡,门脉左、右支及脊柱的横切面,尽量使胎儿腹部横切面呈圆形。放大至胎儿腹部占屏幕的 1/2 以上。

(2) 测量方法:以椭圆功能键测量胎儿腹壁皮肤外缘的周长。测量 2 次。

(3) 注意事项:探头勿过度用力压迫孕妇腹壁,避免胎儿腹部受压变形或腹壁边界显示不清(图 2-7-3)。

**4. 股骨长径**

(1) 测量切面:股骨长轴切面,显示股

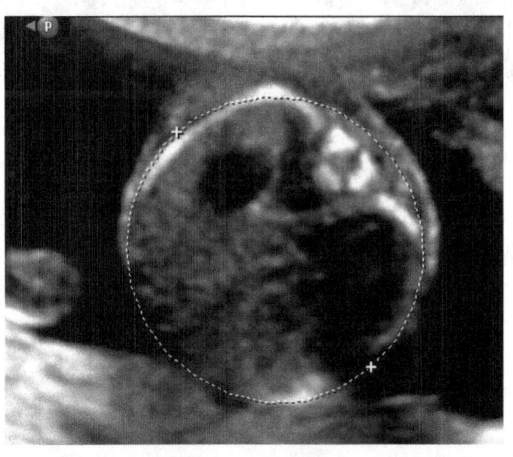

图 2-7-3 腹围

骨全长及两端低回声的骨骺端。股骨长轴与声束夹角应大于60°。放大至股骨长占屏幕长度的1/2以上。

（2）测量方法：测量点应为股骨两端"U"形的中点,不包括骨骺端。测量2次取平均值（图2-7-4）。

**5. 鼻唇冠状切面** 显示双侧鼻孔、鼻翼、鼻柱、上唇、下唇、颏部（图2-7-5）。

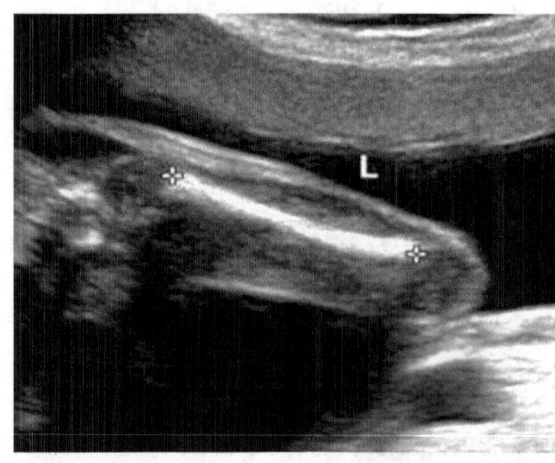 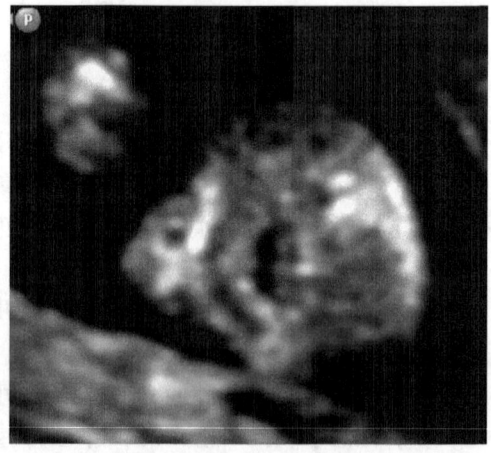

图 2-7-4 股骨长径　　　　　　　　图 2-7-5 鼻唇冠状切

**6. 脐带入口切面** 腹部横切面,显示脐带与腹壁的连接处（图2-7-6）。

**7. 双肾横切面** 腹部横切面,同时显示脊柱横切面及其两侧的肾脏（图2-7-7）。

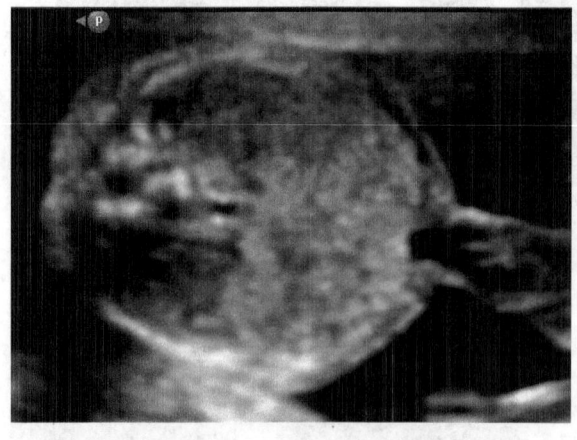 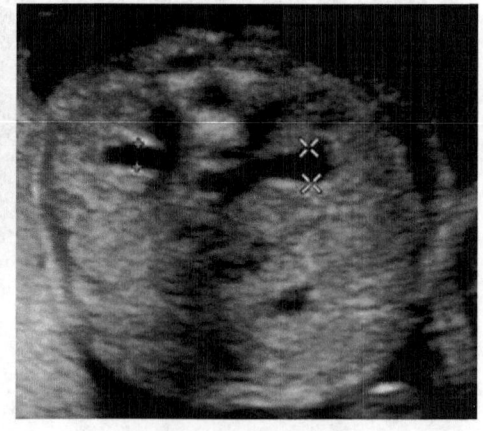

图 2-7-6 脐带入口切面　　　　　　图 2-7-7 双肾横切面

**8. 胆囊脐静脉切面** 见图2-7-8。

**9. 膀胱加双脐动脉切面** 下腹部横切面,显示膀胱无回声区,彩色多普勒显示膀胱两侧的脐动脉（图2-7-9）。

**10. 脊柱切面** 脊柱呈两条平行的串珠状强回声带,尾端融合,骶尾部略向后翘（图2-7-10）。

**11. 足切面** 足矢状切面或足底冠状切面,显示尽可能多的跖骨及趾骨（图2-7-11）。

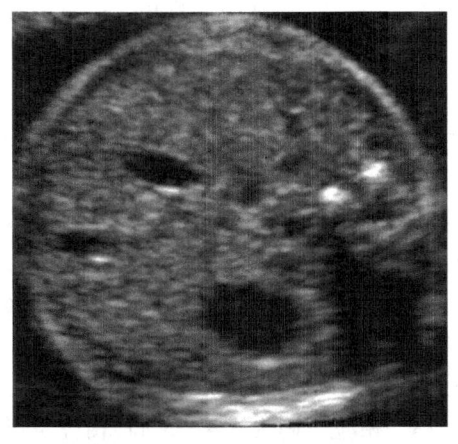
图 2-7-8 胆囊脐静脉切面

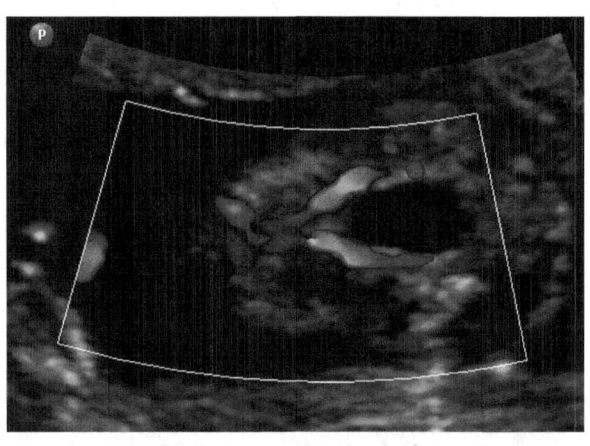
图 2-7-9 膀胱加双脐动脉切面

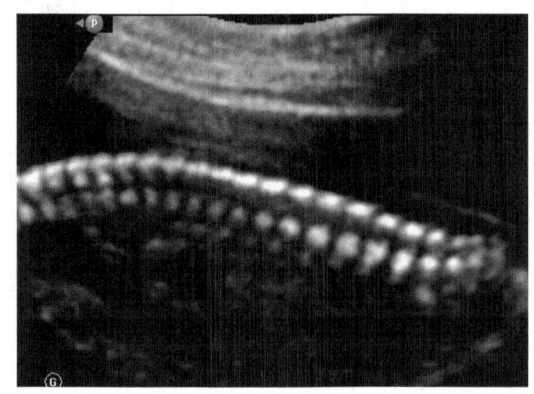
图 2-7-10 脊柱切面

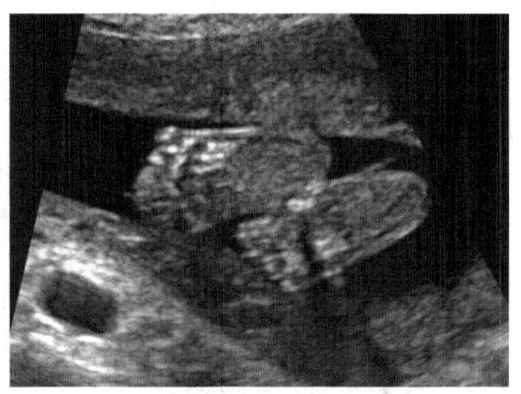
图 2-7-11 足切面

**12. 手切面** 手的各切面,显示尽可能多的掌骨和指骨,动态观察手的姿态(图 2-7-12)。

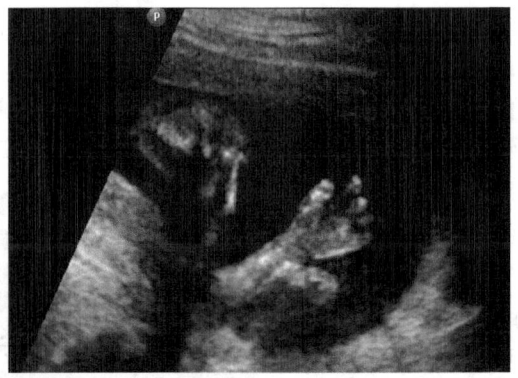
图 2-7-12 手切面

## 第二节 正常早期妊娠超声表现

**1. 妊娠囊** 超声首先发现的妊娠标志就是妊娠囊。妊娠囊超声表现中央为暗区(绒毛腔),暗区周边为一完整的、厚度均匀的强回声,这一强回声壁由正在发育的绒毛与邻近的蜕膜组成。随着妊娠囊的增大,它对子宫腔的压迫越来越明显,形成特征性的"双绒毛环征"或"双环征"。

正常妊娠时,卵黄囊呈球形,囊壁薄呈细线状强回声,中央为无回声,透声好,最大不超过5~6mm。如果超声显示卵黄囊过大(直径≥10mm)或过小(直径<3mm)或不显示均提示妊娠后果不良(图2-7-13)。

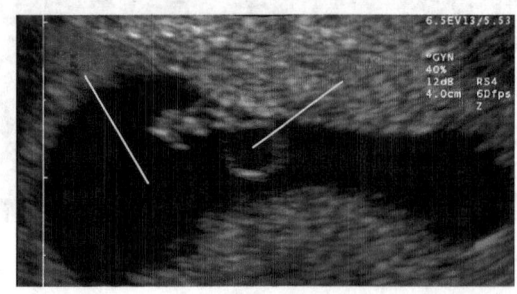

图2-7-13 妊娠囊与卵黄囊

**2. 胚芽及心管搏动** 胚胎学研究认为,心管搏动早在妊娠的第36天即已开始,对人工授精的胚胎研究,阴道超声可在34天时检出胎心搏动,此时胚长为1.6mm,一般来说,胚长为4~5mm时,常规能检出心脏的搏动,相应孕周为6~6.5周,相应孕囊大小为13~18mm。经腹部超声检查,在8周时,妊娠囊平均内径为25mm,应能确认胎心搏动。

早孕期,不同孕周胎心率不同:6周以前,胎心率较慢,常为100~115次/分;8周时胎心率可达到144~159次/分;9周后心率稳定在137~144次/分,心率变化极少。

**3. 羊膜囊** 早期羊膜囊菲薄(0.02~0.05mm),超声常不显示,偶可在胚的一侧显示为膜状结构围成囊状,而另一侧为卵黄囊,两者基本相等,因此有学者将此称为"双泡征"。由于胚及羊膜腔的快速发育,"双泡征"仅为一过性表现,孕7周后不再出现。

由于羊膜腔较绒毛膜腔增大更快,最终羊膜与绒毛膜紧密相接。一般在孕12~16周羊膜与绒毛膜全部融合,绒毛膜腔消失,此时不再显示羊膜,也有少数人在晚期妊娠时仍可见,但不能说明有何病理意义。

# 第三节 正常中晚期妊娠胎儿超声表现

**1. 胎儿头颅** 在胎儿颅脑检查时,最重要、最常用的横切面有丘脑水平横切面、侧脑室水平横切面和小脑横切面。

(1) 丘脑水平横切面(双顶径与头围测量平面)(图2-7-14):标准平面要求清楚显示透明隔腔、两侧丘脑对称及丘脑之间的裂隙样第三脑室,同时,颅骨光环呈椭圆形,左右对称。在此平面内主要可见到以下重要结构:

1) 脑中线:在此切面上脑中线居中,不连贯。

2) 透明隔腔(CSP):在脑中线的前1/3处,呈长方形的暗区,即为透明隔腔(也就是临床上所说的第五脑室)。CSP位于两层透明隔之间,前部为胼胝体膝部,上方为胼胝体干,后为穹窿柱与胼胝体的汇合点,下方为胼胝体嘴部和穹窿体部。分隔侧脑室中央部的隔膜称为透明隔,位于两侧透明隔之间的腔隙即为透明隔腔,正常时不超

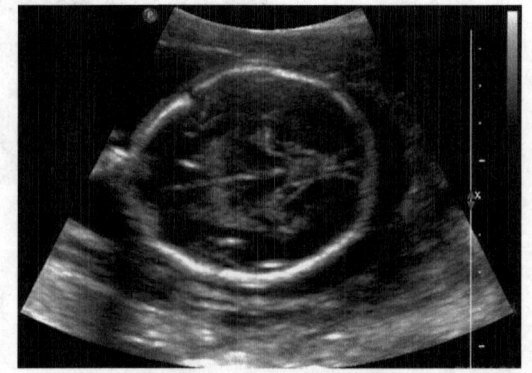

图2-7-14 丘脑水平横切面

过10mm。

3）第三脑室：两侧丘脑中间的缝隙为第三脑室，其宽度正常时小于2mm。第三脑室是两侧背丘脑和下丘脑间的狭窄腔隙。向前经室间孔通向侧脑室，向后经中脑导水管通向第四脑室。大脑及大脑外侧裂可清楚显示。

图像中央可见中线两侧对称的卵圆形低回声区结构，即丘脑。

（2）侧脑室水平横切面：在获得丘脑水平横切面后，声束平面平行向胎儿头顶方向稍移动或探头由颅顶部向下方平行移动，即可获此切面，这一切面是测量侧脑室的标准平面（图2-7-15）。

在此切面上，颅骨光环呈椭圆形，较丘脑平面略小。侧脑室后角显示清楚，呈无回声区，内有强回声的脉络丛，但未完全充满后角。图像中央尚可显示两侧部分丘脑，脑中线可见。侧脑室额角内侧壁几乎和大脑镰相平行，枕角向两侧分开离脑中线较远。

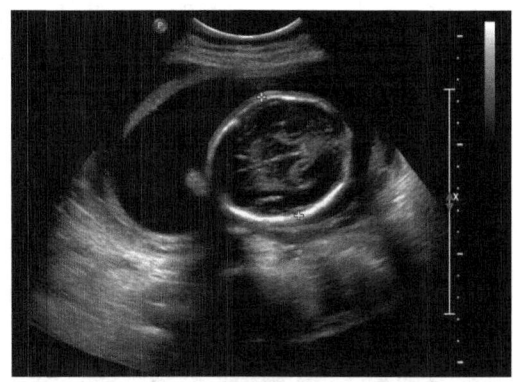

图2-7-15 侧脑室水平横切面

测量枕角与额角的内径可判断有无脑室扩张及脑积水，整个妊娠期间，胎儿侧脑室枕角内径均应小于10mm。中孕期，由于侧脑室内脉络丛呈强回声，其远侧的大脑皮质回声低或极低，应注意和侧脑室扩张或脑积水相区别。

（3）小脑横切面：在获得丘脑平面后声束略向尾侧旋转，即可获此切面。此切面的标准平面要求同时显示清晰的小脑半球且左右对称以及前方的透明隔腔。在此切面上小脑半球呈对称的球形结构，最初为低回声，随着妊娠的进展其内部回声逐渐增强，晚孕期显示出一条条排列整齐的强回声线为小脑裂，两侧小脑中间有强回声的蚓部相连。蚓部的前方有第四脑室，后方有后颅窝池（图2-7-16）。

**2. 胎儿脊柱**

（1）脊柱矢状切面检查（图2-7-17）：孕20周以前，矢状扫查可显示出脊柱的全长及其表面皮肤的覆盖情况。在此切面上脊柱呈两行排列整齐的串珠状平行光带，从枕骨延续至骶尾部并较向后翘，最后融合在一起。在腰段膨大，两光带增宽，两光带之间为椎管，其内有脊髓、马尾等。

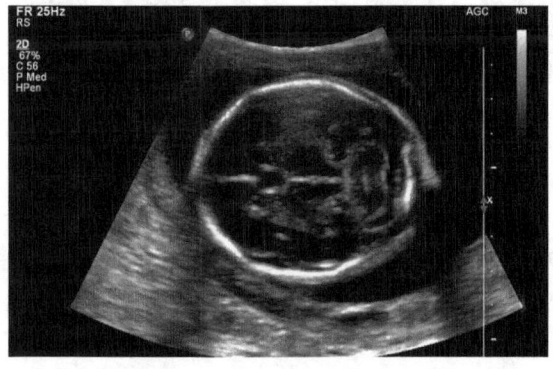

图2-7-16 小脑水平横切面

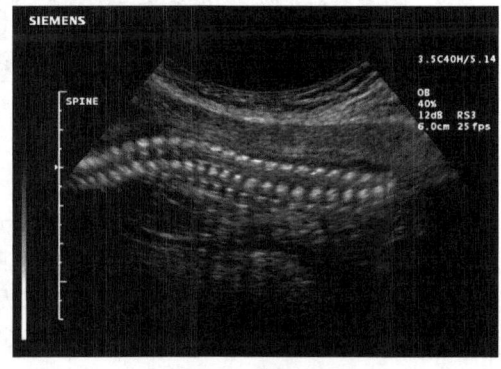

图2-7-17 脊柱矢状切面

（2）脊柱横切面检查：该切面最能显示脊椎的解剖结构，横切面上脊柱呈三个分离的圆形或短棒状强回声小光团，两个后骨化中心较小且向后逐渐靠拢，呈 V 或 ∧ 字形排列。其中较大者为椎体骨化中心。随胎儿长大，骨化中心与软骨韧带共同组成圆环形椎管，椎管内容纳脊髓及马尾。

（3）脊柱冠状切面检查：在近腹侧的冠状切面上可见整齐排列的三条平行光带，中间一条反射回声来自椎体，两侧的来自椎弓骨化中心。在近背侧的冠状切面上，脊柱仅表现为由椎弓骨化中心组成的两条平行光带，中央的椎体骨化中心不显示。

**3. 胎儿颜面部**　胎儿面部可通过矢状切面，冠状切面及横切面来检查，可清楚地显示出胎儿的双眼、鼻、唇、人中、面颊、及下颌、耳等，实时动态扫查时可显示胎儿在宫内的表情（如眨眼）、吸吮等动作（图2-7-18～图2-7-20）。

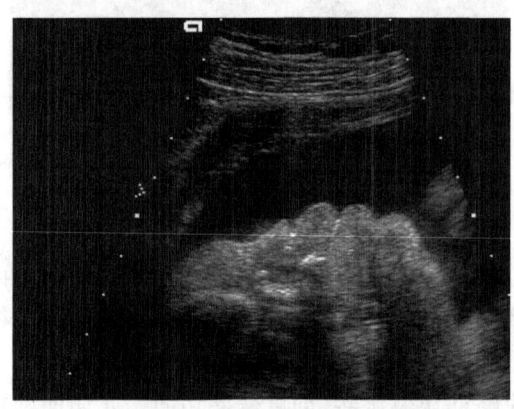

图2-7-18　胎儿颜面部

在横切面上，探头从胎头顶部平行向下推移，可依次显示出胎儿的双眼眶及眼内结构、鼻骨、鼻尖、左右鼻孔、上唇（上唇比下唇更具诊断意义且更易观察）、上牙槽突、舌、咽、软腭、下牙槽突、下颌等。

以上各结构受胎位、羊水、脐带、胎儿面部活动等影响，不一定都能显示出来。当羊水适中，尤其当胎儿是仰卧位时，显示以上结构较容易。若不能清楚显示胎儿面部，可让孕妇排空膀胱或慢走15～30分钟，待胎儿体位改变后再重复检查，直到清楚显示为止。唇部扫查要丛唇的最前端开始，这样就不会漏诊较轻度的唇裂。

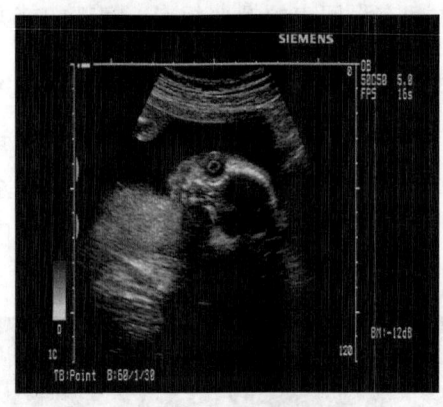

图2-7-19　胎儿眼睛

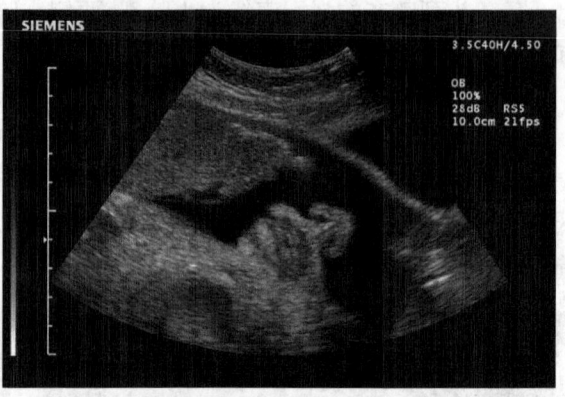

图2-7-20　胎儿鼻与唇

**4. 胎儿腹部**　见图2-7-21。

（1）胎儿肝脏：位于胎儿上腹部偏右侧，在晚期妊娠后几周，回声略低于胎肺回声。肝脏内实质回声细小均匀，可见肝门静脉、脐静脉，脐静脉正对脊柱，不扩张，不屈曲，向上向后走行，入肝组织和门静脉窦，在门静脉窦处与静脉导管相连通，静脉导管入下腔静脉。扫查肝脏时尽可能多切面进行，以免遗漏肿瘤，尤其在妊娠晚期，肝脏迅速增大，较易发现病变（图2-7-22）。

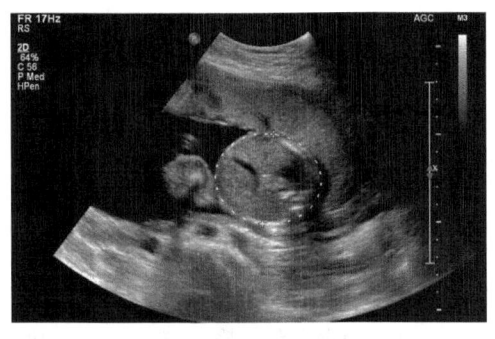
图2-7-21 胎儿腹部

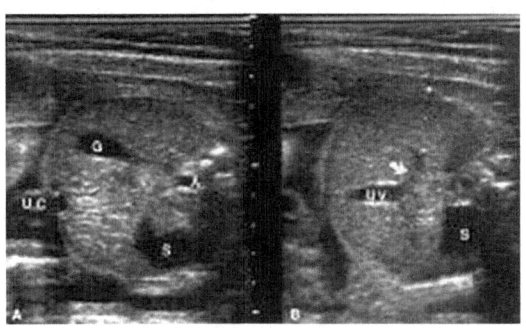
图2-7-22 胎儿肝脏

(2) 胎儿胆囊:胆囊在孕24周后即可显示,与脐静脉在同一切面,呈梨形,宽似脐静脉,内透声好,位于中线右侧,与脐静脉成一锐角,近腹壁但与腹壁不相连,无搏动,囊壁回声较脐静脉的管壁回声强,也较厚(图2-7-23)。胆囊过大者,要注意排除母子RH因子不合所致。

(3) 胎儿胃泡:在孕12周,95%的孕妇即可显示胎儿胃泡。孕15周更清晰,位于左上腹,比心脏稍低处,其大小与形状随被吞咽的羊水量而决定,正常情况下,显示为无回声椭圆形或牛角形结构,蠕动活跃,孕

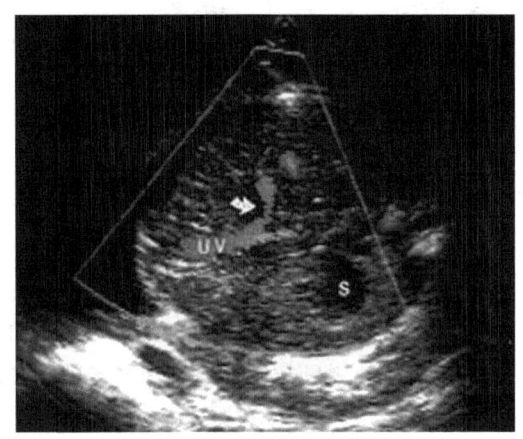
图2-7-23 胎儿胆囊

20周后均能显示。若胎胃充盈不良或显示不清时,应在30~45分钟后复查。胃的横径一般小于2.5cm。有肠道闭锁时,胃泡会明显增大。

(4) 泌尿系统:晚孕期胎儿肾脏表现为脊椎两侧的椭圆形强回声结构,膀胱表现为盆腔内小的无回声区。彩色多普勒血流显像可确认胎儿膀胱的存在,横切胎儿盆腔时,膀胱两侧壁外侧可见两条脐动脉伸向腹壁与脐静脉同行走于脐带中。

**5. 胎儿肢体** 在妊娠约第8周,超声即可检出肢芽,第9周可分辨出肱骨和股骨,第10周可显示胫、腓骨(图2-7-24)和尺、桡骨,第11周可显示胎儿手与足,手指和脚趾。早孕期胎儿手指总处于伸开状态而容易显示,与中、晚期胎儿手指常处于握拳状态不同。同样,足也呈自然姿势,膝关节常呈轻曲状态,显示容易。

**6. 胎盘**

(1) 正常胎盘的超声图像:胎盘呈均质性回声,于孕8周开始可以辨认。胎盘的胎儿面有光滑的羊膜覆盖,母体面与子宫相接。孕10~12周其边缘可清晰显示,随孕周增长而长大。孕足月时,呈扁圆形盘状,

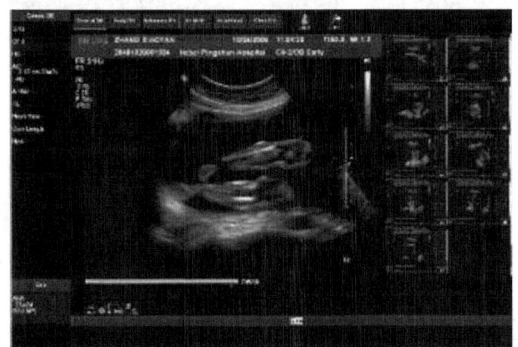
图2-7-24 胎儿胫、腓骨

重约500g。直径16~20cm,厚1~5cm,中间厚,边缘薄。

（2）胎盘的超声声像分为三部分

1）胎盘绒毛膜板:胎盘的胎儿面,于羊水与胎盘实质之间。

2）胎盘基底膜:胎盘的母体面,于胎盘实质与子宫肌层之间。

3）胎盘实质:胎盘绒毛膜板与基底膜之间的胎盘组织。

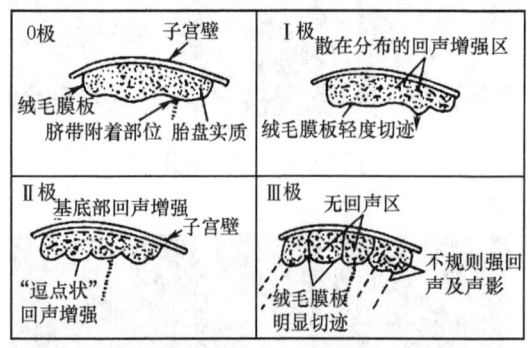

图2-7-25 胎盘成熟度分级

（3）胎盘成熟度分级（图2-7-25）

0级胎盘:胎盘刚发育,尚未成熟,常于孕29周前。

Ⅰ级胎盘:胎盘趋成熟,常见于孕29周至足月。

Ⅱ级胎盘:胎盘接近或基本成熟,常见于孕36周后。

Ⅲ级胎盘:胎盘已成熟并趋向老化。常见于孕38周以后。

**7. 羊水**

（1）羊水量:羊水量的估计是评价胎儿肾脏功能的重要指标。羊水量正常表明尿道通畅且至少一侧肾功能正常,羊水过少表明可能存在胎儿泌尿道畸形。

正常时,羊水量随妊娠的增长而增多,妊娠34~38周可达到或超过800ml。足月妊娠时,羊水量少于300ml,称羊水过少。羊水量超过2000ml,称羊水过多。

（2）羊水的测量超声方法:羊水指数（AFI）单位为cm,以母体脐部为中心,划分出左上、左下、右上、右下四个象限,分别测量四个象限内羊水池的最大深度,四个测值之和为羊水指数。正常范围:10~20cm。在孕37周前AFI≤8cm,或孕37周后AFI≤5cm,为羊水过少。在孕37周前AFI≥24cm,或孕37周后AFI≥20cm,为羊水过多。

（3）羊水暗区的最大深度:测量羊水的深度,探头应垂直水平面。而不是垂直孕妇的腹壁。测量的羊水暗区内不能包括肢体或脐带。彩超因能显示脐带血流而较黑白超声测量更准确。最大暗区≤2.0cm为羊水过少;≥8.0cm为羊水过多。

全面观察羊水分布的宽度比单独测量羊水的最大深度更客观。当可疑羊水过多或过少时,应用AFI测量来估计羊水量更客观。在胎儿相对固定不活动时,羊水池深度边固定,测量值更准确,有胎动时测羊水深度,不可避免地会造成重复测量或少测。

**8. 脐带**

（1）脐带的超声表现:正常脐带有三条血管及包绕着血管的华通氏胶组成,足月儿时,脐带直径约1.2cm（一般不超过2.0cm）,长30~70cm。但超声不能测量脐带的长度(图2-7-26)。

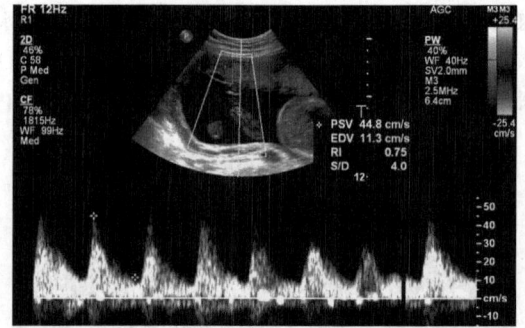

图2-7-26 脐带血流频谱

1）二维声像图表现:在孕8周时可显示,正常脐带纵切时呈螺旋状排列(因脐血管长于周围结缔组织),横切时,呈一大两小的三个环状结构。大圆环为脐静脉,两个小圆环则为脐动脉,与胎盘相连处为蒂部,与胎儿相连处为根部。

2）彩色多普勒表现：最易观察脐带的异常及估计脐带的长度。依血流与探头方向不同，显示为红、蓝、蓝或蓝、红、红的三血管螺旋状排列。

3）频谱多普勒表现：孕7周只可测到脐动脉收缩期血流信号。孕中期可测到脐动脉与脐静脉的血流速度。

## 第四节　常见产科异常超声表现

**1. 异位妊娠**　异位妊娠为孕卵在子宫体腔以外着床着发育，包括输卵管妊娠、腹腔妊娠卵巢妊娠、宫颈妊娠及子宫残角妊娠等。其中输卵管妊娠最常见（图2-7-27）。

输卵管妊娠是指受精卵在输卵管腔内种植并发育。受精卵可以种植于输卵管的任何部位，最常见的为壶腹部，其次为峡部，间质部、漏斗部伞端比较少见。

（1）声像图特征

1）子宫增大：异位妊娠者子宫增大，但小于停经月份，宫腔内膜回声增厚，部分患者宫腔内显示扁圆形无回声结构，即假妊娠囊，但内部无卵黄囊及胚胎回声。

2）异位胚囊：输卵管妊娠因着床部位不同，胚囊位置不同，胚囊位于子宫两角部

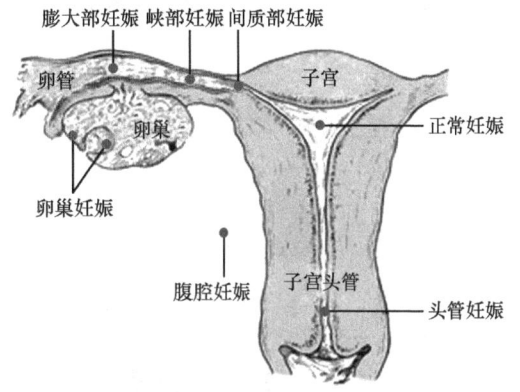

图2-7-27　异位妊娠示意图

时为输卵管间质部妊娠，胚囊位于子宫两侧或子宫直肠窝内时，可能为输卵管壶腹部，峡部及伞端，胚囊为透声暗区，内部显示肛胎回声或（和）胎心搏动为输卵管妊娠的确诊依据。发生异位妊娠破裂时常显示不规则团块，偶可见闭块内显示胎儿心脏搏动（图2-7-28）。

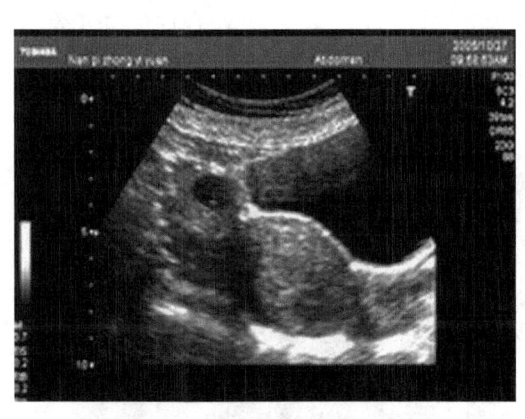

图2-7-28　输卵管妊娠

3）腹腔积血：输卵管妊娠破裂时，在盆腔内，特别在子宫直肠陷凹内可显示透声暗区，提示积血。

（2）特别提示：超声显像可见子宫增大，但宫腔空虚，宫旁有一低回声区。此种声像并非输卵管妊娠的声像特征，需排除早期宫内妊娠伴有妊娠黄体的可能。用超声探测妊娠囊和胎心搏动对诊断异位妊娠十分重要，如妊娠囊位于宫外，即可诊断为宫外妊娠。

**2. 胎儿先天畸形**

（1）无脑儿

1）声像图表现：①缺少圆形的颅骨光环；②胎儿头端可见一块状物，是胎儿颜面骨和颅底骨的回声，颜面骨上可找到胎儿眼眶及鼻骨；③部舒无脑儿可见到发育不良的脑组织，外包以薄膜，称脑外露畸形；④无脑儿常合并脊柱裂，羊水过多（图2-7-29）。

2）特别提示：无脑儿既缺少颅盖骨同又缺少大脑组织。骨骼缺陷是主要的，中枢神经系统在发育开始时可能正常，由于缺少骨骼保护而变性，萎缩。

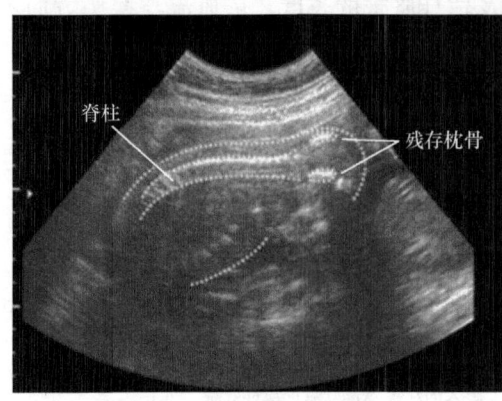 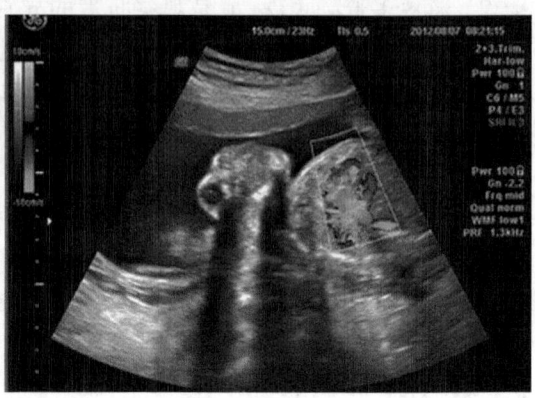

图 2-7-29 无脑儿

(2) 脑积水

1) 声像图表现:①脑室系统扩张,胎头颅内部分或绝大部分显示液性暗区,其间可见到脑中线漂浮在脑脊液中,脑中线可随颅骨动脉的搏动而浮动。诊断脑积水,要求测量脑室率(脑室率=脑中线至侧脑室侧壁距离/脑中线至颅骨内缘距离),孕 20 周后,如脑室率>0.5 时,则应考虑脑积水的存在;②胎头双顶径明显大于胎龄,但双顶径不能作为诊断唯一依据;③胎儿头围明显大于腹围(图 2-7-30)。

2) 特别提示:一般是指中脑导水管狭窄或中隔形成引起的脑室系统积水扩张。脑积液过多的潴集于脑室内或脑室外。

(3) 脊柱畸形

1) 声像图表现:在胎儿躯干纵切面上,可见①患处脊柱两条光带变宽,骨质增厚,排列不齐;②患处隆起呈包块;③外侧光带部分中断,此处可有囊性暗区(脊膜膨出);④外侧光带大段缺损,脊柱排列紊乱,极不整齐。在胎儿躯干横切面上,可见患处脊柱失去正常椎体的三足鼎立光团,典型者呈"U"字形,U 字可深可浅,一般浅者病变较严重,多有脊髓外露(图 2-7-31)。

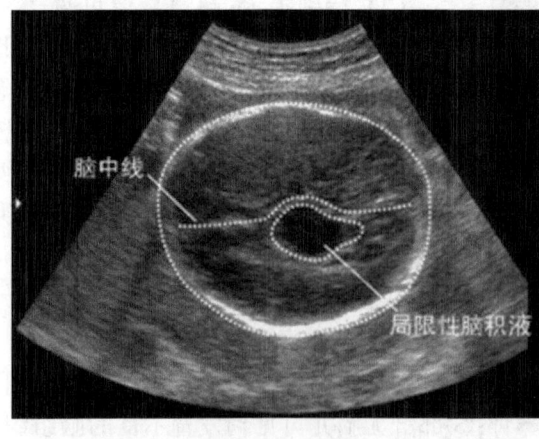 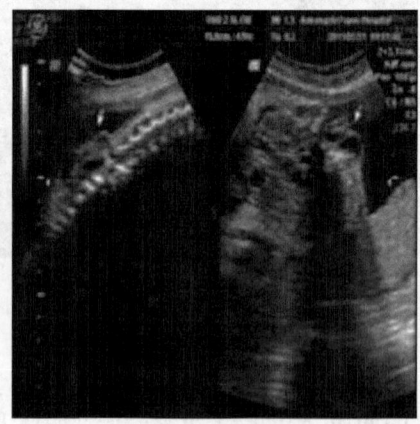

图 2-7-30 脑积水　　　　　　　　图 2-7-31 脊柱裂

2) 特别提示:脊柱畸形以脊柱裂常见。脊柱裂的胚胎期中缝组织闭合不全所致,以腰骶部为多见,常伴发脑积水。颈胸段脊柱常伴发无脑儿。

(4) 脑膜脑膨出

1) 声像图表现:胎儿头部有以下特点:①胎儿头颅中线位置可见一囊性肿块与胎头相连;②肿块与胎头连接处颅骨有缺损;③包块内见盘曲状实质性回声为脑组织(图2-7-32)。

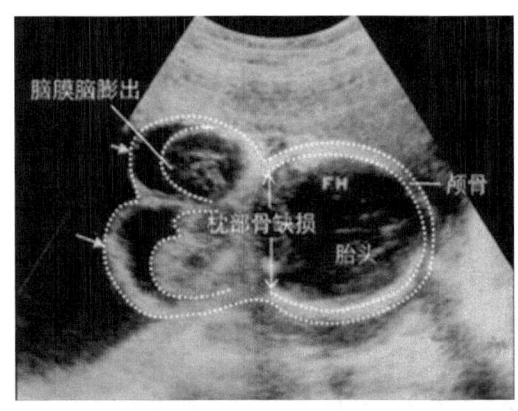

图 2-7-32　脑膜脑膨出

2) 特别提示:脑膜脑膨出是种复杂畸形,部分或全部脑组织同脑膜一并由颅骨缺损处膨出。3/4 在后枕部,其余在额部和顶部。

(5) 裂腹畸形

1) 声像图表现:脐疝胎儿腹壁可显示,近脐部腹壁可见中断,并可见肠环由此脱向脐带。而裂腹畸形胎儿前腹壁回声缺如,腹腔内脏部分或全部漂浮,于羊水之中(图2-7-33)。

2) 特别提示:胎儿腹壁缺损分两种,一为脐疝,是腹壁中部有缺陷,缺陷大小不等,小者单个肠环脱出,大者大部内脏脱出。二为腹壁真正缺损,以脐区裂开,内脏通过缺损处脱出。

**3. 前置胎盘**

(1) 声像图特征:胎盘可位于子宫任何一壁,其正常附着处在子宫体的后壁、前壁或侧壁,如果胎盘附着于子宫下段或覆盖在于宫颈内口处,位置低于胎儿的先露部,称为前置胎盘。前置胎盘是妊娠晚期出血的主要原因之一,为妊娠期的严重并发症(图2-7-34)。

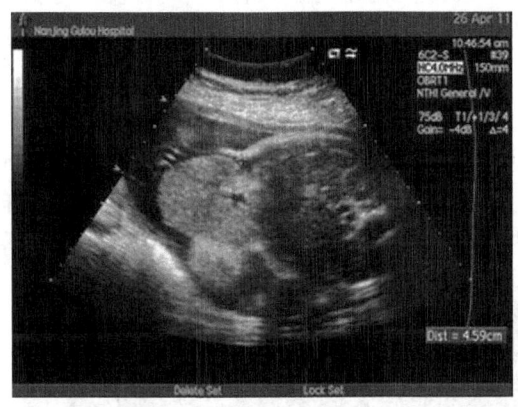

图 2-7-33　肝膨出

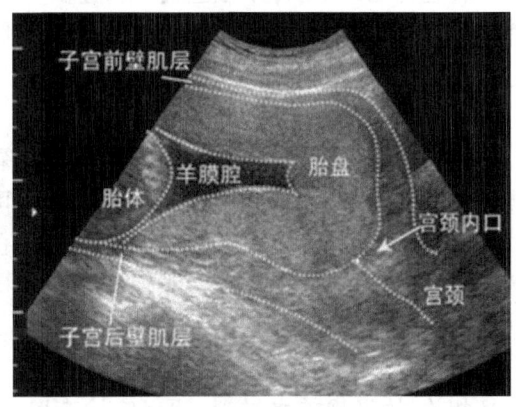

图 2-7-34　前置胎盘

(2) 特别提示:超声胎盘定位准确度达95%以上,并且可以重复检查。然而中期妊娠(16~20 孕周)中超声发现胎盘前置者达 20%~45%,而至足月时发病率不到1%。随着妊娠进展,子宫下段形成,宫体上升,胎盘即随之上移。因此如妊娠中期超声检查发现胎盘低置时,不要过早做前置胎盘的诊断,须结合临床考虑,如无出血症状,34 周前不作前置胎盘的诊断。

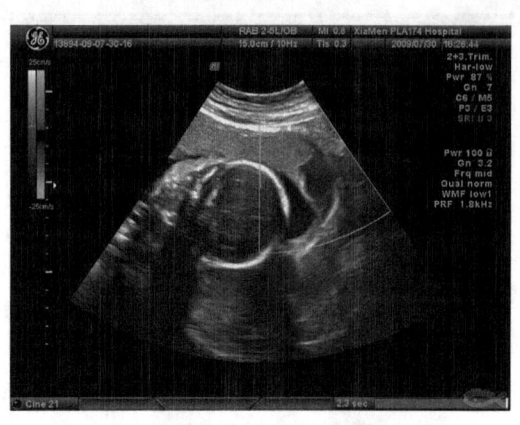

图 2-7-35　胎盘早剥

**4. 胎盘早期剥离**

（1）声像图特征：胎盘与子宫壁之间存在出血形成的透明暗区，通常为半月形或棱形，端与宫腔相通时为显性胎盘早剥，若透声暗区与宫腔不通，则为隐性胎盘早剥。剥离处绒毛膜板向羊膜腔突起，透声暗区的分布范围提示胎盘剥离范围。如果羊水内有出血存在，则可见羊水内有较多、较大的点状回声漂浮（图2-7-35）。

（2）特别提示：妊娠20周后或分娩期，正常位置的胎盘在胎儿娩出前部分或全部从子宫壁剥离，称为胎盘早剥，胎盘早剥为妊娠晚期的一种严重并发症。胎盘剥离面超过 1/3 时，可出现胎儿窒息，甚至死亡。超声检查不但对本病诊断及鉴别诊断有帮助，而且还可用作随访，观察病情及疗效。

**5. 羊水异常**

（1）羊水过多

1）声像图特征：①子宫增大，明显大于孕龄；②宫腔内胎儿图像仅占小部分，可见大片羊水暗区，一般认为羊水最大前后径≥8.0cm 可提小羊水过多；③胎儿因过多羊水推移往往下沉并仰卧于宫腔深部，肢体朝上伸展，在羊水中有漂浮现象，活动频繁，幅度较大。胎儿轮廓及内部结构可清楚显示；④常可见到胎儿畸形。

2）特别提示：神经管畸形胎儿，因缺乏吞咽中枢不能有效地吞咽羊水，且缺乏抗利尿激素造成胎儿尿量过多，再加上裸露脉络丛渗出大量液体造成羊水过多。消化道畸形胎儿，不能转运吞咽的羊水，亦可造成羊水过多。10%～30% 的糖尿病孕妇合并羊水过多，为胎儿血糖增高尿量增多造成。较大或生长在脐带附近的绒毛膜血管瘤，可压迫脐静脉造成羊水过多。

（2）羊水过少

1）声像图特征：①妊娠晚期，羊水最大深度（于胎儿颈部或双腿间测量为宜）<2.0cm 可提示为羊水过少；②胎儿周围和子宫壁之间显示不出羊水无回声区。由于羊水过少，羊膜与胎儿肢体可发生粘连，子宫外界压力可直接作用于胎儿，因此胎儿可发生四肢、肌肉等畸形；③羊水浑浊，可见微细漂浮物回声；④可发现部分胎儿畸形，如肾缺如等。

2）特别提示：本病与胎儿肾功能不全密切相关，故发现羊水过少，须仔细检查胎儿的肾与膀胱，以排除泌尿系统畸形。羊水存在是胎肺成熟的一个标志，羊水过少时，胎儿常可伴肺发育不全。

**6. 脐带缠绕**　脐带缠绕胎儿颈部，四肢或躯干部称脐带缠绕，其90%以上为缠绕颈部（图2-7-36）。因脐带本身有补偿性伸展，不拉紧到一定程度，对母子危害不大。

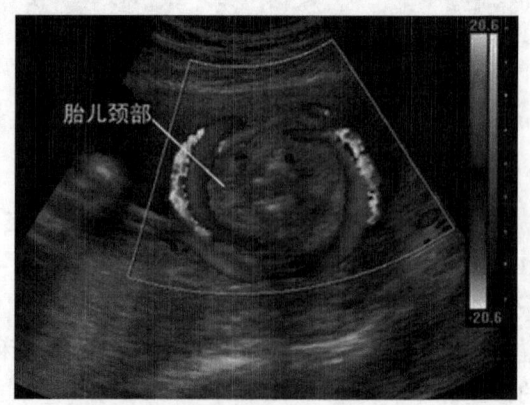

图 2-7-36　脐带绕颈一周

但如缠绕过紧,可影响胎儿血液循环,导致胎儿宫内窘迫甚至死亡。超声预测胎儿脐带缠绕十分重要。

声像图表现为探查技术中必须是沿胎儿脊柱纵向扫查,清楚显示颈椎纵切面的同时显示颈部皮肤线,观察皮肤压迹。如果切面偏移可能将颈肩之间空隙误认为皮肤压迹。胎儿颈部呈现"U"形压迹为绕颈1周,"W"压迹为绕颈2周,呈现波浪状浅压迹为绕颈3周以上。

**7. 胎位异常** 胎位异常包括臀位、横位以及头先露所致的异常,特别是产妇临产在产程中出现滞产时及早明确胎方位为临床适时处理尽早手术提供依据,尽早解除分娩痛苦保证胎儿安全,避免胎儿宫内窘迫和子宫破裂的发生。

(1) 头位:胎头位于耻骨联合上方。

检查方法及声像图特征:首先判断胎先露,将探头放置于耻骨联合上方作纵切扫查,如骨盆内显示胎头光环则为头先露,移动探头沿胎儿颈部寻找脊柱回声,分清胎儿位于母体左侧还是右侧,横切胎头声像图中的眼眶表现为边缘整齐的圆形或圆锥形暗区,两侧脑室呈长条状低回声,有时两眼眶间可见一强回声凸起这是鼻的回声。

以两侧髂前下棘为水平将骨盆作3点与9点连线将骨盆分为12等份,检查双侧脑室,以眼眶鼻为标志,以其所处的方向确定胎方位,具体做法是:

1) 枕横位:横扫,双侧脑室拉长对称,双眼眶前后排列相当于2点和4点,8点和10点范围,鼻位于3点和9点。

2) 枕后位:横扫,双侧脑室对称眼眶位于11点和1点,鼻位于10点和2点。

3) 正顶位:横扫,双眼眶左右对称,前横扫或后横扫鼻位于6点和12点,眼眶位于11点和1点,5点和7点。

(2) 臀位:胎儿头上臀下称臀位。

检查方法及声像图表现:如胎儿脊柱位于母体右侧,胸腹部位于母体左后方称骶右前位,如胎儿脊柱虽然在母体右侧,但胸腹部位于母体右侧面称骶右后位,用相同的方法诊断骶左前和骶左后位。

(3) 横位:胎儿横卧于骨盆入口上方,头臀各居腹部一侧以肩先露者称横位。

检查方法及声像图表现:如胎头位于母体右侧,胎儿脊柱位于母体前面胸腹部向母体后面,声像图显示脊柱在前方胸腹部在图的后方称肩右前位。如胎头虽居于母体右侧、胎儿胸腹部位于母体前面,脊柱在后面,声像图显示脊柱图形在后,胸腹部在图形的前面则称肩右后位。用相同的方法诊断肩左前、肩右后位。

(4) 临床意义:胎位异常约占分娩总数的22%~23%。臀位和横位产科基本均能确诊,而头先露所致的胎位异常还不能给予及早的诊断。超声检查能对因胎位异常所造成滞产提供依据。

# 第八章　腹股沟疾病

## 第一节　腹股沟斜疝

**1. 图像特征**

（1）阴囊肿大。

（2）阴囊内可见有气、液体的类肠管样回声,一直向上延伸到腹股沟(图2-8-1)。

**2. 特别提示**　可复性腹股沟斜疝临床比较容易诊断,一般不需超声检查。嵌顿或绞窄性腹股沟斜疝患者有剧烈疼痛,并可合并肠梗阻,二维超声可提示疝囊内有无渗出液,肠蠕动减弱及腹腔肠管扩张等情况。

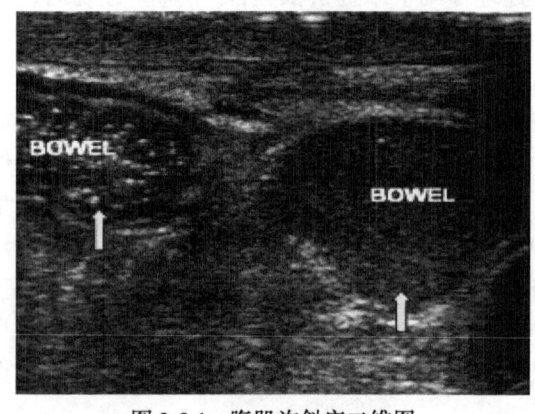

图2-8-1　腹股沟斜疝二维图

## 第二节　腹股沟淋巴结

**1. 图像特征**

（1）腹股沟浅表部位见数个大小不等的椭圆形低回声区,境界清晰,边缘光滑,有菲薄高回声带。

（2）彩色多普勒血流可显示低回声区内"提篮"样血流。脉冲多普勒示低速高阻动脉频谱(图2-8-2)。

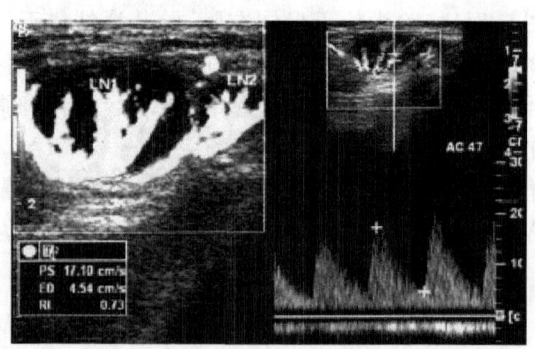

图2-8-2　腹股沟淋巴结二维及彩色血流图

**2. 特别提示**　腹股沟淋巴结肿大多系外生殖器、肛周或下肢感染而引起,临床多见。超声很容易确定有无淋巴结肿大,关键是寻找原发灶。

# 第九章 周围血管疾病

## 第一节 动脉栓塞

**1. 图像特征**
(1) 动脉管腔内充满细点状低回声。
(2) 彩色多普勒血流显像其内彩色血流信号消失。
(3) 与其伴行的静脉血流充盈、连续完整(图2-9-1)。

**2. 特别提示** 动脉发生栓塞以后,疼痛和麻木是最早也是最主要的临床症状,彩超已成为四肢血管动脉疾病不可缺少的无创检查方法和介入治疗前、血管造影的筛查手段,要充分发挥超声的长处,为临床选择治疗方案提供依据。

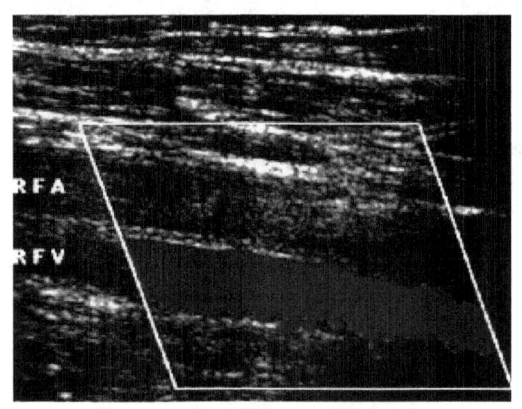

图 2-9-1 动脉栓塞彩色血流图

## 第二节 动脉硬化闭塞症

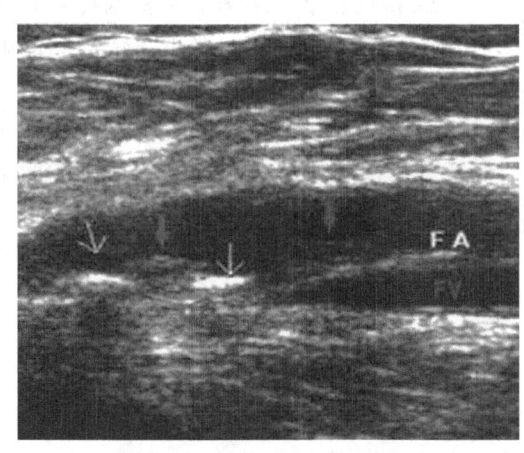

图 2-9-2 动脉硬化闭塞二维图

**1. 图像特征**
(1) 动脉内膜不平整。
(2) 紧贴管壁可见数处中等或强回声斑块,后方可伴浅淡声影(图2-9-2)。

**2. 特别提示** 动脉硬化闭塞症是一种好发于大中型动脉的全身性疾病,多见于中老年患者,间歇性跛行是本病的特征性表现。晚期,可在慢性缺血性营养改变的基础上发生肢端溃疡或坏疽。超声探测对动脉粥样硬化的早期诊断、狭窄、闭塞部位的判定和治疗方案的制订有重要临床价值。

## 第三节 下肢静脉血栓

**1. 图像特征** ①静脉内径增宽,腔内充满低回声,探头加压管腔不能被瘪;②CDFI 示静脉内未见明显血流信号,与之伴行的动脉血流通畅(图2-9-3)。

**2. 特别提示** 深静脉血栓形成在临床上可见于四肢,但以下肢发病多见。下肢静脉血栓是引起肺栓塞的主要原因,因此,急性深静脉血栓形成病人不能做小腿挤压试验,以免血栓脱落,引起栓塞。

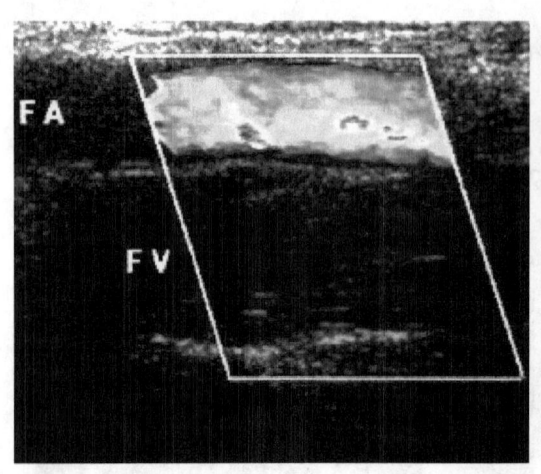
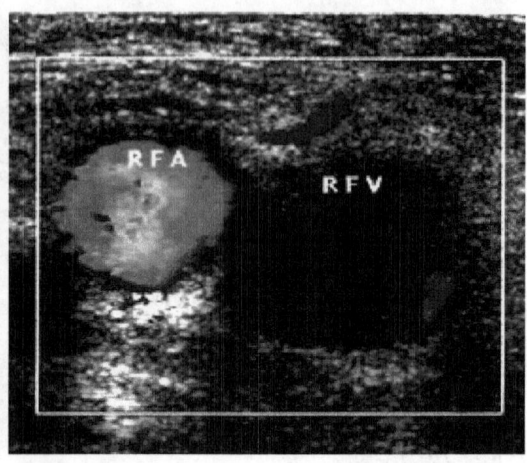

图 2-9-3　下肢静脉血栓彩色血流图

## 第四节　下肢静脉瓣膜功能不全

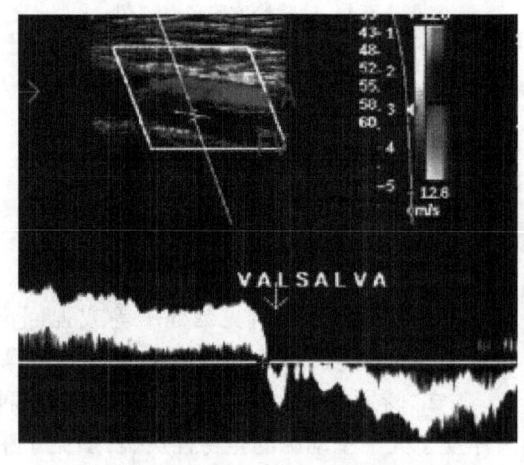

图 2-9-4　下肢静脉瓣功能不全彩色血流图

**1. 图像特征**

（1）静脉管壁无明显异常,连续性好。

（2）乏氏实验时静脉腔内出现反向血流,持续时间>1s(图 2-9-4)。

**2. 特别提示**　临床上常根据症状和体征判断瓣膜功能不全的严重肢深静脉的解剖及其功能情况的信息,超声是判断下肢深静脉反流的首选影像诊断方法。但在静脉变异等复杂病变彩色多普勒超声不能明确诊断时,需进一步行静脉造影检查。

# 第十章 介入诊断和治疗

## 第一节 介入诊断和治疗的概述

### 一、介入诊断超声

**1. 介入诊断超声的应用范围**

（1）颅脑、颈部甲状腺肿物，乳腺肿物及其他浅表部位肿物的良恶性病理诊断和鉴别。

（2）肺周围型肿块和纵隔肿物，前列腺炎、前列腺增生、小结节病变及前列腺癌的早期诊断和鉴别诊断。

（3）弥漫性肾病、肾肿瘤的病理组织学诊断和分型。

（4）多种弥漫性肝实质病变（肝炎、脂肪肝等），包括早期肝硬化的病理组织学诊断。

（5）各种腹部脏器肿物（肝、胆、脾、肾、肾上腺肿瘤和腹腔淋巴结肿、淋巴瘤、腹膜后实性肿物等）病理诊断和鉴别。

（6）含液性病变（肝、肾、卵巢、甲状腺、乳腺囊肿、脓肿和积液等）的诊断和治疗。

（7）肝内胆管、胆总管、胆囊等先天畸形或结石、肿瘤引起的阻塞性病变穿刺抽吸造影、穿刺引流，肾梗阻性病变肾盂内穿刺造影，胎儿治疗性穿刺引流术、宫内胎儿诊断。

（8）肿瘤内穿刺药物无水酒精注射、微波或射频热疗，手术中超声定位引导、针吸活检、抽吸生化。

**2. 彩色多普勒血流显像技术在超声引导介入中的应用**

（1）穿刺前，对靶器官或部位应用常规超声，选择穿刺部位和进针路径时，应用 CDFI 可观察穿刺区域内血管分布情况，从而避开相对较为粗大血管或动脉血管，选择更为适当的穿刺部位。

（2）在深部血管穿刺术中进行直接引导。

（3）作为血管放射介入治疗的术前检查、术中动态监测和术后疗效评价。

（4）较大的实质性肿瘤穿刺活检术中，使用 CDFI 监测肿瘤内部血流分布情况，从而正确选择肿瘤内部分化活动相对较高区域穿刺取材，尽量避免在肿瘤内部缺血坏死区域取材。

### 二、介入治疗超声

介入治疗超声的应用范围

（1）穿刺引流如囊液、脓液、胆汁、羊水等。

（2）注药治疗：医用无水乙醇、抗生素、抗癌药等。

（3）超声引导下卵泡穿刺取卵。

（4）超声治疗包括激光、射频、微波、温盐水等。

（5）超声引导下微粒子植入。

（6）默通微创旋切系统切除乳腺良性肿块。

## 第二节　介入诊断和治疗的影响因素、并发症、注意事项

**1. 影响因素**

（1）分辨率和声束厚度容积效应。

（2）超声探头扫描的盲区。

（3）穿刺架或引导针配置不当。

（4）呼吸造成的移动。

（5）穿刺造成的移动。

（6）针尖形状的非对称性。

（7）组织的阻力过大或不均衡。

**2. 常见并发症**

（1）气胸。

（2）出血和血肿。

（3）胆汁漏、胆道出血。

（4）其他并发症如菌血症、肠炎、腹膜炎等较少发生。

（5）血尿。

（6）囊肿穿刺治疗术后复发。

（7）肿瘤扩散或种植转移。

**3. 注意事项**

（1）严格掌握适应证。

（2）严格执行无菌技术操作规程。

（3）术中应密切观察患者，如有头晕、心悸、恶心、气短、脉搏增快及面色苍白等，应立即停止操作，并做适当处理。

（4）穿刺术后应局部压迫 5~10min，穿刺后密切观察病情，24h 内绝对卧床休息，一旦患者出现心慌、头晕、胸闷、胸痛、剧烈腹痛等情况应立即处理，穿刺后应嘱患者定期复查。

（5）介入治疗术后应注意随访。

# 第三部分 放射专业人员适宜技术与诊断

## 第一篇 放射检查技术

## 第一章 X线暗室技术操作规范

### 一、胶片的贮存保管

胶片的贮存:胶片是否合理贮存、妥善保管直接影响胶片质量。环境应避免高温、潮湿、有害气体或放射性物质;胶片的叠放不宜重压,不然就可能会形成黑色树枝状或小草样静电阴影;密切留意胶片的有效期限。对已启封的胶片要密闭放置,防止漏光。受潮。在拿取胶片时要保持手的清洁、干燥,以免造成伪影。

### 二、激光打印机的保养

**1. 日保养**

(1) 每日开启洗片机后,注意听取有无异运转的声音,发现问题立即停机检修,用软纱布擦拭洗片托盘和机器外表面。

(2) 开机后首先观察机器运行状态是否正常。

(3) 使用中应注意观察照片窗位及窗宽的变化,观察患者投照位置是否正确。室内温度需保持在28°C左右,随时室内通风。

(4) 出现卡片现象时,及时通知维修人员,必须停机取片,小心操作。

(5) 每日下班关机后,关闭所有电源。

**2. 周保养**

(1) IP板需每周清洗一次。

(2) 激光头需用镜头纸随时擦拭,如激光头出现异常,需及时处理。

(3) 信息传输设备,需一周检查一次,如出现异常,随时联系相关人员检修。

# 第二章 床边移动 X 线机、CR、DR 摄影技术操作规程

## 一、X 线机的使用原则

（1）了解机器的性能、规格、特点和各部件的使用及注意事项,熟悉机器的使用限度及其使用规格表。

（2）严格遵守操作规则,正确熟练地操作,以保证机器使用安全。

（3）在使用前,必须先调整电源电压,使电源电压表指针达到规定的指示范围。外界电压不可超过额定电压的±10%,频率波动范围不可超过±1Hz。

（4）在曝光过程中,不可以临时调节各种技术按钮,以免损坏机器。

（5）在使用过程中,注意控制台各仪表指示数值,注意倾听电器部件工作时的声音,若有异常,及时关机。

（6）在使用过程中,严防机件强烈震动,移动部件时,注意空间是否有障碍物;移动式 X 线机移动前应将 X 线管及各种旋钮固定。

（7）X 线机如停机时间较长,需将球管预热后方可投入使用。

## 二、X 线机的一般操作步骤

（1）闭合外电源总开关。

（2）接通机器电源,调节电源调节器,使电源电压指示针在标准位置上。

（3）检查球管、床中心 X 线片暗盒中心是否在一条直线上。

（4）根据检查需要进行技术参数选择。

（5）根据需要选择曝光条件,注意先调节毫安值和曝光时间,再调节千伏值。

（6）以上各部件调节完毕,患者投照体位摆好,一切准备就绪,即可按下手闸进行曝光。

（7）工作结束,切断机器电源和外电源,将机器恢复到原始状态。

## 三、摄 影 原 则

（1）有效焦点的选择:在不影响 X 线管超负荷的原则下,尽量采用小焦点摄影,以提高照片的清晰度。

（2）胶片距及胶片距的选择:摄影时应尽量缩小胶片距,如肢体与胶片不能贴近时,应适当增加胶片距。

（3）中心线及斜射线的应用:在重点观察的肢体或组织器官平行于胶片时,中心线垂直于胶片,与胶片不平行而成角度时冲心线应与肢体与胶片夹角的分角线垂直。倾斜中心线与利用斜射线可取得相同效果。

（4）呼气与吸气的应用:患者的呼吸动作对摄片质量有很大影响。根据不同的部位,可采用如下几种屏气方式。

1) 平静呼吸下屏气：心脏、上臂、肩、肋骨、颈部及头颅等部位，因呼吸时胸部肌肉牵拉，使以上部分发生颤动，故可予平静呼吸下屏气摄片。

2) 深吸气后屏气：应用于肺部及隔上肋骨的摄影。可增加肺内含气量，提高对比度，同时使膈肌下降，肺野暴露更广泛。

3) 深呼气后屏气：常用于腹部及隔下肋骨的摄影。呼气后膈肌上升，腹壁厚度减薄，影像较清晰。

4) 缓慢连续呼吸：在曝光时患者作慢而浅的呼吸动作，使某些重叠的组织因呼吸而模糊而被摄部位可较清楚地显示，如胸骨正位摄片。

(5) 平静呼吸下屏气：用于下肢、手及前臂、躯干等部位摄片。

(6) 肢体摄影时必须包括上下两个关节或邻近一端的关节。

(7) 在同一张胶片上同时摄取两个位置时，肢体同一端应放在胶片同一侧。

## 四、X 线摄影步骤

(1) 阅读会诊单：仔细阅读会诊单内容，认真核对患者姓名、年龄、性别，了解患者病史，明确投照部位和检查目的，确定计算机传输信息准确无误。

(2) 确定摄影位置：一般根据医嘱用常规位置投照，如遇特殊病例可根据患者的具体情况加照其他位置，如切线位、轴位等。

(3) 摄影前的准备：去掉一切影响 X 线穿透力的物质，如发夹、金属饰物、膏药。有条件者换上专为患者准备的衣服。投照腹部、下部脊柱、骨盆和尿路等平片时，应事先做好肠道准备。

(4) 选择胶片尺寸：应按患者检查部位的大小及临床要求选择胶片的尺寸。根据投照方式、要求范围，胶片应放置于适当位置。

(5) 摆位置对中心线：依照部位及检查目的，按标准位置摆好体位，尽量减少患者痛苦。根据要求将中心线对准被摄部位，并校对胶片位置是否包括要求投照的肢体范围。

(6) 测量肢体厚度。

(7) 训练呼吸动作：在摆位置前根据要求做好呼气、吸气或屏气动作的训练，要求患者完全合作。

(8) 选择焦片距：按部位要求选择好球管与胶片的距离。

(9) 选择曝光条件：根据投照部位、体厚、生理和机器条件，选择最佳 kV、mA 及时间。

(10) 曝光：以上各步骤完成后，再校正控制台各曝光条件是否有错，然后曝光。在曝光过程中，密切注意各仪表工作情况。

(11) 曝光结束后操作者签名，特殊检查体位应做记录。

(12) 床边、CR、钼靶等投照结束后，输入数字扫描仪后，核实病人信息、照片质量后，方可打印胶片。

# 第三章 身体各部位 X 线检查技术操作规程

## 第一节 头 部

头颅

【适应证】 外伤。

【注意事项】
(1) 若患者俯卧位有困难,也可以采用仰卧位摄影。
(2) 如疑有颅骨病变,必要时加摄头颅切线位摄片(检查常规后述)。

【操作方法】
(1) 头颅正位:患者俯卧于摄影床上,两臂放于头部两旁。
(2) 头颅侧位:患者俯卧于摄影床上,头侧转,被检侧紧贴床面。对侧前胸抬起,肘部弯曲,用前臂支撑身体。

## 第二节 四肢 X 线摄影

【适应证】 外伤、感染、肿瘤和肿瘤样病变、先天性畸形、关节病变、骨骼生长障碍、全身性骨疾患。

【禁忌证】 X 线四肢摄影检查基本上没有特殊的禁忌证。所以,下文中除特别交代外,将不再列出禁忌证。

【摄影前准备】
(1) 认真核对 X 线摄影检查申请单,了解病情,明确检查目的和摄影部位。对检查目的、摄影部位不清的申请单应及时与临床联系。
(2) 根据检查部位选择适宜尺寸的胶片与暗盒。
(3) X 线照片标记(包括病人片号、日期、照片的序号、体位左右标记等)要齐全,核准无误。
(4) 开机预热,拟定并调整摄影条件。
(5) 清除病人检查部位可能造成伪影的衣物等。
(6) 针对检查部位,准备适当的防护物品。

### 一、上肢 X 线摄影

(一) 手——后前正位

【操作方法及程序】
(1) 病人在摄影台旁侧坐,曲肘约 90°。
(2) 手掌紧贴暗盒,五指自然分开,第 3 掌骨头置于暗盒中心。
(3) 摄影距离为 90~100cm。
(4) 中心线经第 3 掌骨头垂直射入暗盒。

(5) 由摄影技师认真填写检查申请单的相关项目和技术参数,并签名。

【注意事项】

(1) 为防止手的移动,可考虑用沙袋固定前臂。

(2) 照片影像应包括腕关节及指端。

(3) 单独检查 2~5 指的某一指正位时,均采用此体位,用片大小酌情而定。

(二) 手——掌下斜位

【操作方法及程序】

(1) 病人在摄影台旁侧坐,曲肘约 90°。

(2) 第 5 掌骨和指骨内侧贴近暗盒,手内旋,使手掌冠状面与暗盒成 45°角。

(3) 五指均匀分开,稍弯曲,指尖触及暗盒。

(4) 摄影距离为 90~100cm。

(5) 中心线经第 5 掌骨头垂直射入暗盒。

(6) 由摄影技师认真填写检查申请单的相关项目和技术参数,并签名。

【注意事项】

(1) 为防止手的移动,可考虑用沙袋固定前臂。

(2) 照片影像应包括腕关节。

(3) 检查拇指和示指时,采用拇指侧靠片的侧位;检查 3~5 指侧位采用小指侧靠片。

(三) 腕关节——后前正位

【操作方法及程序】

(1) 病人侧坐于摄影台旁,肘部弯曲,约成 90°。

(2) 手呈半握拳,腕关节置于暗盒中心,腕部掌面紧贴暗盒。

(3) 摄影距离为 90~100cm。

(4) 中心线经尺骨和桡骨茎突连线中点垂直射入暗盒。

(5) 由摄影技师认真填写检查申请单的相关项目和技术参数,并签名。

【注意事项】

(1) 为防止腕部移动,可考虑用沙袋固定前臂。

(2) 腕关节正、侧位分格摄影时,远端和近端位于胶片同侧,且关节间隙处于同一水平。

(3) 婴幼儿腕关节正位摄影可采用前后位。

(四) 腕关节——侧位

【操作方法及程序】

(1) 病人侧坐于摄影台一端,肘部弯曲,约成 90°。

(2) 手和前臂呈侧位,第 5 掌骨和前臂尺侧紧靠暗盒。

(3) 尺骨茎突置于暗盒中心。

(4) 摄影距离为 90~100cm。

(5) 中心线经尺骨茎突垂直射入暗盒。

(6) 由摄影技师认真填写检查申请单的相关项目和技术参数,并签名。

【注意事项】

(1) 为防止腕部移动,可考虑用沙袋固定前臂。

(2) 腕关节正、侧位分格摄影时,远端和近端位于胶片同侧,且关节间隙处于同一水平。

## （五）腕关节——舟骨后前正位

**【操作方法及程序】**

（1）病人面向摄影台一端就座，肘部伸直，掌心向下。

（2）暗盒置于一个20°的角度板上（或用沙袋垫高20°）。

（3）腕部平放于暗盒上，手掌尽量向尺侧外展。

（4）摄影距离为90~100cm。

（5）中心线经尺骨和桡骨茎突连线中点垂直射入暗盒。

（6）由摄影技师认真填写检查申请单的相关项目和技术参数，并签名。

**【注意事项】**

（1）病人掌骨外展困难时，拇侧可稍抬高。

（2）为防止病人移动，可考虑采用沙袋固定前臂。

## （六）尺桡骨——前后正位

**【操作方法及程序】**

（1）病人面向摄影台一端就座，前臂伸直，掌心向上，手背紧贴暗盒；肩部应略向被检侧外旋。

（2）前臂长轴与暗盒长轴平行一致。

（3）暗盒上缘包括肘关节，下缘包括腕关节。

（4）摄影距离为90~100cm。

（5）中心线经前臂中点垂直射入暗盒。

（6）由摄影技师认真填写检查申请单的相关项目和技术参数，并签名。

**【注意事项】**

（1）为防止病人移动，可考虑用沙袋固定手掌和上臂。

（2）肢体长轴与胶片长轴平行。

（3）尺桡骨正、侧位分格摄影时，远端和近端位于胶片同侧，且关节间隙处于同一水平。

## （七）尺桡骨——侧位

**【操作方法及程序】**

（1）病人面向摄影台一端侧座，曲肘成90°。

（2）前臂呈侧位，尺侧紧贴暗盒，肩部尽量下移，尽量接近肘部高度。

（3）暗盒上缘包括肘关节，下缘包括腕关节。

（4）摄影距离为90~100cm。

（5）中心线经前臂中点垂直射入暗盒。

（6）由摄影技师认真填写检查申请单的相关项目和技术参数，并签名。

**【注意事项】**

（1）为防止病人移动，可考虑用沙袋固定手掌和上臂。

（2）前臂长轴与胶片长轴平行。

（3）尺桡骨正、侧位分格摄影时，远端和近端位于胶片同侧，且关节间隙处于同一水平。

## （八）肘关节——前后正位

**【操作方法及程序】**

（1）病人面向摄影台一端就座，前臂伸直，掌心向上。

(2) 尺骨鹰嘴突置于暗盒中心并紧贴暗盒。肩部应略向被检侧外旋,且肩部下移,尽量接近肘部高度。

(3) 摄影距离为 90~100cm。

(4) 中心线经肘关节(肘横纹中点)垂直射入暗盒。

(5) 由摄影技师认真填写检查申请单的相关项目和技术参数,并签名。

【注意事项】

(1) 照片影像应包括肱骨下段和尺骨、桡骨上段。

(2) 为防止病人移动,可考虑用沙袋固定手掌。

(3) 肘关节正、侧位在同一片中分格摄影时,远、近端方向保持一致,且关节间隙处于同一水平。

(九) 肘关节——侧位

【操作方法及程序】

(1) 病人面向摄影台一端侧座,曲肘成 90°。

(2) 拇指在上,尺侧朝下,肘关节内侧紧贴暗盒呈侧位,肩部下移,尽量接近肘部高度。

(3) 摄影距离为 90~100cm。

(4) 中心线经肘关节间隙,垂直射入暗盒。

(5) 由摄影技师认真填写检查申请单的相关项目和技术参数,并签名。

【注意事项】

(1) 照片影像应包括肱骨下段和尺、桡骨上段。

(2) 为防止病人移动,可考虑用沙袋固定前臂。

(3) 肘关节正、侧位在同一片中分格摄影时,远、近端方向保持一致,且关节间隙处于同一水平。

(十) 肱骨——前后正位

【操作方法及程序】

(1) 病人仰卧于摄影台上,前臂伸直稍外展,掌心朝上,对侧肩部稍抬高,使被检侧上臂贴近暗盒。

(2) 肱骨长轴与暗盒长轴平行一致。

(3) 暗盒上缘包括肩关节,下缘包括肘关节。

(4) 摄影距离为 90~100cm。

(5) 中心线经肱骨中点,垂直射入暗盒。

(6) 由摄影技师认真填写检查申请单的相关项目和技术参数,并签名。

【注意事项】

(1) 如病变局限于肱骨一端,摄影时可包括邻近一端关节。

(2) 因病情所致无法仰卧时,亦可采用立位摄影。

(十一) 肱骨——侧位

【操作方法及程序】

(1) 病人仰卧于摄影台上,对侧肩部稍垫高,使被检侧上臂尽量接近暗盒。

(2) 被检侧上臂与躯干稍分开,肘关节弯曲呈 90°,置于胸前,肘关节呈侧位姿势。

(3) 肱骨长轴与暗盒长轴平行一致。

（4）暗盒上缘包括肩关节，下缘包括肘关节。
（5）摄影距离为 90～100cm。
（6）中心线经肱骨中点，垂直射入暗盒。

**【注意事项】**
（1）如病变局限于肱骨一端，摄影时可包括邻近一端关节。
（2）因病情所致无法仰卧时，可采用立位摄影。
（3）疑外科颈骨折时，可采用肱骨上端穿胸位。

（十二）肱骨——穿胸位

**【操作方法及程序】**
（1）病人侧立于立位摄影架前，被检侧上臂外缘紧贴暗盒，被检测肱骨外科颈置于暗盒中心。
（2）被检侧上肢及肩部尽量下垂，掌心向前，对侧上肢高举抱头。
（3）使用滤线器或滤线栅摄影。
（4）摄影距离为 100cm。
（5）中心线经对侧腋下，被检测上臂的上 1/3 处，垂直射入暗盒。
（6）令病人深吸气后屏气曝光。
（7）由摄影技师认真填写检查申请单的相关项目和技术参数，并签名。

**【注意事项】** 术后固定复查摄影，应保持原固定状态。

（十三）肩关节——前后正位

**【操作方法及程序】**
（1）病人仰卧于摄影台上，肩胛骨喙突置于暗盒中心。对侧躯干略垫高，使被检侧肩部紧贴床面。被检侧上肢向下伸直。
（2）暗盒上缘超出肩部，外缘包括肩部软组织。
（3）使用滤线器或滤线栅摄影。
（4）摄影距离为 100cm。
（5）中心线经喙突，垂直射入暗盒。
（6）屏气曝光。
（7）由摄影技师认真填写检查申请单的相关项目和技术参数，并签名。

**【注意事项】** 对肩部骨折或脱位的病人，仰卧困难，可采用前后立位摄影。

（十四）肩胛骨——正位

**【操作方法及程序】**
（1）病人仰卧于摄影台上，被检侧上臂外展，与躯干成 90°。肘部弯曲使前臂上举与躯干平行，前臂和手背紧贴床面。
（2）暗盒上缘超出肩部，下缘包括肩胛骨下角。
（3）使用滤线器或滤线栅摄影。
（4）摄影距离为 100cm。
（5）中心线经喙突下方 4～5cm 处，垂直射入暗盒。
（6）病人屏气曝光。
（7）由摄影技师认真填写检查申请单的相关项目和技术参数，并签名。

【注意事项】 该体位亦可取立位。

（十五）肩胛骨——站立侧位
【操作方法及程序】
(1) 病人站立于立式摄影架前，面向暗盒。
(2) 被检侧上肢上举抱头，肘部朝前。对测手插腰稍向后转体，使肩胛骨内、外缘面垂直于暗盒。
(3) 暗盒上缘超出肩部，下缘包括肩胛骨下角。
(4) 使用滤线器或滤线栅摄影。
(5) 摄影距离为 100cm。
(6) 中心线呈水平方向，经肩胛骨内缘与胸壁间隙，垂直射入暗盒。
(7) 病人屏气曝光。
(8) 由摄影技师认真填写检查申请单的相关项目和技术参数，并签名。
【注意事项】 也可以采取肩胛骨俯卧侧位检查。

（十六）锁骨——后前正位
【操作方法及程序】
(1) 病人站立于立式摄影架前，面向暗盒，两上肢自然下垂，肩部稍前倾。
(2) 被检测锁骨中点置于暗盒中心，暗盒内缘包括胸锁关节，外缘包括肩锁关节。
(3) 使用滤线器或滤线栅摄影。
(4) 摄影距离为 100cm。
(5) 中心线呈水平方向，经锁骨中点垂直射入暗盒。
(6) 病人屏气曝光。
(7) 由摄影技师认真填写检查申请单的相关项目和技术参数，并签名。
【注意事项】
(1) 对病情较重的患者或婴幼儿，检查时可采用仰卧前后正位摄影。
(2) 婴幼儿检查时，应同时摄取两侧锁骨，以便对比。

## 二、下肢 X 线摄影

（一）足——前后正位
【操作方法及程序】
(1) 病人仰卧或坐于摄影台上，被检侧膝关节弯曲，足底部紧贴暗盒。
(2) 暗盒上缘包括足趾，下缘包括跗骨。第 3 跖骨中点置于暗盒中心。
(3) 摄影距离为 90~100cm。
(4) 中心线经第 3 跖中点垂直射入暗盒。
(5) 由摄影技师认真填写检查申请单的相关项目和技术参数，并签名。
【注意事项】 若重点观察诸跗骨，中心线可向足跟侧倾斜 10°~15°。

（二）足——内斜位
【操作方法及程序】
(1) 病人坐于摄影台上，被检侧膝部弯曲，足底部置于暗盒上。
(2) 暗盒上缘包括足趾，下缘包括足跟。

(3) 被检侧下肢向内倾斜,使足底与暗盒成30°~50°。第3跖骨中点置于暗盒中心。
(4) 摄影距离为90~100cm。
(5) 中心线经第3跖骨中点,垂直射入暗盒。
(6) 由摄影技师认真填写检查申请单的相关项目和技术参数,并签名。

【注意事项】 若重点观察第1、2跖骨或第1、2楔骨关节间隙时,可采用足的外斜位。

（三）足——侧位

【操作方法及程序】
(1) 病人侧卧于摄影台上,被检侧下肢靠近床面,膝部屈曲。
(2) 被检侧足部外侧缘紧贴暗盒,使足底平面垂直暗盒。
(3) 暗盒上缘包括足趾,下缘包括跟骨。
(4) 摄影距离为90~100cm。
(5) 中心线经足部中心,垂直射入暗盒。
(6) 由摄影技师认真填写检查申请单的相关项目和技术参数,并签名。

【注意事项】
(1) 该体位诸跖、趾骨重叠较多,故一般用于定位检查。
(2) 进行足弓测量时,必须采用双足的负重水平侧位。

（四）跟骨——侧位

【操作方法及程序】
(1) 病人侧卧于摄影台上,被检侧下肢外侧靠近床面,膝部屈曲。
(2) 被检测足部外侧紧贴暗盒,使足底平面垂直暗盒。
(3) 跟骨置于暗盒中心,整个跟骨包括在暗盒内。
(4) 摄影距离90~100cm。
(5) 中心线经跟距关节,垂直射入暗盒。
(6) 由摄影技师认真填写检查申请单的相关项目和技术参数,并签名。

【注意事项】 检查跟骨骨刺时,应双侧对照。

（五）跟骨——轴位

【操作方法及程序】
(1) 病人仰卧或坐于摄影台上,被检侧下肢伸直,暗盒置于踝部下方,下肢长轴与暗盒长轴一致。
(2) 踝关节置于暗盒中心,踝部极度背曲。
(3) 摄影距离为90~100cm。
(4) 中心线向头端倾斜35°~45°经第3跖骨基底部射入暗盒。
(5) 由摄影技师认真填写检查申请单的相关项目和技术参数,并签名。

【注意事项】
(1) 为防止跟骨投影变形,下肢长轴、暗盒长轴和中心线射入方向三者应保持一致。
(2) 病人踝关节背屈时,可借助绷带牵拉。
(3) 中心线倾角大小,以踝关节背屈程度来决定。背屈角度大,中心线倾角可减小。中心线倾角大小的原则是:垂直跟骨角平分线。

## （六）踝关节——前后正位

**【操作方法及程序】**

(1) 病人仰卧或坐于摄影台上,被检侧下肢伸直,踝关节置于暗盒中心略偏下处。

(2) 足稍内旋,足尖下倾,下肢长轴与暗盒中线平行。

(3) 摄影距离为 90～100cm。

(4) 中心线经内、外踝连线中点上方 1cm 处,垂直射入暗盒。

(5) 由摄影技师认真填写检查申请单的相关项目和技术参数,并签名。

**【注意事项】** 为防止病人移动,可考虑用沙袋固定下肢。

## （七）踝关节——侧位

**【操作方法及程序】**

(1) 病人侧卧于摄影台上,被检侧靠近台面。

(2) 被检侧膝关节稍屈曲,外踝紧贴暗盒,使踝关节成侧位。

(3) 将内踝上方 1cm 处放于暗盒中心,下肢长轴与暗盒长轴平行。

(4) 摄影距离为 90～100cm。

(5) 中心线经内踝上方 1cm 处,垂直射入暗盒。

(6) 由摄影技师认真填写检查申请单的相关项目和技术参数,并签名。

**【注意事项】** 为防止病人移动,可考虑用沙袋固定下肢。

## （八）胫腓骨——前后正位

**【操作方法及程序】**

(1) 病人仰卧或坐于摄影台上,被检侧下肢伸直,足稍内旋。

(2) 暗盒上缘包括膝关节,下缘包括踝关节。下肢长轴与暗盒长轴一致。

(3) 摄影距离为 90～100cm。

(4) 中心线经下肢中点,垂直射入暗盒。

(5) 由摄影技师认真填写检查申请单的相关项目和技术参数,并签名。

**【注意事项】**

(1) 如病变局限于一端者,可仅包括临近的一个关节。

(2) 胫腓骨正位、侧位分格摄影,关节面应保持同一水平。

## （九）胫腓骨——侧位

**【操作方法及程序】**

(1) 病人侧卧于摄影台上,被检侧靠近台面。

(2) 被检侧下肢膝部稍屈,下肢外缘紧贴暗盒。

(3) 暗盒上缘包括膝关节,下缘包括踝关节,下肢长轴与暗盒长轴一致。

(4) 摄影距离为 90～100cm。

(5) 中心线经胫腓骨肢中点,垂直射入暗盒。

(6) 由摄影技师认真填写检查申请单的相关项目和技术参数,并签名。

**【注意事项】**

(1) 如病变局限于一端者,可仅包括临近的一个关节。

(2) 胫腓骨正位、侧位分格摄影,关节面应保持同一水平。

(3) 为保持下肢稳定,跟部可考虑用棉垫或沙袋将跟部垫高。

### （十）膝关节——前后正位

**【操作方法及程序】**

(1) 病人仰卧或坐于摄影台上，下肢伸直。暗盒放于被检测膝下，髌骨下缘置于暗盒中心。

(2) 下肢长轴与暗盒长轴一致。

(3) 摄影距离为 90~100cm。

(4) 中心线经髌骨下缘，垂直射入暗盒。

(5) 由摄影技师认真填写检查申请单的相关项目和技术参数，并签名。

**【注意事项】**

(1) 膝关节不能伸直时，可采取后前正位。

(2) 检查髌骨骨折宜应选择后前正位。

### （十一）膝关节——侧位

**【操作方法及程序】**

(1) 病人侧卧于摄影台上，被检侧膝部外侧靠近暗盒。

(2) 被检侧膝关节屈曲成 120°~135°。

(3) 髌骨下缘置于暗盒中心，前缘包括软组织，髌骨面与暗盒垂直。

(4) 摄影距离为 90~100cm。

(5) 中心线经胫骨上端，垂直射入暗盒。

(6) 由摄影技师认真填写检查申请单的相关项目和技术参数，并签名。

**【注意事项】** 为使股骨内外踝保持投影重叠，可将小腿用棉垫或沙袋垫高。

### （十二）髌骨——轴位

**【操作方法及程序】**

(1) 病人坐于摄影台上，被检侧膝部弯曲约成 90°。

(2) 暗盒置于大腿远端上方，紧贴大腿前缘，髌骨上缘置于暗盒上 1/3 处。

(3) 暗盒中线与股骨长轴一致。病人双手按住暗盒背面及边缘，以作固定。

(4) 摄影距离为 90~100cm。

(5) 中心线经髌骨后缘，平行经股髌关节间隙，射入暗盒中心。

(6) 由摄影技师认真填写检查申请单的相关项目和技术参数，并签名。

**【注意事项】**

(1) 髌骨轴位摄影体位较多，如坐位、俯卧位、侧卧位等，可根据病人具体情况和设备条件进行选择。

(2) 髌骨纵方骨折适宜此种检查。

### （十三）股骨——前后正位

**【操作方法及程序】**

(1) 病人仰卧于摄影台上，下肢伸直，足略内旋。

(2) 暗盒放于被检侧的股骨下面，股骨长轴与暗盒长轴中线一致。

(3) 暗盒上缘包括髋关节，下缘包括膝关节。

(4) 摄影距离为 90~100cm。

(5) 中心线经股骨中点，与暗盒垂直射入。

(6) 由摄影技师认真填写检查申请单的相关项目和技术参数,并签名。
【注意事项】
(1) 如病变局限于一端,可仅包括邻近一端关节。
(2) 病变位于股骨中上段时,因组织较厚,应使用滤线栅摄影。

(十四) 股骨——侧位
【操作方法及程序】
(1) 病人侧卧于摄影台上,被检侧靠近台面,健侧髋及膝弯曲,置于被检测下肢的前上方。
(2) 被检侧下肢伸直,膝关节略弯曲,踝关节用沙袋垫平固定,暗盒长轴置于股骨外侧缘的下方,股骨长轴与暗盒中线一致。
(3) 暗盒上缘包括髋关节,下缘包括膝关节。
(4) 摄影距离为 90~100cm。
(5) 中心线经股骨中点垂直射入暗盒。
(6) 由摄影技师认真填写检查申请单的相关项目和技术参数,并签名。
【注意事项】
(1) 健侧下肢尽量上移,以减少健侧臀部对被检测股骨上端的重叠。
(2) 若病变主要在股骨中上段,中心线可向头侧倾斜 20°~30°。
(3) 病变位于股骨中上段时,因组织较厚,应使用滤线栅摄影。

(十五) 髋关节——前后正位
【操作方法及程序】
(1) 病人仰卧于摄影台上,被检髋关节置于台面中线。
(2) 双下肢伸直,足跟分开,足略内旋,使两足尖内侧互相接触。
(3) 股骨头放于暗盒中心,股骨长轴与暗盒长轴平行。
(4) 暗盒上缘包括部分髂骨,下缘包括股骨上端。
(5) 使用滤线器或滤线栅摄影,摄影距离为 100cm。
(6) 中心线经股骨头(相当于髂前上棘与耻骨联合上缘连线中垂线向下 2.5cm 处),与暗盒垂直射入。
(7) 由摄查申请单的相关项目和技术参数,并签名。
【注意事项】
(1) 为保持病人的稳定,可考虑用沙袋固定两踝部。
(2) 对股骨颈骨折病人,在摆体位时,应牵拉病人患肢,即减少病人痛苦,又易达到体位标准。

(十六) 髋关节——水平侧位
【操作方法及程序】
(1) 病人仰卧于摄影台上,被检侧下肢伸直,足尖略内旋。
(2) 暗盒垂直台面竖放于被检侧的髋部外侧,上缘紧贴髂骨嵴,下缘远离股骨,使暗盒长轴与股骨颈长轴平行。
(3) 将滤线栅置于肢体与暗盒间,并紧贴暗盒。
(4) 健侧髋关节及膝关节屈曲外展,避免遮挡 X 线束射入。

(5) 中心线呈水平方向,并向头侧倾斜,经被检股骨内侧向外上方向垂直股骨颈射入暗盒。

(6) 摄影距离为 100cm。

(7) 由摄影技师认真填写检查申请单的相关项目和技术参数,并签名。

【注意事项】

(1) 此摄影体位,适于股骨颈骨折病人的检查。但设备必须具备可水平摄影条件。

(2) 特别注意滤线栅的正确使用,包括正反面及栅条与线束的角度关系。

(3) 股骨颈骨折病人,下肢体位很难达到标准,可借助他人帮助牵引。

(4) 暗盒与滤线栅贴实,垂直床面,用沙袋或其他辅助物固定稳当。

## 第三节 胸部 X 线摄影

### 一、胸 部

【适应证】

(1) 肺部及支气管病变。

(2) 心脏及大血管病变。

(3) 纵隔和横膈病变。

(4) 胸膜和胸壁病变。

(5) 肋骨骨折及骨质改变。

(6) 常规体格检查。

【摄影前准备】

(1) 认真核对 X 线摄影检查申请单,了解病情,明确检查目的和摄影部位。对检查目的、摄影部位不清的申请单,应与临床及时联系。

(2) 根据检查部位选择适宜尺寸的胶片与暗盒。

(3) X 线照片标记(包括病人片号、日期、照片的序号、体位左右标记等)要齐全、核准无误。

(4) 开机预热,拟定并调整摄影条件。

(5) 清除病人胸部可造成影像伪影的衣服和饰物。

(6) 对病人进行吸气、屏气训练。

(一) 胸部——后前立位

【操作方法及程序】

(1) 病人站立于立位摄影架前,取后前位,两足分开,站稳。

(2) 人体正中矢状面与暗盒长轴中线重合,下颌略仰,暗盒上缘超出两肩。

(3) 双肘屈曲,手背置于臀部,肘部尽量向前贴紧摄影架。

(4) 使用滤线器。

(5) 摄影距离为 150~180cm。

(6) 中心线呈水平方向,经第 6 胸椎垂直射入暗盒。

(7) 深吸气后,屏气曝光。

(8) 由摄影技师认真填写检查申请单的相关项目和技术参数,并签名。

【注意事项】
(1) 设备条件具备时,应采用高电压摄影,滤线栅比值不小于 10：1。
(2) 进行病人呼吸屏气的训练。
(3) 去除胸部一切可能产生伪影的衣、物。
(4) 重症病人及婴幼儿可采取半卧位或仰卧正位摄影。

(二) 胸部——侧位
【操作方法及程序】
(1) 病人侧立于立位摄影架前,被检侧靠近胶片。
(2) 双上肢上举,环抱头部。两足分开,以稳定身体。
(3) 胸部腋中线对准暗盒长轴中线。
(4) 胶片上缘应超出肩部,下缘包括前后肋膈角。
(5) 使用滤线器。
(6) 摄影距离为 150～180cm。
(7) 由摄影技师认真填写检查申请单的相关项目和技术参数,并签名。
【注意事项】
(1) 进行病人呼吸屏气的训练。
(2) 去除胸部一切可能产生伪影的衣、物。
(3) 重症病人及婴幼儿可采取侧卧位或仰卧水平侧位摄影。

(三) 胸部——前弓位(前后向)
【适应证】 肺尖病变、下胸部叶间胸膜积液及右中叶肺不张等,是在胸部正侧位片检查基础上的一种辅助检查。
【禁忌证】 体弱、休克及不能站立病人。
【操作方法及程序】
(1) 病人面向 X 线球管,站立于立位摄影架前。上胸后仰,使后背上部紧贴摄影架面板,腹部向前挺出,胸部冠状面与暗盒。
(2) 人体胸部正中矢状面与暗盒长轴中线重合。
(3) 手背放于臀部,肘部弯曲并尽量向前。两足分开,站稳。
(4) 胶片上缘超出肩部上方约 7cm。
(5) 使用滤线器。
(6) 摄影距离为 150～180cm。
(7) 中心线通过胸骨角与剑突连线的中点,垂直射入暗盒。
(8) 深吸气后,屏气曝光。
(9) 由摄影技师认真填写检查申请单的相关项目和技术参数,并签名。
【注意事项】
(1) 当病人身体后倾角度不够时,中心线可向头侧倾斜一定角度,经胸骨角与剑突连线的中点射入暗盒。
(2) 检查立位摄影架是否牢固、可靠,防止病人摔伤。
(3) 婴幼儿及体弱不能配合者,不宜选择该体位。

## 二、肋　　骨

【适应证】　肋骨病变:如骨折、肿瘤、畸形等。

【摄影前准备】

(1) 认真核对 X 线摄影检查申请单,了解病情,明确检查目的和摄影部位。对检查目的、摄影部位不清的申请单,应与临床及时联系。

(2) 根据检查部位选择适宜尺寸的胶片与暗盒。X 线照片标记要齐全、正确、无误。

(3) 开机预热,拟定并调整摄影条件。

(4) 清除病人胸部可造成影像伪影的衣服和饰物。

(5) 训练病人吸气、呼气、屏气。

### (一) 隔上肋骨——正位

【操作方法及程序】

(1) 病人站立于立位摄影架前,取后前位,两足分开,身体站稳。

(2) 人体正中矢状面与暗盒长轴中线重合。下颌略仰,暗盒上缘超出两肩。

(3) 双肘屈曲,手背置于臀部,肘部尽量向前,紧贴摄影架。

(4) 使用滤线器。

(5) 摄影距离为 150～180cm。

(6) 中心线呈水平方向,通过第 6 胸椎垂直射入暗盒。

(7) 深吸气后,屏气曝光。

(8) 由摄影技师认真填写检查申请单的相关项目和技术参数,并签名。

【注意事项】　不宜采用高千伏摄影。

### (二) 隔下肋骨——正位

【操作方法及程序】

(1) 病人仰卧于摄影台上,人体正中矢状面垂直床面。双上肢置于身体两侧,略外展。

(2) 暗盒下缘包括季肋下缘3cm,两侧包括胸腹壁外缘。

(3) 中心线垂直或向头侧倾斜 10°～15°角,射入暗盒中心。

(4) 使用滤线器。

(5) 摄影距离为 100cm。

(6) 深呼气后,再屏气曝光。

(7) 由摄影技师认真填写检查申请单的相关项目和技术参数,并签名。

【注意事项】

(1) 根据临床要求,可以摄取局部肋骨影像,体位及中心线以欲检部位决定。

(2) 中心线向头侧倾斜的目的是,将膈肌投影向上推移,使靠近膈下的肋骨充分暴露。

## 第四节　脊　　柱

【适应证】

(1) 外伤。

(2) 感染。

(3) 肿瘤和肿瘤样病变。
(4) 先天性或后天性畸形。
(5) 各类骨病。

**【摄影前准备】**

(1) 认真核对X线摄影检查申请单,了解病情,明确检查目的和摄影部位。对检查目的、摄影部位不清的申请单,应及时与临床联系。

(2) 根据检查部位选择适宜尺寸的胶片与暗盒。

(3) X线照片标记(包括病人片号、日期、照片的序号、体位左右标记等),要齐全、核准无误。

(4) 开机预热,拟定并调整摄影条件。

(5) 清除病人欲检查范围内可造成伪影的物品。

(6) 准备好各种角度测量器具和固定用枕、垫等。

# 一、颈　　椎

## (一) 第1、2颈椎——开口正位

**【操作方法及程序】**

(1) 病人仰卧于摄影台上,头颅正中矢状面垂直台面,并与暗盒中线重合。

(2) 头后仰,使上颌门齿咬合面与乳突尖端的连线垂直于台面。

(3) 使用滤线器。

(4) 摄影距离为90～100cm。

(5) 中心线经两嘴角连线中点,垂直射入暗盒。

(6) 曝光时,病人口尽量张大。

(7) 由摄影技师认真填写检查申请单的相关项目和技术参数,并签名。

**【注意事项】**

(1) 颈椎开口位摄影时,应取出口内的活动假牙。

(2) 外伤病人的检查应尽量减少头的搬动,必要时应有临床医生帮助,避免在检查时加重病人损伤。

## (二) 颈椎——正位

**【操作方法及程序】**

(1) 病人站立于立位摄影架前,或仰卧于摄影台上。人体正中矢状面垂直台面,并与暗盒中线重合。

(2) 头略后仰,使上颌门齿咬合面与乳突尖端的连线垂直于台面。

(3) 胶片上缘与外耳孔平齐,下缘包括第1胸椎。

(4) 使用滤线器。

(5) 摄影距离为100～150cm。

(6) 中心线向头侧倾斜10°～15°。通过甲状软骨下缘射入暗盒。

(7) 由摄影技师认真填写检查申请单的相关项目和技术参数,并签名。

**【注意事项】**

(1) 去除颈部及耳部金属饰物。

(2) 根据颈椎的生理曲度调整中心线倾斜角度。

（三）颈椎——侧位

【操作方法及程序】

（1）仰卧于摄影床上或站立于摄影架前,头稍后仰,下颌抬起,听鼻线与探测器上缘平行。两肩下垂,颈部正中矢状面与探测器面平行。

（2）中心线:经下颌角向下2cm处水平射入。

（四）颈椎——斜位

【操作方法及程序】

（1）体位:俯卧,头颅呈侧位,被检侧向下,下颌前伸。被检侧上肢放于身后伸直,对侧上肢肩部尽量沿身体长轴向下。胸部冠状面与探测器面成55°。下肢弯曲,膝部支撑使身体稳定。

（2）中心线:经甲状软骨处的颈部中间垂直射入。

## 二、胸　　椎

（一）胸椎——正位

【操作方法及程序】

（1）体位:仰卧,身体正中矢状面与床面正中线一致并垂直于床面。两上肢放于身旁,身体保持稳定。

（2）中心线:对准肩胛骨下角连线中点处垂直射入探测器中心。

（二）胸椎——侧位

【操作方法及程序】

（1）体位:侧卧,两臂上举,抱头,头枕上臂。身体正中矢状面与床面平行,胸椎棘突后缘距床面中线6cm,下肢弯曲,保持身体稳定。

（2）中心线:经肩胛骨下角第七胸椎处垂直射入。

## 三、腰　　椎

（一）腰椎——正位

【操作方法及程序】

（1）体位:仰卧,身体正中矢状面与床面正中线一致并垂直。两上肢平放在身体两旁,冠状面与床面平行。下肢弯曲,脚踏床面。

（2）中心线:对准脐上3cm处,垂直射入探测器。

（二）腰椎——侧位

【操作方法及程序】

（1）体位:侧卧,身体正中矢状面与床面平行,腰椎棘突向前6cm处置于床面中线上。两腿弯曲,保持身体稳定。

（2）中心线:经髂嵴向上3cm处垂直射入。

（三）腰椎——斜位

【操作方法及程序】

（1）体位:仰卧,身体冠状面与床面成45°,棘突向后2.5cm处置于床面正中线上。

(2) 中心线：经脐孔垂直射入位。

## 四、腰骶关节

（一）腰骶关节——正位

【操作方法及程序】

(1) 体位：仰卧，身体正中矢状面与床面正中线一致，并垂直。双膝弯曲，胶片上缘包括脐孔，下缘达耻骨联合。

(2) 中心线：向头侧倾斜15°角，经双侧髂前上棘连线中点射入。

（二）腰骶关节——侧位

【操作方法及程序】

(1) 体位：侧卧，身体正中矢状面与床面平行，冠状面与床面垂直，腰骶关节、腰椎棘突应包括在胶片内，腰骶部位于床面正中线，腰骶关节与床面垂直。髂嵴下3cm处置于探测器中心。

(2) 中心线：经髂嵴向下3cm垂直射入。

## 五、骶尾骨

（一）骶尾骨——正位

【操作方法及程序】

(1) 体位：仰卧，身体正中矢状面与床面正中线一致并垂直。胶片上缘包括髂嵴，下缘包括耻骨联合。

(2) 中心线：经两髂前上棘连线中心与耻骨联合的连线中点处垂直射入。疑尾骨病变时中心线向足侧位倾斜10°角。

（二）骶尾骨——侧位

【操作方法及程序】

(1) 体位：侧卧，将骶尾骨置于床面正中线处。两腿弯曲，保持身体稳定。

(2) 中心线：经髂前上棘向下2.5cm处垂直射入。

# 第二篇 放射诊断学部分

# 第四章 呼吸系统

## 第一节 正常 X 线表现

### 一、胸廓:胸廓包括骨骼和软组织

(一) 骨骼

**1. 肋骨** 后段圆厚呈水平走行,前段扁薄而倾斜走行,后段较平直位置恒定,肋软骨钙化多有规律,通常 20~30 岁开始,第 1 肋软骨先钙化,自下而上依次钙化两侧多对称性钙化(图 3-4-1)。附:肋骨先天性变异,①颈肋;②叉状肋;③肋骨联合(图 3-4-2~图 3-4-4)。

**2. 锁骨** 胸锁关节对称为投照位置是否端正的指征。内端下缘有"菱形窝"为菱形韧带附着处,勿误认为骨质破坏。

**3. 肩胛骨** 内缘与肺野上外侧重叠,易与胸膜肥厚混淆,下角可见二次骨化中心勿误诊为骨折。

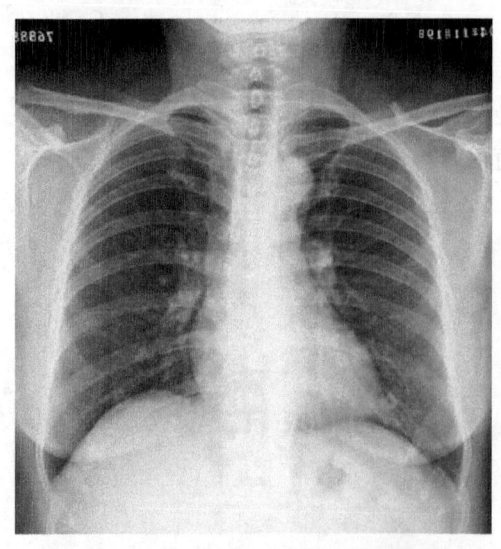

图 3-4-1 胸部后前位 X 线图像
X 线图像为灰度成像,骨骼包括肋骨、锁骨和肩胛骨呈白影,纵隔包括心脏大血管以及肺纹理呈白影,而肺野呈黑影,两侧乳房与下肺野重叠呈灰影

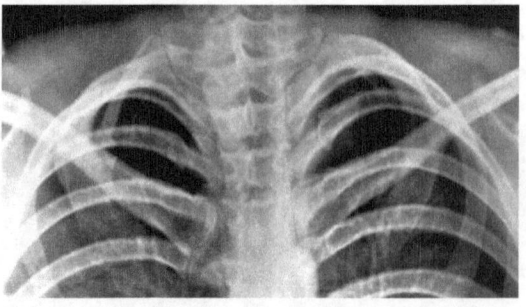

图 3-4-2 颈肋

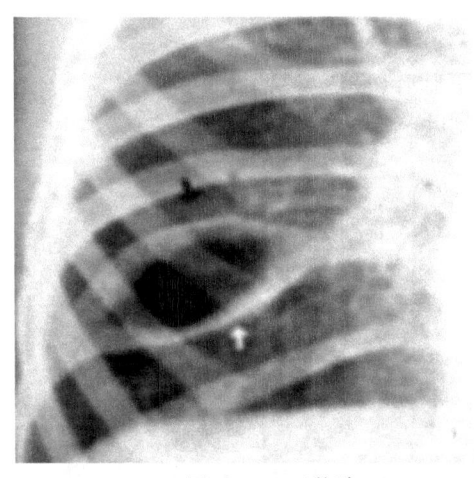
图 3-4-3 叉状肋

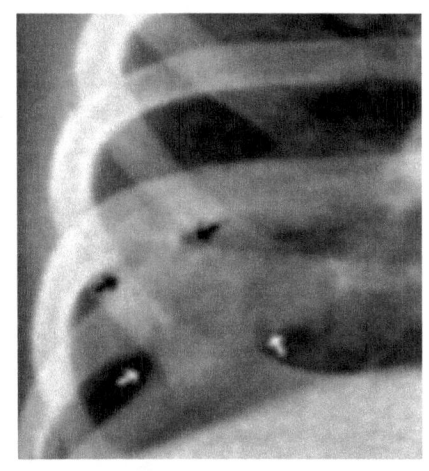
图 3-4-4 肋骨联合

**4. 胸骨** 由柄、体及剑突构成,柄体交界称为胸骨角,相当于第2肋骨的前端。胸骨柄外缘突出于纵隔影之外,若体位不正时,某一侧突出更明显,易误为肺内或纵隔内病变。

**5. 胸椎** 横突可突于纵隔影之外,易误为肺内病变。

(二) 软组织

胸锁乳突肌和锁骨上皮肤皱褶、胸大肌、乳房和乳头、伴随阴影。

## 二、气管和支气管

气管起于喉部环状软骨下缘(C6~C7水平面),气管分叉在T5~T6水平面,分叉角约60°~85°。右主支气管20°~30°,长约2.5cm,侧位呈管状透亮影。左主支气管45°~55°,长约5cm,侧位呈椭圆形透亮影(图3-4-5)。

远侧细支气管与肺泡之间有lamber氏管。肺泡之间有kohn氏孔通气,也是病变扩散的途径。

## 三、肺

(一) 肺野

在胸片上两侧肺表现为透明区域,称为肺野。为便于标记病灶部位,将两侧肺野人为分成九个区(图3-4-6)。

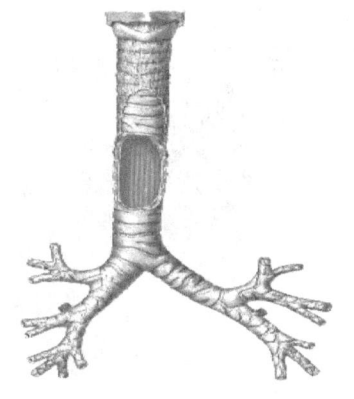

图 3-4-5 气管和支气管

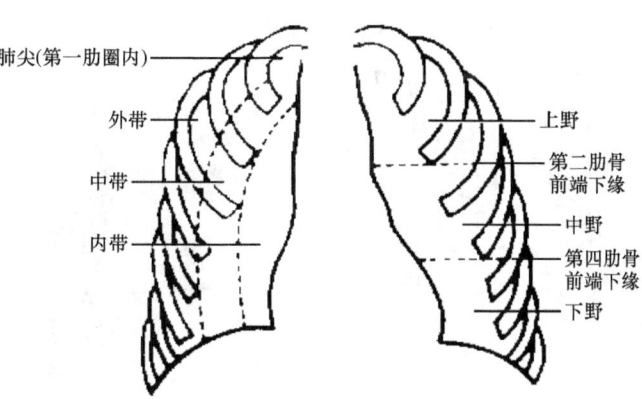

图 3-4-6 肺野划分示意图

## (二) 肺叶

右肺:上、中、下肺叶(图3-4-7)。左肺:上、下肺叶(图3-4-8)。

副叶:①奇叶;②下副叶;③后副叶;④左中副叶。

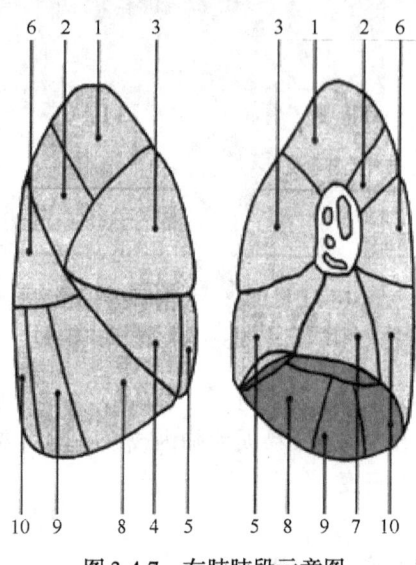

图3-4-7 右肺肺段示意图

1~10. 注释见图3-4-8

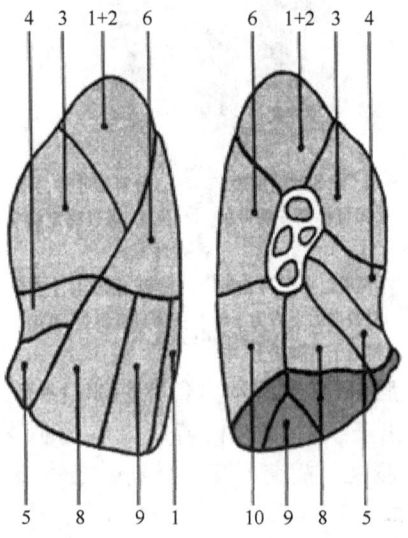

图3-4-8 左肺肺段示意图

1. 尖段;2. 后段;1+2. 尖后段;3. 前段;
4. 中叶外段(上舌段);5. 中叶内段(下舌段);6. 背段;7. 内基底段;8. 前基底段;
9. 外基底段;10. 后基底段

## (三) 肺段(图3-4-9~图3-4-44)

**右肺**

上叶:1 尖段 S1;2 后段 S2;3 前段 S3。

中叶:4 外段 S4;5 内段 S5。

下叶:6 背段 S6;7 内基底段 S7;8 前基底段 S8;9 外基底段 S9;10 后基底段 S10。

**左肺**

固有上叶:1+2 尖后段 S1+2;3 前段 S3。

舌叶:4 上段 S4;5 下段 S5。

下叶:6 背段 S6;7+8 前内基底段 S7+8;9 外基底段 S9;10 后基底段 S10。

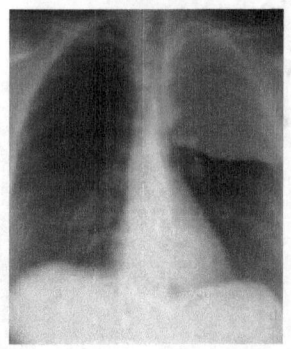 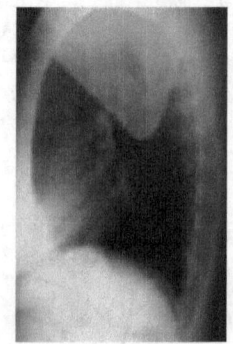 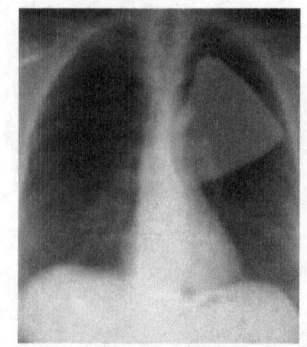

图3-4-9 左肺上叶尖后段(S1+2)　　图3-4-10 左肺上叶尖后段-侧位　　图3-4-11 左肺上叶前段(S3)

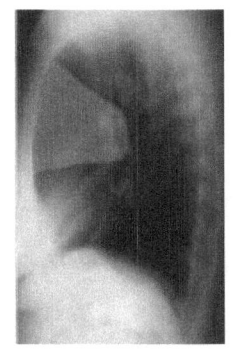 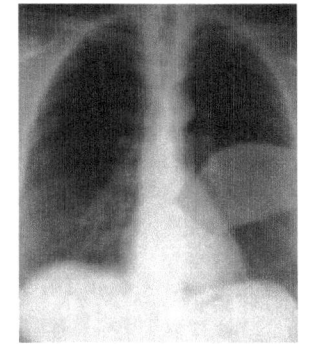 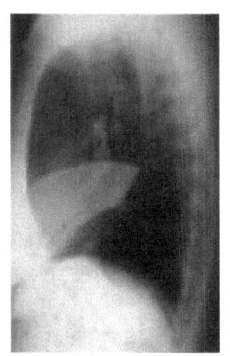

图 3-4-12　左肺上叶前段-侧位　　图 3-4-13　左肺上叶上舌段（S4）　　图 3-4-14　左肺上叶上舌段-侧位

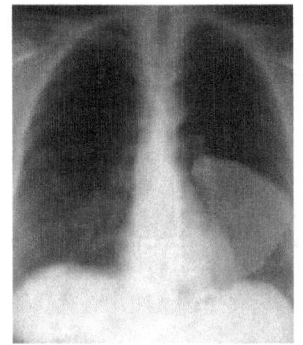 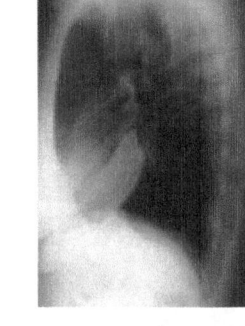 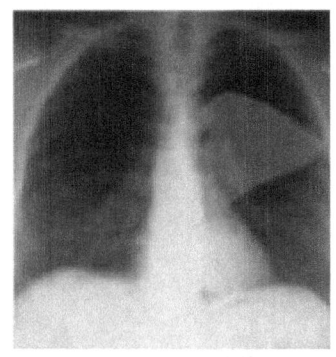

图 3-4-15　左肺上叶下舌段（S5）　　图 3-4-16　左肺上叶下舌段-侧位　　图 3-4-17　左肺下叶背段（S6）

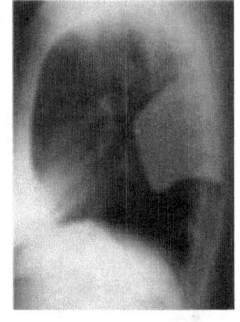 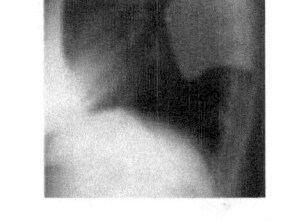 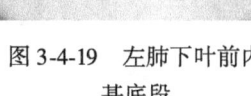 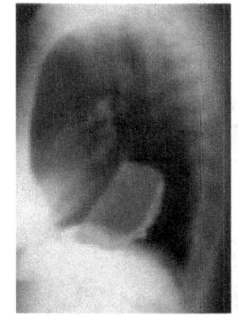

图 3-4-18　左肺下叶背段-侧位　　图 3-4-19　左肺下叶前内基底段　　图 3-4-20　左肺下叶前内基底段侧位

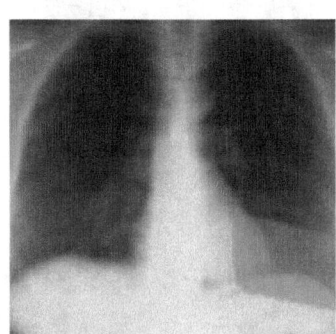 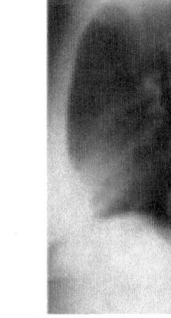 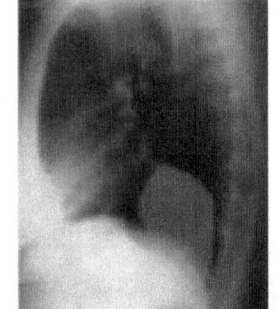 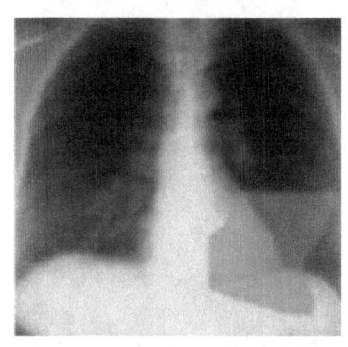

图 3-4-21　左肺下叶外基底段（S9）　　图 3-4-22　左肺下叶外基底段侧位　　图 3-4-23　左肺下叶后基底段（S10）

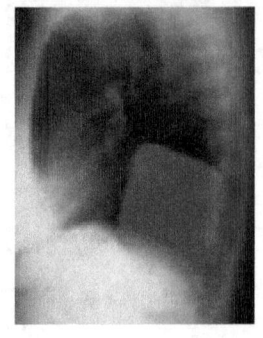 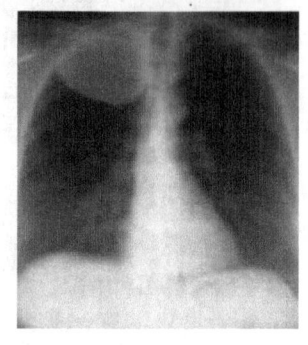 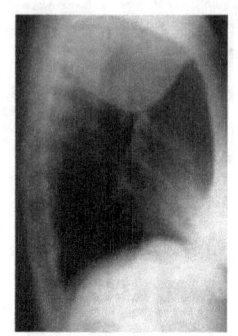

图 3-4-24　左肺下叶后基底段侧位　　图 3-4-25　右肺上叶尖段（S1）　　图 3-4-26　右肺上叶尖段侧位

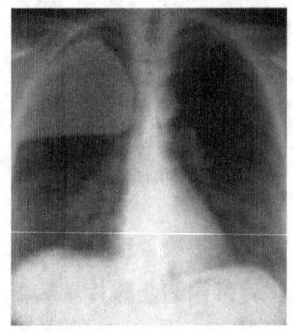 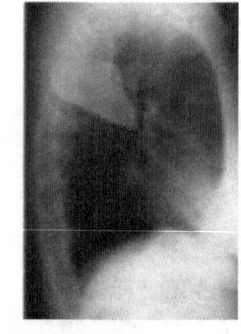 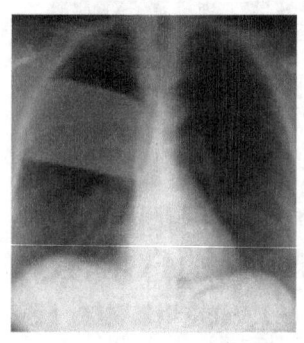

图 3-4-27　右肺上叶后段 S2　　图 3-4-28　右肺上叶后段侧位　　图 3-4-29　右肺上叶前段（S3）

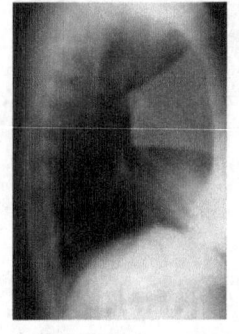 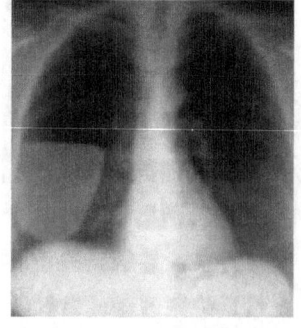 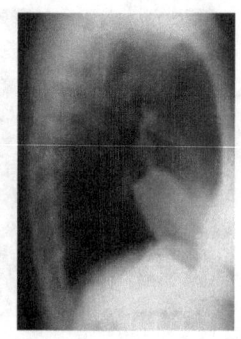

图 3-4-30　右肺上叶前段侧位　　图 3-4-31　右肺中叶外段（S4）　　图 3-4-32　右肺中叶外段侧位

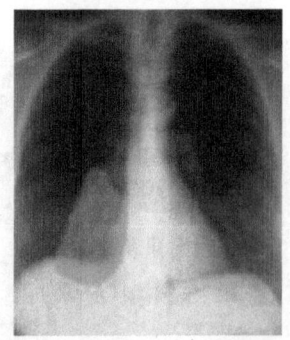 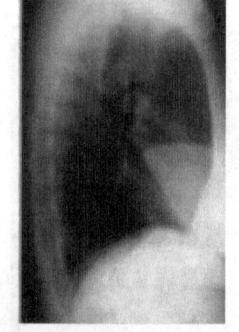 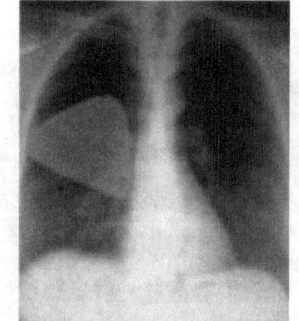

图 3-4-33　右肺中叶内段（S5）　　图 3-4-34　右肺中叶内段侧位　　图 3-4-35　右肺下叶背段（S6）

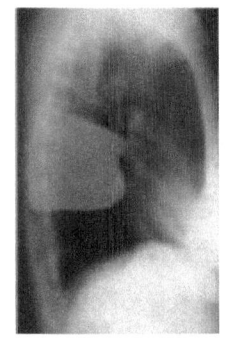 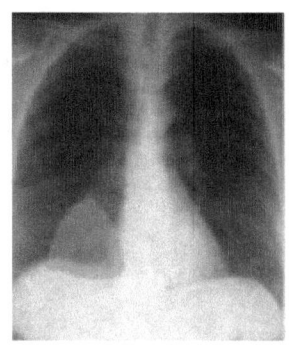 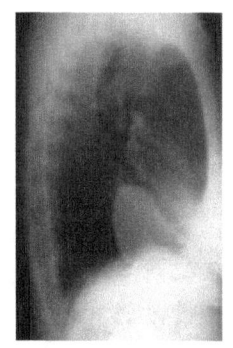

图 3-4-36　右肺下叶背段侧位　　图 3-4-37　右肺下叶内基底段（S7）　　图 3-4-38　右肺下叶内基底段-侧位

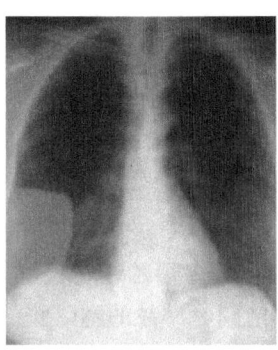 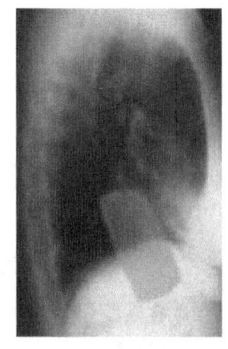 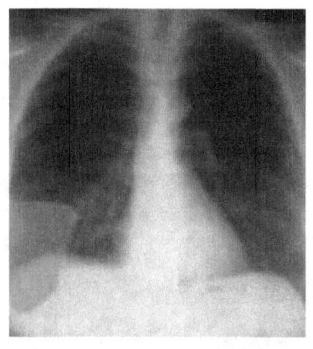

图 3-4-39　右肺下叶前基底段（S8）　　图 3-4-40　右肺下叶前基底段侧位　　图 3-4-41　右肺下叶外基底段（S9）

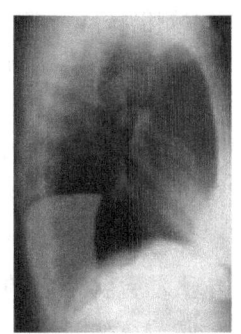 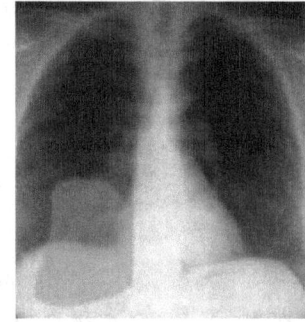 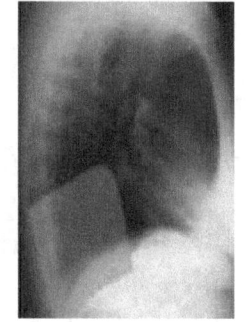

图 3-4-42　右下叶外基底段-侧位　　图 3-4-43　右肺下叶后基底段（S10）　　图 3-4-44　右肺下叶后基底段侧位

（四）肺门

肺动脉、肺静脉、支气管和淋巴管构成，以肺动脉为主，肺静脉次之（图 3-4-45～图 3-4-46）。

肺纹理：肺血管、支气管及淋巴管组成，以肺动脉及其分支为主，伴随支气管行走。

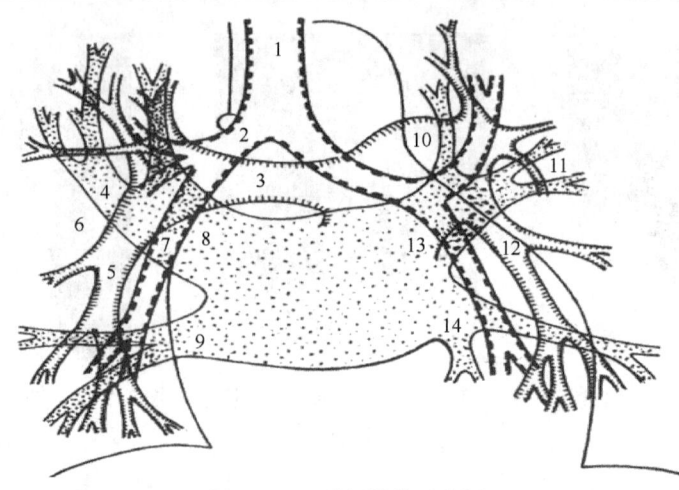

图 3-4-45　肺门结构示意图

1. 气管；2. 右主支气管；3. 右肺动脉；4. 下后静脉干；5. 右下肺动脉；6. 肺门角；7. 中间支气管；8. 右上肺静脉；9. 右下肺静脉；10. 左肺动脉弓；11. 舌叶动脉；12. 左下肺动脉；13. 左上肺静脉；14. 左下肺静脉

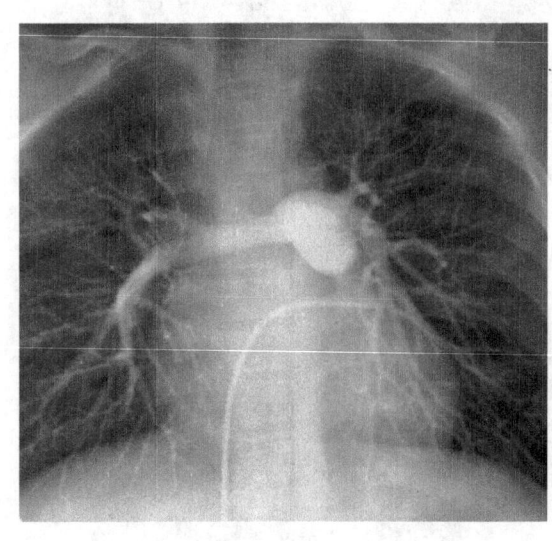

图 3-4-46　正常肺动脉造影

### （五）胸膜

胸膜分为两层，包裹于肺和叶间的部分为脏层，贴于胸壁、纵隔及膈的为壁层，两层胸膜之间为潜在的胸膜腔。

**1. 斜裂**

右侧斜裂：起始于第 4~5 肋骨后端水平向前下方斜行，止于膈面距前缘 2~3cm 处。

左侧斜裂：较右侧稍高，起于第 3~4 肋骨后端水平面，向下、前方行走，达肺下方。

**2. 横裂**（水平裂）　仅见于右侧，起于斜裂中部，第 4 肋骨前端或第 4 前肋间水平，呈水平走行（图 3-4-47）。

### （六）纵隔

纵隔位于胸骨之后胸椎之前，介于两肺之间，主要有心脏、大血管、气管、支气管、食管、淋巴组织、神经、脂肪及胸腺等。

分区：常用六区分法，T4 下缘之水平线将其分为上下纵隔，气管、升主动脉和心脏前缘为连线，再以食管前壁及心脏后缘作一连线，将纵隔分为前、中、后三部分（图 3-4-48）。

### （七）横膈

分左右两叶，介胸、腹间，右高而左低，内高而外低，前高而后低，内与心脏形成心膈角，与胸壁间形成肋膈角，运动幅度约 1~2.5cm，深呼吸可达 3~6cm，呈圆顶状，与胸壁形成肋膈角，与心脏构成心膈角。后肋膈角、侧肋膈角较深，少量胸水首先聚集于此，膈运动两侧对称（图 3-4-49）。膈肌麻痹时可引起矛盾运动，膈局部发育较薄弱，可向上局限性隆起，称局限性膈膨升（图 3-4-51），膈低位时，可显示出膈在各肋骨前端的附着点，呈波浪状，称波浪膈（图 3-4-50）。多见于深吸气时或肺气肿病人。

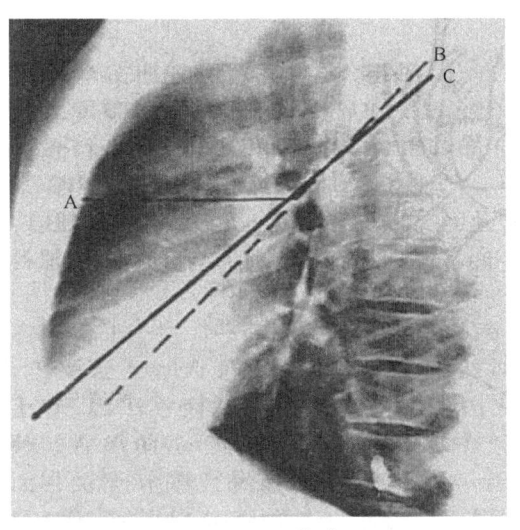

图 3-4-47 胸膜
A. 水平裂；B. 左侧斜裂；C. 右侧斜裂

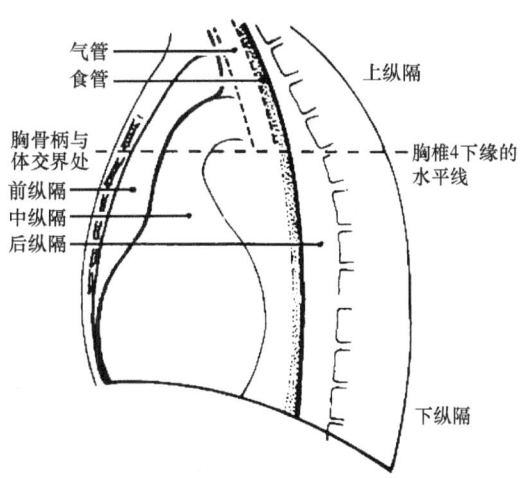

图 3-4-48 纵隔的分区

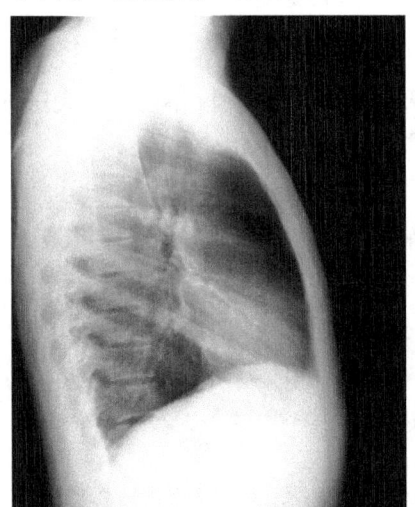
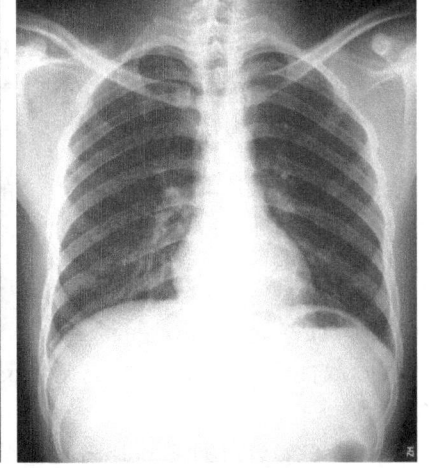

图 3-4-49 正常胸片正位、侧位

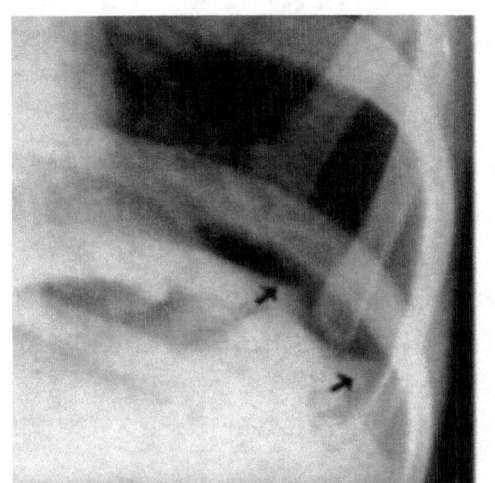
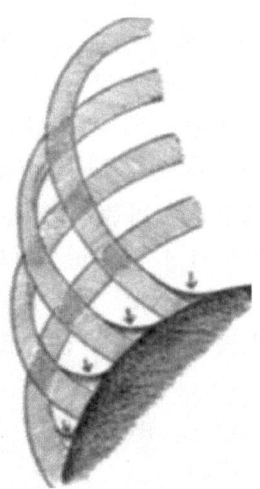

图 3-4-50 波浪膈

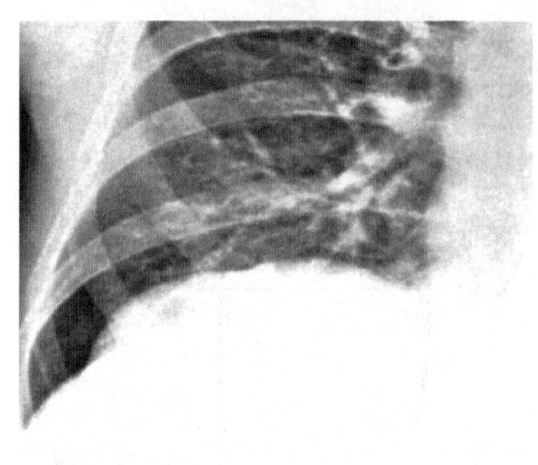

图 3-4-51　局限性膈膨升

## 第二节　异常 X 线表现

提示：

（1）胸部疾病除去骨骼与软组织外主要见于肺部和纵隔（纵隔及循环另讲），而肺部疾病主要见于基于其解剖部分的三部分即气道、肺部及胸膜。

（2）气道部分的疾病主要见于阻塞，不同部位不同程度的阻塞会有不同的 X 线表现。

（3）肺部的疾病则形态多异。

（4）胸膜的改变除胸膜本身病变外对其他的疾病的定性定位均有很大的辅助作用。

## 一、气管、支气管改变

气管、支气管改变主要是支气管的阻塞。

原因：腔内性（肿瘤、异物、炎症、结核、先天性狭窄）；腔外性（淋巴结增大压迫）。

后果：部分阻塞，阻塞型肺气肿。完全阻塞，阻塞型肺不张。

### （一）气管、支气管的形态改变

在高千伏片或 CR、DR 片可以看到气柱形态的异常，如：局限性或广泛性变细、受压及移位等。

### （二）支气管阻塞性改变

**1. 阻塞型肺气肿**（obstructive emphysema）

（1）慢性弥散性阻塞性肺气肿：见于慢支及支气管哮喘。

影像表现：肺野透过度增加，与呼吸时相关系不大；肺纹理稀疏变细，可见肺大泡。横膈低平，活动度减低；胸廓呈桶状，肋间隙增宽；心影狭长呈垂位心型，心后间隙增宽。

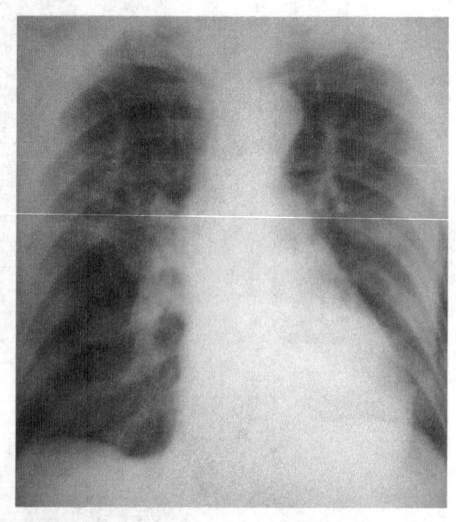

图 3-4-52　阻塞型肺气肿

（2）局限性阻塞性肺气肿：一侧性肺气肿，患侧肺野透过度增加，纵隔向健侧移位或移位不明显。气管内异物可表现为纵隔摆动（图 3-4-52，图 3-4-53）。

一叶性肺气肿：局部透亮度增高，局部肺纹理减少或消失。

**2. 阻塞性肺不张**　肺不张最多见为支气管阻塞所致。表现为体积缩小，密度增高，周围代偿性改变（代偿性肺气肿、肺门移位、纵隔偏移、膈上抬、肋间隙变窄等）。

（1）一侧性肺不张：为一侧主支气管完全阻塞所致。

X 线表现：患侧密度均匀增高，肋间隙变窄，膈升高，纵隔向患侧移位，对侧有代偿性肺气肿（图 3-4-54）。

（2）肺叶不张：为肺叶支气管完全性阻塞的后果（图 3-4-55～图 3-4-58）。

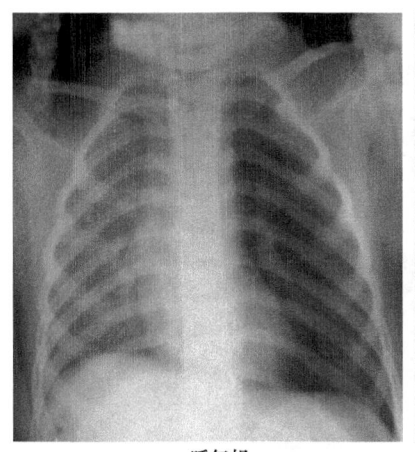
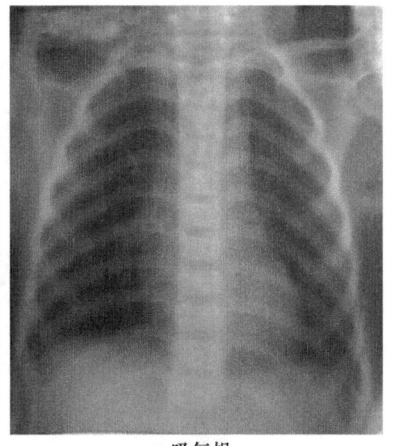

呼气相　　　　　　　　　吸气相

图 3-4-53　呼气相左侧肺野透亮度增高,纵隔右移,左膈下降。吸气相双侧肺野透亮度一致,纵隔居中,左膈回位。右侧支气管异物

肺叶不张的共同特点:肺叶体积缩小,密度增高;叶间裂移位;肋间隙变窄;肺门及纵隔不同程度向患侧移位;邻近肺叶代偿性肺气肿。

(3) 肺段不张:呈三角形致密影,尖端指向肺门,体积缩小。

(4) 亚段不张:又称盘状肺不张,常见于膈肌升高、运动减弱或腹部手术后患者。表现为肺下野 2~6cm 长,4~6mm 宽的条索状阴影。

(5) 小叶性不张:为终末细支气管被黏液等阻塞所致,小斑片状阴影,与肺炎不易区别,多见于支气管哮喘及支气管肺炎。

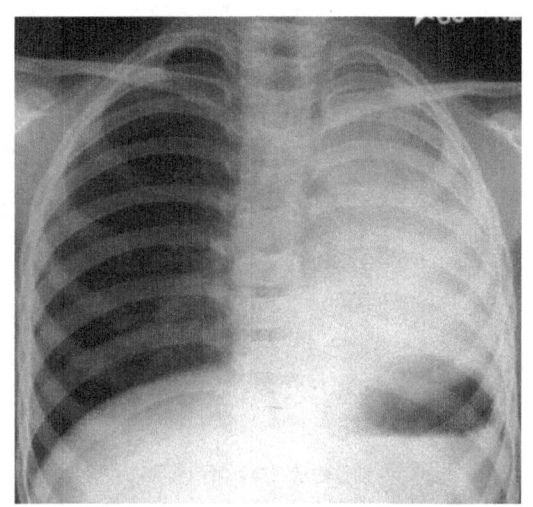

图 3-4-54　左肺不张

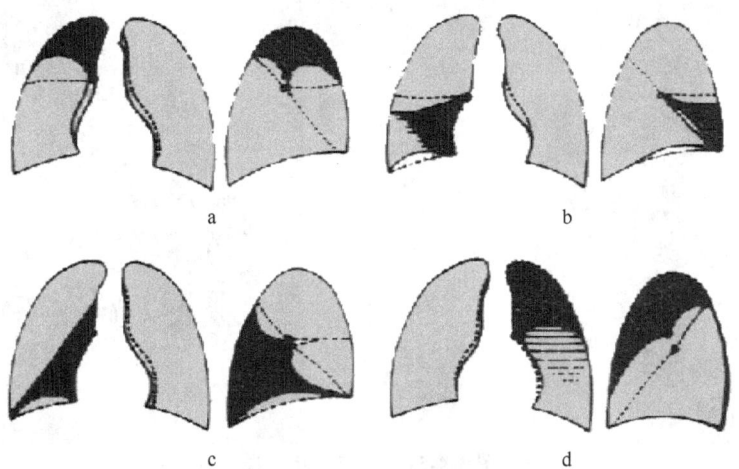

图 3-4-55　肺叶不张示意图
a. 右上叶不张;b. 右中叶不张;c. 右下叶不张;d. 左上叶不张

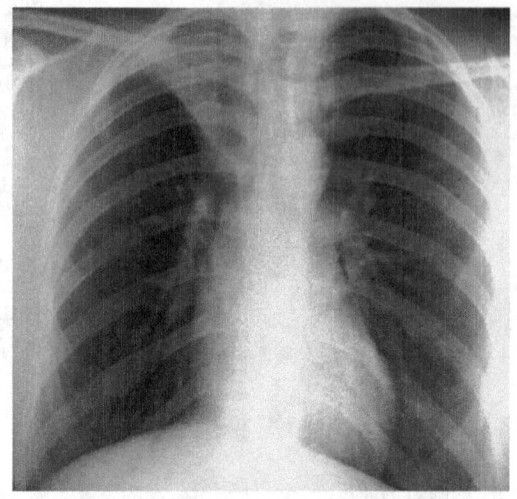

图 3-4-56　右肺上叶不张

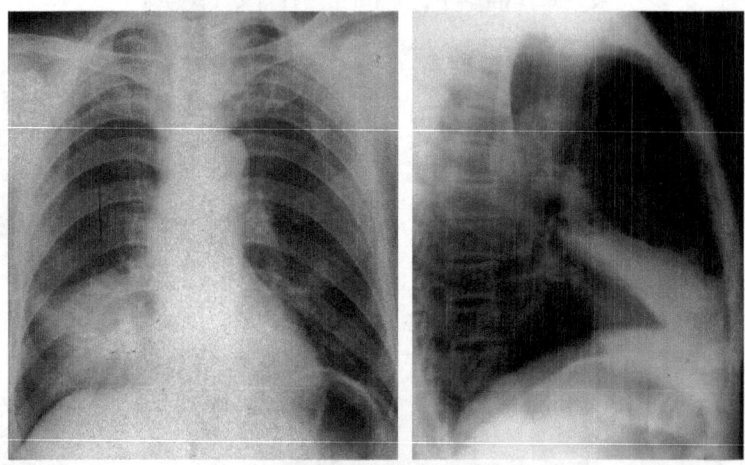

图 3-4-57　右肺中叶不张

后前位像示右肺下野内侧靠心右缘出现上界清楚、下界模糊的片状致密影,心右缘显示不清。侧位像表现为尖端指向肺门的三角形致密影

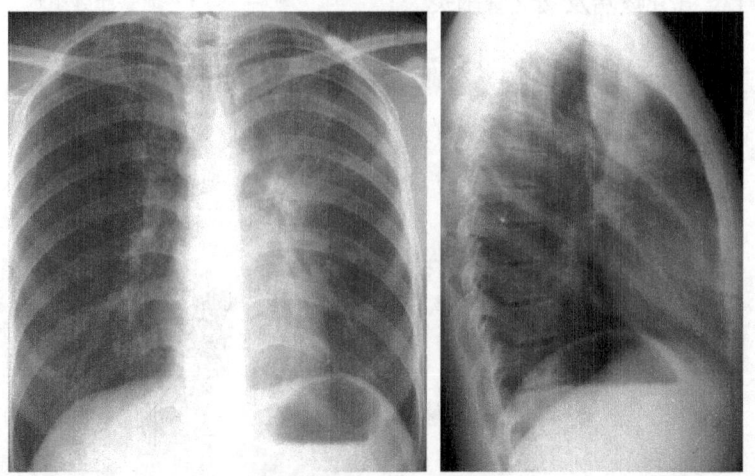

图 3-4-58　左肺上叶不张

后前位表现为左肺上、中肺野片状模糊影,左肺门上移,左膈升高。侧位示斜裂向前移位,上叶体积缩小,下叶代偿气肿

## 二、肺部病变

提示：

(1) 支气管气象多提示病灶为炎性但不绝对。

(2) 病灶可由多发小片融合成大片，而吸收时亦可成大片消散成多发小片。

(3) 吸收后的炎性病灶尤其是上肺野多发小片病灶 X 线无法与结核进行鉴别，需回顾病史或 X 线片。

(一) 渗出性病变

**1. 病理** 肺泡内气体被渗出的液体、蛋白质及细胞所代替，肺组织发生实变（图 3-4-59，图 3-4-60）。

**2. 常见疾病** 常见于各种肺炎及肺结核。

**3. X 线表现特点**

(1) 与正常肺组织间无截然分界，边缘模糊不清。

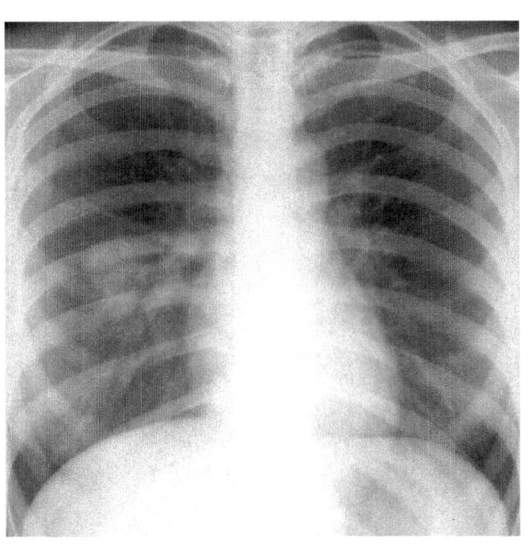

图 3-4-59　渗出性病变
右肺中野见斑片状致密影，密度不匀，边缘模糊

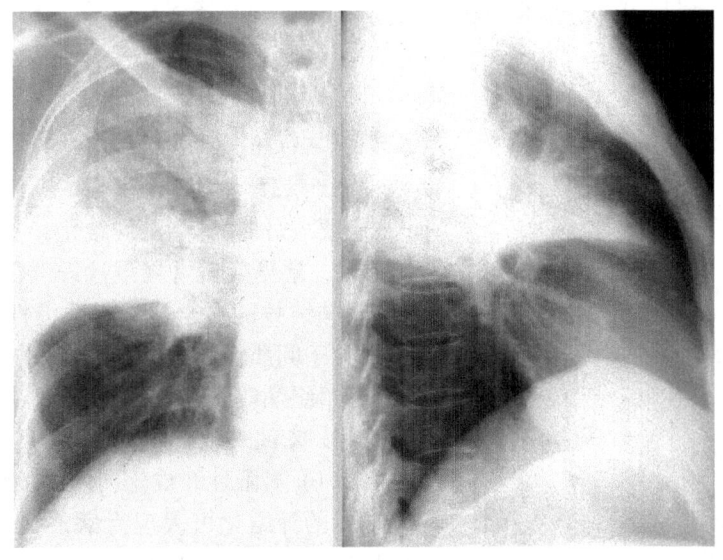

图 3-4-60　实变
右肺上叶呈大片状密度增浓影，与右上叶轮廓一致，下缘以水平裂为界，边缘锐利，病变向上逐渐变淡。肺门处致密影内可见含气的支气管分支影（支气管气象）

(2) 形态各异、大小不等，小实变可融合成大片。

(3) 渗出扩展至叶间胸膜时，则显示其锐利边缘。

(4) 渗出病灶通常自肺野外围向肺门的方向发展。

(5) 实变影中见含气的支气管影（空气支气管征）。

(6) 病变的中心密度较高而均匀,边缘部分较淡。

(7) 病变变化较快,经恰当治疗后,可较快吸收。

## (二) 增殖性病变(proliferation)

**1. 病理** 以纤维母细胞、血管内皮细胞和组织细胞增生为主的肺慢性炎症病变。

**2. 常见疾病** 结核、矽肺结节为增生的炎性肉芽肿;炎性假瘤是一种增生性炎变。

**3. X 线表现** 斑点状、结节状、肿块状肺段或肺叶阴影,密度高,边缘清楚,多病灶聚集在一起时也不互相融合,动态变化慢,部分可缓慢增大(图 3-4-61,图 3-4-62)。

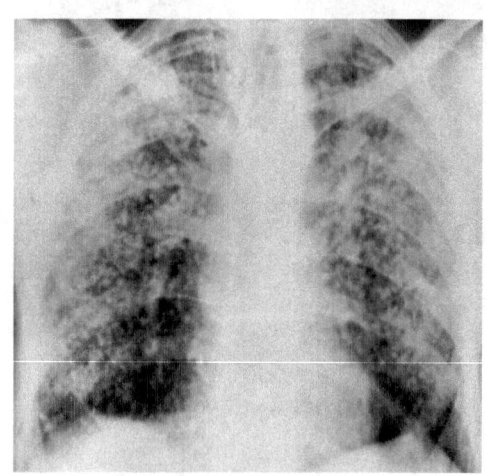

图 3-4-61 增殖性病变

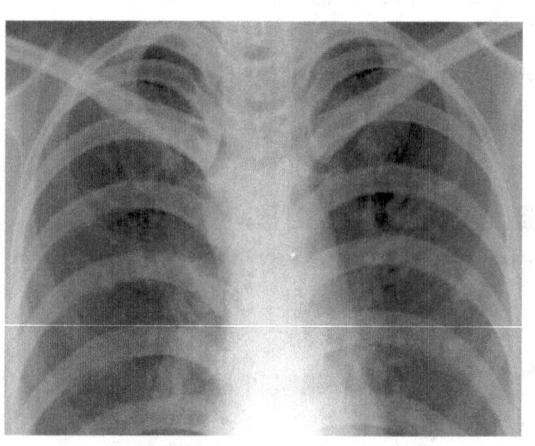

图 3-4-62 肺结核
双肺上野散在、多发、大小不一的斑点状或斑片状致密影,密度较高,边缘清晰、锐利,病变无融合趋势

## (三) 肺纤维化(fibrosis)

**1. 病理** 增殖性病变中纤维成分代替细胞占主要成分时,称为肺纤维化。

**2. 常见疾病** 局限性纤维化常常是慢性肺炎及肺结核的愈合后果。弥漫性纤维化原因各异,见于间质性肺炎、尘肺、特发性间质纤维化及结缔组织病等。

**3. X 线表现有以下特点**

(1) 局限性纤维化:有时与增殖病变不能鉴别,小的纤维化可表现为索条状,大范围常引起纵隔向患侧移,上叶纤维化可引起肺门上提(图 3-4-63)。

(2) 弥漫性纤维化:弥漫性的网状、线状及蜂窝状影,自肺门区向外伸展至肺野的外带,可有弥漫性颗粒状或小结节状影。

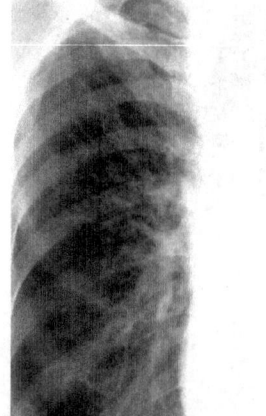

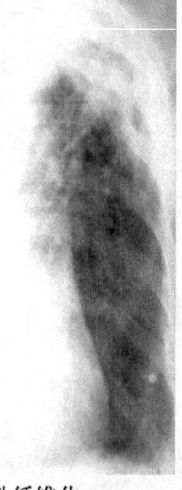

图 3-4-63 局限性纤维化
左肺上野见大片状致密影,其内密度不均,局部可见走行僵直的短条状致密影,左肺门受牵拉上移

## (四) 钙化

**1. 钙化主要见于** 病变愈合阶段;某些疾病也可发生钙化,如错构瘤、肺囊肿、骨肉瘤肺转移等。

**2. X线表现** 金属密度的高度影,大小、形状不一。结核钙化呈单发或多发斑点状、淋巴结钙化多呈蛋壳状、矽肺钙化多为两肺散在多发结节状或环状钙化、肺错构瘤其中可有爆米花样钙化、肺囊肿呈弧形钙化,有一定特征性(图3-4-64)。

(五) 肿块(mass)

**1. 概念** 肿块阴影指圆形或类圆形致密块影,可单发或多发。

**2. 常见疾病** 常见为肺癌、结核球、炎性假瘤、错构瘤等,转移性肿瘤常多发。

**3. 特点**

(1) 肺内良恶性肿瘤及肿瘤样病变均可形成肿块样病变。

(2) 良性肿块:多有包膜,呈边缘光滑的球形,生长缓慢,无坏死。

(3) 恶性肿块:无包膜,浸润生长,边缘分叶或有脐凹、毛刺等,生长快,常发生中心坏死。

(4) 多发肿块:常见转移瘤、韦氏肉芽肿。

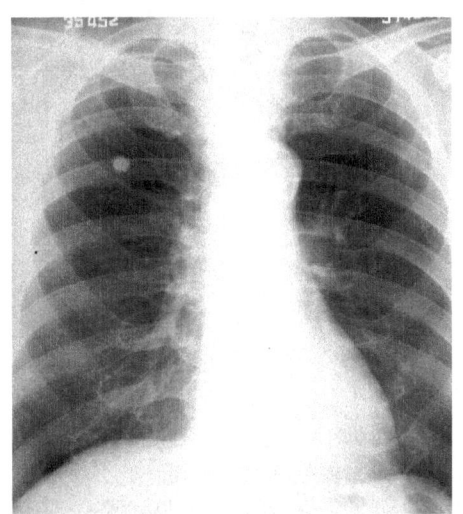

图3-4-64 肺内钙化
右第二肋间见一类圆形极高密度影,其边缘清晰、锐利

**4. 部位** 尖后段或背段的多为结核瘤,前段或基底段肺多半为肺癌,下部脊柱旁可能为肺隔离症,肺门附近的肿块大多为恶性,转移性肿瘤多位于肺表浅部。

**5. 形态** 分叶征者多见于肺癌;良性肿块多形态规则;囊肿可随呼吸形态变。

**6. 结构** 空泡征者多见于肺癌;良性肿瘤多密度均匀;恶性空洞多凹凸不平;脂肪影多见于错构瘤;囊肿并出血密度可高;囊肿破裂有气液平面。

**7. 边缘** 良性肿瘤多边缘光滑整齐;恶性见棘状或毛刺状突起。

**8. 周围** 结核性肿块多有卫星病灶;肺炎肿块邻近肺血管增粗;癌性肿块见癌性淋巴管炎;周围型肺癌见胸膜凹陷征(图3-4-65,图3-4-66)。

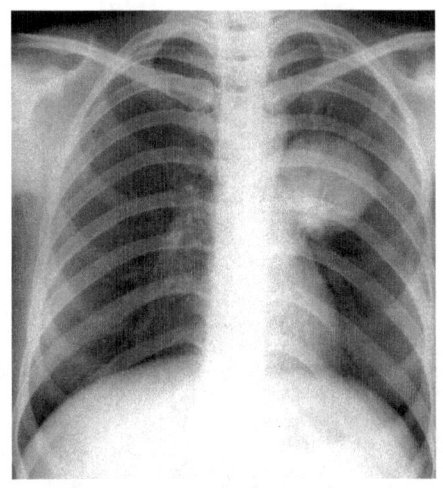

图3-4-65 周围型肺癌
左肺门旁见一较大球形病灶,其内密度尚均匀,边缘较清晰、锐利,呈分叶状

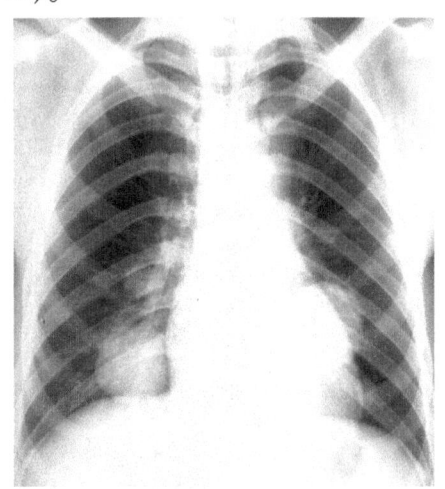

图3-4-66 肺转移癌
双肺内多发大小不均的球形病灶,病灶密度均匀,边缘清晰、锐利

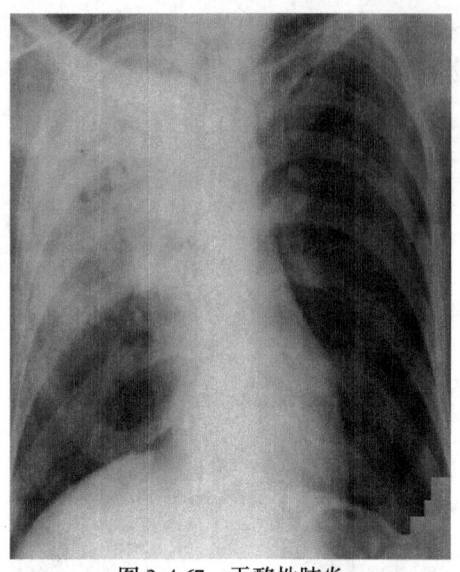

图 3-4-67 干酪性肺炎
右肺中上野见大片致密影,其内可见多发不规则小透光区——虫蚀样空洞

（六）空洞及空腔

**1. 空洞概念** 肺内病变坏死,坏死组织经支气管引流排除后形成空洞。

**2. 常见疾病** 见于结核、肺脓肿、肺癌、霉菌病及韦氏肉芽肿等。

**3. 分类**

（1）虫蚀样空洞（无壁空洞）：见于干酪性肺炎。表现为肺内大片实变阴影,内有多发小透光区,形状不规则,内壁不光滑,呈虫蚀状（图3-4-67）。

（2）薄壁空洞：洞壁在 2～3mm 之下,多见于肺结核。表现为圆形、椭圆形、或不规则形状的环形,洞壁内外光滑清楚,一般洞内无液气平面,周围很少实变影（图3-4-68）。

（3）厚壁空洞：>3mm,见于肺脓肿、结核和肺癌。

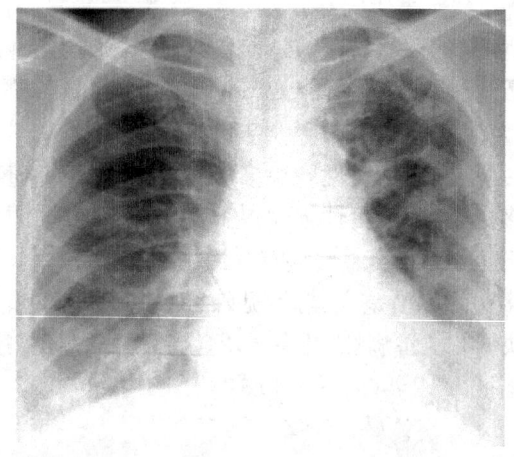

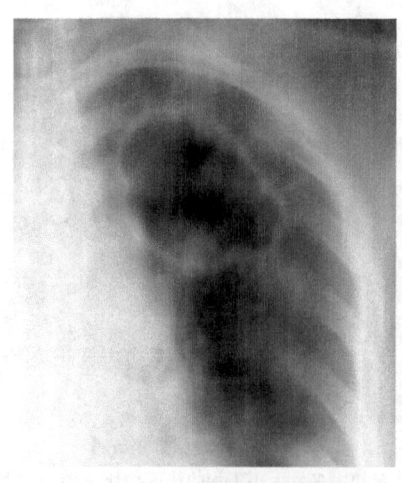
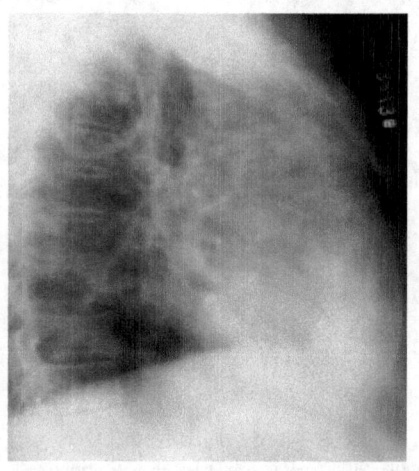

图 3-4-68 薄壁空洞
左肺上叶后段见一较大透光区,内外壁境界清晰,壁薄约3mm,下壁处见一结节影——结核性空洞

结核空洞:外壁整齐清楚,内壁模糊略显不规则。周围可见卫星灶。

肺脓肿:外缘模糊片状影,壁内略不整且模糊,洞内多有液气平面。

周围型肺癌:内壁凹凸不平,可见壁结节,外缘具备恶性肿瘤特征。

**4. 空腔**

（1）概念:肺内生理腔隙的病理性扩大形成的含气囊肿。

（2）常见疾病:如肺大泡、支气管扩张、肺囊肿等。

（3）X线表现:囊性腔隙,圆形或椭圆形,合并感染时,腔内可见液平面(图3-4-69)。

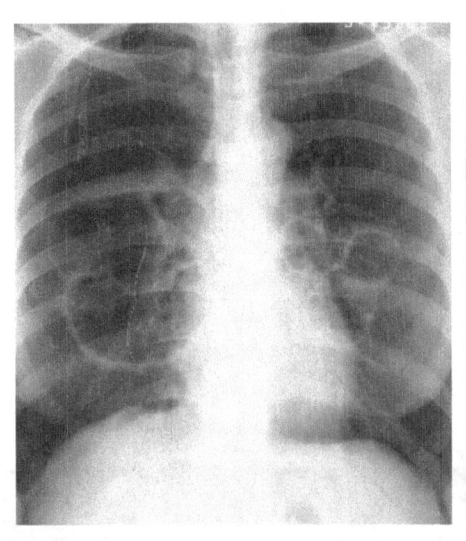

图 3-4-69 空腔

双肺中野见多发大小不等的类圆形透光区,壁薄且光滑均匀——双肺支气管扩张

## 三、肺门改变

肺门大小改变

**1. 肺门增大**（pulmonary hilarenlargment）

（1）肺血管病变:二狭、动脉导管未闭、心间隔缺损等引起的肺动脉高压。

（2）淋巴结增大:支气管淋巴结结核(最常见)常为单侧,其次为恶性淋巴瘤、结节病、转移瘤,多为双侧(图3-4-71)。常伴有纵膈淋巴结肿大。

（3）支气管肿瘤:中心性肺癌多见(图3-4-70)。

**2. 肺门缩小** 常见于先天性肺血减少的心脏病(法四、三尖瓣闭锁等)(图3-4-72)。

**3. 肺门移位** 常见于肺内病变(慢性纤维空洞型肺结核、肺不张)。

## 四、胸膜病变

提示:胸腔积液出现典型的X线表现外有很多会表现多种多样不典型X线表现,但如果是游离的胸腔积液其液体必然流动因此转动体位的

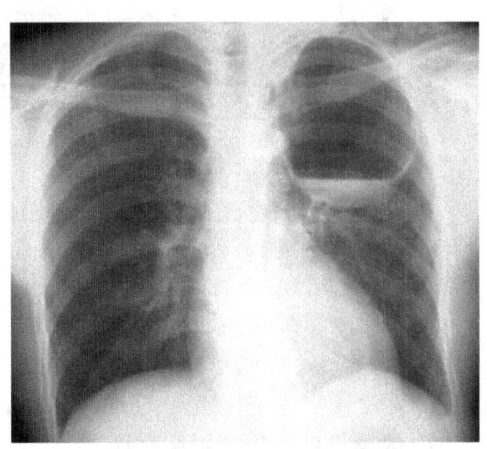

图 3-4-70 支气管囊肿

左肺上可见圆形透亮区,下部可见液平面

动态观察非常重要。

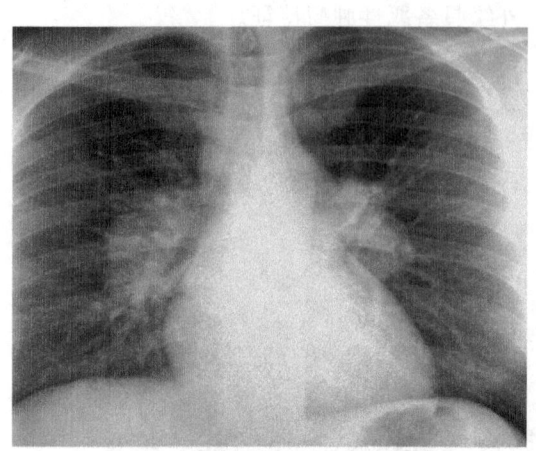

图 3-4-71 双侧肺门肿块——结节病

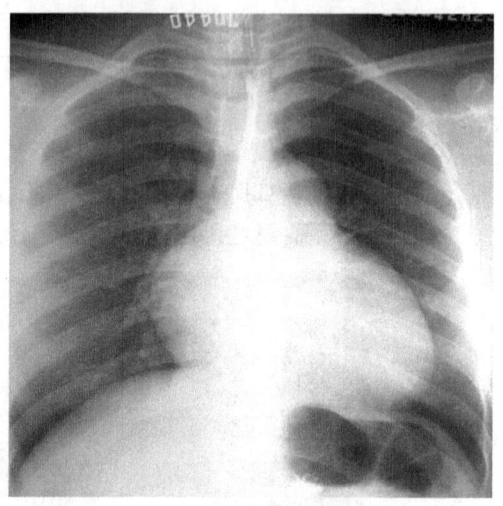

图 3-4-72 肺血减少

肺门影缩小,右下肺动脉变细,肺野透过度增大,肺纹理稀疏细小

（一）胸腔积液

**1. 游离性积液**（图 3-4-73）

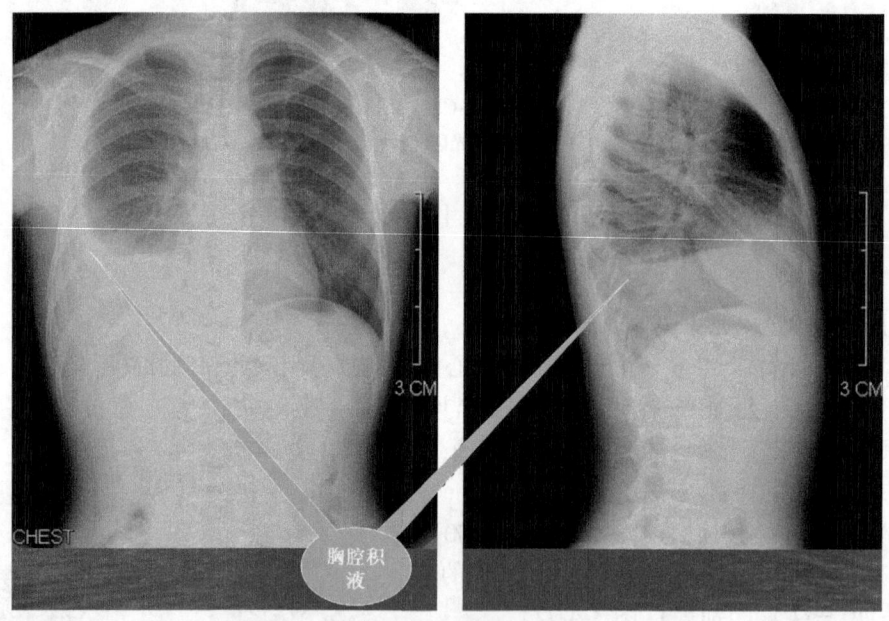

图 3-4-73 胸腔积液

(1) 少量(300ml)：肋膈角变钝（液体上缘在第 4 肋前端以下）。
(2) 中等量：形成外长高内低之渗液曲线（液体上缘在第 2、4 肋前端之间）。
(3) 大量：上缘超过第 2 前肋间，纵隔向对侧移位。

**2. 限局性胸腔积液影像表现**

(1) 包裹性积液：①发生于前后胸壁的包裹性积液,胸部正位片时,表现为患侧肺野呈片状密度增高影,其中可见重叠的肺纹理影像。②在侧位或切线位片上,表现为自胸壁向肺野突出的半圆形或扁丘状阴影,其上下缘与胸壁呈钝角,边缘清楚,密度均匀。③发生于侧后胸壁的包裹积液,在切线位上表现同②(图 3-4-74)。

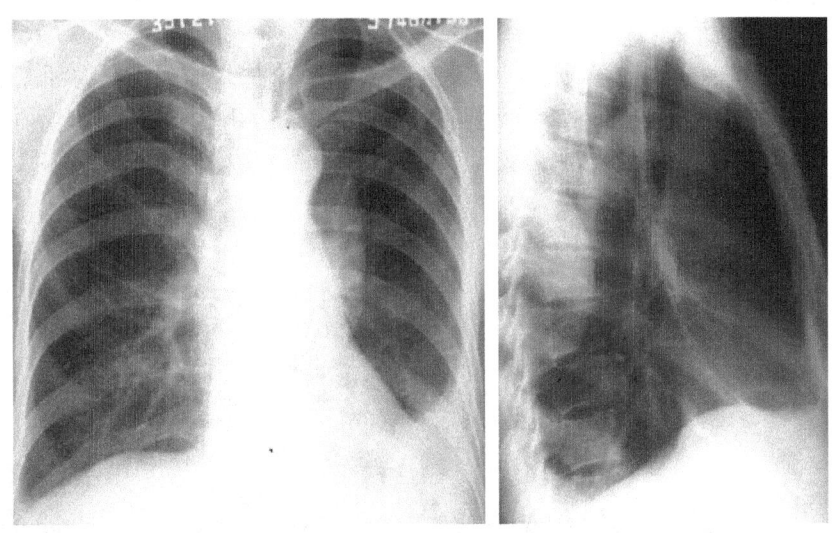

图 3-4-74　包裹性积液

正位示左肺门处见一片状致密影,边缘清晰、锐利。侧位示自后胸壁向肺内突出的
半圆形致密影,密度均匀,边缘光滑锐利,上下缘与胸壁的夹角为钝角。
游离性胸腔积液:左肺下野密度增高,肋膈角消失,上缘呈外高内低的斜形弧线

(2) 叶间积液:叶间区见片状或片带状影;有时呈梭状或球状致密影;积液量多时可呈形似肿瘤(图 3-4-75)。

(3) 肺底积液:患侧"膈肌圆顶"最高点偏外 1/3,膈肋角锐利;右侧肝下界位置正常;病人向患侧倾斜时,可见游离积液征象;仰卧位透视或摄影,可见患侧肺野呈均匀密度增高影,膈肌位置显示正常(图 3-4-76)。

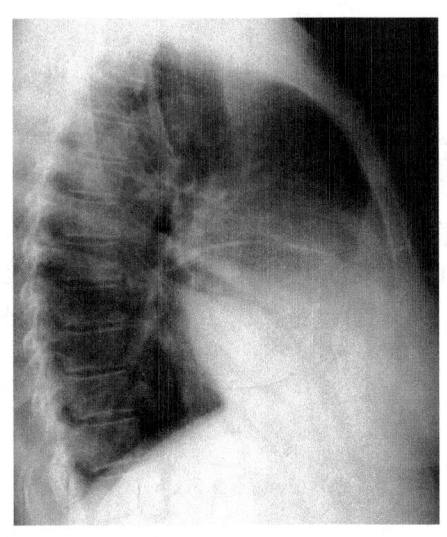 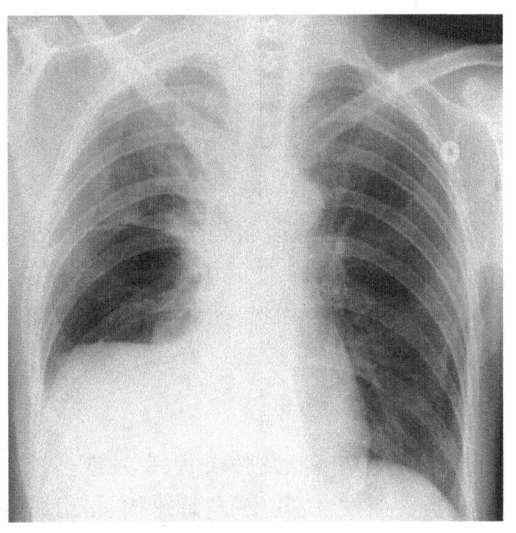

图 3-4-75　叶间积液

侧位示右斜裂下部呈较宽梭形致密影,边缘锐
利,上端变尖,与斜裂相延续

图 3-4-76　肺底积液

## (二) 气胸与液气胸

**1. 气胸**(pneumothorax)

(1) 概念:气体进入胸膜腔,称为气胸。

(2) 常见疾病:见于胸壁穿通伤、手术及胸腔穿刺;人工气胸、自发性气胸、张力性气胸。

(3) X线表现:患侧胸腔内有高度透明的空气腔,其中无肺纹理;肺组织不同程度受压萎缩;患侧膈下降,肋间隙增宽;纵隔向健侧移位;有时可见纵隔疝;脏壁层胸膜粘连时,可见条状粘连带状影(图3-4-77)。

**2. 液气胸** 在气胸的基础上,见一横贯胸腔的气液平(图3-4-78)。

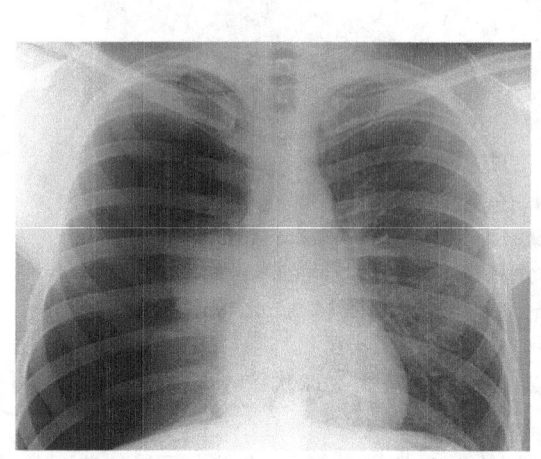

图3-4-77 右肺气胸,肺组织向内受压

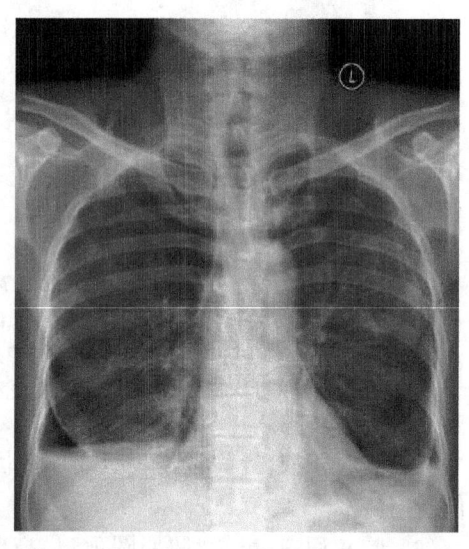

图3-4-78 两侧液气胸
后前位胸片示两侧弧带状透亮影,并下方气液平面

## (三) 胸膜肥厚、粘连、钙化

**1. 病理** 胸膜肥厚、粘连、钙化:炎性纤维素渗出、肉芽组织增生,外伤出血机化均可引起。

**2. 常见疾病** 常见于结核性胸膜炎、脓胸、出血机化。

**3. X线表现**(图3-4-79,图3-4-80)

(1) 胸膜肥厚、粘连:肋膈角变平,肋运动受限。膈胸膜粘连呈幕状突起。广泛的胸膜增厚可致肺野密度增高,肋间隙变窄,纵隔移位。叶间裂厚度大于1mm,视为叶间裂增厚。

(2) 胸膜钙化:为片状、条状、斑块状致密影。与骨性胸壁间常有一透亮间隙,为增厚之胸膜。

## (四) 胸膜肿瘤

**1. 形态** 为结节状及肿块状,单发或多发,与胸膜相连。

**2. 分类** 原发性:间皮瘤、纤维瘤、平滑肌瘤等。
胸膜转移瘤:为常见的恶性肿瘤。

**3. 特点** 胸膜局限性肿块多为良性肿瘤;多发弥漫肿块或合并胸腔积液为恶性征象。

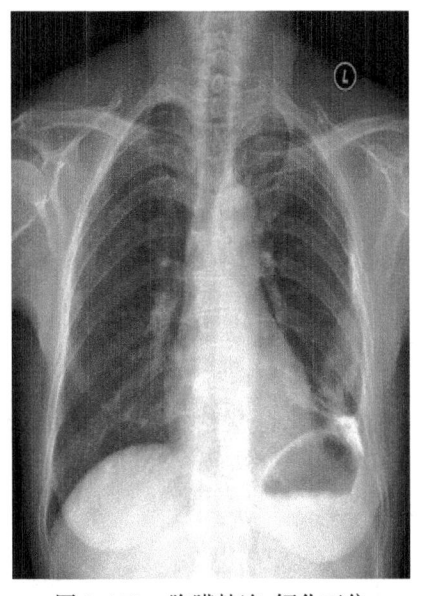
图 3-4-79 胸膜粘连、钙化正位

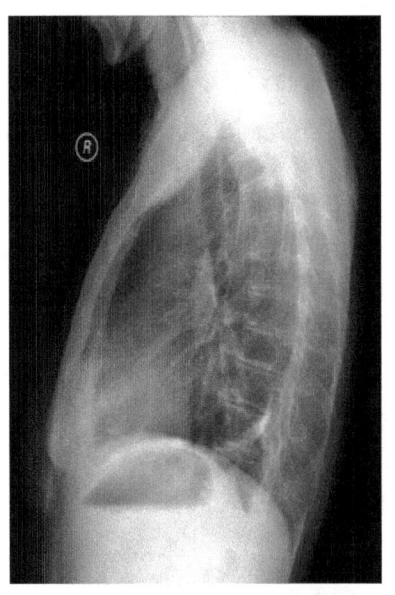
图 3-4-80 胸膜粘连、钙化侧位

## 五、纵隔的改变

（一）形态的改变

**1. 纵隔增宽** 脓肿、炎症、肿瘤、出血及脂肪组织增加均可使纵隔增宽；主动脉瘤及肺动脉瘤也可。

**2. X 线表现** 纵隔增宽，不同原因，其影像特征不同。纵隔脓肿多为上纵隔局限性增宽，纵隔血肿多为上纵隔两侧增宽，纵隔肿瘤、囊肿、淋巴结增大、动脉瘤为纵隔肿块（图 3-4-81）。

（二）密度的改变

纵隔气肿：

**1. 原因** 气管、支气管损伤是发生纵隔气肿的常见原因，创伤及手术后；肺囊肿、大泡或空洞及肺气肿的肺泡破裂；食管破裂等。常与气胸或皮下气肿并存（图 3-4-82）。

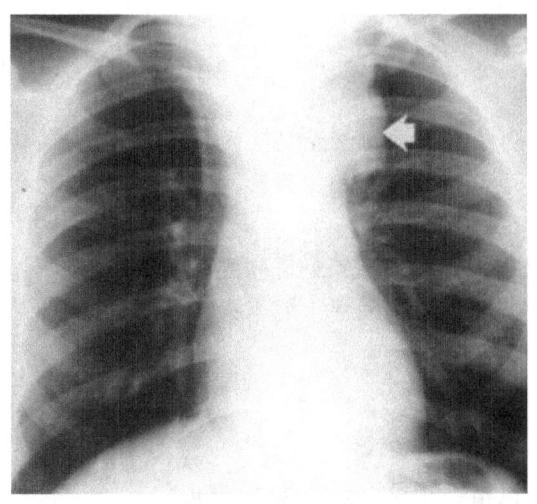
图 3-4-81 纵隔增宽-胸腺瘤

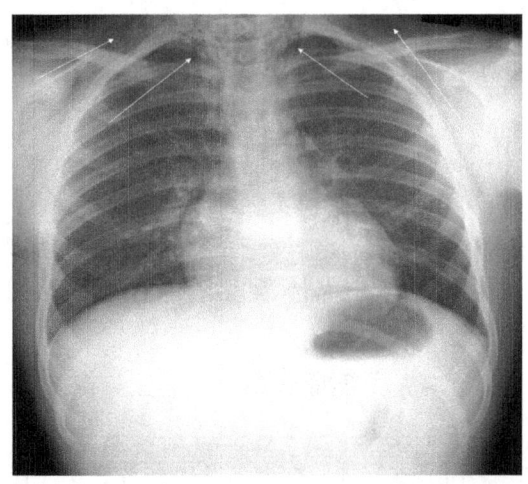
图 3-4-82 气管撕裂，纵隔气肿，皮下气肿

**2. X线表现** 纵隔内条带状气体影及伴随原因相应的征象。

（三）位置的改变

**1. 向健侧移位** 胸腔积液、气胸、较大肺肿瘤、胸膜肿瘤、巨大纵隔肿瘤等。

**2. 向患侧移位** 肺不张、肺硬变、广泛性胸膜肥厚，肺切除及胸改术后。

**3. 纵隔疝** 一侧肺气肿时，过度膨胀的肺组织连同纵隔同时向健侧移位。

**4. 纵隔摆动** 支气管异物引起一侧主支气管不完全阻塞时，两侧胸腔压力失去平衡，呼气时，纵隔向健侧，吸气时，恢复原位，称为纵隔摆动。

## 六、横膈的改变

**1. 形态改变** 幕状粘连；限局性膈膨出；肿块；膈平直。

**2. 位置改变**

（1）患侧膈升高

1）膈上病变：肺不张、肺毁损、肺切除、膈麻痹。

2）膈下病变：腹部肿瘤；膈下脓疡；大量腹水。

（2）患侧膈下降：严重的肺气肿（图3-4-83）；大量胸腔积液；下肺巨大占位（图3-4-83）。

**3. 运动改变**

（1）减弱或消失：胸膜粘连；横膈膨出；膈下病变。

（2）矛盾运动：横膈神经麻痹。

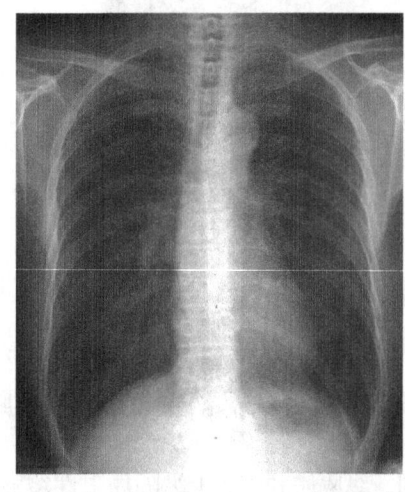

图3-4-83 肺气肿：双膈位置低

# 第三节 呼吸系统常见疾病的X线诊断

## 一、气管、支气管异物

（一）气管异物

**1. 临床表现** 吸入异物后立即发生剧烈咳嗽、喘鸣，甚至窒息。

**2. X线表现**

（1）直接征象：金属类或骨质类异物可直接见于气管的透光气柱内，以异物最大径居于矢状位为其特点，即侧位片能见其最大宽度，正位片能见其侧位投影，此点与食管异物相反，可资鉴别。

（2）间接征象：气管异物以呼气阻塞最为显著，呼吸气时肺野透亮度改变不明显，深呼气时两肺体积不缩小，如横膈不上升或升高很少，心影不增大甚至缩小；异物小时可无异常发现。

（二）支气管异物

提示：

（1）支气管异物大多发生在右下支气管。以植物性异物常见，好发于儿童。

（2）植物性异物有吸水功能，因此在体内存留时间越长异物的体积会变大。

（3）临床医师要求 X 线医师要迅速拿出诊断和提供异物的部位，故此异物的检查以透视动态检查为佳。

（4）异物虽有呼气性活动和吸气性活动之分，但有一简单的方法可帮助定位：即吸气时，健侧无异物阻挡，吸气通畅，大量气体充实肺部纵膈向患侧移位；呼气时，健侧气体顺利呼出，纵膈向健侧移位。

**1. 临床病理** 异物进入支气管，可引起机械性阻塞、机械及化学刺激、过敏、损伤和继发支气管及肺组织感染，从而引起支气管的活瓣性或完全性阻塞造成一系列病理变化。异物吸入后突然呛咳，继而可有咳嗽、咳痰、发热等症状。

**2. X 线表现**

（1）直接征象：不透光异物可直接显影。

（2）间接征象

1）支气管部分阻塞时

A. 纵隔向患侧摆动：支气管内活动性异物，吸气时异物向下移位，阻塞支气管，气体不能进入或进入较少。纵隔向患侧移位。呼气时，气流推动异物上移。气体呼出、纵隔恢复中位。

B. 纵隔向健侧摆动：部分支气管内非活动性异物，吸气时支气管扩张，气体进入；呼气时，气体不能呼出，纵隔向健侧摆动。

C. 肺气肿：常与纵隔摆动同时存在。肺气肿较轻者，只能在呼气相显示。

D. 阻塞性肺炎甚至肺脓肿。

2）支气管完全阻塞：可引起一侧全肺、肺叶或肺段的不张（图 3-4-84）。

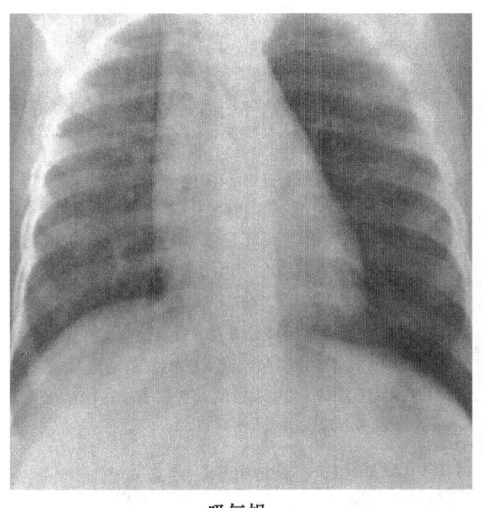 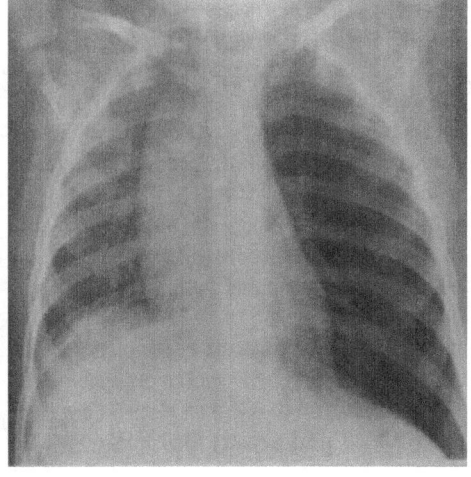

吸气相　　　　　　　　　　　　　　呼气相

图 3-4-84　支气管异物——活瓣性作用

## 二、大叶性肺炎

**1. 临床病理** ①充血期；②红色肝样变期；③灰色肝样变期；④消散期。

多见青壮年，起病急，高热、恶寒、胸痛、咳嗽、咳铁锈色痰。叩浊、语颤增强、啰音，白细胞总数及中性粒细胞增高。

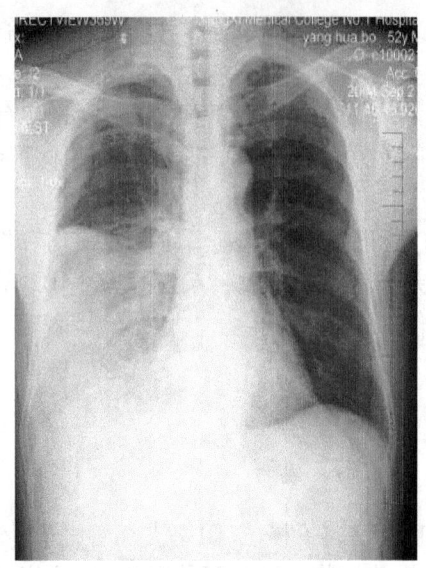

图 3-4-85　大叶性肺炎

X 线平片,右中下肺密度增高影,水平叶间裂显示清楚

**2. X 线表现**

（1）充血期：发病 6～12h 内，没有明显 X 线征象。可仅表现为局限性肺纹理增强（图 3-4-85）。

（2）实变期：相当于病理上的红色和灰色肝样变期。一个肺叶或肺段均匀一致的密度增高影，内可见空气支气管征，病变区体积与正常肺基本一致，无明显增大或缩小（图 3-4-86，图 3-4-87）。

（3）消散期：散在斑片状影、条索状影，一般两周内完全吸收。少数可遗留胸膜增厚（图 3-4-88）。

**3. 诊断**　临床症状、影像表现均较典型，诊断较易。

**4. 鉴别诊断**

（1）大叶性干酪肺炎

1）病人情况一般较衰竭，痰结核菌阳性。

2）实变区密度不均匀，常可见虫饲样样空洞。

3）病变肺叶体积一般有缩小。

4）其他肺野有播散病灶。

5）短期复查病变不吸收。

（2）肺不张

1）临床无急性感染症状。

2）肺叶体积明显缩小，但均匀。

3）邻近组织结构向病变区移位。

（3）肺结核：消散期应与肺结核鉴别。影像上很难鉴别，可根据临床病史、化验室检查等鉴别。

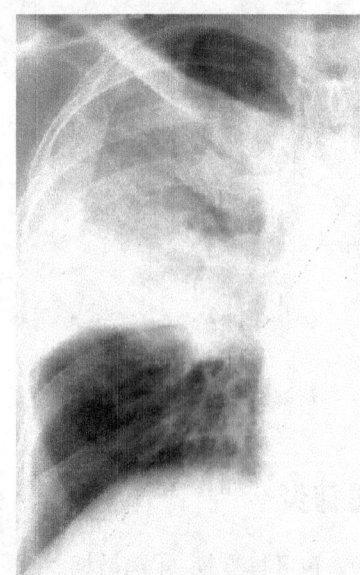 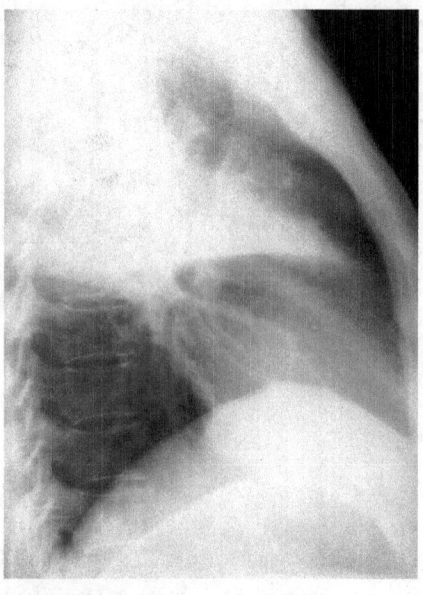

图 3-4-86　大叶肺炎（实变期）

右肺上叶呈大片状密度增浓影，与右上叶轮廓一致，下缘以水平裂为界，边缘锐利，病变向上逐渐变淡，并可见支气管气象

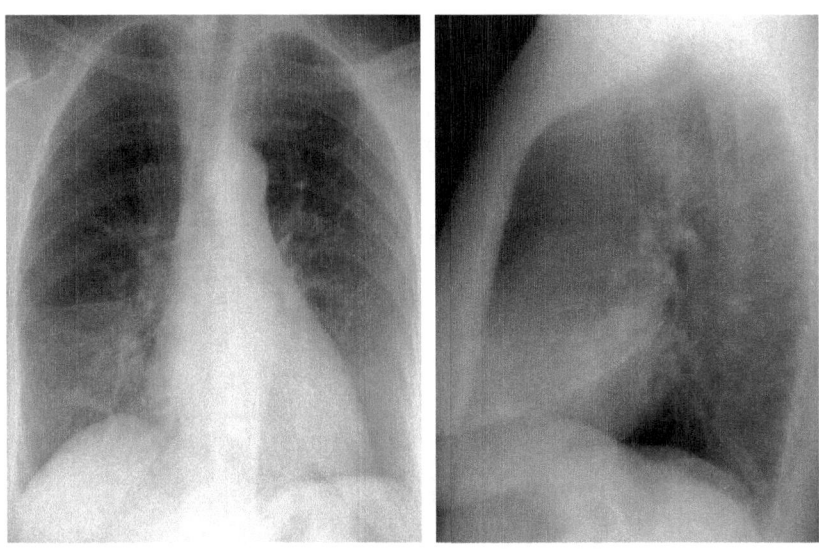

图 3-4-87　右肺中叶大叶性肺炎

右肺下野密度增高影,密度均匀上缘清晰,侧位中叶部位密度均匀增高,中叶体积未见缩小

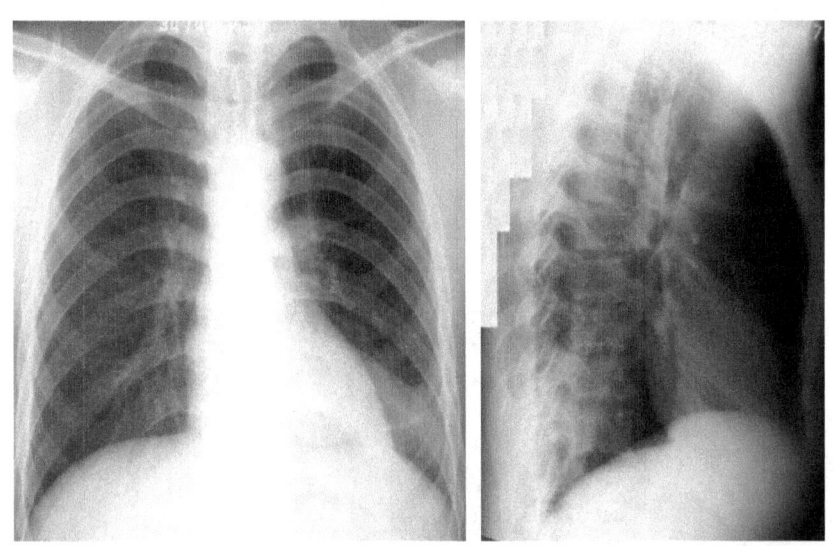

图 3-4-88　大叶肺炎(消散期)

正位片示前述病例左下叶斑片状致密影变淡。侧位示病变呈边缘模糊的淡片状阴影

# 三、肺　脓　肿

**1. 临床病理**

(1) 早期肺实质呈炎性渗出改变,继之发生液化坏死咳出形成脓肿。

(2) 急性期:发病急剧,高热、寒战、体温呈弛张型,胸痛,脓臭痰,有时咯血。白细胞明显升高。

(3) 慢性期:间歇性发热及持续性咳嗽、咳痰、脓血痰、胸痛、消瘦、可出现杵状指(趾)。

(4) 感染途径:吸入性;血源性;直接蔓延。

**2. X 线表现**(图 3-4-89 ~ 图 3-4-91)

(1) 急性期:大片状致密影,密度均匀,边界模糊。

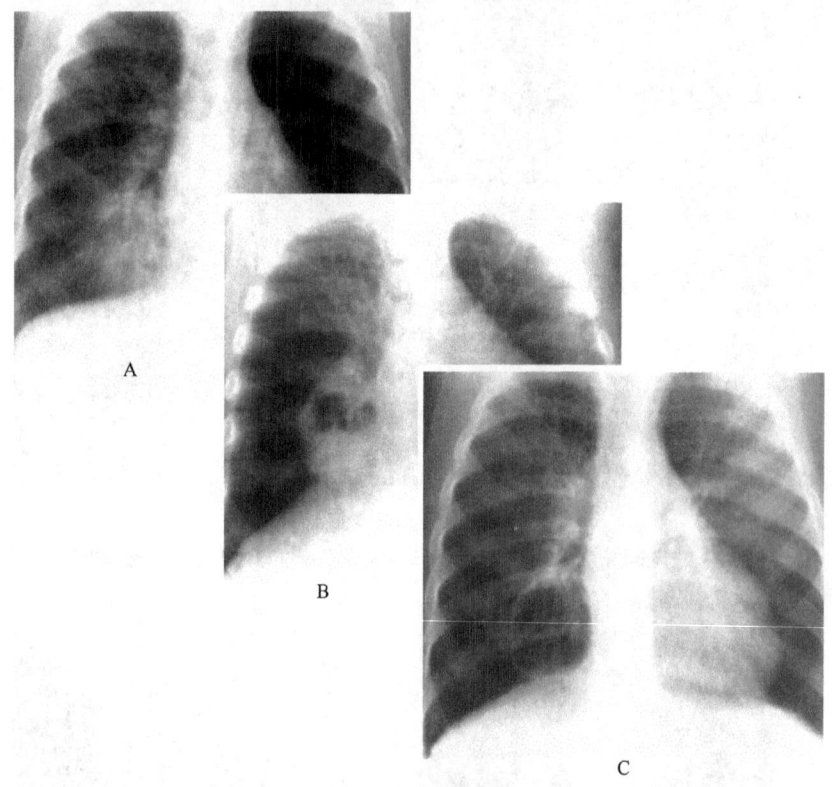

图 3-4-89　肺脓肿
A、B、C 分别是肺脓肿急性期、脓肿形成期、消散期的表现

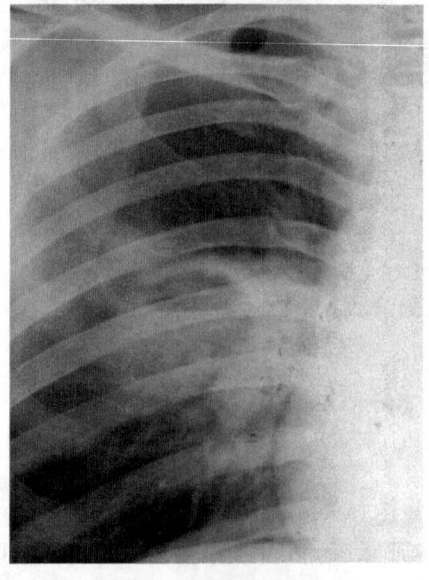

图 3-4-90　急性肺脓肿
右肺门旁见大片致密影,边缘模糊,其中可见含有气液面的空洞,空洞内壁光滑,外壁模糊,洞壁较厚

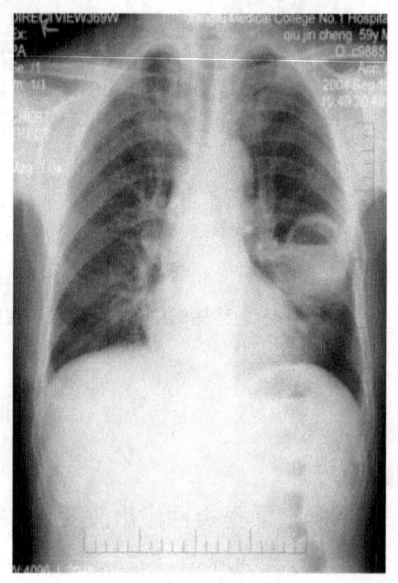

图 3-4-91　肺脓肿
左中下肺野类圆形密度增高影,边界稍模糊,其内见气液平面

(2) 脓肿形成期：出现空洞，且可见液平面，空洞周围有炎性渗出；脓肿可破入胸腔引起脓胸或脓气胸。

(3) 消散期：周围的炎性渗出吸收，外缘清晰，空洞缩小或闭合。

(4) 血源性肺脓肿影像表现：两肺周边部多发、部分病灶小空洞形成

(5) 膈下或肝脓肿扩展引起的肺脓肿：患侧膈肌升高，多伴有胸膜肥厚及粘连。

**3. 诊断**　根据典型的临床表现及影像学表现，诊断较易，但也要与一些疾病鉴别。

**4. 鉴别诊断**

(1) 大叶性肺炎：肺脓肿形成空洞之前需与大叶性肺炎鉴别，大叶性肺炎按肺叶分布，肺脓肿可跨叶分布。

(2) 肺结核空洞

1）无明显急性炎症症状。

2）多数空洞壁较薄，内外缘较清楚。

3）空洞内一般无液体，或仅有浅小的液平面。

4）空洞周围多有小结节或斑点状卫星病灶，其他肺野可有播散病灶。

5）空洞与肺门之间常可见轨道样引流支气管。

6）短期治疗观察无变化。

(3) 癌性空洞合并感染

1）肺癌空洞合并感染后，空洞内可有积液，洞周可有炎性浸润，临床有急性感染症状，故易误为肺脓肿。

2）常可见部分边缘比较清楚，并显示出分叶、毛刺等癌肿征象。

3）空洞壁厚薄不均，洞内缘凹凸不平，有结节状凸出。

4）体层摄影有时可见支气管呈漏斗状或鼠尾样狭窄。

5）肺门及纵隔有时可见肿大的淋巴结。

6）短期抗炎治疗后，炎症消退可显示出癌性空洞原貌。

## 四、肺结核

临床病理：有人型或牛型结核杆菌引起的慢性传染病。基本病变性质包括：渗出、增殖、变质；可无明显症状，或有低热、盗汗、乏力、咳嗽、胸痛、食欲减退、消瘦等。急性血播可有高热、咳嗽、昏睡等。

分类：原发型肺结核（Ⅰ型）、血行播散型肺结核（Ⅱ型）、继发性肺结核（Ⅲ型）、结核性胸膜炎（Ⅳ型）。

### (一) 原发型肺结核

**1. 临床病理**　机体初次感染结核菌所引起的肺结核，常见于儿童，少数可见于青年。

**2. X 线表现**

(1) 原发综合征。原发灶：近胸膜处渗出性病灶，病变可大可小。结核性淋巴管炎：条索状，可被周围病灶掩盖。结核性淋巴结炎：肺门及纵隔淋巴结增大，压迫支气管可引起肺不张；三者形成典型的哑铃状改变（图 3-4-92）。

(2) 胸内淋巴结核：肿块型、炎症型（伴有淋巴结周围炎）（图 3-4-93）。

### (二) 血行播散型肺结核

**1. 急性血行播散型肺结核**　大量结核菌一次或短期多次进入血液播散至肺部。表现为两

肺均匀分布粟粒大小的结节影,分布均匀、大小均匀、密度均匀,肺纹理不能显示(图3-4-94)。

**2. 亚急性或慢性血行播散型肺结核**　少量多次血播。表现为大小不一,密度不同,以两中上肺为主。陈旧性病灶可为钙化,近期病灶表现为增殖或渗出(图3-4-95)。

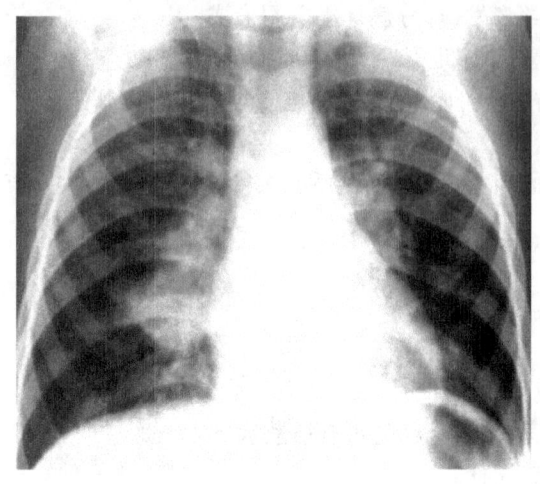

图 3-4-92　原发型肺结核

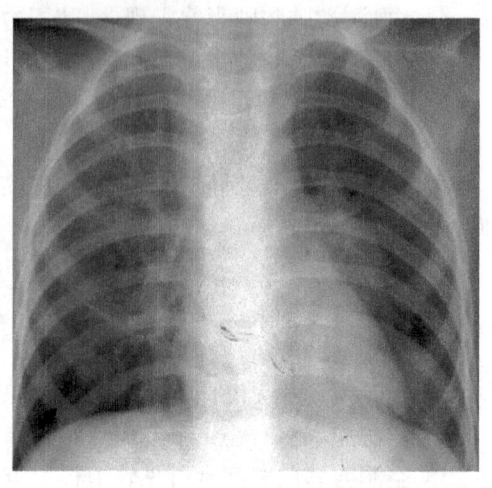

图 3-4-93　肺门淋巴结结核

左肺门影增大、增浓,外缘呈半圆形,边界模糊,内侧与纵隔相连

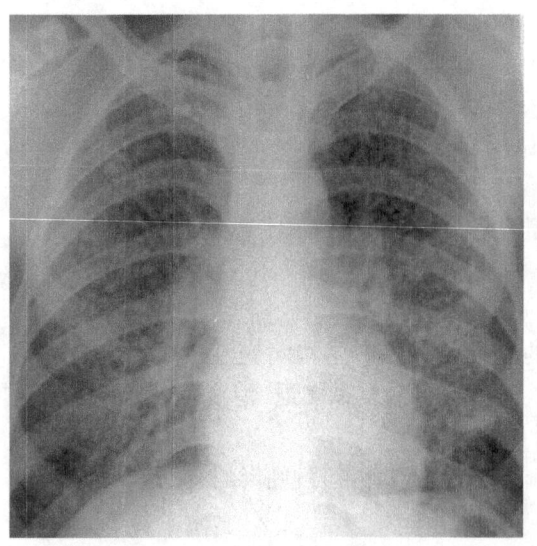

图 3-4-94　急性粟粒型肺结核

双肺野内见弥漫分布的粟粒样病灶,其大小、密度相同,分布均匀,正常肺纹理消失

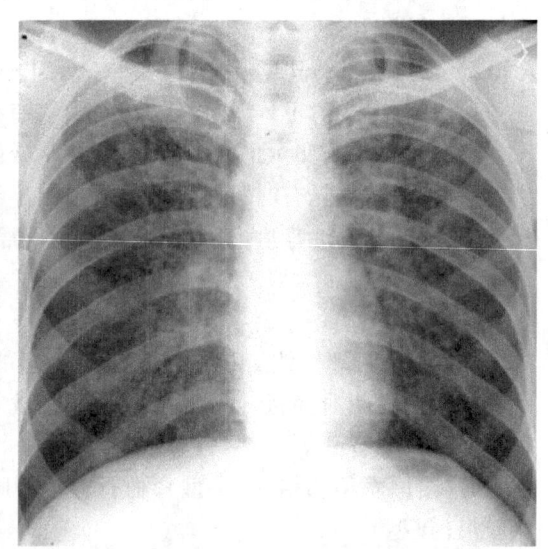

图 3-4-95　亚急性血行播散型肺结核

双肺野内散在大小不一、密度不同、分布以上中野为主的结节样病灶

（三）继发性肺结核

**1. 好发部位**　肺尖、锁骨下区。上叶的尖后段和下叶的背段(图3-4-96,图3-4-97)。

**2. 多型性改变**　不同病理时相的病灶重叠在一起。

**3. 干酪型肺炎**　可占据肺段或肺叶,其中有虫蚀样空洞。支气管播散引起小叶性干酪性肺炎(图3-4-98)。

**4. 结核球**　直径大多为2～3cm。圆形或椭圆形，境界清楚，密度均匀，也可见小空洞及钙化（层状、环状或斑点状）。周围常有纤维增殖性病灶，称卫星灶（图3-4-99）。

**5. 晚期表现**　纤维厚壁空洞，广泛纤维化及支气管播散灶共同存在。并有代偿性肺过度充气、支气管扩张及肺源性心脏病（图3-4-100）。

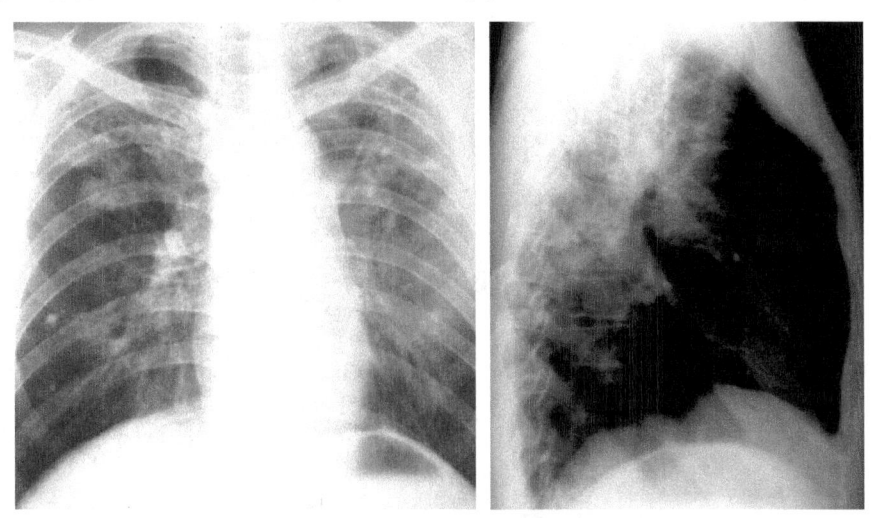

图3-4-96　浸润型肺结核
双肺可见弥漫分布的斑片状阴影及索条状致密影，并可见多发空洞

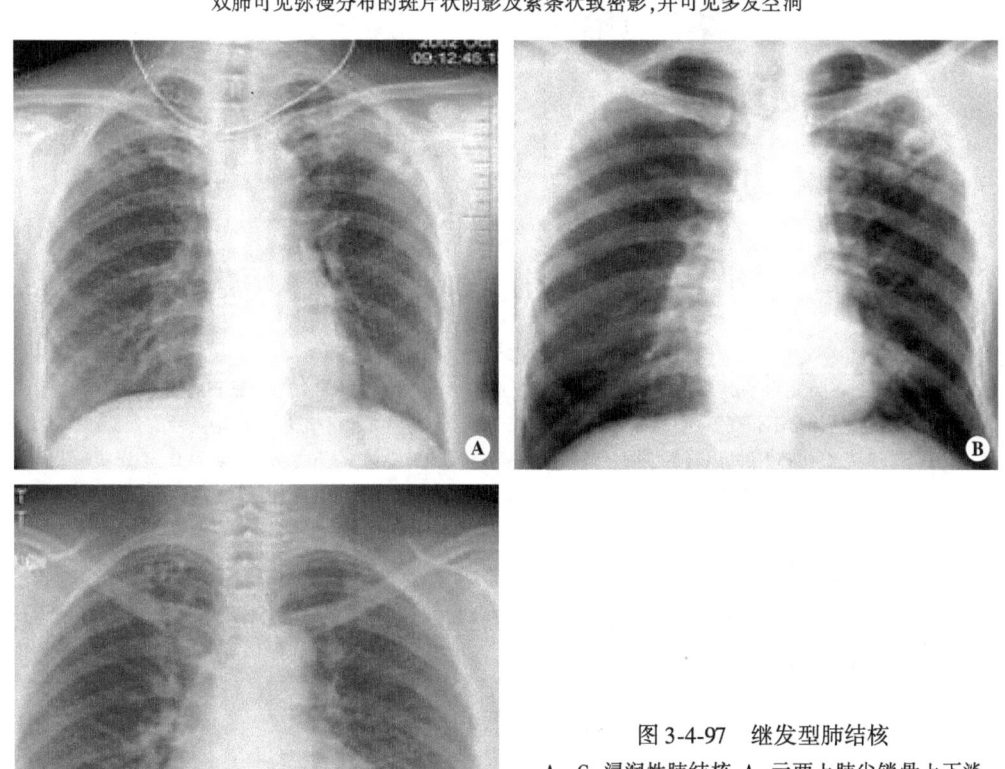

图3-4-97　继发型肺结核
A～C. 浸润性肺结核：A. 示两上肺尖锁骨上下淡薄密度增高影；B. 示左上肺尖锁骨下淡薄密度增高影，见小空洞；C. 示右上肺尖锁骨上淡薄密度增高影

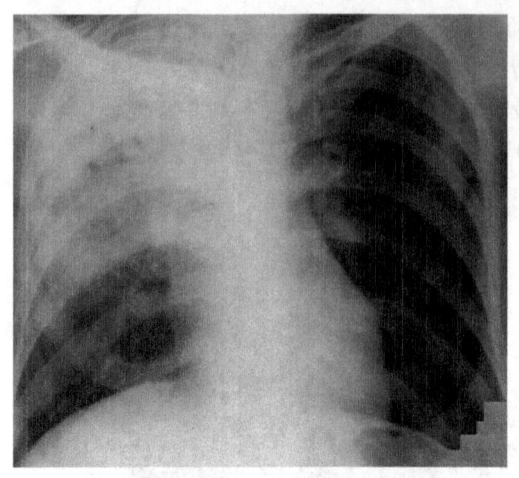
图 3-4-98　干酪性肺炎
右肺中上野见大片致密影，其内可见多发不规则小透光区——虫蚀样空洞

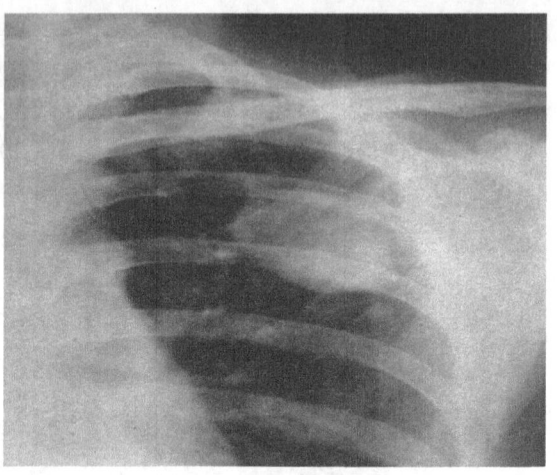
图 3-4-99　结核球
左上胸部正位，为纤维包膜所包围的干酪病灶。锁骨下3.5cm×5.1cm 的致密阴影，为一层完整的包膜所环绕，上端呈尖突，表示包膜有粘连现象，周围有结核病灶

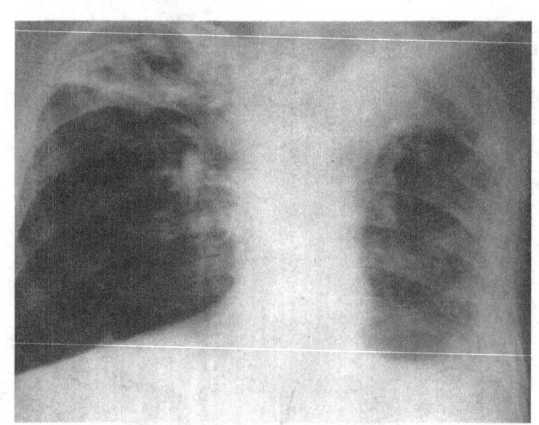
图 3-4-100　慢性纤维空洞型肺结核
胸部正位，右肺上叶部分萎缩，中间夹杂索条状纤维阴影、不规则空洞和结节状结核病灶，左肺上叶明显萎缩，呈纤维不张现象，中间可见不规则透亮阴影。两肺中部均有散在纤维增殖性病灶，两侧中下肺野代偿性肺气肿，以右侧为明显。两侧横膈下降，肺门上移，右下方肺血管纹垂直，心影狭长变小。左侧胸膜广泛增厚粘连，胸壁凹陷，气管向左弯曲

（四）结核性胸膜炎

可单独或与肺结核同时出现；胸腔积液、胸膜肥厚粘连；感染途径：肺内或胸壁结核直接侵犯；淋巴管逆行播散；血行播散。

## 五、肺　癌

（一）临床病理

**1. 中央型**　发生于肺段支气管以上支气管的肺癌（图 3-4-101～图 3-4-105）。

**2. 外围型**　发生于肺段支气管以下。

**3. 细支气管肺泡癌**　发生于细支气管或肺泡上皮。

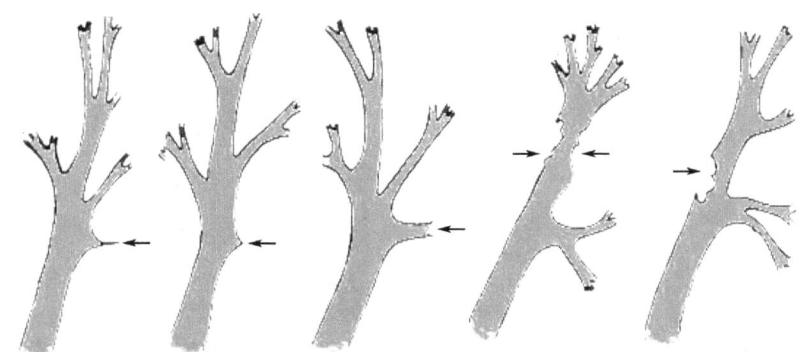

管腔呈鼠尾状　管腔呈锥状　管腔呈杯口状截断　不规则狭窄　息肉样充盈缺损

图 3-4-101　中心型肺癌支气管狭窄、阻塞的体层摄影表现示意图

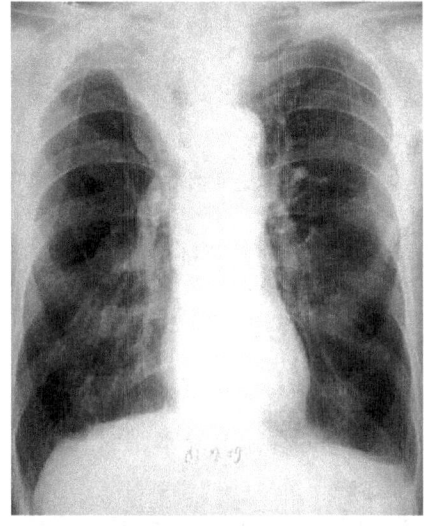

图 3-4-102　右上叶中央型肺癌

右上叶肺不张与肺门肿块的下缘相连，呈反 S 形

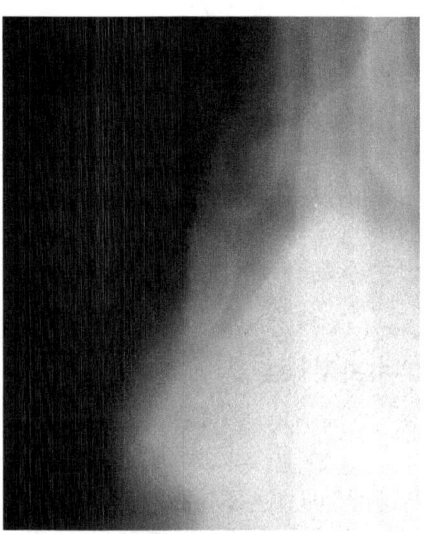

图 3-4-103　右肺中心型肺癌

右肺门正位断层见右肺中间段支气管呈向心性鼠尾状狭窄

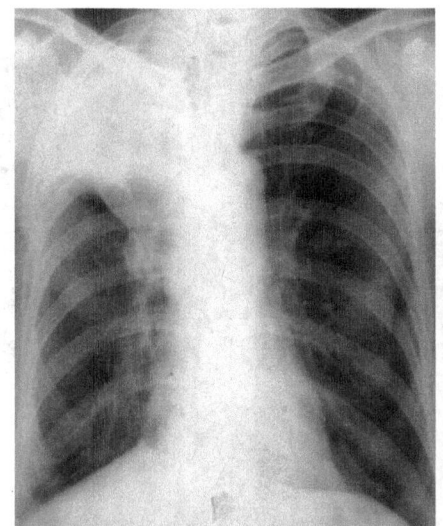
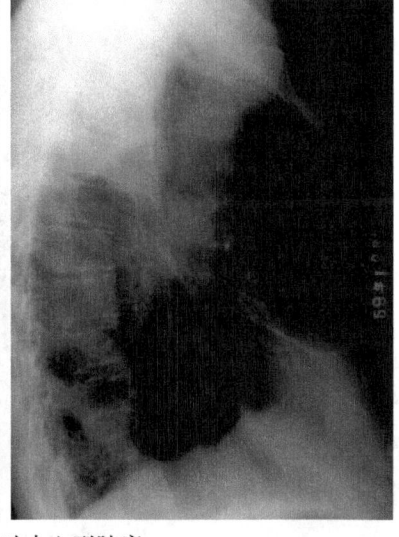

图 3-4-104　右上叶中心型肺癌

右肺上叶体积缩小，密度增高，右肺门增大，肺门肿块与右肺上叶形成似横置"S"状下缘—横"S"征

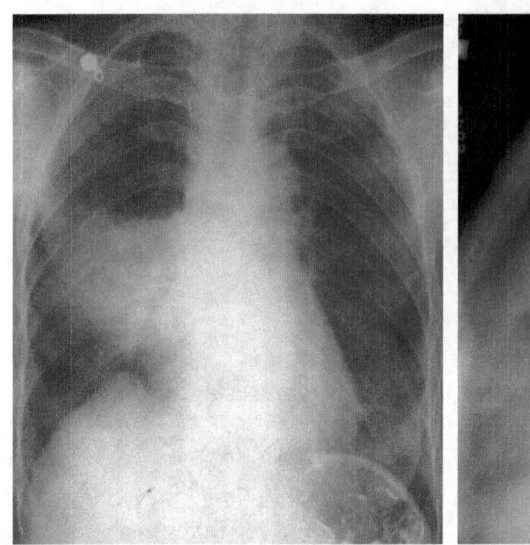
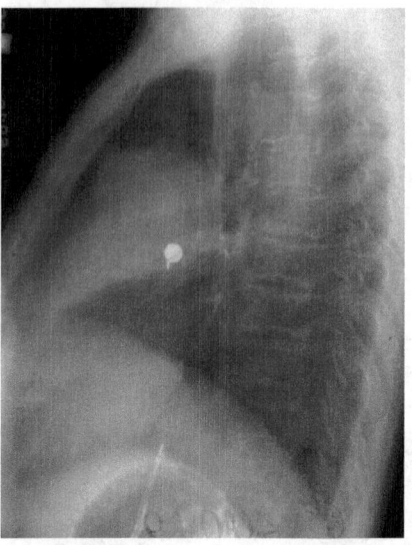

图 3-4-105  右中叶中心型肺癌伴肋骨转移

右肺门处见一较大肿物,边缘不规则毛糙,中叶体积缩小,密度增高。右第九后肋骨质密度减低、边缘不清

**4. 主要表现**　咯血、刺激性咳嗽、胸痛,间断性痰中带血为重要征象。

## (二) X 线表现

**1. 中央型肺癌**

(1) 肿瘤瘤体征象:肺门肿块,肿块位于一侧肺门,边缘清楚。

(2) 支气管阻塞征象:阻塞型肺气肿;阻塞性肺不张;右肺上叶不张时形成典型的反"S"征;阻塞性肺炎:不易吸收,同一部位反复发作。

(3) 转移表现:肺门淋巴结肿大、纵隔淋巴结肿大、膈神经麻痹造成膈肌矛盾运动、肺内结节、胸腔积液、肋骨破坏等。

**2. 周围型肺癌**(图 3-4-106~图 3-4-108)

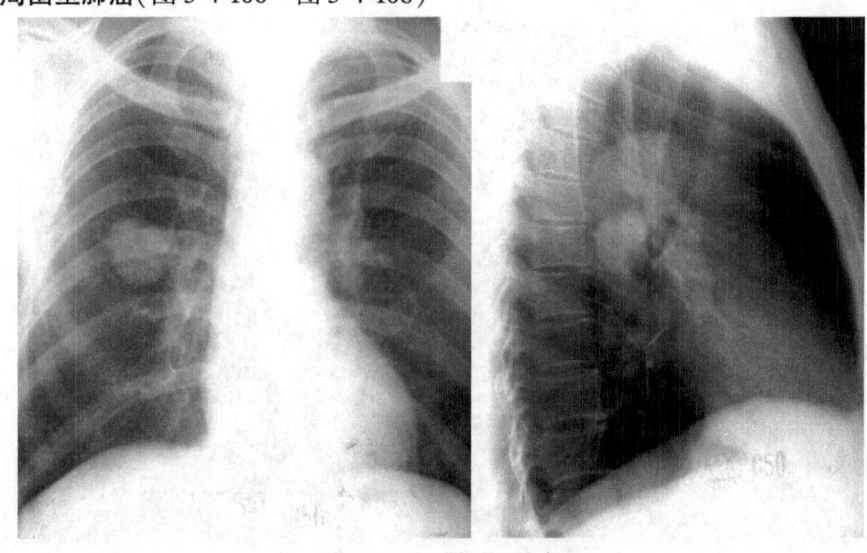

图 3-4-106  周围型肺癌

右肺下叶背段见一肿块影,内部密度均匀,边缘清晰,有明显的分叶

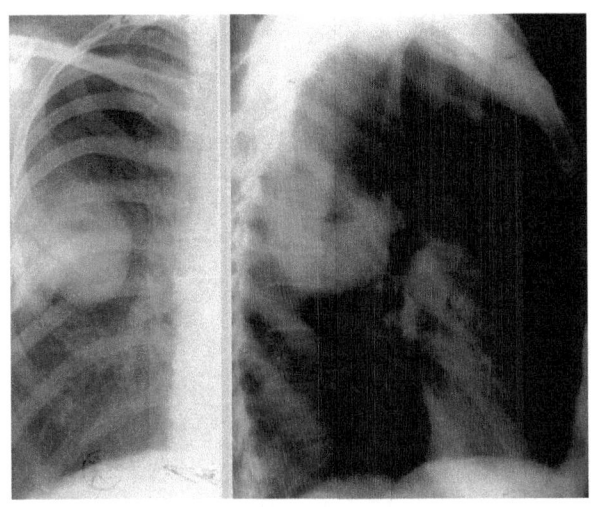

图 3-4-107　周围型肺癌伴肋骨转移

右肺下叶背段见一较大肿块,其内可见一偏心小空洞伴有液平,病变边缘较清晰,病变与侧后胸壁相连,右第 7 后肋骨质破坏

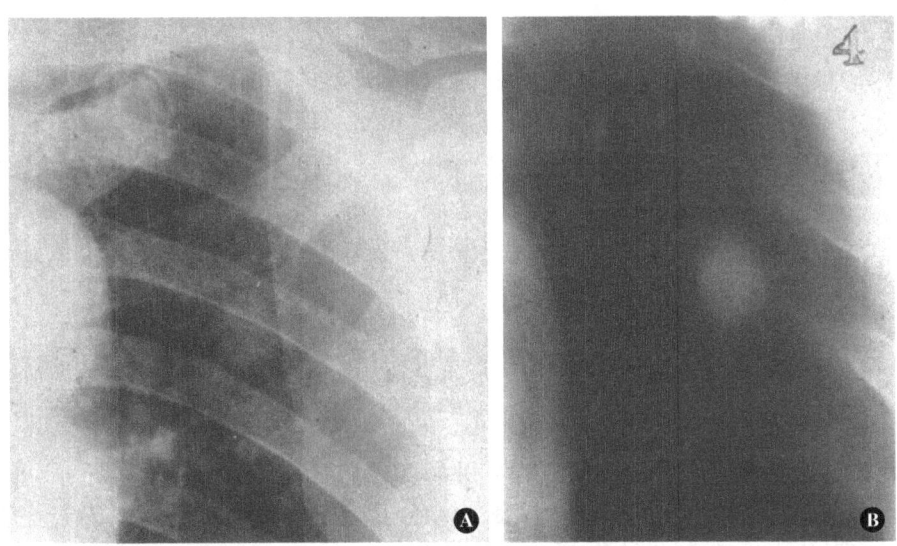

图 3-4-108　左肺上叶周围型肺癌(鳞状上皮癌)

A. 左肺中部第 2 前肋间圆形阴影,直径 1.5cm,轮廓尚清楚,密度较淡。B. 体层摄影片,圆形阴影轮廓尚清楚,有小的分叶状,边界呈明显的细小毛刺状阴影,密度不均匀,其间见密度较浓的结节影及密度较低的斑点区

(1) 早期肺癌:肺内直径 2cm 结节影,有分叶、边缘模糊,有的表现为小片状影。

(2) 进展期肺癌:多为直径 3cm 以上。需要注意:①肿瘤密度,空洞、钙化。②肿瘤边缘,分叶征、毛刺征。③肿瘤的周围,阻塞性肺不张、阻塞型肺气肿、阻塞性肺炎、胸膜凹陷征、胸膜肥厚粘连。④转移表现,肺内多发结节影、癌性淋巴管炎、肿大淋巴结、胸腔积液、肋骨破坏等。

**3. 细支气管肺泡癌**　两肺多发弥漫大小不等结节、斑片影或多发肺叶、肺段的实变影,可融合成大片癌性实变,以两肺中下部较多(图 3-4-109)。

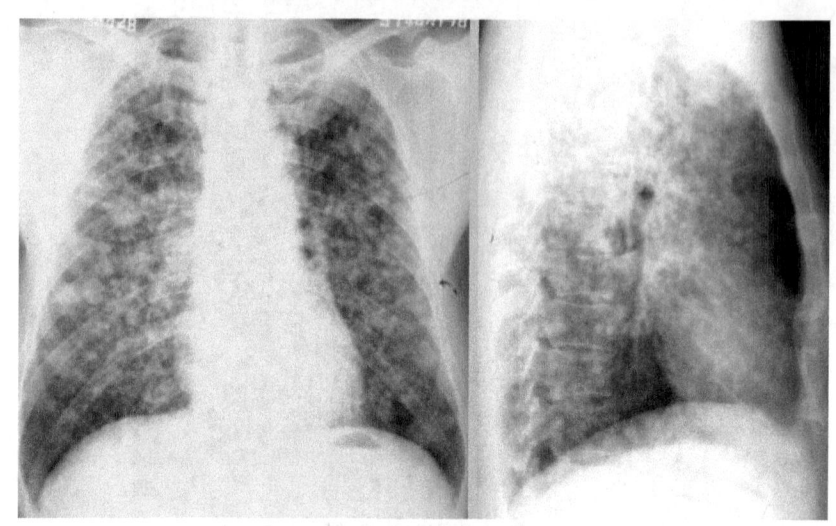

图 3-4-109 细支气管肺泡癌
双肺可见弥漫性存在大小不等、境界不清的结节状或斑片状影

（三）诊断和鉴别诊断

**1. 中心性肺癌** 中心性肺癌引起的阻塞性肺炎的特点是同一部位反复发作，且有支气管的狭窄。

**2. 周围性肺癌** 结核球的特点边缘光滑清楚，无分叶或分叶较浅，有点状钙化及卫星灶。

**3. 弥漫性肺癌** 肺炎；二者均可表现为两肺多发斑片影或肺叶、肺段实变影，肺癌的病变经抗感染治疗不吸收，且有淋巴结肿大。

## 六、肺 转 移 瘤

（一）临床病理

（1）转移途径：血行转移、淋巴道转移、肿瘤直接侵犯。

（2）以血行转移最为多见，瘤栓到达肺小动脉及毛细血管后，可浸润并穿过血管壁，在周围间质及肺泡内生长，形成转移瘤；淋巴道转移是肿瘤细胞穿过血管壁侵入周围淋巴管，形成多发的小结节病灶；直接转移的原发病变为胸膜、胸壁、纵隔的恶性肿瘤。

（3）多数病人先有原发肿瘤的表现，也有些病人缺乏原发肿瘤的表现，肺转移瘤病变轻微的可无表现，有的可有咳嗽、呼吸困难、胸闷、胸痛、咯血等。

（二）X 线表现

（1）血行转移：两肺多发结节及肿块影，大小不等，大的病灶直径可达 10cm，小的可为粟粒状。可有钙化或空洞形成。

（2）淋巴管道转移：可有肺门及纵隔淋巴结增大，网状及小结节影。可与血行转移并存。

（3）直接侵犯的表现为原发肿瘤邻近的肺内肿块（图 3-4-110，图 3-4-111）。

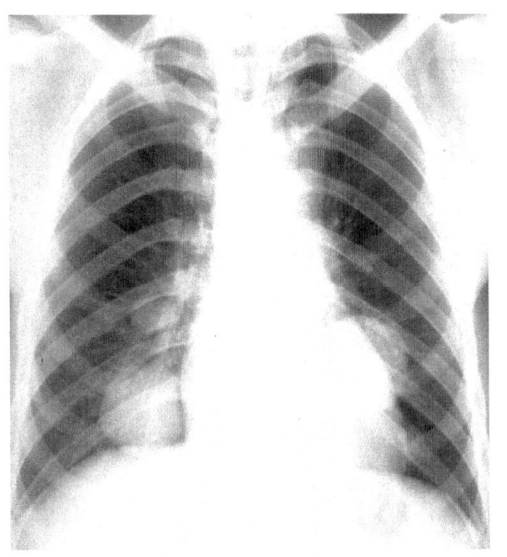

图 3-4-110 肿块
双肺内多发大小不均的球形病灶,病灶密度均匀,边缘清晰、锐利—肺转移癌

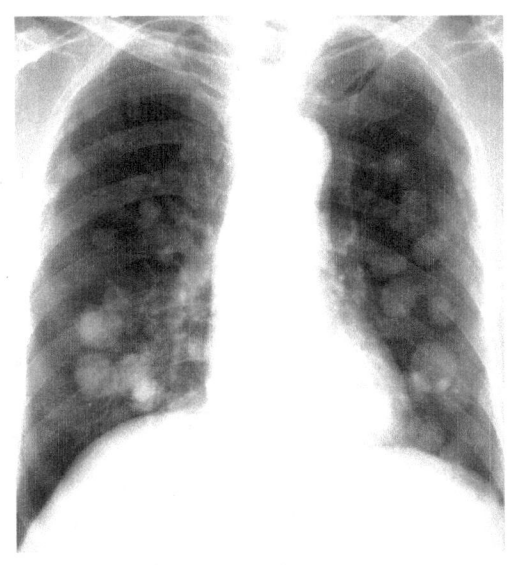

图 3-4-111 肺转移瘤
两肺散在多发大小不等的棉团样病变,密度均匀,轮廓欠清晰

## 七、胸部外伤

### (一)胸壁外伤

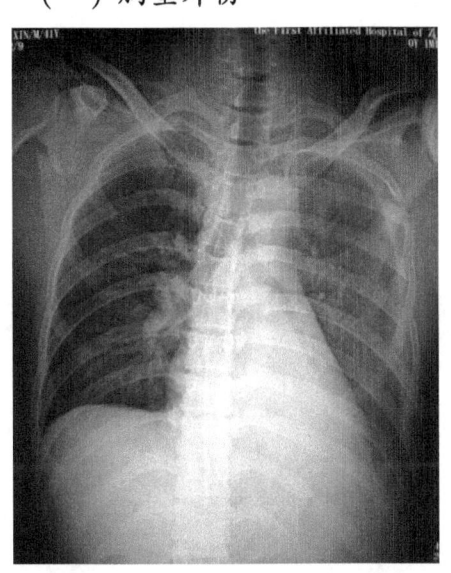

图 3-4-112 肋骨骨折左侧多发肋骨骨折

**1. 肋骨骨折** 3~10肋多见,可以单发也可多发。

X线表现:①直接征象,骨折线。注意投照条件和角度。②间接征象,气胸、液气胸、皮下气肿等(图3-4-112)。

**2. 胸骨骨折** 临床多见于驾驶员,投照时要注意条件和角度。

### (二)外伤性气胸、液气胸

**1. 气胸**(pneumothorax)

(1)概念:气体进入胸膜腔,称为气胸。

(2)常见疾病:见于胸壁穿通伤、手术及胸腔穿刺。

(3)X线表现:患侧胸腔内有高度透明的空气腔,其中无肺纹理;肺组织不同程度受压萎缩;患侧膈下降,肋间隙增宽;纵隔向健侧移位;有时可见纵隔疝;脏壁层胸膜粘连时,可见条状粘连带状影(图3-4-113)。

**2. 液气胸** 在气胸的基础上,见一横贯胸腔的气液平。

### (三)肺挫伤

(1)可发生于外伤的着力部位也可发生在对冲部位。

(2) 病理:肺间质或肺实质内的液体渗出,也可以是血液。
(3) X线表现:肺纹理边缘模糊不清,肺内可出现渗出性病灶(图3-4-114)。

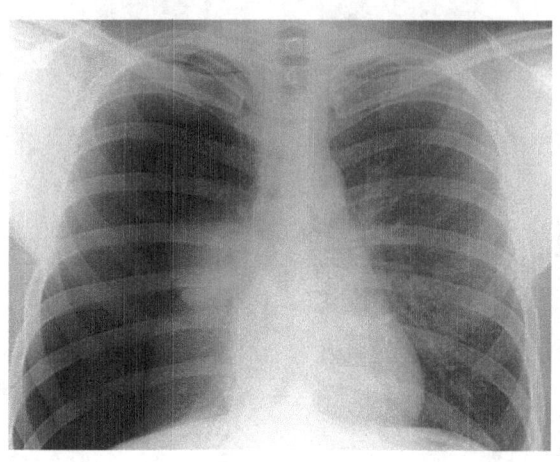

图3-4-113 气胸

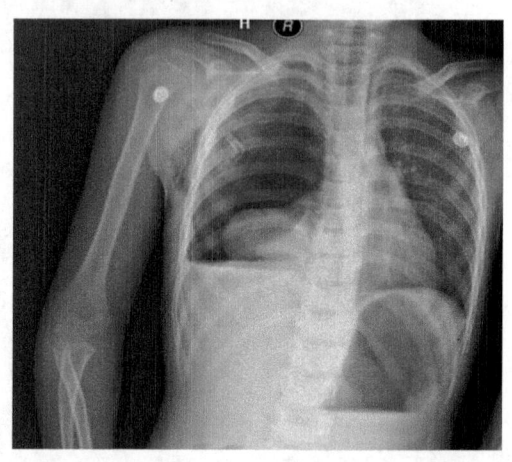

图3-4-114 右侧4、5后肋骨折,右肺野透亮度增高,肺纹理消失,右肺下心影旁见团块影,右肺下见液平,肺组织团块下移。右侧腋部软组织内见透亮影。右侧4、5后肋骨折、右侧液气胸、右侧支气管断裂、右侧腋部皮下气肿

# 第五章 循环系统

## 第一节 正常X线表现

### 一、心脏大血管在各位置上的投影

**1. 后前位** 右缘：上腔静脉、升主动脉、右心房、下腔静脉。左缘：主动脉弓和降主动脉起始部、肺动脉段（心腰）、左心耳（1~2cm）、左心室。

相反搏动点：左心室与肺动脉段的搏动相反，两者相交点。

后前位适合观察右心房、左心室和部分大血管轮廓（图3-5-1）。

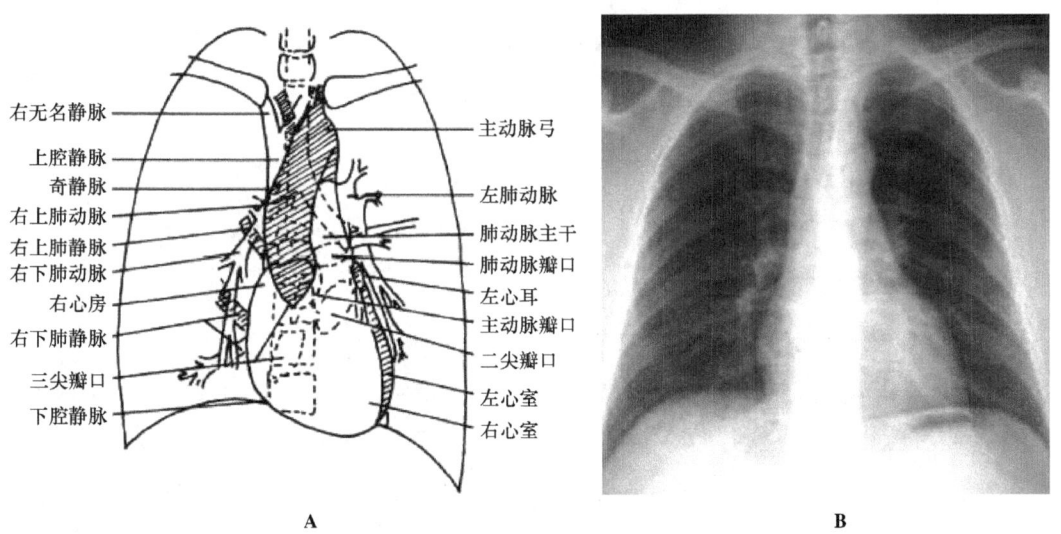

图3-5-1 正常心脏X线示意图
A. 后前位线图；B. 后前位像

**2. 右前斜位** 前缘：升主动脉、肺动脉主干和右心室漏斗部、右心室。后缘：左心房、右心房（下腔静脉）。

右前斜位适合观察左心房、右心房体部、肺动脉主干和右心室漏斗部的增大、扩张（图3-5-2）。

**3. 左前斜位** 前缘：升主动脉、（钝角）右心房耳部、右心室。后缘：左心房、左心室（与横膈交界处可见室间沟）。

主动脉窗：气管分叉、左主支气管及伴行的左肺动脉。

主动脉三角：前缘为左锁骨下动脉、下缘为主动脉弓、后缘为脊柱。

左前斜位适合观察左右心室、右心房和整个胸主动脉，左肺动脉、左房与左主支气管关系（图3-5-3）。

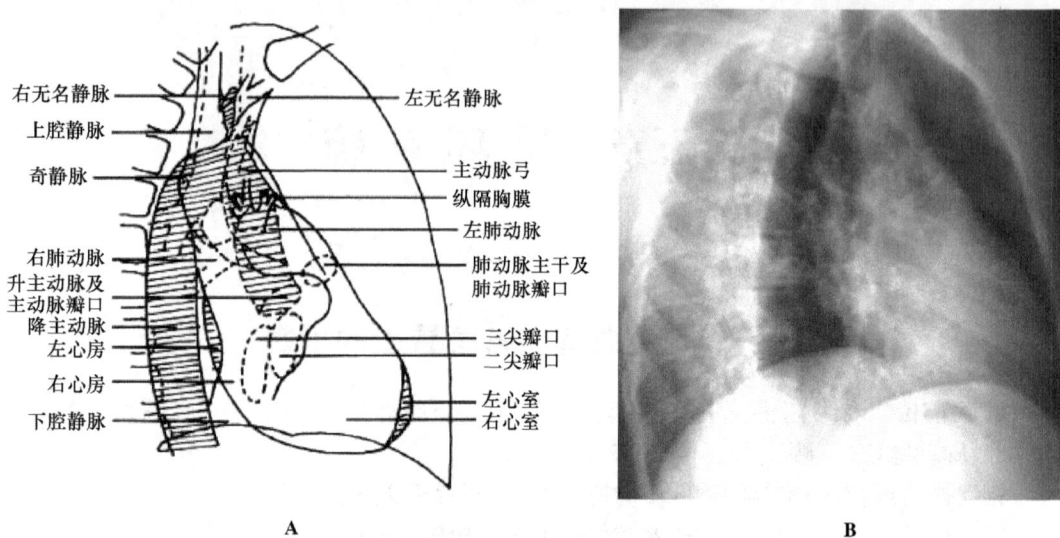

图 3-5-2　正常心脏 X 线示意图
A. 右前斜位线图；B. 右前斜位像

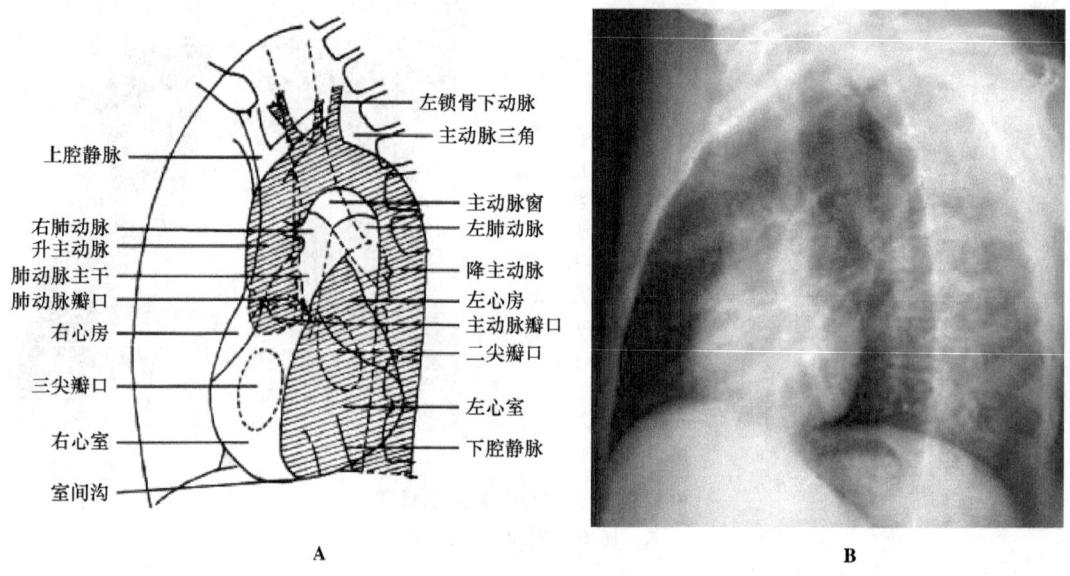

图 3-5-3　正常心脏 X 线示意图
A. 左前斜位线图；B. 左前斜位像

**4. 左侧位**　前缘：升主动脉、肺动脉干和右心室漏斗部、右心室。后缘：左心房、左心室。左侧位适合观察左心，尤其是左心房（图 3-5-4）。

## 二、心脏大血管的形态

**1. 横位心**　心纵轴与水平面夹角小于 45°，心与膈的接触面大，心胸比率常大于 0.5。主动脉球明显，心腰凹陷。见于短胖体形，胸廓宽短。

**2. 斜位心**　见于适中体形，胸廓形态介于其他两型之间。心纵轴与水平面夹角约为 45°，心与膈接触面适中，心胸比率 0.5，心腰平直。

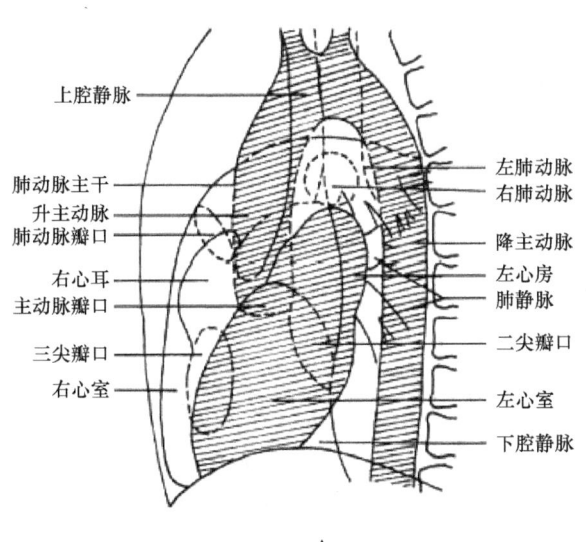 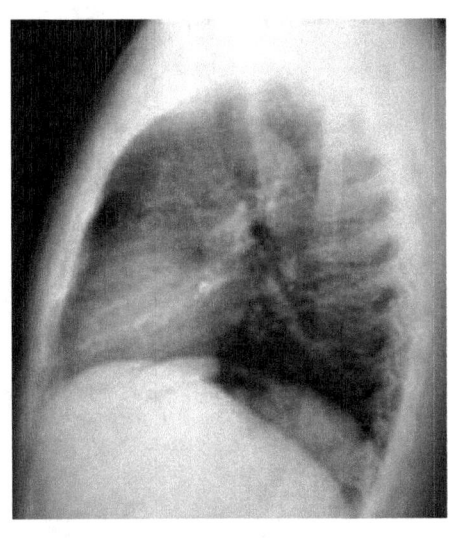

图 3-5-4 正常心脏 X 线示意图
A. 左侧位线图；B. 左侧位像

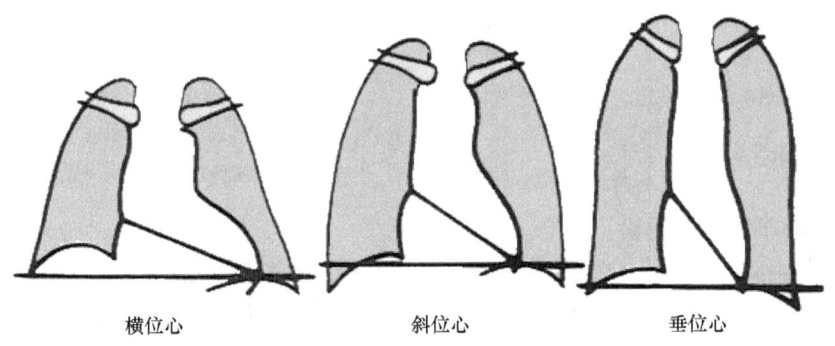

图 3-5-5 三种不同体型正常心形态

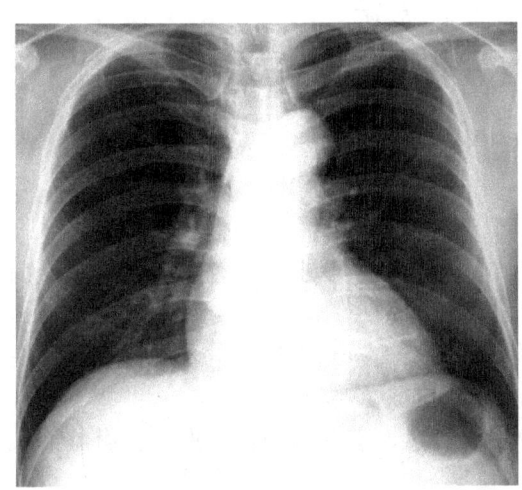 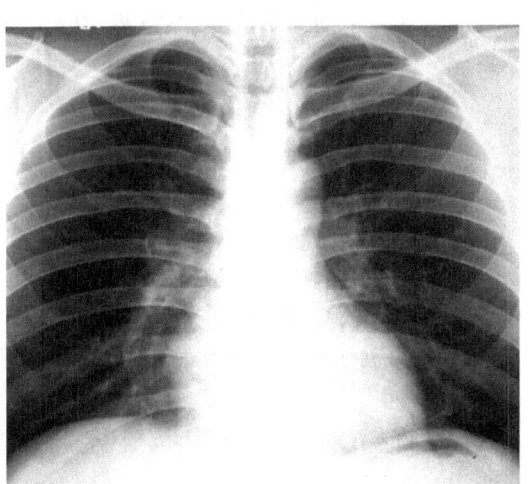

图 3-5-6 横位心　　　　　　　　图 3-5-7 斜位心

**3. 垂位心**　见于瘦长体型,胸廓狭长。心纵轴与水平面夹角大于 45°,心与膈接触面小,心胸比率小于0.5,肺动脉段较长且稍突(图3-5-5~图3-5-8)。

## 三、心脏大小的测量

**1. 心胸比率** 见图3-5-9。

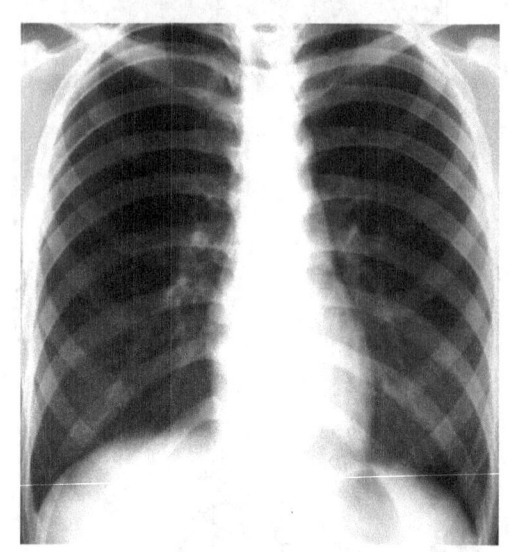

图3-5-8 垂位心

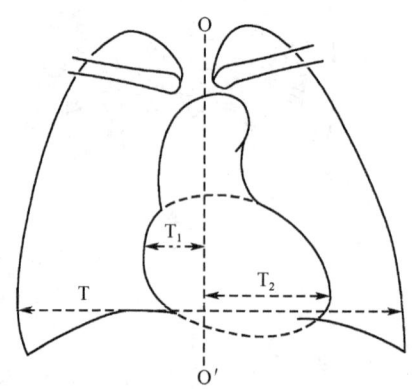

图3-5-9 心胸比率测量图

$T_1$、$T_2$:心横径,取心缘最突出部垂直于中线;T:胸廓横径,于右膈顶取水平线达两侧胸廓内缘;OO′:胸廓中线

**2. 影响心胸比例的因素**

(1) 心胸比率:正常值< 0.5(心影最大横径/胸部最大横径)。

(2) 婴幼儿心影接近球形,横径较大,左右半心大致对称。由于胸腺与心血管重叠,心腰分界不明显。3周以内心胸比率为0.55,7~12岁为0.5。

(3) 老年人膈位置低,心脏狭长。

(4) 呼吸运动的影响,吸气双膈下降,心影狭长,呼气相反。

(5) 体位的影响,如:立位时心下垂,膈降低,心影伸长,卧位相反。

## 第二节 异常X线表现

提示:

(1) 心脏的X线观察应注意结合体循环和肺循环的生理机制,同时注意胸部的一些病理变化(如肺气肿、胸廓畸形等)。

(2) 心脏的异常X线表现,主要表现为形态的异常,如左心室增大,并不能直接看到左心室增大,而是表现为靴型心,左心室段延长,左心缘向左下移位。

(3) 腔室的变化有两大原因:一为腔的急性扩张,二为室壁的慢性增厚。在有肺部疾病的影响下。

## 一、心脏的位置异常

**1. 心脏移位**  由于胸肺疾患或畸形使心脏偏离其正常的位置,轻者无循环功能异常,重者可引起不同程度的心肺功能障碍。

**2. 心脏异位**  心脏位置的先天异常,异位的心脏可位于胸部以外的部位或位于胸内。常与胸腹部脏器转位及心内畸形并存(图3-5-10)。

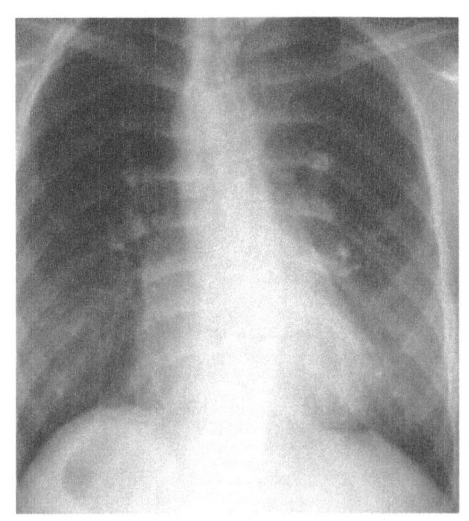
左旋心

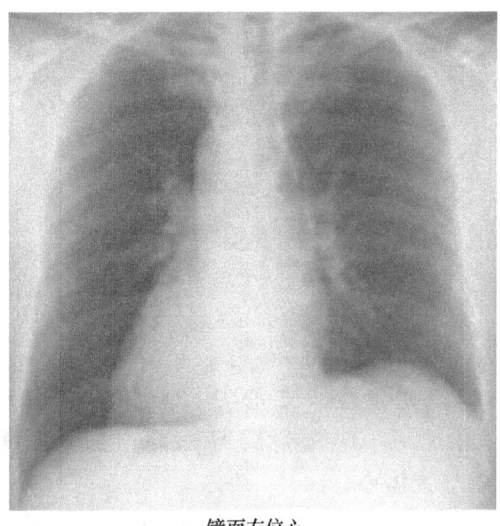
镜面右位心

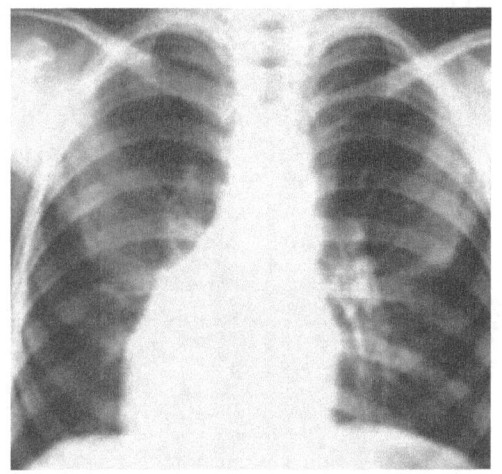
右旋心

图 3-5-10  心脏位置异常

## 二、心脏形态异常

心脏大血管疾病时,由于其各部分大小的改变并非一致,心脏可失去正常形态。且在诊断上有分类导向作用。

常见形态:

**1."二尖瓣"型心**

(1) 右和(或)左心缘不同程度地向外膨突,心尖上翘,肺动脉段突出,主动脉球较小。

(2) 常见于：二尖瓣狭窄、慢性肺源性心脏病、房间隔缺损、肺动脉瓣狭窄（图3-5-11）。

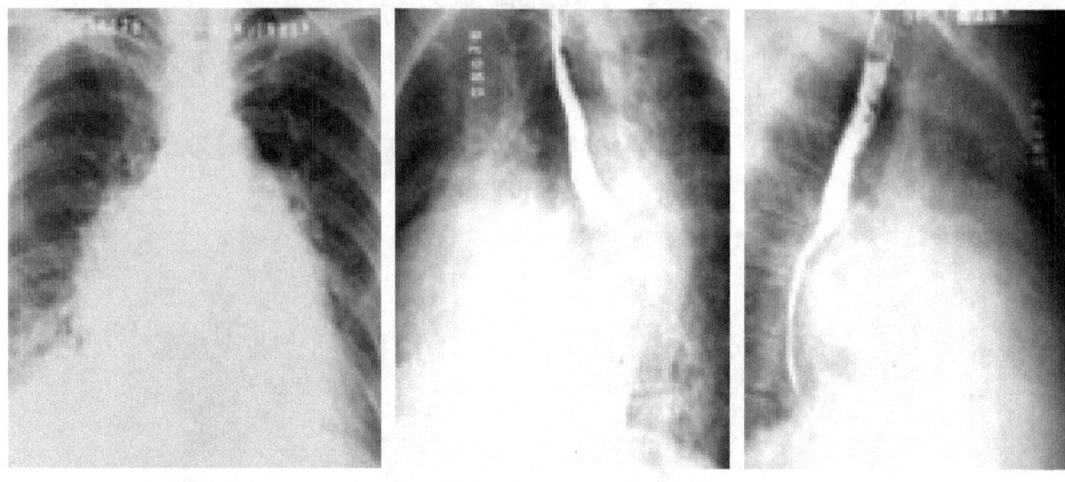

图3-5-11 "二尖瓣"型心

**2. 主动脉型心**
(1) 左心室段延长，心尖下移，肺动脉段内凹，升主动脉右突，主动脉增大。
(2) 常见于：主动脉瓣病变和高血压心脏病（图3-5-12）。

**3. 普大型心**
(1) 心影向两侧对称性增大，肺动脉段平直，主动脉球大致正常。
(2) 常见于：累及全心的心肌损害、全心衰竭、风湿性心脏病多瓣膜损害时（图3-5-13）。

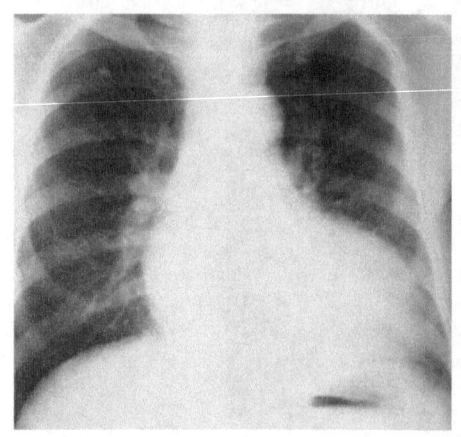

图3-5-12 主动脉型心

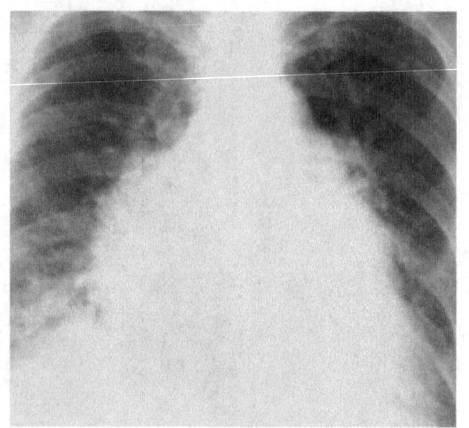

图3-5-13 普大型心

## 三、心脏大小的改变

### （一）左心室增大

**1. 常见疾病** 主要见于高血压、主动脉瓣病变、二尖瓣关闭不全、室缺和动脉导管未闭等。

**2. X线表现**
(1) 后前位：心尖向下向左延伸、相反搏动点上移、左心室段延长、圆隆、并向左扩展

（图 3-5-14）。

（2）左前斜：心后缘向后向下隆突，与脊柱影重叠，房室切迹上移，室间沟向前下方移，左室段长度增加（图 3-5-15）。

（3）左侧位：心后缘下段向后隆突，心后间隙缩小，心脏后下方食管前间隙消失。

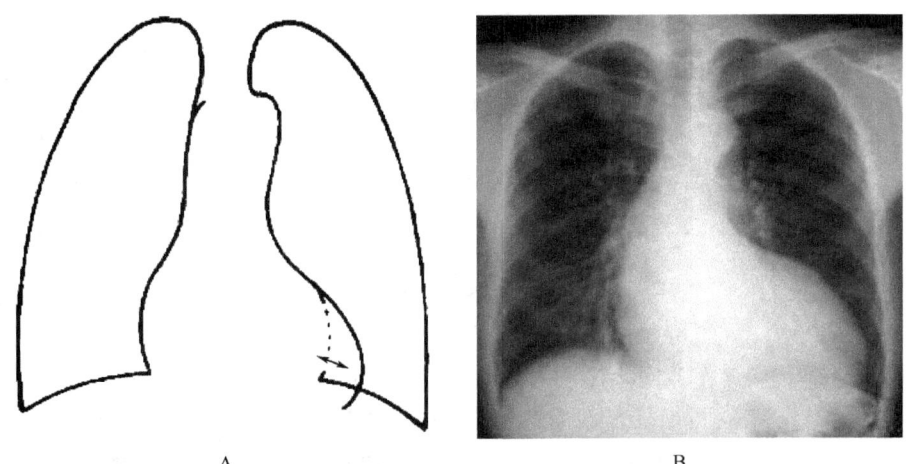

图 3-5-14　左心室增大示意图（A）及 X 线平片（B）

后前位，左心缘向左增大、凸出，相反转动点上移，心尖向下、向外移位

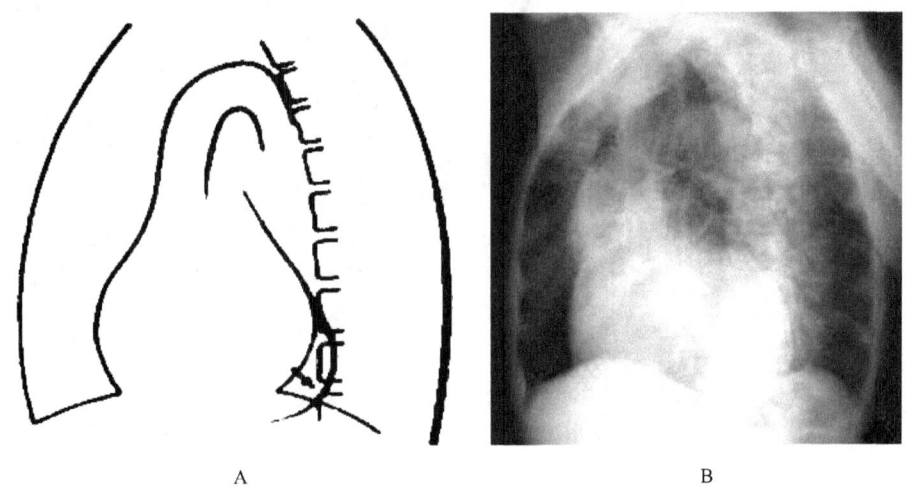

图 3-5-15　左心室增大示意图（A）及 X 线平片（B）

左前斜位，左心缘向后凸出，左前斜位转到 60°时左室仍与脊椎重叠，室间沟前移

## （二）右心室增大

**1. 常见疾病**　主要见于二尖瓣狭窄、肺源性心脏病、肺动脉狭窄、肺动脉高压、法洛四联症。

**2. X 线表现**

（1）后前位：心腰部消失、膨隆、心尖上翘，相反搏动点消失（图 3-5-16）。

（2）左前斜：心前缘下段向前膨隆，心室膈面延长，室间沟向后上方移位（图 3-5-18）。

（3）右前斜：心前缘圆锥部较明显隆突，右室段向前膨隆，心前间隙缩小或消失

（图 3-5-17）。

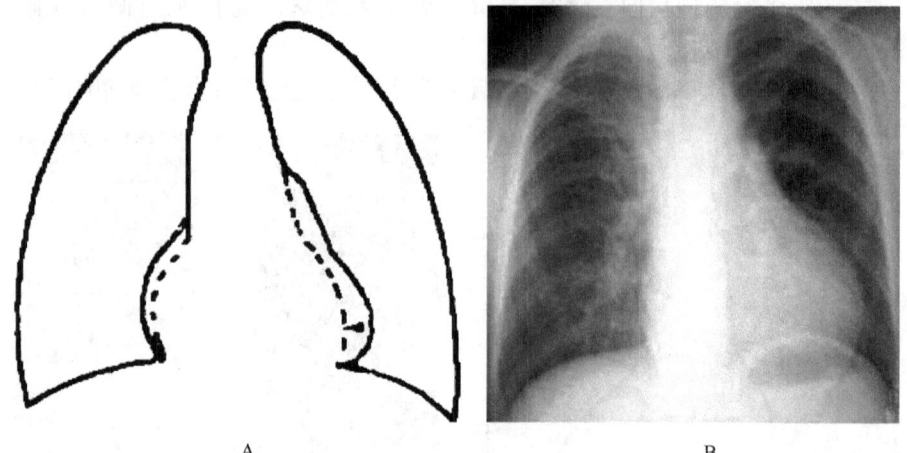

图 3-5-16　右心室增大示意图（A）及 X 线平片（B）
后前位，左心缘腰部消失，相反转动点下移

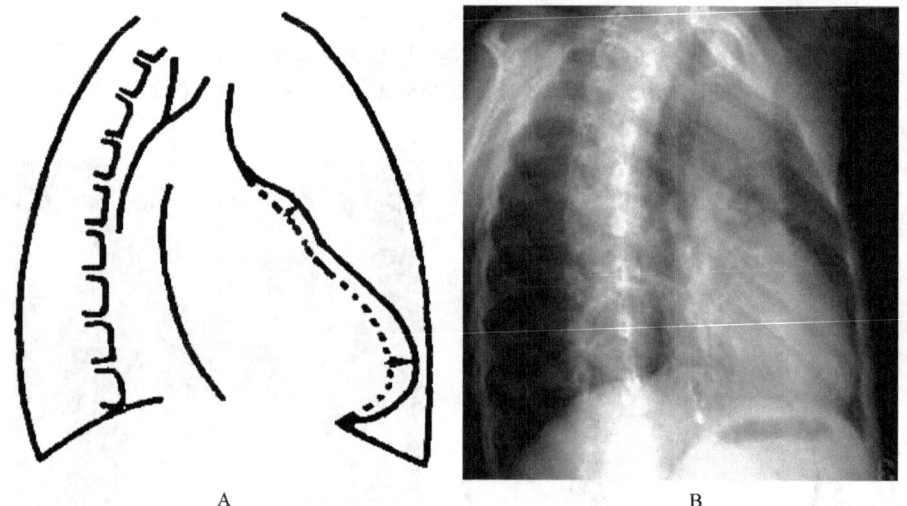

图 3-5-17　右心室增大示意图（A）及 X 线平片（B）
右前斜位，右室前缘呈弧形、前凸，心前间隙缩小和下部闭塞，肺动脉圆锥隆起

### （三）左心房增大

**1. 常见疾病**　主要见于二尖瓣病变和左心衰竭，也可见于室缺、动脉导管未闭等。左心房位于心脏后方，后方紧贴食管，左右支气管骑跨于上。

**2. X 线表现**

（1）后前位：心影右上方出现"双重阴影"（可靠），左右支气管夹角变大，左支气管抬高。心右缘"双弧影"（可靠），心左缘呈四弧段（左心耳增大）（图 3-5-19）。

（2）右前斜和左侧位（服钡）：食管受压移位（主要）（图 3-5-20，图 3-5-22）。

（3）左前斜：左主支气管抬高（图 3-5-21）。

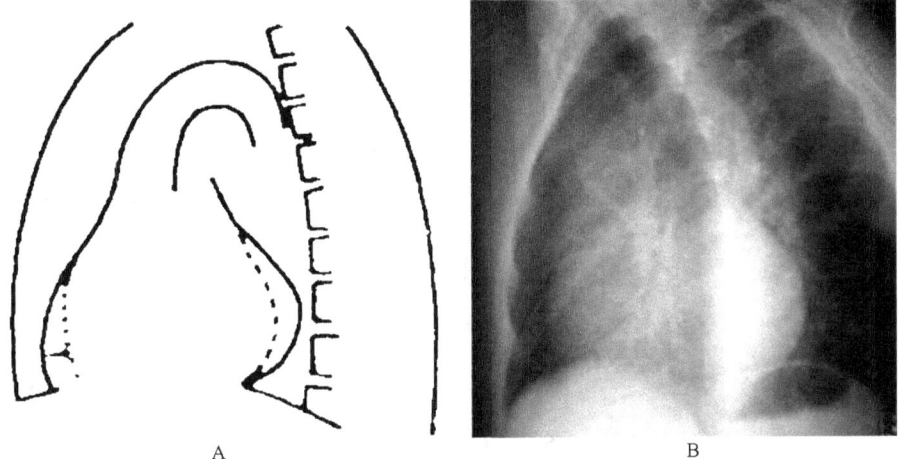

图 3-5-18　右心室增大示意图(A)及 X 线平片(B)
左前斜位,右室膈段增长,室间沟后上移

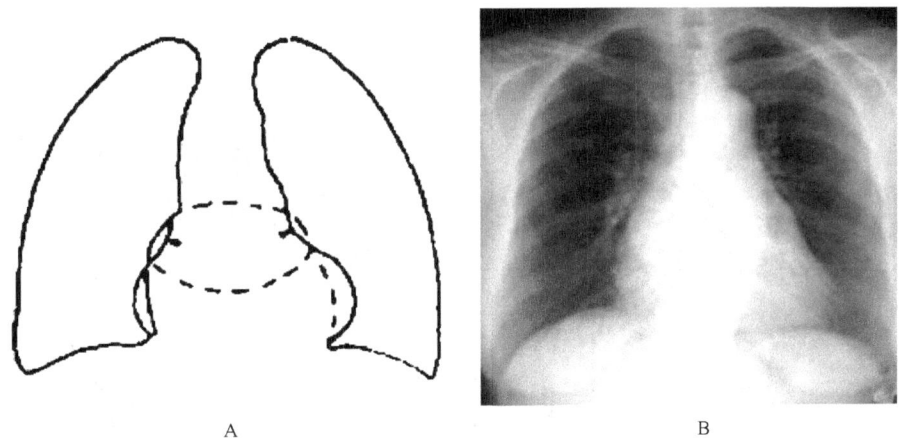

图 3-5-19　左心房增大示意图(A)及 X 线平片(B)
后前位,右心缘呈双弧影,心影中可见增大的左房影

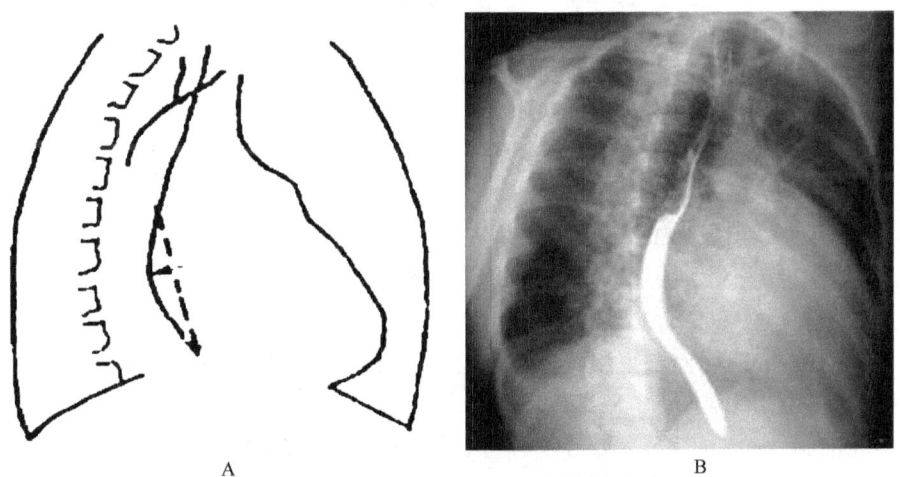

图 3-5-20　左心房增大示意图(A)及 X 线平片(B)
右前斜位服钡,食管左房段压迹明显,向后移位

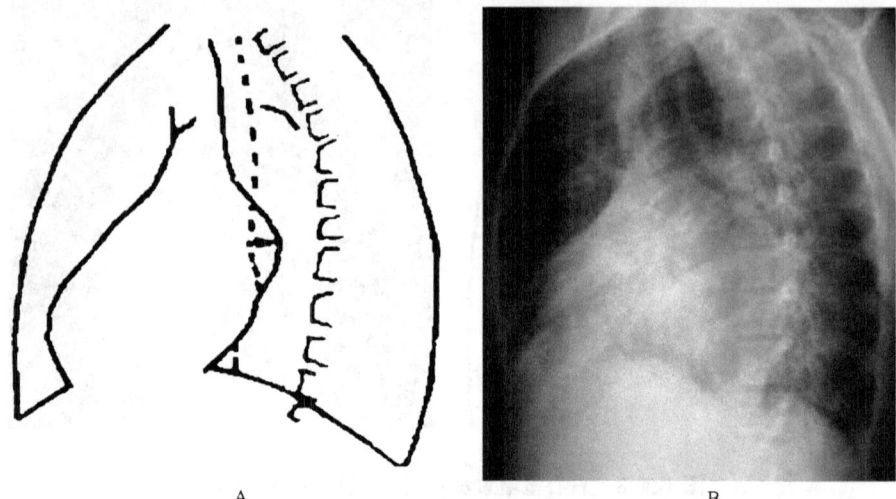

图 3-5-21　左心房增大示意图(A)及 X 线平片(B)
左前斜位,增大左房使左主支气管上移、变窄

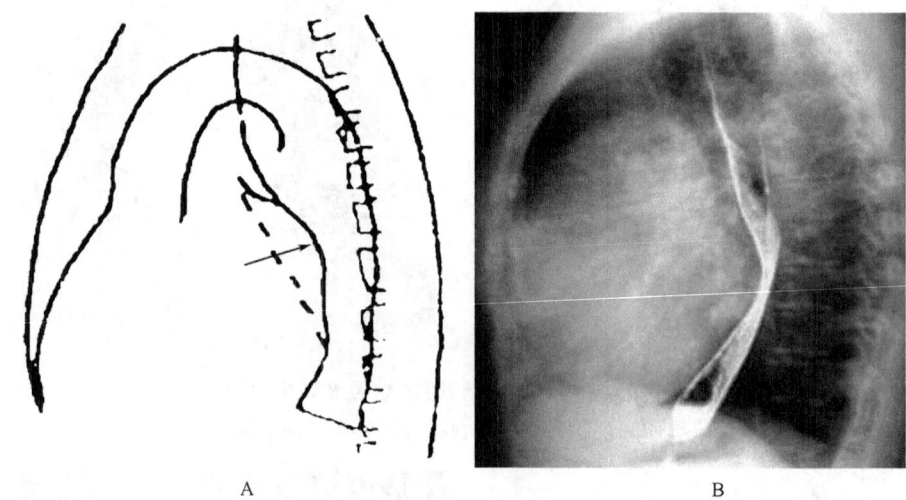

图 3-5-22　左心房增大示意图(A)及 X 线平片(B)
左侧位服钡,可见增大的左房,使食管局限后移

### (四) 右心房增大

**1. 常见疾病**　可见于右心衰竭、房缺、三尖瓣病变、心房黏液瘤等。
右心房增大首先发生在心耳部,向右前上方膨凸,继而向后向左。

**2. X 线表现**

(1) 后前位:心右缘向右突出,右心房/心高比率>0.5。右心房增大常伴有上腔静脉扩张,可使右上纵隔影增宽(图 3-5-23)。

(2) 左前斜:右心耳与其下方心室有"成角现象"(图 3-5-24)。

(3) 右前斜:心后缘下段弧形膨凸。

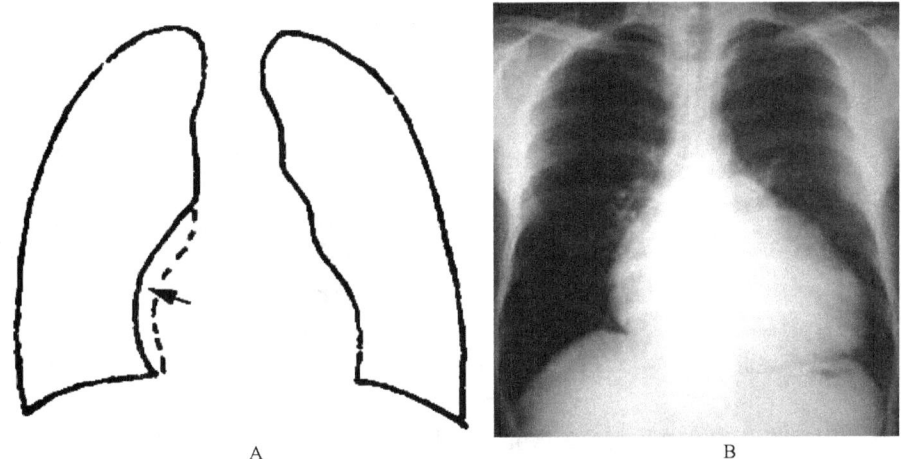

图 3-5-23　右心房增大示意图(A)及 X 线平片(B)
后前位,心右缘膨隆、延长

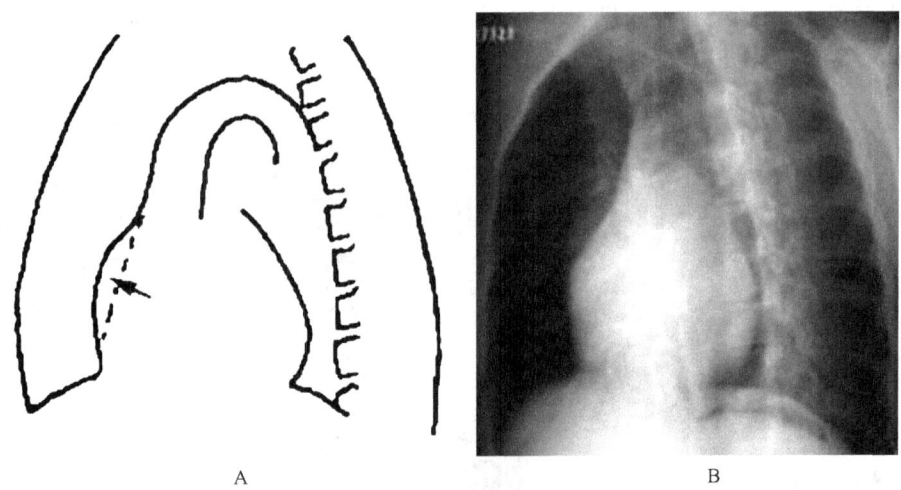

图 3-5-24　右心房增大示意图(A)及 X 线平片(B)
左前斜位,心缘右房段延长、凸出

## 四、肺血管改变

**1. 肺充血**　多见于左向右分流和双向分流畸形,如:房缺、室缺、动脉导管未闭等(图 3-5-25)。

X 线表现:①两侧肺门影增大,肺血管纹理增多,边缘清楚。②右下肺动脉干扩张(>1.5cm),透视下可见扩张性搏动(肺门舞蹈)。③肺动脉段突出,搏动增强。④肺野透亮度正常。

**2. 肺缺血**　多见于右心排血受阻,如:肺动脉狭窄、三尖瓣狭窄或闭锁、四联症等。肺动脉栓塞、肺动脉发育不全也可(图 3-5-26)。

X 线表现:①肺血管纹理稀疏,肺野异常清晰。②右下肺动脉干变细或正常。③肺动脉段平直或凹陷(凸出为狭窄后扩张)。④肺门动脉显著缩小或消失,肺纹理呈网状。

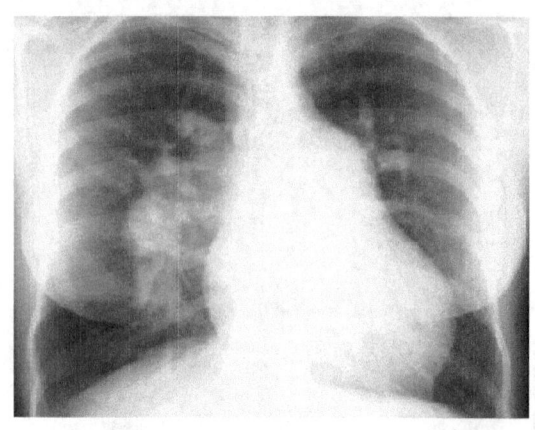
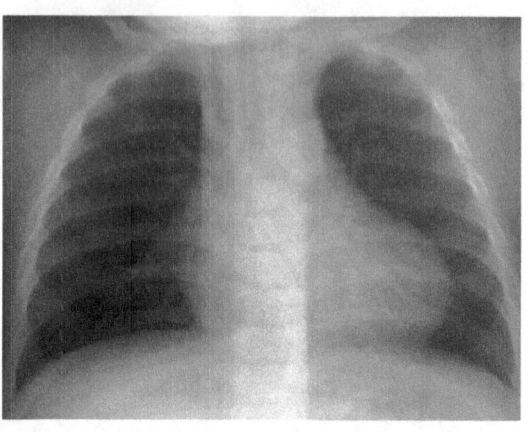

图 3-5-25　双侧肺门影明显增大,肺纹理增粗,肺动脉段隆起

图 3-5-26　双侧肺野清晰,透亮度增高,肺纹理纤细

**3. 肺淤血**　肺静脉回流受阻所致,多见于二尖瓣狭窄、左心衰竭、缩窄性心包炎等。

X线表现:①上肺静脉扩张呈鹿角状。②肺血管纹理普遍增多增粗,边缘模糊。③肺门影增大模糊。④肺透亮度减低(图3-5-27)。

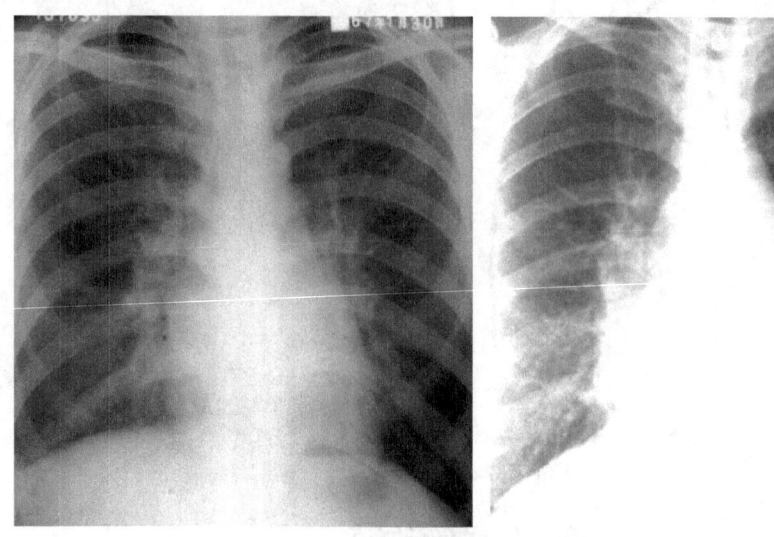

图 3-5-27　肺淤血

双侧肺门影增大,肺门血管模糊,双肺野透明度减低,肺纹理增多模糊

**4. 肺水肿**　肺毛细血管内的血浆大量渗到肺间质或肺泡内,多见于左心功能不全或其他原因引起的肺静脉高压心脏病。

(1) 间质性肺水肿:在肺淤血基础上发生,多半为肺静脉高压结果(慢性左心衰)。

X线表现:小叶间隔积液形成 kerleyB 线(多见于肋膈角区,长2~3cm宽1~2mm)常见于慢性左心衰、二尖瓣狭窄。A线:自肺野外围斜行引向肺门的线状阴影,多见于急性左心衰。C线:中下肺野网格状影,边缘模糊。肺门影模糊,肺野透亮度清晰度减低。胸膜下和胸腔少量积液。

(2) 肺泡性肺水肿(图3-5-28)

1) 中央型:大片模糊影聚集于以肺门为中心的肺野中心部分,两侧对称。常见于尿毒症等非心源性肺水肿。

2) 弥漫型:两肺广泛分布大小不一、边缘模糊、密度较淡的阴影,融合成片,分布不对称。

3) 局限型:仅累及单侧。

# 第三节 循环系统常见疾病的 X 线诊断

## 一、二尖瓣狭窄

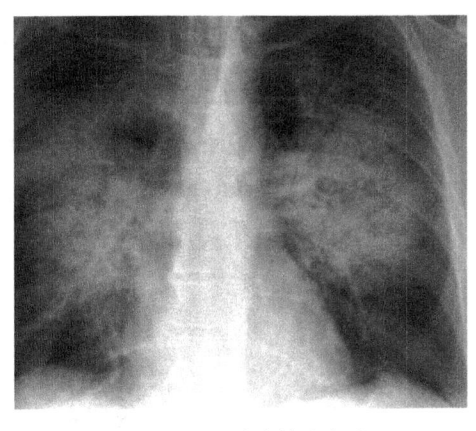

图 3-5-28 肺泡性肺水肿

**1. 病理** 心室舒张期左心房血流入左心室发生障碍,使左房压力逐渐升高,逆传至肺静脉,引起肺静脉压升高,长期肺静脉压升高,为克服阻力,肺动脉压也相应升高。继之肺小动脉痉挛收缩,内膜增生、闭塞加重肺动脉高压,加重右心负荷,右心增大。长期二狭左心室血流量减少,左心室主动脉萎缩。

**2. 临床表现** 端坐呼吸、咯血、肝肿大、下肢水肿、颈静脉怒张等。体征:心尖区舒张期隆隆样杂音,震颤,第一心音亢进和二尖瓣开放拍击音。

**3. X 线表现** 左房、右室增大,伴有肺淤血和肺循环高压(图 3-5-29)。

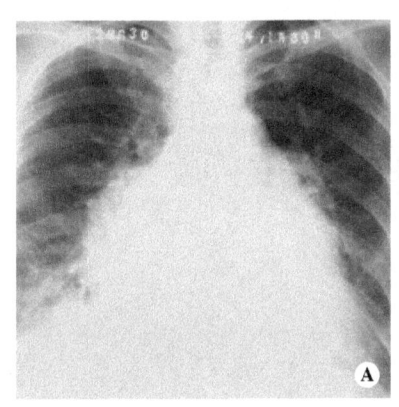 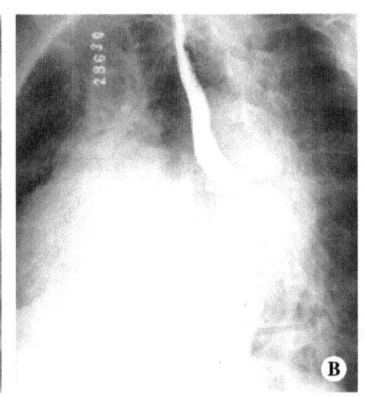 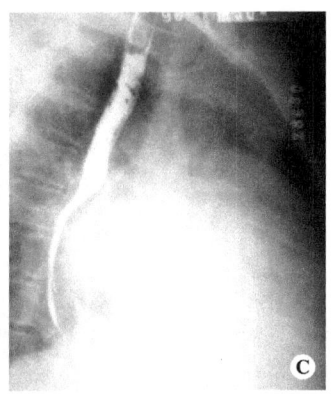

图 3-5-29 二尖瓣狭窄

后前位示心脏增大,呈二尖瓣型心,右心室增大,肺动脉段及左房耳部突出,肺淤血改变(A);左前斜位示左心房明显增大,左心室不大(B);右前斜位示左心房呈Ⅲ度增大,肺动脉段突出(C)

## 二、二尖瓣关闭不全

**1. 病理** 心室收缩期,部分血液反流入左房,左房接收除肺静脉流入血以外,尚加入由左心室回流的额外血液,使左房压力升高负担加重,左房增大。左室接受肺循环回流血量及反流入左房血量,负担加重,也肥厚扩大。

**2. 临床表现** 气促、心悸、胸闷。体征:心尖区收缩期吹风样杂音,伴有收缩期震颤。

**3. X 线表现** 左心房左心室增大,以心腔扩张为主。肺淤血,无明显肺循环高压征象(图 3-5-30)。

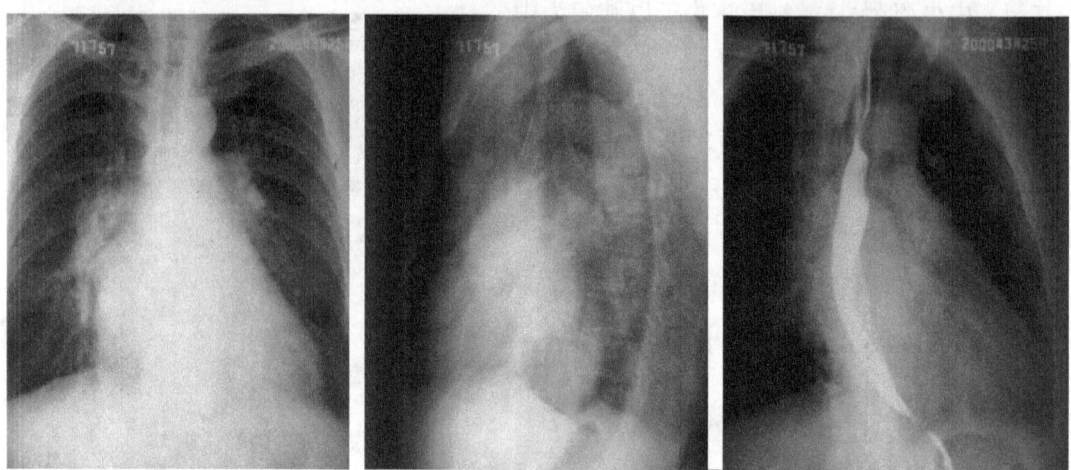

图 3-5-30　二尖瓣关闭不全

心脏三位像示心脏增大,左心房及左心室增大,右心室不大,肺呈淤血改变

# 第六章 消 化 系 统

## 第一节 正常的 X 线表现

### 一、食 管

**1. 正常解剖结构** 上、下食管括约肌、食道宽度 2~3cm,黏膜皱襞表现为数条纤细纵行而平行的条纹状影,有三个生理压迹,有三种蠕动(图 3-6-1,图 3-6-2)。

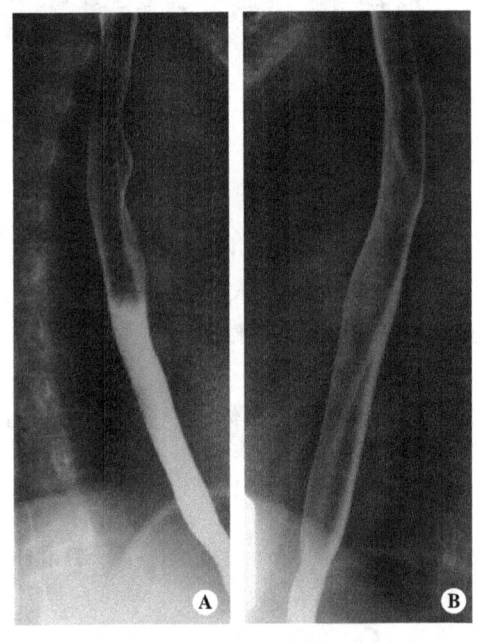
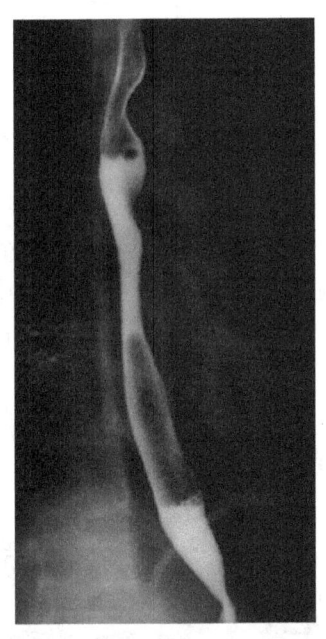

图 3-6-1 食管压迹
A. 右前斜位相食管前缘由上至下示三个浅弧状压迹,分别为主动脉结,左主支气管和左心房压迹。B. 左前斜位则不能显示

图 3-6-2 食管压迹和贲门
右前斜位食管前缘由上至下显示三个压迹,分别为主动脉弓压迹,左主支气管压迹和左心房压迹。食管远端最窄处为贲门

**2. 第一蠕动波** 由下咽动作激发,使钡剂迅速下行,数秒钟内进入胃。

第二蠕动波:又称继发蠕动波,由食物对食管壁的压力引起,常始于主动脉弓水平向下推进。

第三收缩波:食管环状肌的局限性不规则收缩性运动,形成波浪状或锯齿状边缘,出现突然,消失迅速,多发于食管下段,常见于老年人和食管贲门失弛缓症的患者。

### 二、胃

**1. 解剖形态** 见图 3-6-3,图 3-6-4。

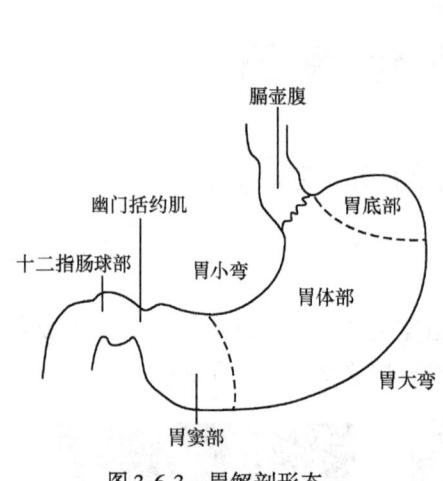

图 3-6-3 胃解剖形态

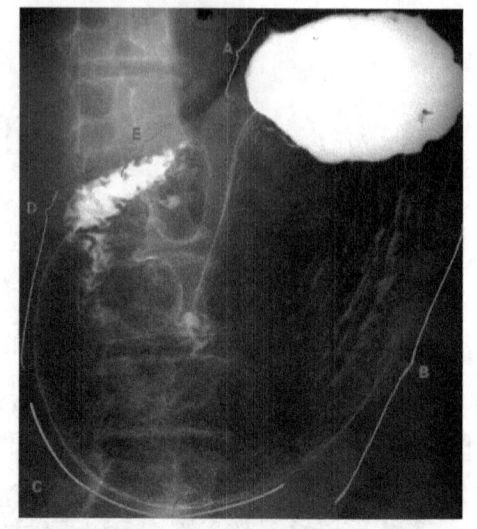

图 3-6-4 胃的解剖形态
A. 胃底；B. 胃体；C. 胃角；D. 胃窦；E. 十二指肠球部

**2. 胃的形态**(图 3-6-5)

（1）牛角型：位置与张力均高，呈横位，上宽下窄，胃角不明显，多见于胖人。

（2）钩型(图 3-6-6)：位置与张力中等，胃角明显，胃下极大致位于髂嵴水平。

（3）长型(图 3-6-7)：又称无力型胃，位置与张力较低，胃腔上窄下宽，胃下极常在髂嵴水平以下。多见于瘦长人。

（4）瀑布型(图 3-6-8)：胃底呈囊袋状向后倾，胃泡大，胃体小，张力高，钡先进入后倾的胃底，充满后再溢入胃底，犹如瀑布。

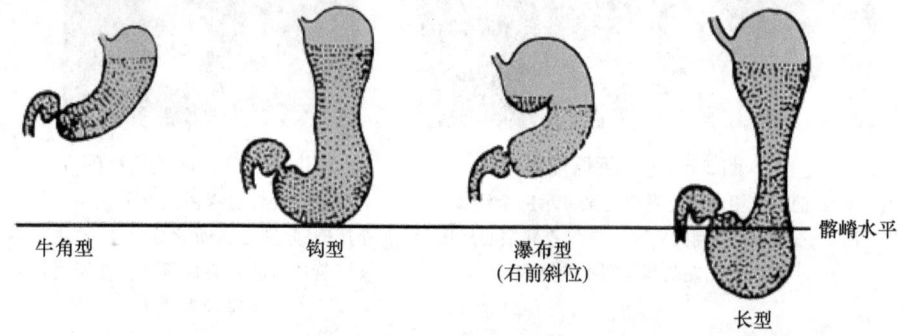

图 3-6-5 胃的形态

**3. 胃的黏膜** 黏膜呈条纹状致密影，皱襞为条状透明影；胃小弯的皱襞平行整齐；大弯逐渐变粗而成横向或斜行；胃底皱襞较粗而弯曲，略呈网状；胃窦黏膜皱襞主要与小弯平行，有时也可斜行；具有可塑性，可以自行改变其形状；一般胃体部的黏膜皱襞的宽度不超过 5mm(图 3-6-9，图 3-6-10)。

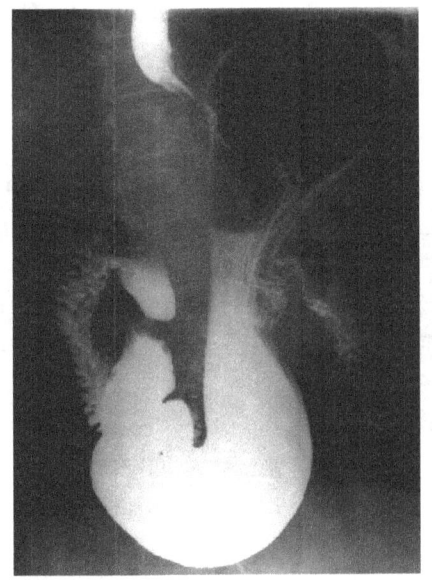

图 3-6-6　钩型胃

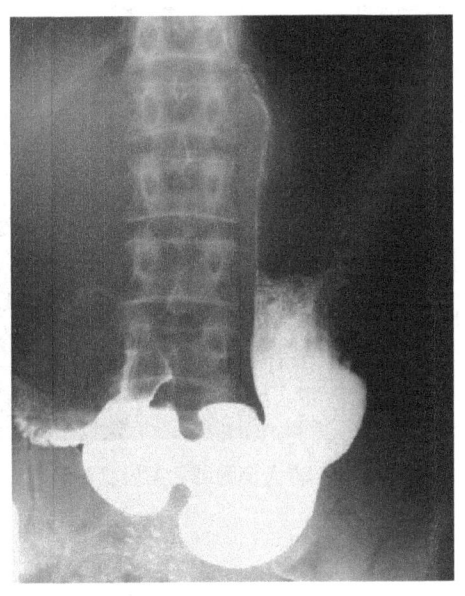

图 3-6-7　长型胃

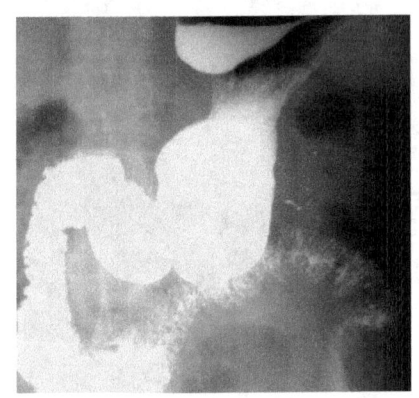

图 3-6-8　瀑布型胃
胃底后倾呈囊袋状,胃体较小,张力较高。造影剂先进入胃底,然后再溢入胃体

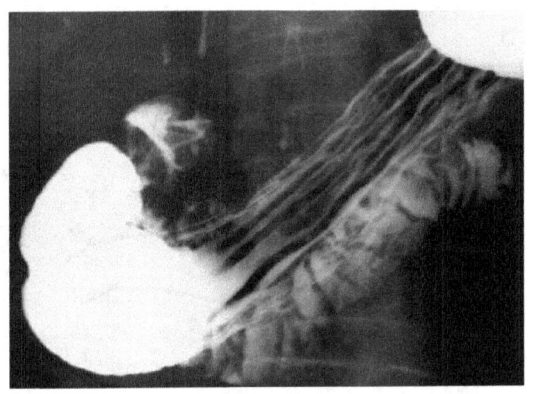

图 3-6-9　正常胃黏膜:正常胃黏膜纹,其宽度不超过 5mm

**4. 胃的蠕动**　由胃体上部开始,有节律的向幽门推进;一般可同时看见三个蠕动波;胃窦没有蠕动波,是整体向心性收缩;一般于服钡后 2～4h 胃排空(图 3-6-11)。

## 三、十二指肠

全程呈 C 形,将胰头包绕其中;分为球部、降部、水平部、升部;球部轮廓光滑整齐,黏膜皱襞为纵行彼此平行的条纹;降部以下则与空肠相似,多呈羽毛状;球部为整体收缩,降、升部呈波浪状向前推进;十二指肠正常时有逆蠕动(图 3-6-12,图 3-6-13)。

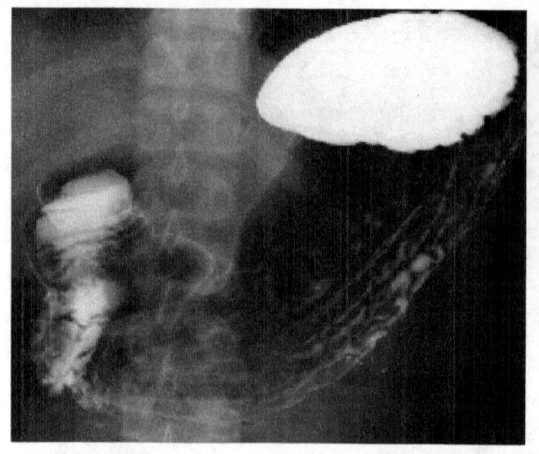

图 3-6-10 胃大弯侧可见锯齿状黏膜

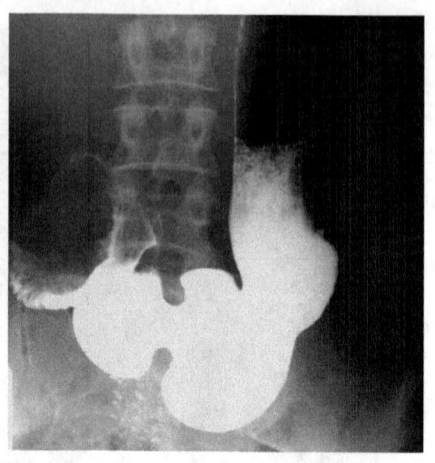

图 3-6-11 胃蠕动波

胃体下部大弯示有较浅蠕动波,胃窦之前胃腔显示对称性蠕动波

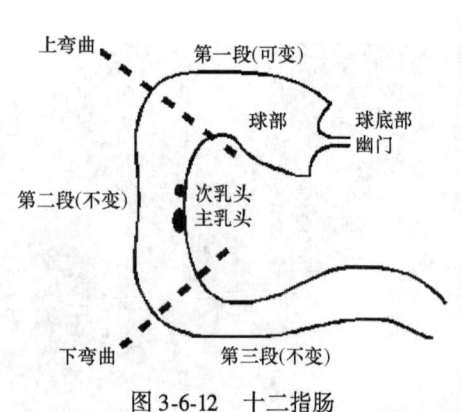

图 3-6-12 十二指肠

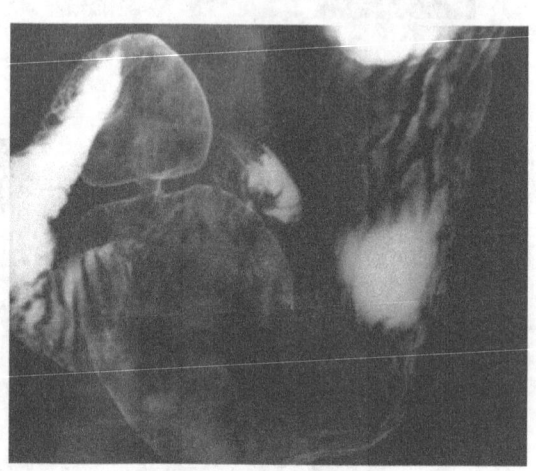

图 3-6-13 幽门及十二指肠

幽门清晰,十二指肠球部、降部及升部均显示

## 第二节 异常 X 线表现

### 一、食 管

**1. 管腔的改变**

(1) 肿瘤所致的狭窄多局限、边缘不规则、局部管壁僵硬(图 3-6-14)。

(2) 外压造成的狭窄多在管腔的一侧,呈局限而光滑的压迹(图 3-6-15)。

(3) 贲门失弛缓症引起的食管狭窄表现为光滑对称的喙突状狭窄,饮热水后狭窄可开放(图 3-6-16)。

(4) 腐蚀性食管炎多见于食管下段,范围长。

**2. 轮廓的改变**

(1) 充盈缺损:钡剂涂布的轮廓有局限性内陷的表现,管壁局限性肿块突入腔内形成(图 3-6-17)。

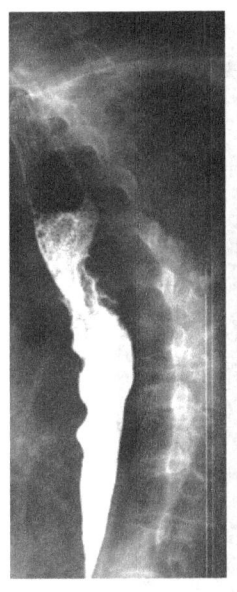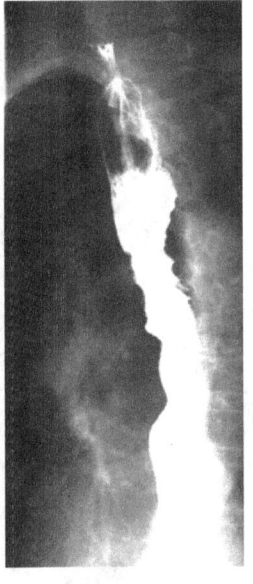 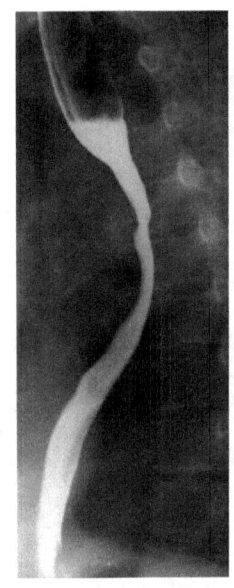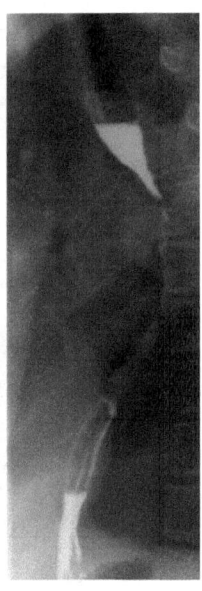

图 3-6-14　浸润型食管癌
食管中段管腔略缩窄,边缘毛糙不规则

图 3-6-15　食管外压性改变
食管中段管腔变窄,略迂曲,局部管壁光整

（2）龛影：钡剂涂布的轮廓有局限性外突的影像,见于溃疡（图 3-6-18）。

（3）憩室：食管壁向外囊袋状膨出,有正常黏膜通入。

**3. 黏膜皱襞的改变**　见图 3-6-19。

（1）黏膜皱襞破坏。

（2）黏膜皱襞增宽、迂曲。

（3）黏膜皱襞平坦。

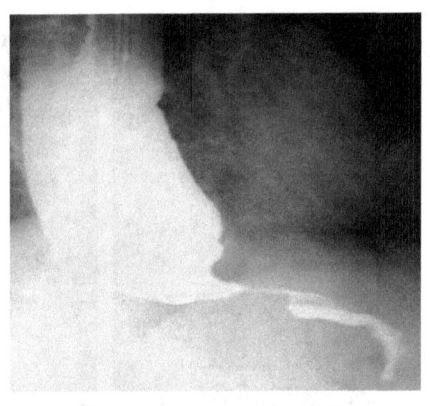

图 3-6-16　贲门失弛缓症

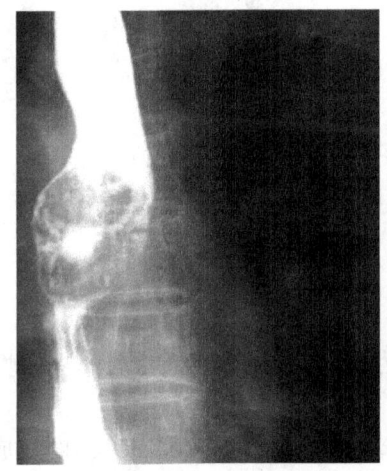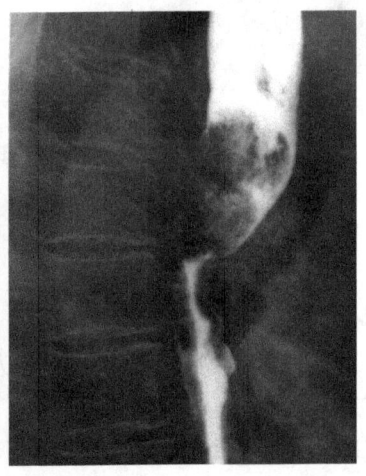

图 3-6-17　增生型食管癌
食管中所示一隆起型病变,形态不规则,呈分叶状

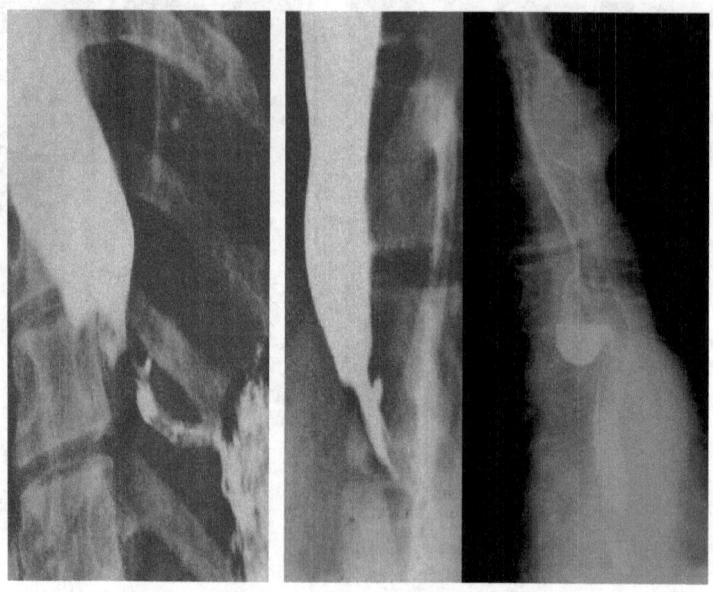

图 3-6-18 食管下段狭窄,黏膜皱襞正常,其左侧壁有一小龛影,以上食管轻度扩张

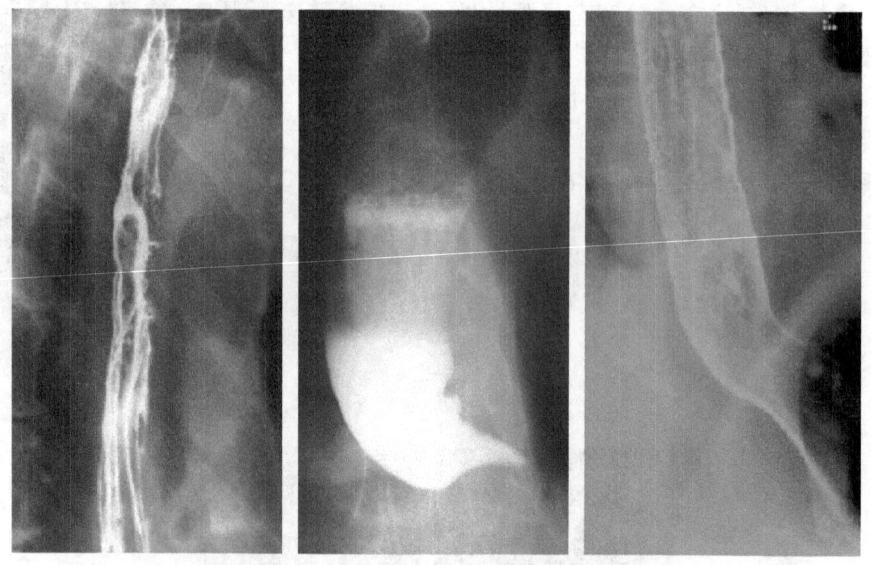

图 3-6-19 食管黏膜皱襞的改变

## 二、胃

**1. 轮廓的改变**(图 3-6-20)

(1)龛影:胃壁局限性溃疡形成的凹陷为钡剂充盈,在切线位时呈局限性向胃轮廓外突出的钡影,轴位观溃疡呈火山口状。

(2)充盈缺损:钡剂充盈时胃轮廓由于来自胃壁的肿块向腔内突出而造成局部钡剂不能充盈。

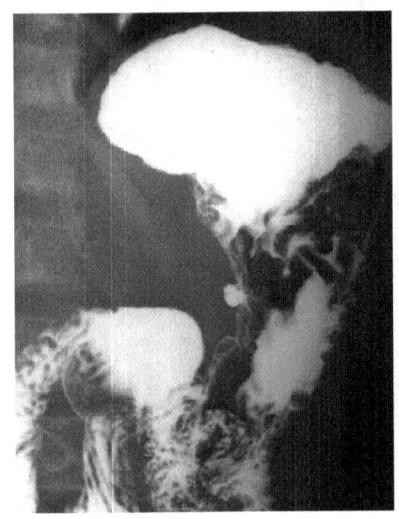
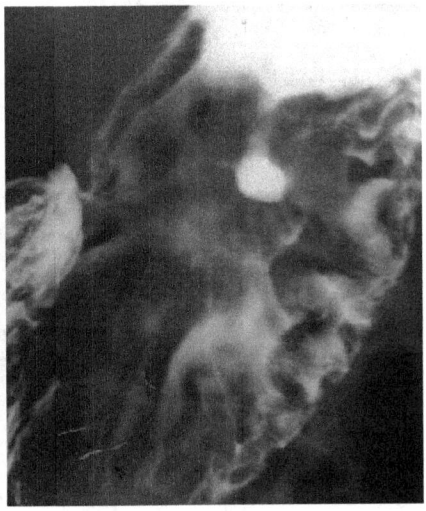

图 3-6-20　胃溃疡

切线位相胃体部示一突出于胃腔外的龛影,正面相胃体后壁示一类圆形钡斑

### 2. 黏膜与黏膜皱襞的改变

（1）黏膜破坏:表现为黏膜皱襞消失,代之以杂乱不规则的钡影,与正常黏膜皱襞常有明确的分界。见于恶性肿瘤（图 3-6-21）。

（2）黏膜皱襞平坦:表现为条纹状影变得不明显,严重时可完全消失。见于肿瘤、炎症。肿瘤引起的特点是形态固定而僵硬,与正常黏膜有明显的分界（图 3-6-23）。

（3）黏膜皱襞增宽、迂曲:透明条纹影的增宽,紊乱。常见于黏膜和黏膜下层炎症、静脉曲张（图 3-6-22、图 3-6-24）。

（4）黏膜皱襞纠集:皱襞从四周向病变区集中,呈放射状。见于慢性溃疡、浸润型癌（图 3-6-25）。

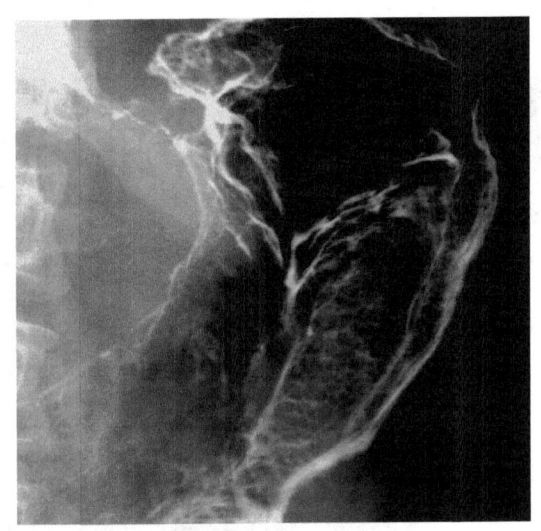

图 3-6-21　黏膜破坏

贲门、胃底、胃体管腔缩窄,正常黏膜结构破坏消失,代之以不规则条沟样裂隙影——浸润型胃癌

### 3. 功能性改变

（1）张力的改变:迷走神经兴奋张力高,交感神经兴奋或迷走神经麻痹张力降低。痉挛是局部张力增高,表现为一个或多个深浅不一的凹陷。

（2）蠕动的改变:肿瘤侵犯可使局部蠕动消失,如"革袋状"胃。

（3）运动力的改变:用钡剂排空时间来衡量。胃正常为 4h。

（4）分泌功能的改变:胃分泌增加,空腹状态下胃液增多,称空腹滞留,表现为立位钡剂呈絮片状下降和不均匀分布。

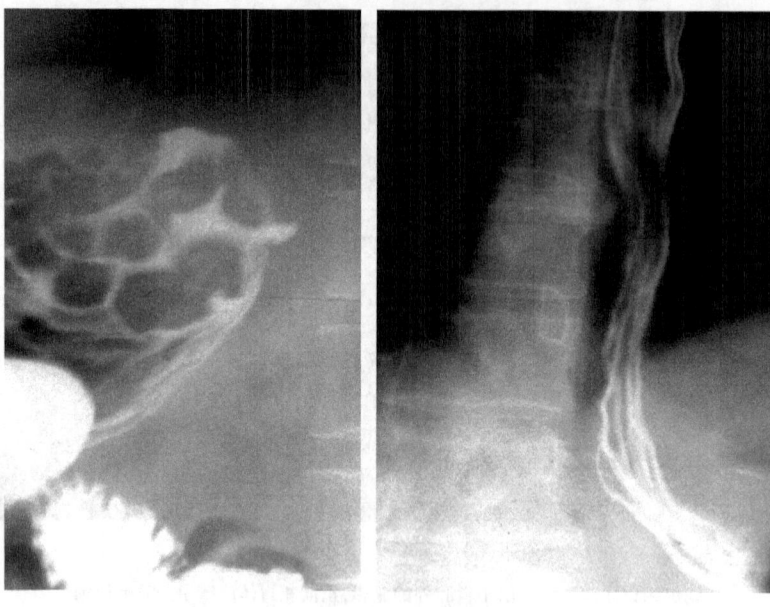

图 3-6-22 食管下段、胃底静脉曲张

食管下段黏膜纹增粗稍迂曲。胃底黏膜纹明显增粗呈多数类圆形充盈缺损

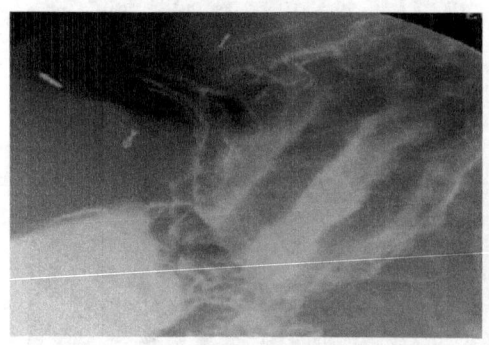 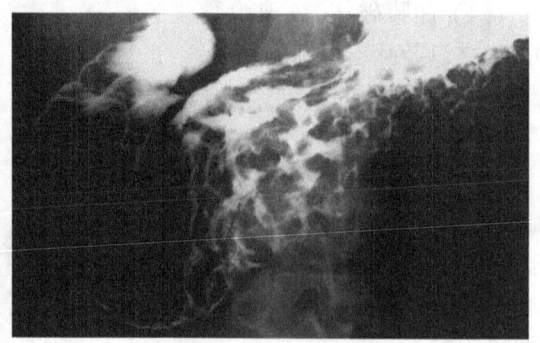

图 3-6-23 胃黏膜增宽　　　　　图 3-6-24 炎性黏膜纹增粗

胃体部黏膜纹普遍增粗迂曲

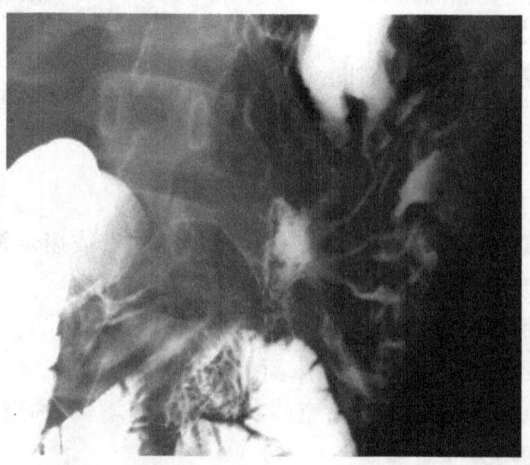

图 3-6-25 黏膜纹纠集：胃体后壁示一较大溃疡钡斑,其密度不均
（溃疡底部凝血块所致）,周围黏膜纹向溃疡集中——胃溃疡

# 第三节 消化系统常见疾病的X线诊断

## 一、食管静脉曲张

**1. 病理** 早期发生于食管的下段,表现为黏膜皱襞稍宽或略为迂曲,有时因皱襞显示不连续而如虚线状,管壁边缘也稍不整齐。

**2. X线表现** 典型表现为:食管下段的黏膜皱襞明显增宽、迂曲、呈蚯蚓状或串珠样充盈缺损,管壁边缘呈锯齿状;严重时,食管张力降低,管腔扩张,蠕动减弱,钡剂排空延迟(图3-6-26)。

## 二、食管癌

**1. 病理分型** 浸润型、增生型、溃疡型。

**2. X线表现**

(1)黏膜皱襞消失、中断、破坏,代之以癌瘤表面杂乱不规则的影像。

(2)管腔狭窄(典型浸润型环状狭窄,范围局限。于进展期时,范围常较大,轮廓不规则,不对称,管壁僵硬)(图3-6-29)。

(3)腔内充盈缺损,是增生型癌的主要表现(图3-6-27)。

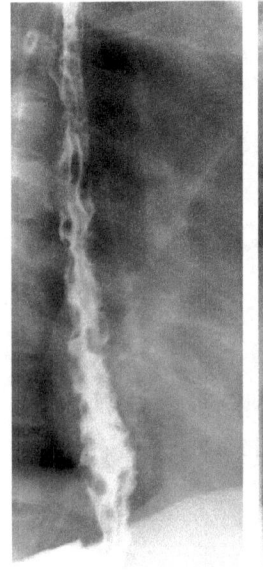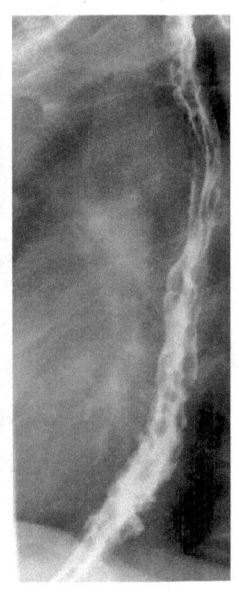

图3-6-26 食管静脉曲张
食管全程管壁不规则,黏膜纹增粗,迂曲

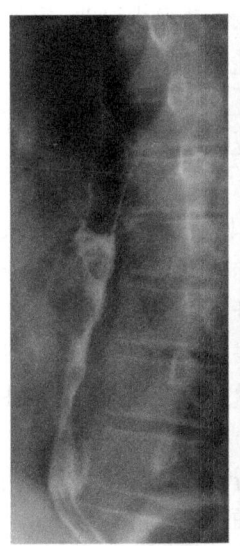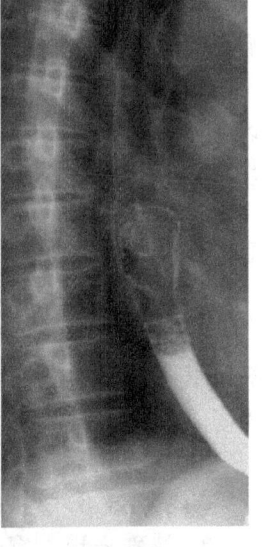

图3-6-27 增生型食管癌
食管中所示一隆起型病变,形态不规则,呈分叶状

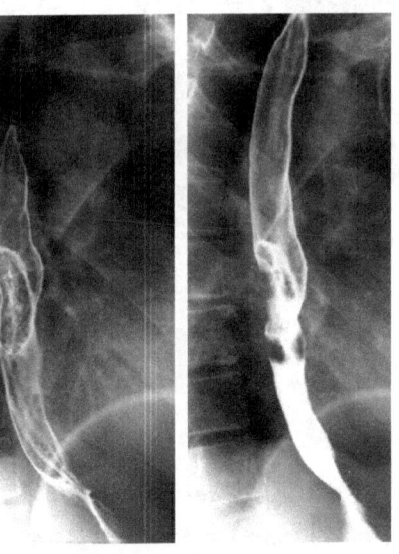

图3-6-28 溃疡型食管癌
充盈相食管中所示一凹陷型病变,中心为长条不规则形龛影,周围环状隆起,双对比相示病变区与正常区分界清楚

（4）不规则龛影，典型溃疡型癌的主要表现（图3-6-28，图3-6-30）。

（5）受累段食管局限性僵硬。

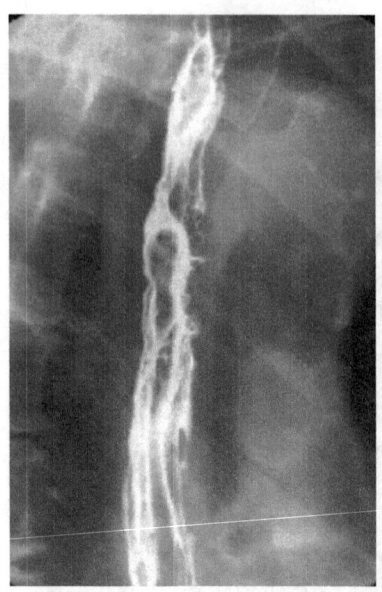
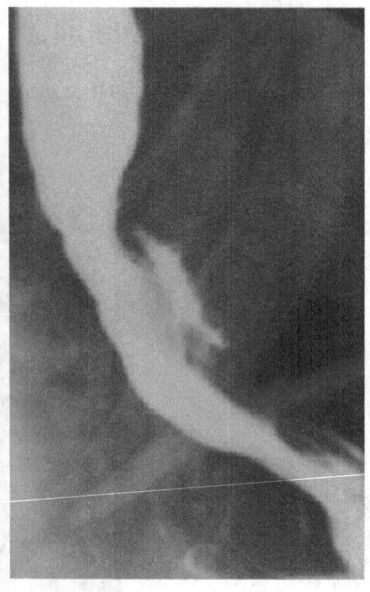
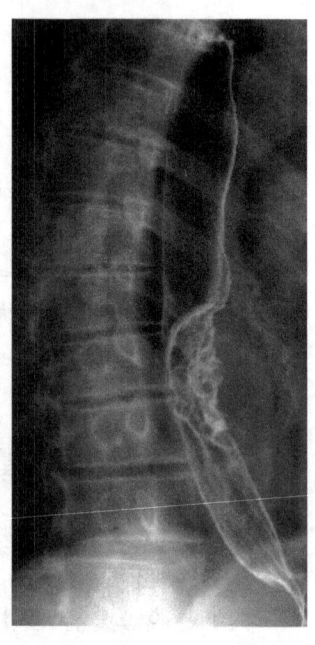

图3-6-29　食管癌管腔狭窄

图3-6-30　溃疡型食管癌

食管中下段偏心性管腔缩窄，龛影位于腔内，其周围以半环状癌堤

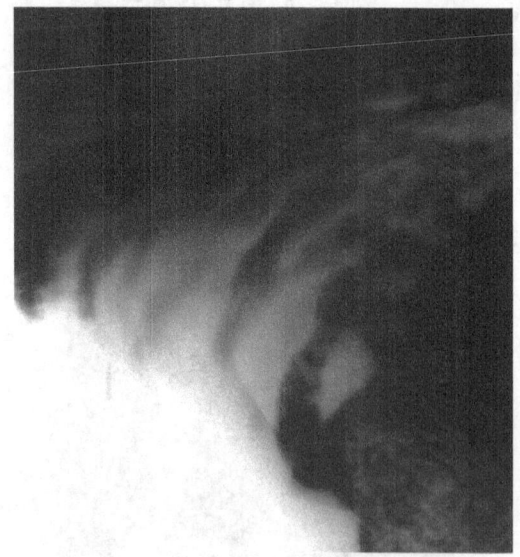

图3-6-31　胃溃疡

胃体大弯侧示一突出于胃腔外龛影，其口部有宽厚的透明带（项圈征）

## 三、胃溃疡

**1. 直接征象**　龛影、黏膜水肿带、黏膜皱襞纠集。

（1）龛影：多见于小弯，切线位呈乳头状、锥状或其他形状，边缘光滑，密度均匀，底部平整或稍不平（图3-6-31，图3-6-33）。

（2）黏膜水肿带：良性溃疡的特征，依范围大小分为黏膜线（宽1~2mm）、项圈征（宽0.5~1cm）、狭颈征。

（3）黏膜皱襞纠集：如车轮状向龛影口部集中且到达口部边缘并逐渐变窄，是良性溃疡的特征（图3-6-32）。

**2. 间接征象**　痉挛性改变、分泌增加、胃蠕动增强或减弱、胃的瘢痕性改变。

**3. 特殊表现**　穿透性溃疡、穿孔性溃疡、胼胝性溃疡。

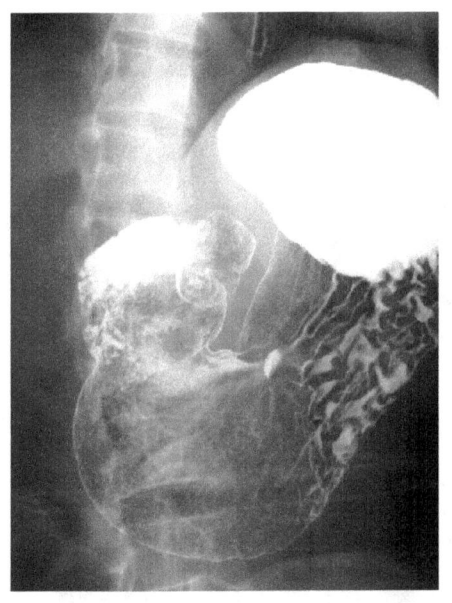 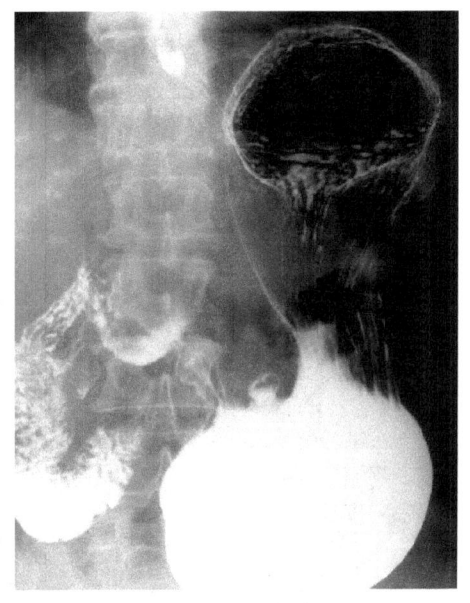

图 3-6-32　黏膜皱襞纠集　　　　　图 3-6-33　胃溃疡
胃体下部后壁示一溃疡钡影，外周黏膜纹　胃角小弯示一外突囊袋样龛影，其内见气钡两
　　　　向其集中　　　　　　　　层现象，口部隐约显示较宽的水肿带

## 四、胃　癌

**1. 病理分型**　蕈伞型、浸润型、溃疡型。

**2. X 线表现**

（1）充盈缺损：形状不规则，多见于蕈伞型（图 3-6-35）。

（2）胃腔狭窄、胃壁僵硬：主要由浸润型引起，也可见于蕈伞型（图 3-6-34）。

（3）龛影：多见于溃疡型（图 3-6-37）。

（4）黏膜皱襞破坏、消失或中断，黏膜下肿瘤浸润使皱襞异常粗大、僵直或如杵状和结节状，形态固定不变（图 3-6-36）。

（5）癌瘤区蠕动消失。

**3. 鉴别**　见表 3-6-1。

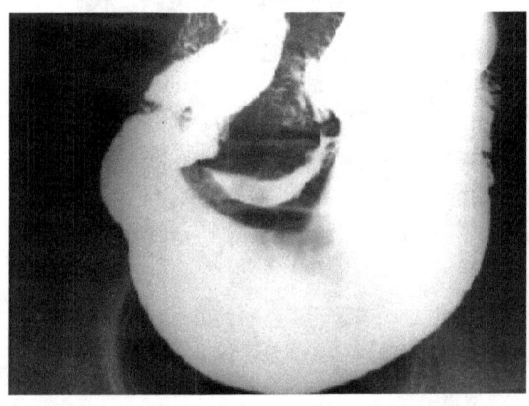 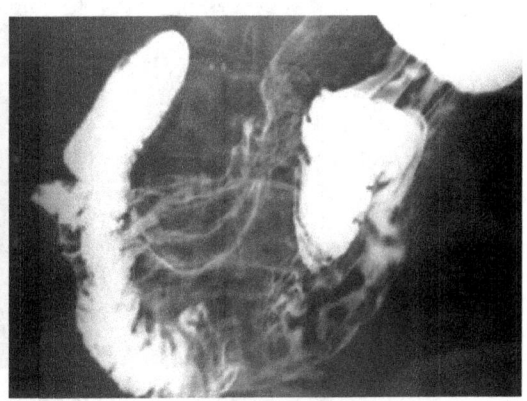

图 3-6-34　溃疡型胃癌
胃角、窦部小弯侧示一腔内龛影，呈半月形，其周围绕以半环状透亮带（环堤）——半月综合征

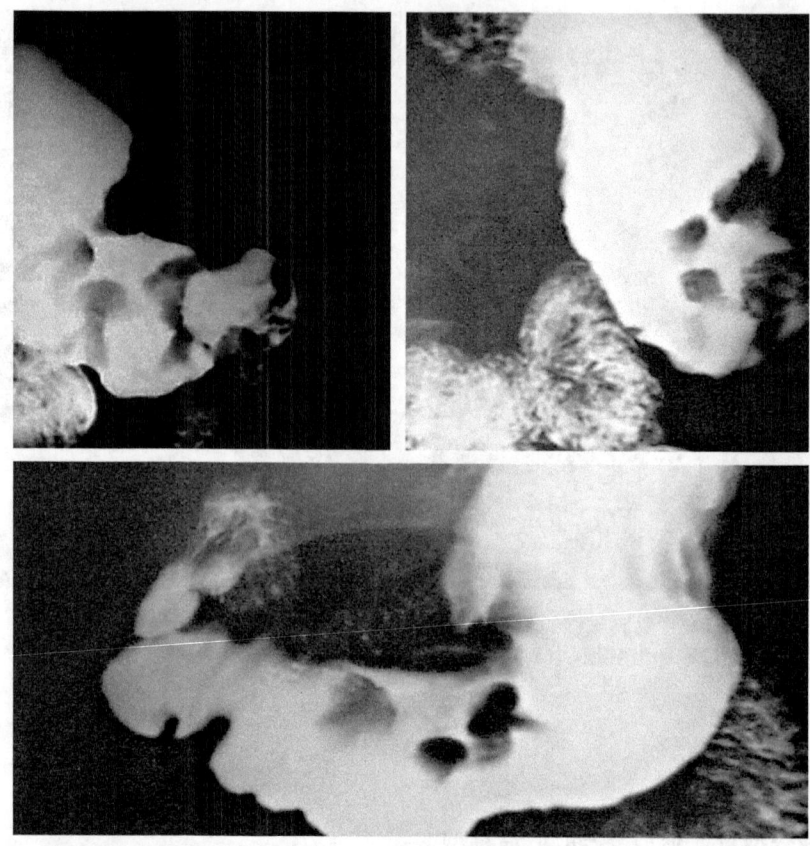

图 3-6-35 胃癌的充盈缺损

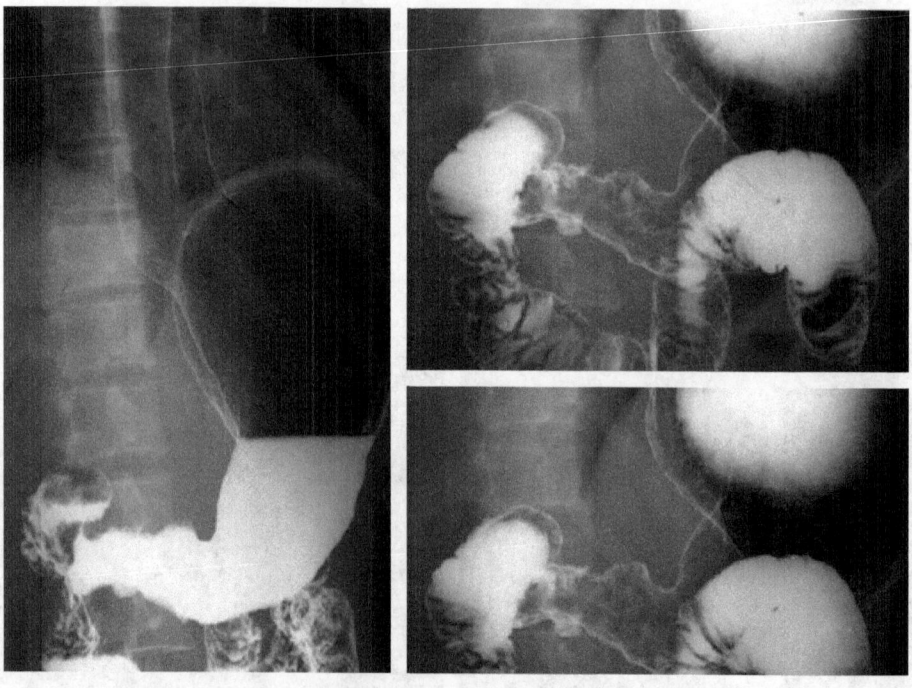

图 3-6-36 浸润型胃癌

胃窦部缩窄,边缘不规整(充盈像)。局部黏膜破坏消失,散在多个较小溃疡

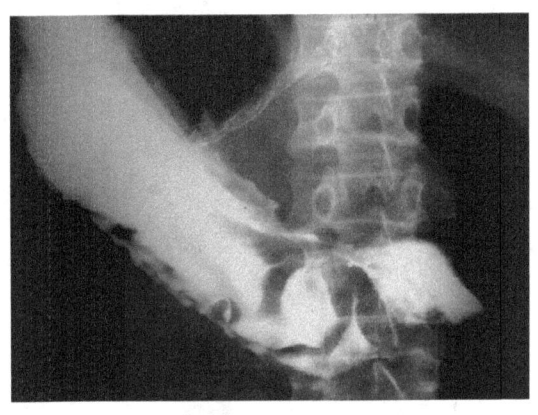

图 3-6-37　恶性黏膜皱襞

胃窦部黏膜纹向小弯侧集中,黏膜纹终端增粗膨大,两两
融合—早期胃癌

表 3-6-1　良恶性溃疡鉴别要点

| | 良性溃疡 | 恶性溃疡 |
| --- | --- | --- |
| 龛影位置 | 在胃轮廓外 | 在胃轮廓内或大部在 |
| 龛影形状 | 边缘光滑整齐,圆形或椭圆形 | 不规则,扁平有尖角 |
| 环堤 | 无 | 有 |
| 龛影口部及周围 | 黏膜水肿表现为黏膜线、项圈征、狭颈征等,黏膜皱襞向龛影集中,直达口部,呈广泛性均匀性纠集 | 指压迹样充盈缺损,纠集的黏膜皱襞不能达口部而突然中断,近口部呈结节状增生,局限性不均匀性辐辏 |
| 邻近胃壁表现 | 柔软,能发现蠕动波 | 僵硬,蠕动消失 |

# 第四节　急　腹　症

急腹症顾名思义是以急性腹痛入院就诊者。急腹痛的病症有很多,如急性胰腺炎、急性胆囊炎等,而放射科能解决的而且优于其他设备检查的只有两种病:①急性消化道穿孔。②急性消化道梗阻。

**1. 肠管胀气黏膜像线图**(图 3-6-38)

**2. 消化道穿孔**　消化道穿孔时消化道内气体逸出至膈下形成半月形透亮影,称膈下游离气体(图 3-6-39)。

提示:①看到膈下游离气体即可以明确消化道穿孔诊断(女性做输卵管通气造影者除外),没有看到膈下游离气体不可以否定消化道穿孔的诊断。②隔下游离气体如量少怀疑时可采用先行左侧卧位几分钟后立位将气体引导至右膈下与肝脏之间。

**3. 消化道梗阻**　消化道梗阻主要分为机械性、动力性、血运性,以单纯机械性肠梗阻最为常见(图 3-6-40,图 3-6-41)。

X 线所见:

(1) 以肠管扩张、肠腔积液形成的气液平为主要诊断依据。

(2) 气液平面小于 3cm 者多位于小肠,大于 3cm 者多位于大肠。

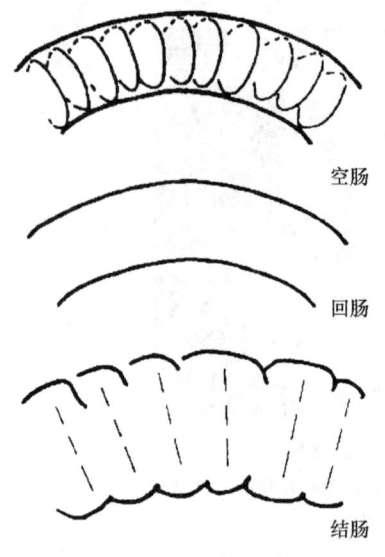

图 3-6-38　不同肠段胀气表现
空肠:肠腔内较多环形皱襞;回肠:肠腔内不见
环形皱襞;结肠:可见结肠袋的间隔

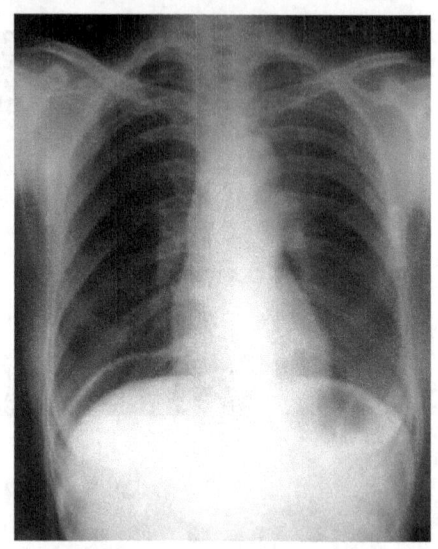

图 3-6-39　右侧膈下游离气体

(3) 气液平面位于左上腹者多考虑高位,位于右下腹者多考虑低位。

提示:

(1) 发病早期可见伴有较强的肠蠕动。

(2) 麻痹性肠梗阻可伴有明显而广泛的肠胀气,其气液平面表现为扩张的肠管较重而液体量稍显小。

(3) 气液平面正常情况下仅见于胃内,可出现一个,如是瀑布型胃可出现一到二个。

(4) 除消化道梗阻外腹部脏器的炎症如急性阑尾炎、胆囊炎、腹腔的局限性脓肿也可刺激附近的肠管形成气液平面,注意鉴别。

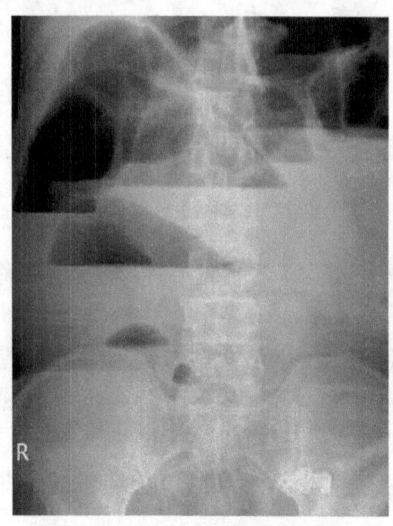

图 3-6-40　小肠机械性肠梗阻
上腹部小肠扩张,积气、积液,可见多个
气液平面,呈阶梯状排列

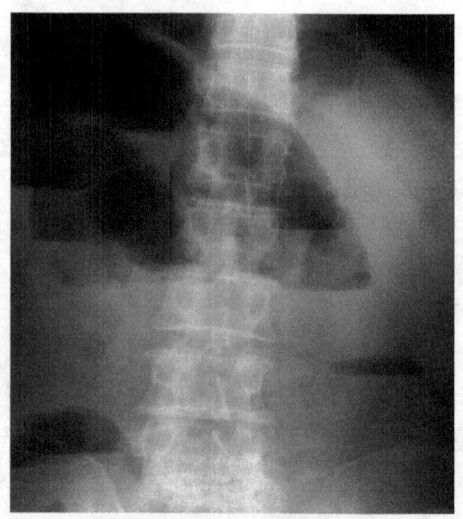

图 3-6-41　小肠梗阻
中上腹部显示多数积气积液扩张肠袢,
其内可见阶梯样液气平面

# 第七章　骨骼系统

**1. 骨细胞**　骨细胞、成骨细胞、破骨细胞、未分化的间叶细胞。
**2. 骨组织**　松质骨、密质骨。
**3. 骨化方式**　膜内成骨(颅顶骨、面骨、下颌骨)、软骨内成骨(颅底骨、脊柱、四肢)。
**4. 四肢关节**　骨端、关节软骨、关节囊。
**5. 脊椎**　椎体、椎弓(椎弓根、椎板、棘突、关节突、横突)。
**6. 骨骼基本病变**　骨骼系统疾病主要以骨外伤和骨病两类为主，骨外伤病人呈上升趋势。

## 一、骨外伤

(1) 观察骨外伤病人X线片注意要点：①X线片可完整地记录骨外伤病人的发病到痊愈整个过程。包括明确诊断，骨折的类型、部位、范围，骨折的愈合过程及有无并发症等的发生。②除注意骨折线外(低密度透亮线)还应注意嵌顿(为高密度线)。③骨的正常划线。④软组织肿胀或出血。⑤注意双侧对照，尤为幼儿及儿童。⑥注意体位造成的重叠及正常的生理改变误认为骨折。

(2) 骨折的分类(略)。

(3) 骨折的两个重要的概念：①骨折的对位与对线。②骨痂生成的时间和量。

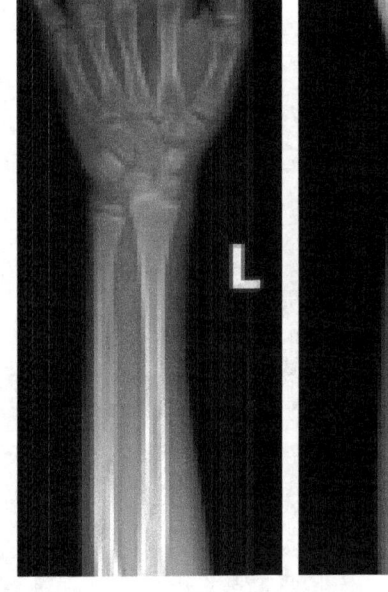

图 3-7-1　青枝骨折
特点：骨折线不完全贯通，骨皮质呈皱褶改变

### (一) 儿童骨折

(1) 青枝骨折主要指幼儿幼童外伤骨折，其骨骼的特点为韧性较大而脆性相对较低，所以称为青枝(图 3-7-1)。

(2) 骨骺分离骨折。主要见于成人对儿童的牵拉过力造成。主要改变为骺距离增宽(指骺核到干骺端的距离)。由于没有某年龄段骺距离的正常值，故非对比不能诊断(即患侧与健侧需同一条件下的X线片对照)。

### (二) 成人骨折

提示：成人骨折X线的诊断率应该是非常高的，X线平片、CT、MRI等相互补充可完全符合临床要求。

注意两种情况：①一些正常的生理结构或延迟融合的骺核、骨缝切勿认为是骨折线。②某些部位的骨折切忌搬动时动作粗暴，有时会造成二次损伤，如颅底骨折脑脊液。

**1. 四肢骨折** 见图3-7-2。

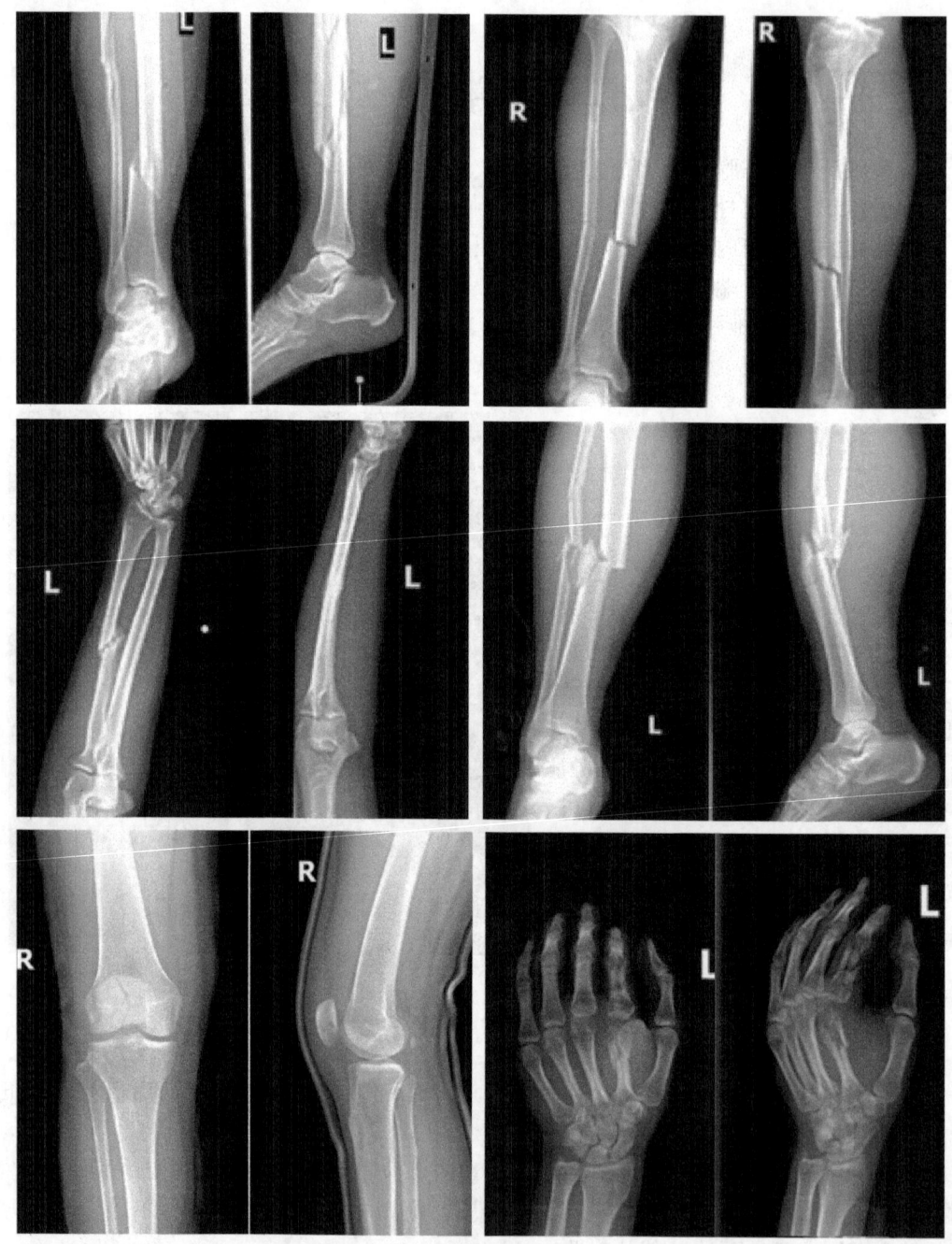

图3-7-2 四肢骨折

**2. 骨盆骨折** 提示骨盆外伤骨折多为多处骨折,即看到一处应寻找第二处(图3-7-3)。

**3. 脊椎骨折** 脊椎骨折大多为椎体的楔形骨折,骨折应和脊椎结核、脊椎肿瘤鉴别(图3-7-4)。

鉴别要点:脊椎结核有椎间隙的变窄,骨折和肿瘤则没有。脊椎骨折有外伤史。

脊椎骨折新鲜与陈旧骨折平片鉴别意义不大,但新鲜骨折短时间内会有明显的肠管胀气。

**4. 鼻骨骨折** 见图3-7-5。

**5. 颅骨、眼眶骨折** 行 CT 检查。

**6. 颅骨凹陷性骨折** X 线切线位检查(中指与食指卡软组织血肿边缘上下对齐)。

**7. 口腔、上下颌骨等处骨折** 可行曲面检查。

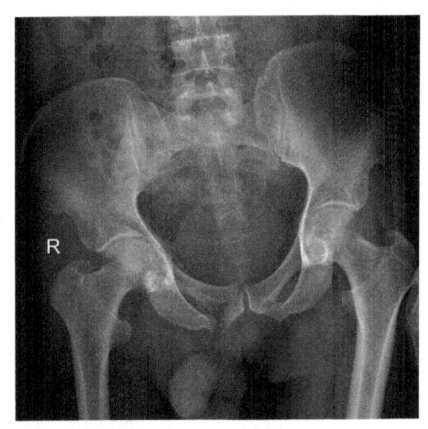

图 3-7-3　骨盆骨折

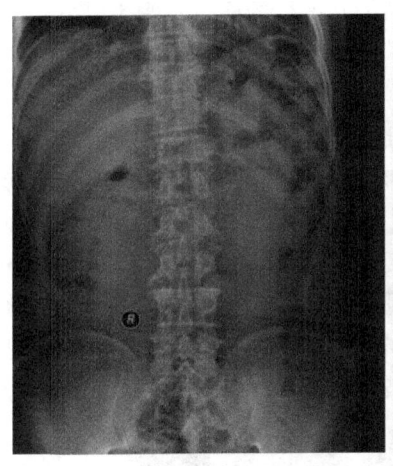 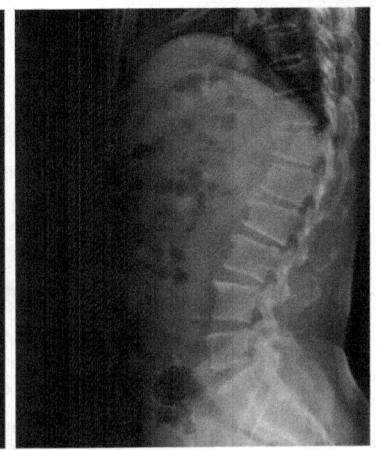

图 3-7-4　压缩性骨折

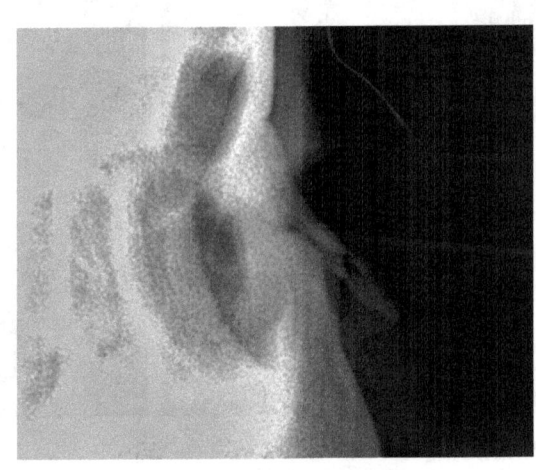

图 3-7-5　鼻骨骨折

## 二、骨骼疾病

**1. 基本 X 线表现**

(1) 骨质疏松:单位体积内正常钙化骨组织量减少,而骨质正常,化学成分不变。

X 线表现:骨密度减低,长骨骨皮质变薄分层,松质骨骨小梁变细减少,间隙加宽。椎体可呈双凹变形。

(2) 骨质软化:单位体积内骨组织有机成分正常,而矿物质含量减少,骨质的异常,化学成分有变化。

X 线表现:骨骼普遍性密度减低,以骨盆腰椎明显。骨小梁皮质边缘模糊。承重骨可变形和假性骨折。

(3) 骨质破坏:局部骨质为病理组织所替代而造成的骨组织消失,可由病理组织本身或由它引起的破骨细胞生成和活动增强所致。

X线表现:骨质局限性密度减低,骨小梁稀疏或形成骨质缺损,其中骨质结构完全消失。

(4)骨质增生硬化:单位体积内骨量的增多。

X线表现:骨密度增高,伴或不伴骨骼增大,骨小梁增多、增粗、密集,骨皮质增厚。发生于长骨可见骨干粗大,髓腔变窄消失。

(5)骨膜反应:骨膜受到刺激,骨膜内层成骨细胞活动亢进所引起的骨膜反应性新骨形成。

X线表现:长短不一、与骨皮质平行的细线状致密影,与骨皮质间有1~2mm透亮间隙,继而骨膜新生骨增厚。可呈线状、层状、葱皮样、放射状。

(6)骨质坏死:骨组织局部代谢停止,坏死的骨质称为死骨。主要原因为血液供应中断。

X线表现:骨质局限性密度增高。多见于慢性化脓性骨髓炎、骨缺血性坏死、外伤后。

(7)骨内软骨内钙化:颗粒状或小环状无结构的致密影,分布局限。

(8)矿物质沉积:主要位于干骺端。多条相互平行的横行致密带,厚薄不一。

(9)骨骼变形及周围软组织病变。

**2. 骨骼的炎症**

(1)急性化脓性骨髓炎:高热、寒战、白细胞增高,局部红肿热痛(图3-7-6)。

①肌肉间隙模糊消失;②皮下组织与肌肉间的分界变模糊;③皮下脂肪层出现致密条纹影,可呈网格状;④长骨干骺端出现骨质稀疏,骨小梁结构模糊;⑤出现虫蚀状颗粒状斑片状骨质破坏,边界不清;⑥平行性骨膜反应,皮质内、外缘广泛的骨质破坏。

(2)慢性化脓性骨髓炎:病骨呈广泛的骨质破坏和死骨形成,脓腔存在(图3-7-7)。

①骨质破坏区边缘有明显的骨质硬化现象,内有死骨;②"花边状"的反应;③死骨与周围增生的骨膜分离形成骨柩;④骨质破坏穿破骨皮质形成骨瘘孔,可穿破软组织形成窦道。

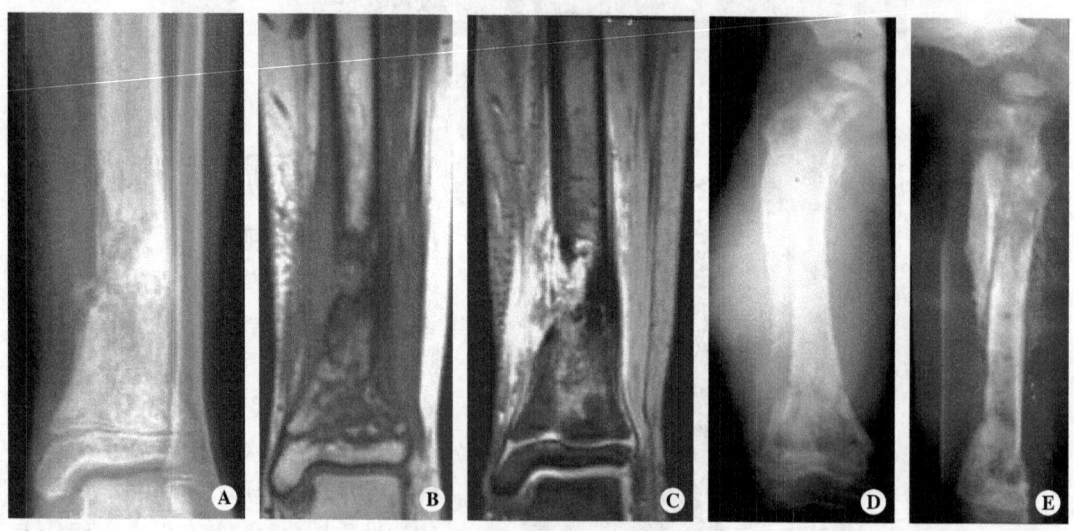

图3-7-6 急性化脓性骨髓炎

A~C. 左胫骨急性化脓性骨髓炎,其远侧干骺端和中下段骨干溶骨性骨质破坏,合并病理性骨折,有少量骨膜增生(A);MRI病灶区呈长$T_1$(B,$T_1$WI)长$T_2$(C,STIR)信号改变;D. E. 右股骨急性化脓性骨髓炎,几乎整个股骨干和干骺端均有骨质破坏,近中段骨干周围骨膜大量增生

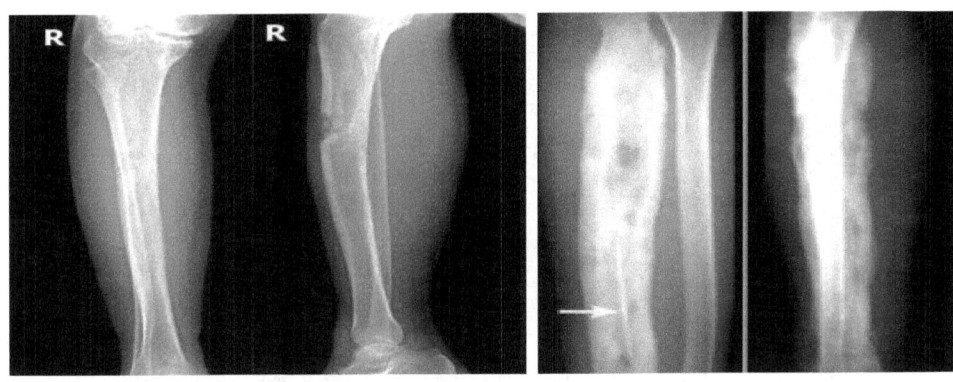

图 3-7-7　慢性化脓性骨髓炎

**3. 骨结核**　常侵犯长骨干骺端、骨骺、短骨、脊柱及手、足的松质骨。主要 X 线表现为慢性进行性骨质破坏和骨质疏松。破坏区为圆形或椭圆形,边缘模糊,周围无硬化,内可有小死骨。骨骼系统结核成人最常见者为脊柱结核,主要 X 线表现为椎体破坏、椎间隙变窄或消失、寒性脓肿(如腰椎寒性脓肿表现为一侧或双侧的腰大肌或腰方肌凸形软组织影)、病灶可出现跳跃性改变(图 3-7-8)。脊柱结核分中心型、边缘型、骨膜下型。

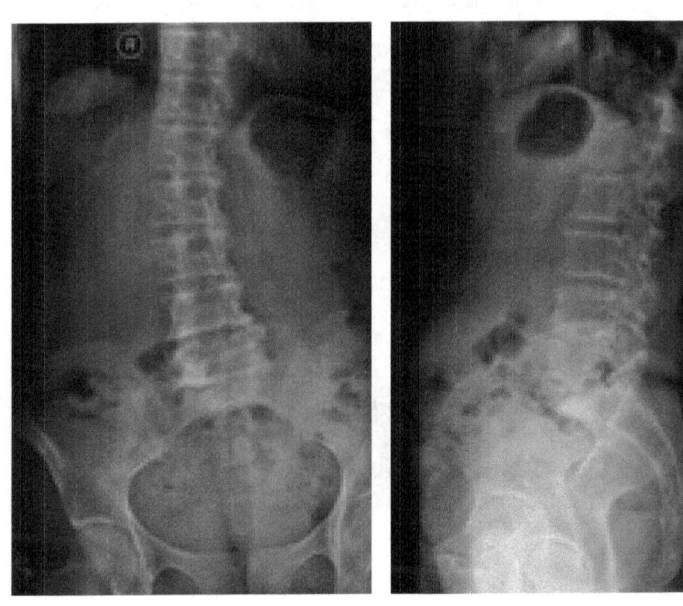

图 3-7-8　骨结核

**4. 骨类肿瘤病变**

(1) 骨纤维异常增殖症:囊型,多见于四肢长骨。囊状透亮区、磨砂玻璃样钙化、粗大骨梁和骨畸形。硬化型:多见于颅面骨,非对称性的侵犯一侧颅骨穿窿和面骨,骨硬化特点是非一致性密度增高,硬化区内有散在颗粒状透亮区(图 3-7-9)。

(2) 骨囊肿:X 线改变,椭圆形透亮区大多位于松质骨与骨髓延续处,长径为纵向。无临床症状,好发于少女大多为合并骨折或体检时发现。

小的骨囊肿外伤后骨痂长入利于愈合(图 3-7-10)。

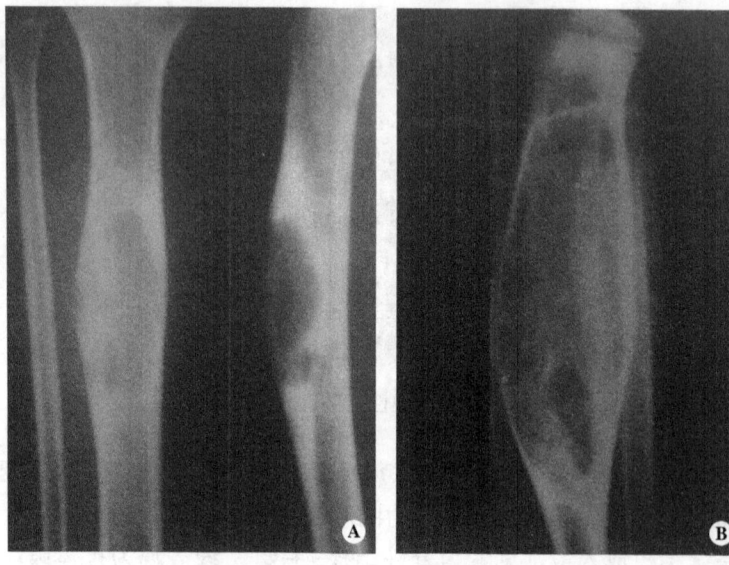

图 3-7-9 骨纤维异常增殖症

A. 右胫骨前侧皮质内囊状膨胀性透亮区,内缘毛糙不整;B. 胫骨膨胀增粗,皮质明显变薄,其内有沿纵轴走行的骨纹,颇像丝瓜瓤

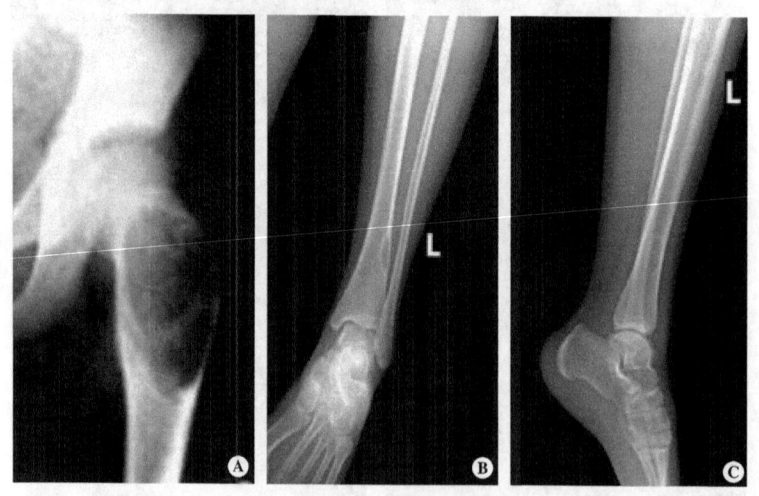

图 3-7-10 骨囊肿

股骨上段见囊性透亮区,骨皮质变薄(A)。左胫骨下段内侧皮质旁囊性透亮区(B、C)

### 5. 骨肿瘤病变

（1）骨软骨瘤：X 线所见,背向关节的骨性隆起(手感大于 X 线所见),一般距关节 3cm（可见大于者),分宽基底型、蒂型等,部分可恶变,临床可见短时间迅速增大,X 线骨性隆起表面呈菜花状或基底内凹破坏(图 3-7-11)。

（2）内生骨软骨瘤：好发于四肢短骨,可膨胀性生长,为椭圆形透亮区。

（3）骨巨细胞瘤：发生于骨骺端,罕见与干骺端或骨干。偏心性膨胀性骨质缺损区,向关节(非常接近关节面)和干骺端扩张,周围是膨胀的薄骨壳,外缘呈波浪形。若肿瘤生长迅速,疼痛加剧,骨质破坏迅速发展,突破骨壳,并形成边缘模糊的软组织影,应考虑恶性巨细胞瘤。原有"巨不过关"之说,意为骨巨细胞瘤侵犯不突破关节,现发现骨巨细胞瘤依然

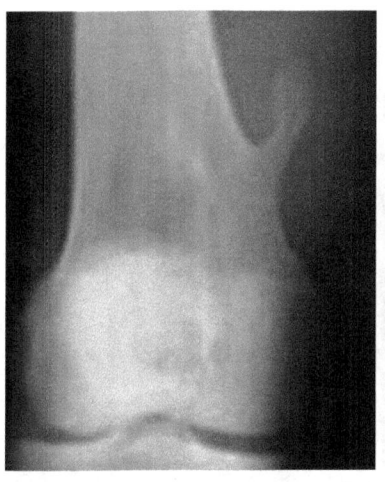
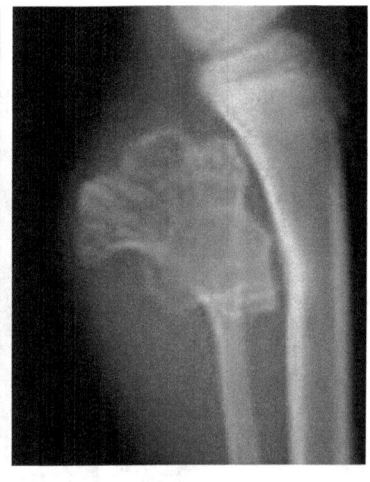

图 3-7-11　外生骨疣

会侵犯关节。骨巨细胞瘤属良性骨肿瘤,但其恶性程度很高,多应以恶性病待之。

（4）骨肉瘤:原发性里最常见,好发于青少年,好发于股骨远端、胫骨近段、肱骨近端（图 3-7-12）。

X 线表现：

1）肿瘤新生骨:早期在长骨干骺端松质骨内,棉絮状、象牙质样、针状、须状。

2）骨质破坏:早期在松质骨内产生虫蚀状斑片状骨质稀疏区,境界模糊边缘不规则,很快融合为大片溶骨性破坏区,边缘模糊无硬化。

3）骨膜反应:多层葱皮样和垂直状。

Codman 三角:多层葱皮样骨膜反应中心部分被进展迅速的肿瘤组织破坏而吸收,两端残留的骨壳与皮质构成锐角三角形。

4）软组织肿块:与周围软组织界限模糊,内有肿瘤骨或瘤软骨钙化影。

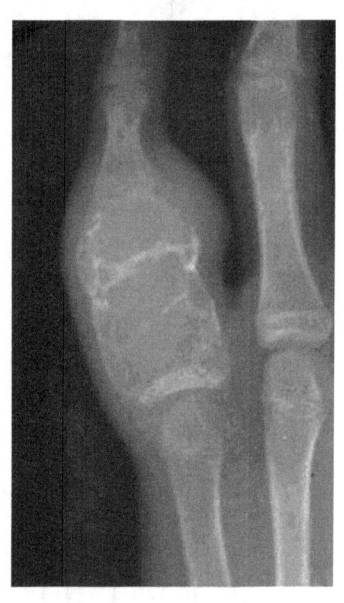

图 3-7-12　骨肉瘤

**6. 代谢性疾病**

（1）佝偻病:血磷降低是重要特点。早期:长骨干骺端,骨骺软骨板临时钙化带模糊变薄消失,周围骨质密度减低。激期:临时钙化带消失,干骺端内凹呈杯口状变形,边缘呈毛刷状。干骺端向外扩张、增宽。骨质普遍性密度减低,可出现青枝骨折或假性骨折,"O"形腿。恢复期:临时钙化带重新出现,干骺端杯口变形减轻或消失,骨骺密度增高、边缘清晰。椎体可出现双边征象,反复发作在干骺端出现生长障碍线。

（2）痛风

1）早期关节周围软组织轻度肿胀,出现细线状花边状骨膜反应,软组织内出现钙化或未钙化得痛风石,常位于第一跖趾关节内侧。

2）进一步出现中央性、边缘性或关节周围骨质侵蚀,逐渐发展为边缘锐利的囊状骨质破坏,边缘骨质硬化。

3)晚期关节间隙进一步狭窄,继发性退行性变、半脱位,关节僵直。

4)假痛风软骨钙化常呈对称性分布,并伴有退行性变。

**7. 先天性病变** 见图 3-7-13,图 3-7-14,图 3-7-15。

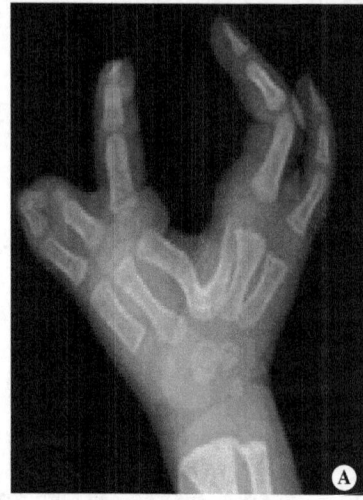
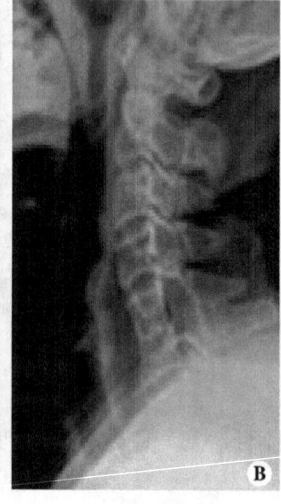
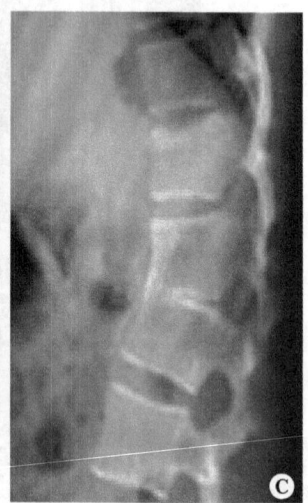

图 3-7-13 先天性融椎
A. 胼指畸形;B. 融椎;C. 半融椎

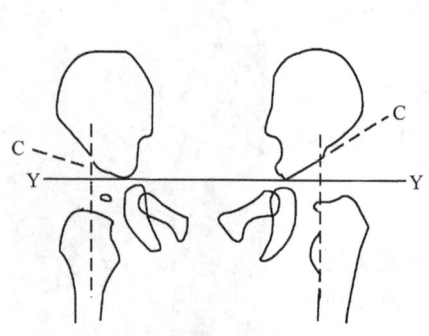

图 3-7-14 髋臼角侧定线图

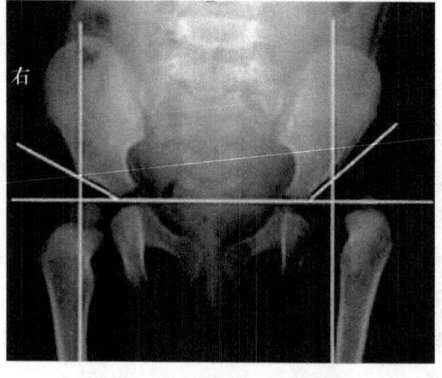

图 3-7-15 儿童髋臼角侧定图

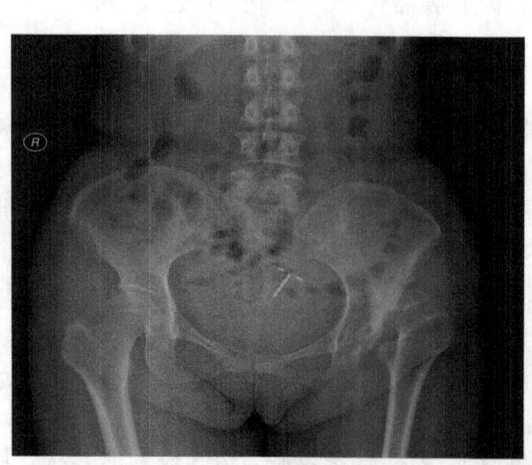

图 3-7-16 缺血性改变

**8. 缺血性改变** 股骨头的缺血性坏死其发病呈上升及年轻化,其发病原因和激素药物的滥用、酗酒、抽烟有很大的关系。X线表现:坏死早期可无 X 线改变,或仅有周围软组织的层次欠清晰或肿胀。发展可出现骨质的局部疏松性改变,继而出现多发小的囊性变。进一步囊性变可变大或融合。最后导致股骨头的变扁或塌陷,或者不规则变形或导致脱位(图 3-7-16)。

**9. 椎间盘病变** 临床病理:可发生于脊柱的任何部位,以活动度较大的部位多见,其中腰椎间盘突出最多见。

X线表现:表现无特异性,有些征象可提示诊断:①椎间隙变窄或前窄后宽;②椎体后缘唇样肥大增生、骨桥形成或游离骨块;③脊柱生理曲度异常或侧弯;④schmorl 结节,为一特殊类型的椎间盘突出,表现为椎体上\下缘半圆形或方形压迹(图 3-7-17)。

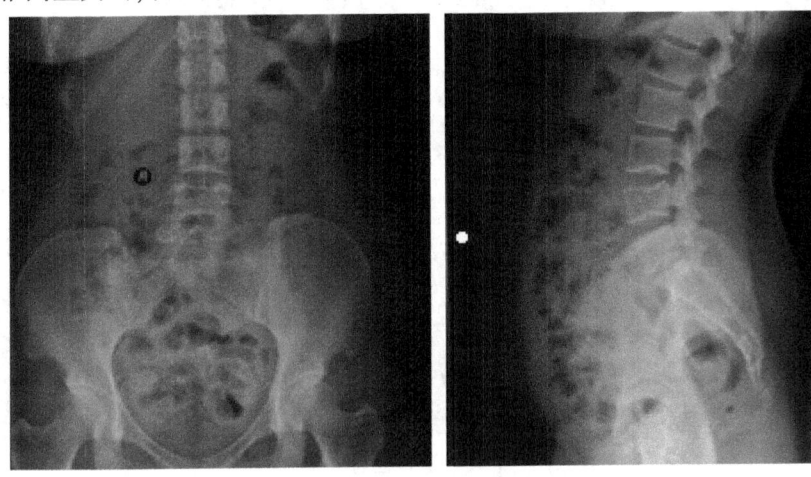

图 3-7-17　椎间盘病变

## 三、关 节 病 变

**1. 关节疾病基本 X 线表现**　关节出现肿胀、破坏、退行性变、强直、脱位等。

**2. 退行性骨关节病**　以四肢、脊椎关节表面软骨因长期磨损造成破裂、刺激软骨下骨质生长形成骨性赘生物,因而产生对周围组织神经的压迫导致的一系列的临床改变。X 线所见腰椎:①骨质疏松可伴有骨折。②可伴有间盘突出或滑脱。③椎体边缘有骨性赘生物。④椎体的近椎间盘面或小关节骨密度增高。X 线四肢所见:①关间面边缘有骨性赘生物。②关节表面骨密度增高。③关节间隙内有骨性密度致密影(关节鼠)。④关节软骨破坏后可出现关节间隙变窄,进一步发展可出现半脱位、脱位(图 3-7-18)。

**3. 化脓性关节炎**

早期:①关节周围软组织水肿,急性炎症表现 a. 周围软组织增厚,层次模糊不清;b. 皮下脂肪层出现不规则网状致密影,向关节上下延伸逐渐消失。②关节囊肿胀。③关节间隙增宽。④骨质疏松。

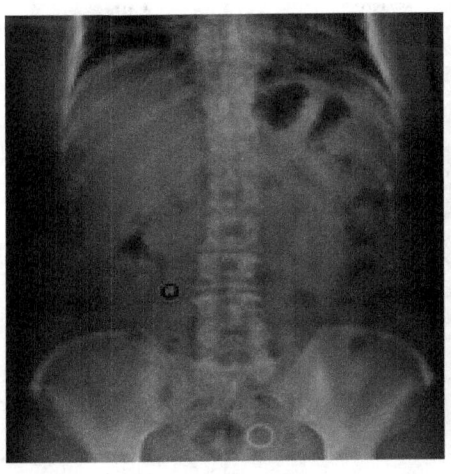
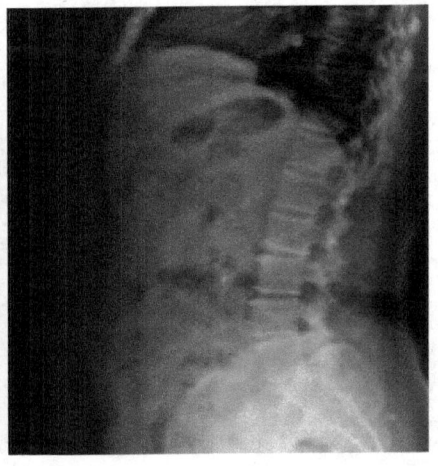

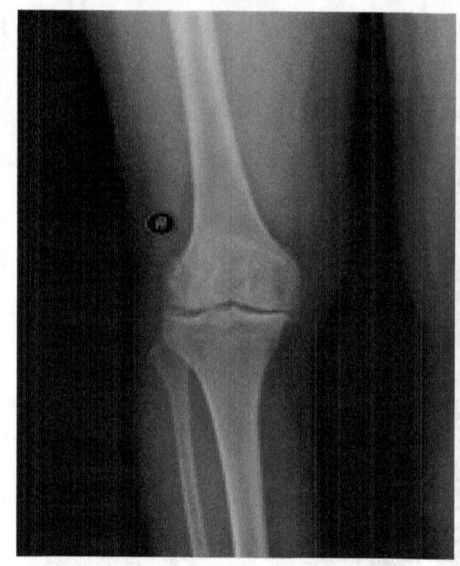
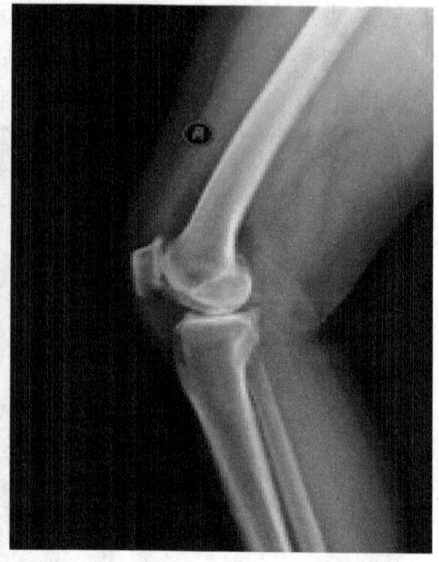

图 3-7-18 退行性骨关节病

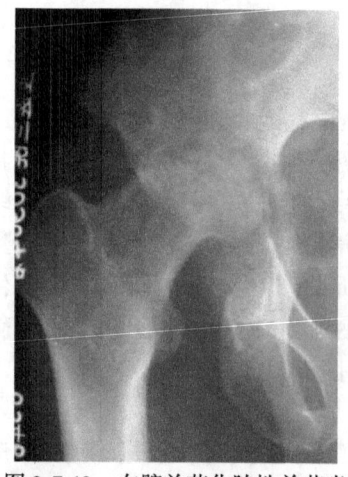

图 3-7-19 右髋关节化脓性关节炎
骨性关节面明显骨质破坏,以持重面为主,已有病理性脱位

晚期:出现在关节软骨破坏之后。①关节间隙变窄;②边缘性骨质破坏;③大块骨质破坏和死骨形成;④骨骺分离,脱位半脱位;⑤骨性强直;⑥关节周围软组织钙化(图 3-7-19)。

**4. 类风湿关节炎** 病变对称性地侵犯四肢关节。

早期:①关节周围软组织梭形肿胀;②骨质疏松;③关节间隙增宽;④骨膜反应和骨化;⑤关节皮质的侵蚀,表现为皮质变薄,中断或呈小锯齿状;⑥假性囊肿;⑦关节间隙变窄;⑧环椎关节半脱位。

晚期:①脱位和半脱位;②关节间隙变窄,骨质破坏明显;③骨性融合常见于腕关节;④广泛性骨质破坏向骨端蔓延,指骨基底常呈杯口状(图 3-7-20)。

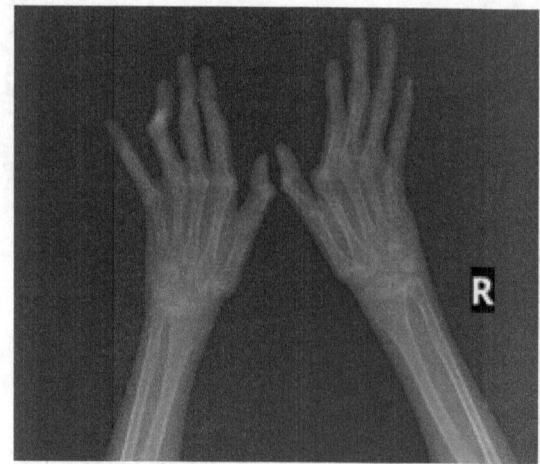
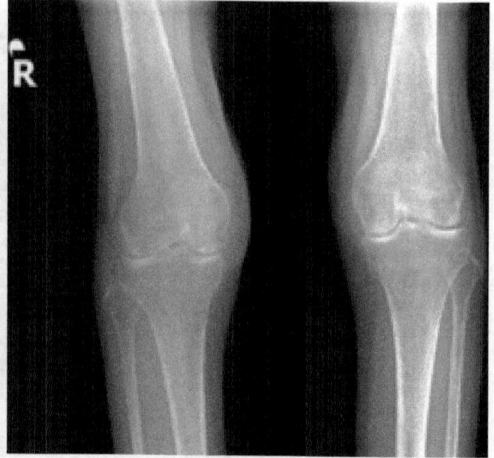

图 3-7-20 类风湿关节炎

# 第八章 泌尿系统

**1. 输尿管** 全长25～29cm,宽3mm,三个生理狭窄:输尿管与肾盂交界处;越过骨盆边缘处;进入膀胱处(图3-8-1,图3-8-2)。

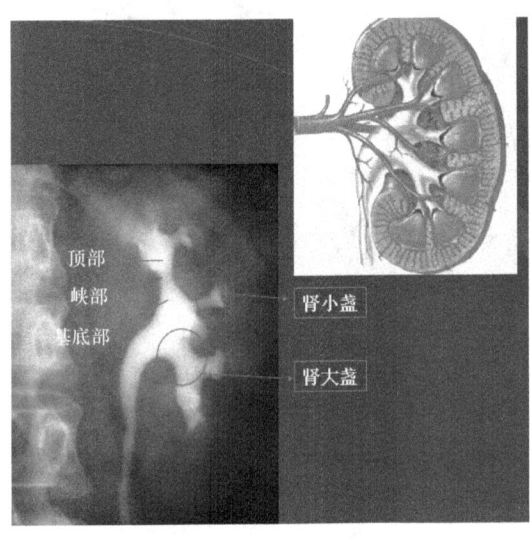

图3-8-1 肾大盏、肾小盏形态　　　图3-8-2 输尿管的三个生理狭窄段

**2. 肾先天性异常** 单侧肾缺如;异位肾;马蹄肾;游走肾;肾脏旋转不全或不旋转;双肾盂、双输尿管;输尿管口异位;下腔静脉后输尿管;膀胱外翻(图3-8-3)。

**3. 肾盂积水** 主要原因为输尿管的狭窄或阻塞,狭窄常见于肿瘤压迫、结核或炎症粘连,阻塞常见于肿瘤、结石。X线改变早期肾小盏杯口变平呈杵状,肾大盏饱满充盈。中期肾小盏呈多发囊性改变,肾大盏扩张,肾盂弧形下缘消失呈外凸。晚期肾小盏、肾大盏、肾盂失去正常外形呈大囊带状改变。造影着影时间明显延长(图3-8-4)。

**4. 肾结核** 多为继发,血行感染多见,其次为淋巴转移。

X线表现:平片,早期肾轮廓可正常,脓肿形成时肾外形可呈分叶状,可稍大。晚期有广泛的纤维瘢痕,外形可缩小。

肾结核钙化特点:①全肾或肾大部弥漫性钙化,肾功能大都完全破坏,故称"自截肾"。肾区密度明显增高,不均匀,钙化多呈囊状,其内可见云絮状密度增高和斑点状钙化。②云朵状钙化。③斑点状钙化。

造影检查:

(1) 初期肾功能可正常,或患区肾盏显影较淡,但肾盏边缘完整。

(2) 进而肾盏扩大似囊状,边缘模糊、不规则,呈"虫蚀状"。

(3) 肾盏狭窄及部分肾盏完全闭塞表现为局部充盈缺损,边缘清晰,相邻肾盂被牵拉变形。

(4) 脓肿或干酪性空洞形成时可见充盈缺损,变现为边缘不规则、大小不等的"小水潭"或"云朵样"影。

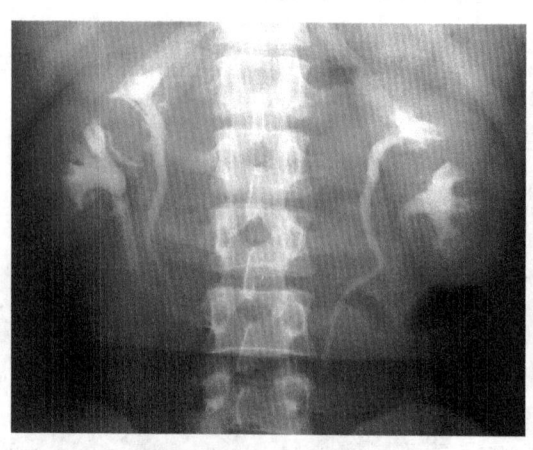
图 3-8-3 双肾盂、双输尿管:造影片示双侧肾盂、输尿管重复畸形

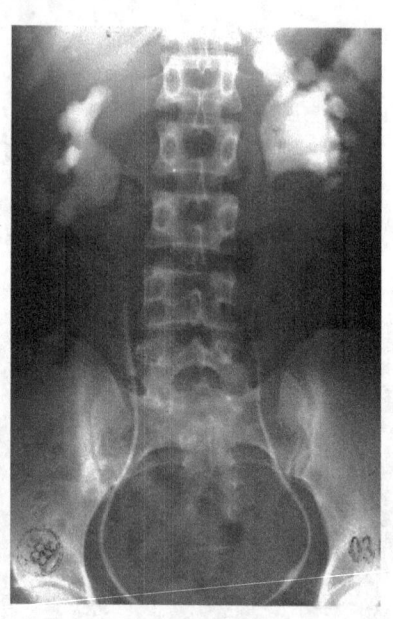
图 3-8-4 肾盂积水 逆行造影片示双侧肾盂肾盏积水扩张

（5）最后肾功能完全丧失,肾盂肾盏不能显影,对侧肾代偿性增大。病灶侵及对侧可引起健侧肾积水。

多囊肾:平片,两侧肾外形明显增大,呈分叶状。

造影检查:肾盂肾盏有不同程度受压、变形和分离。肾盏边缘出现半月形压迹,可呈"蜘蛛足"状。

**5. 肾癌**

1. 平片

（1）病侧肾影局限性增大,呈分叶状,肾移位旋转。

（2）肿块中央点条状钙化。

（3）肿瘤大时可压迫附近脏器,甚至压迫对侧肾脏,使之移位变形。

（4）患侧腰大肌影模糊消失。

2. 造影检查

（1）肾盂或肾盏受压、移位、狭窄、变形、拉长或闭塞,轮廓毛糙不规则,肾盏杯口常破坏,消失。

（2）肾盂肾盏因癌肿突入而现实充盈缺损,相应肾盏扩大积水。

（3）肿瘤大时,肾轴旋转,输尿管移位。

# 第四部分 心电图专业人员适宜技术

## 第一章 临床心电图的基本知识

### 一、心电图产生原理

心肌细胞膜是半透膜,静息状态时,膜外排列一定数量带正电荷的阳离子,膜内排列相同数量带负电荷的阴离子,膜外电位高于膜内,称为极化状态。静息状态下,由于心脏各部位心肌细胞都处于极化状态,没有电位差,电流记录仪描记的电位曲线平直,即为体表心电图的等电位线。心肌细胞在受到一定强度的刺激时,细胞膜通透性发生改变,大量阳离子短时间内涌入膜内,使膜内电位由负变正,这个过程称为除极。对整体心脏来说,心肌细胞从心内膜向心外膜顺序除极过程中的电位变化,由电流记录仪描记的电位曲线称为除极波,即体表心电图上心房的 P 波和心室的 QRS 波。细胞除极完成后,细胞膜又排出大量阳离子,使膜内电位由正变负,恢复到原来的极化状态,此过程由心外膜向心内膜进行,称为复极。同样心肌细胞复极过程中的电位变化,由电流记录仪描记出称为复极波。由于复极过程相对缓慢,复极波较除极波低。心房的复极波低、且埋于心室的除极波中,体表心电图不易辨认。心室的复极波在体表心电图上表现为 T 波。整个心肌细胞全部复极后,再次恢复极化状态,各部位心肌细胞间没有电位差,体表心电图记录到等电位线(图 4-1-1)。

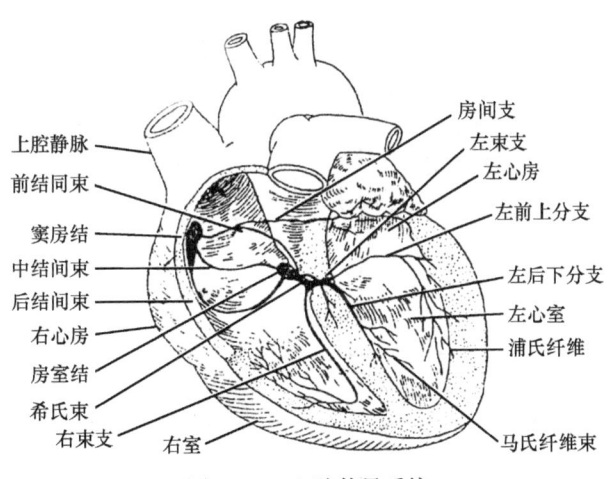

图 4-1-1 心脏传导系统

### 二、心电图导联

在长期应用临床心电图的过程中,已形成了一个由 Einthoven 创设而为目前大多数心电图工作者所采纳的国际通用导联体系,称为"标准导联",共包括 12 个导联。

**1. 肢体导联** 包括双肢体导联Ⅰ、Ⅱ、Ⅲ及加压肢体导联aVR、aVL、aVF。各导联的正、负极按统一规定。

**2. 胸前导联** 属单极导联。探查之正电极应放于胸前固定的部位(见下表);负极均为设定的"无干电极"(中心电站)右手(红),左手(黄)右脚(黑),左脚(绿)(图4-1-2)。

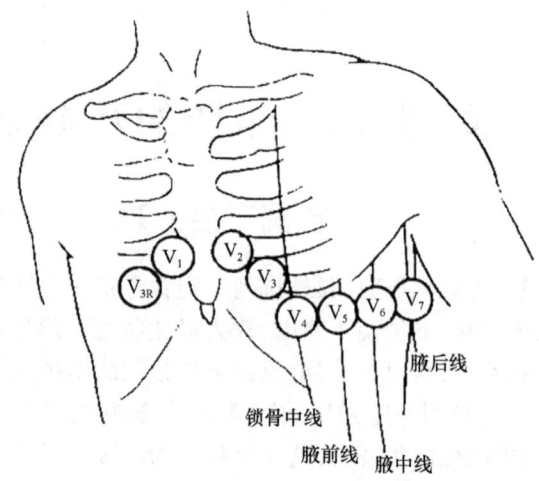

图4-1-2 胸前导联探查电极的位置

## 三、心电图各波段的组成与命名

心脏除、复极与心电图关系示意图见图4-1-3。

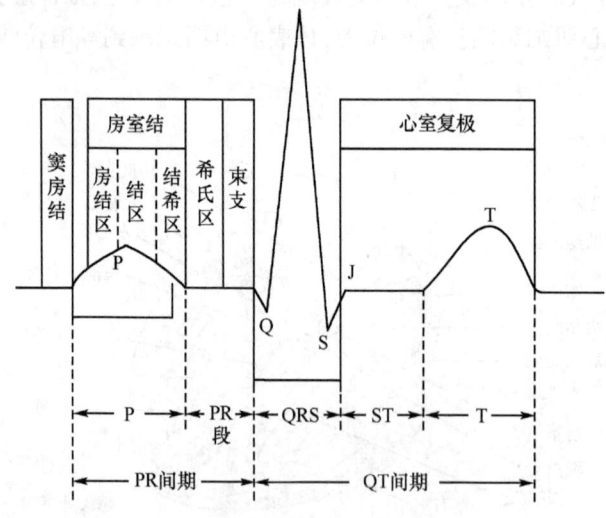

图4-1-3 心脏除、复极与心电图关系示意图

# 第二章 心电图的检测内容和正常数据

## 一、心电图图形描绘和检测

### (一) 各波段时程与心率的检测

心电图记录纸上的横坐标可用以检测各波段的时距,可根据对测量精度的要求,改变走纸速度。国内一般采用25mm/s的纸速,使每毫米横向间距相当于0.04s(即40ms),可成倍提高至50mm/s或100mm/s。在心电图上可以测出心率,即每分钟内的心动周期数,可根据60(s)除以每一心动周期的时距(s)(可取PP或RR间距)计算出来。

### (二) 各波段振幅的检测

心电图记录纸上的纵坐标,可用以检测各波段的振幅。一般应事先将心电图机上心电放大器的增益调整好,使每输入1mV的定标电压,正好能将心电记录器的描笔上下移动10mm,即每1mm振幅相当于0.1mV的电压差。

### (三) 平均心电轴的检测

每一次心动周期的心电活动,可以概括地用一系列顺序出现的瞬时综合心电向量来表达。左、右心室除极过程的总方向,正常时大多与其最大向量相一致,在心电图学中采用"平均心电轴"的名称,简称为"(心)电轴"。一般采用与额面心电向量图相同的坐标,并规定Ⅰ导联左(正)侧端为0°,右(负)侧端为±180°,循0°的顺钟向的角度为正,逆钟向者为负。正常心电图的额面平均心电轴对向左下(图4-2-1)。

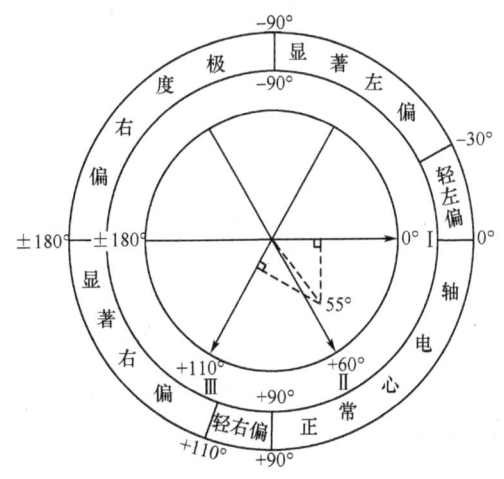

图 4-2-1 正常心电轴与其偏移

**1. 检测方法** 通常可根据肢体Ⅰ、Ⅲ导联QRS波群的主波方向,以估测心电轴的大致方位。

(1) 目测法(见表4-2-1):平均心电轴的目测法。

表 4-2-1 目测法

| 心电图形 | 电轴 | 不偏 | 右偏 | 左偏 |
|---|---|---|---|---|
| QRS主波方向 | Ⅰ | ⋀ | ⋁ | ⋀ |
|  | Ⅲ | ⋀ | ⋀ | ⋁ |

(2) 查表法:按Ⅰ、Ⅲ导联正负波幅值代数和的两个数值,从一专用的心电轴表中直接

查得相应的额面心电轴。

**2. 临床意义** 心电轴的偏移,一般受心脏在胸腔内的解剖位置、两侧心室的质量比例、心室内传导系统的功能、激动在室内传导状态以及年龄、体型等因素影响。左心室肥大、左前分支阻滞等可使心电轴左偏;而右心室肥大、左后分支阻滞等可使心电轴右偏。

## 二、正常心电图波形特点与正常值

正常心电图见图4-2-2。

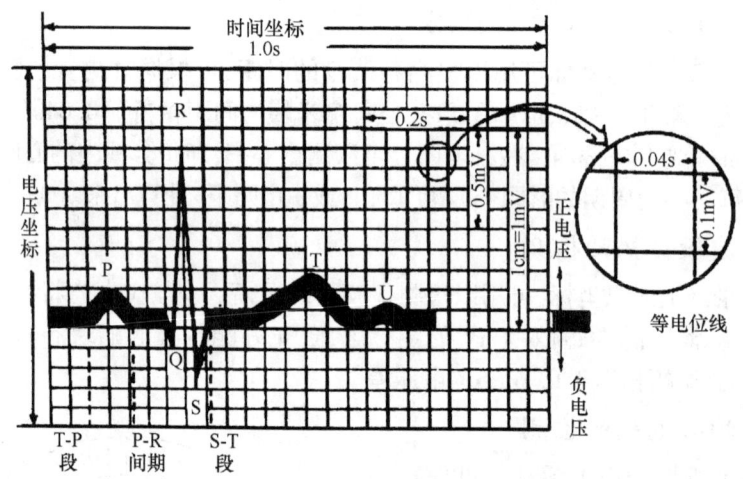

图4-2-2 正常心电图

**1. P波** 代表心房肌除极的电位变化。

(1)形态:P波的形态在大部分导联上一般呈钝圆形,有时可能有轻度切迹。心脏激动起源于窦房结,因此心房除极的综合向量是指向左、前、下的,所以P波方向在Ⅰ、Ⅱ、aVF、$V_4 \sim V_6$导联向上,aVR导联向下,其余导联呈双向、倒置或低平均可。

(2)时间:正常人P波时间一般小于0.12s。

(3)振幅:P波振幅在肢体导联一般小于0.25mV,胸导联一般小于0.2mV。

**2. PR间期** 从P波的起点至QRS波群的起点,代表心房开始除极至心室开始除极的时间。心率在正常范围时,PR间期为0.12~0.20s。在幼儿及心动过速的情况下,PR间期相应缩短。在老年人及心动过缓的情况下,PR间期可略延长,但不超过0.22s。

**3. QRS波群** 代表心室肌除极的电位变化。

(1)时间:正常成年人QRS时间小于0.12s,多数在0.06~0.10s。

(2)波形和振幅:正常人$V_1$、$V_2$导联多呈rS形,$V_1$的R波一般不超过1.0mV。$V_5$、$V_6$导联QRS波群可呈qR、qRs、Rs、R型,且R波一般不超过2.5mV。正常人胸导联的R波自$V_1 \sim V_6$逐渐增高,S波逐渐变下,$V_1$的R/S小于1,$V_5$的R/S大于1。在$V_3$或$V_4$导联,R波和S波的振幅大体相等。在肢体导联,Ⅰ、Ⅱ、Ⅲ导联的QRS波群在没有电轴偏移的情况下,其主波一般向上。aVR导联的QRS波群主波向下,可呈QS、rS、rSr或Qr型。aVL与aVF导联的QRS波群可呈qR、Rs或R型,也可呈rS型;Ⅰ导联的R波小于1.5mV,aVL导联的R波小于1.2mV,aVF导联的R波小于2.0mV。6个肢体导联的QRS波群振幅(正向波与负向波振幅的绝对值相加)一般不应都小于0.5mV,6个胸导联的QRS波群振幅(正向波与负向波振幅的绝对值相加)一般不应都小于 0.8mV。否则称为低电压。

**4. R 峰时间**(R peak time) 过去称为类本位曲折时间或室壁激动时间,指 QRS 起点至 R 波顶端垂直线的间距。如有 R 波,则应测量至 R 峰;如 R 峰呈切迹,应测量至切迹第二峰。正常人 R 峰时间在 $V_1$、$V_2$ 导联不超过 0.04s,在 $V_5$、$V_6$ 导联不超过 0.05s。

**5. Q 波** 除 aVR 导联外,正常人的 Q 波时间小于 0.04s,Q 波振幅小于同导联中 R 波的 1/4,正常人 $V_1$、$V_2$ 导联不应出现 Q 波,但偶尔可呈 QS 波。

**6. J 点** QRS 波群的终末与 ST 段起始之交接点称为 J 点。J 点大多在等电位线上,通常随 ST 段的偏移而发生移位。有时可因心室除极尚未完全结束,部分心肌已。还可由于心动过速等原因,使心室除极与心房复极并存,导致心房复极波(Ta 波)重叠于 QRS 波群的后段,从而发生 J 点下移。

**7. ST 段** 自 QRS 波群的终点至 T 波起点间的线段,代表心室缓慢复极过程。正常的 ST 段多为一等电位线,有时亦可有轻微的偏移,但在任一导联,ST 段下移一般不超过 0.05mV;ST 段上抬在 $V_1$~$V_2$ 导联一般不超过 0.3mV,$V_3$ 不超过 0.5mV,在 $V_4$~$V_6$ 导联及肢体导联不超过 0.1mV。

**8. T 波** 代表心室快速复极时电位变化。

**9. QT 间期** 指 QRS 波群的起点至 T 波终点的间距,代表心室肌除极和复极全过程所需的时间。QT 间期长短与心率的快慢密切相关,心率越快,QT 间期越短,反之则越长。心率在 60~100 次/分时,QT 间期的正常范围为 0.32~0.44s。

**10. u 波** 在 T 波之后 0.02~0.04s 出现的振幅低小的波称为 u 波,代表心室后继电位,其产生机制目前尚未完全清楚。u 波方向大体与 T 波相一致。u 波在胸导联较易见到,以 $V_3$~$V_4$ 导联较为明显。u 波明显增高常见于血钾过低。

总结心电正常值范围如下:

正常窦性心率:60~100 次/分(对应的 RR 间期为 1~0.6s)。

PR 间期:0.12~0.20s。

QRS 宽度:0.06~0.10s。

QT 间期:0.39~0.43s(与心率相关)。

QTc 间期:<0.44s(QTc 为心率校正的 QT 间期=QT/RR,临界 QTc 值为 440~460ms,>460ms 判断为 QT 延长,<350ms 为缩短)。

ST 段:(-0.05~0.3)mV(超过正常范围下移常见于心肌缺血或劳损,上移多见于急性心肌梗死、急性心包炎等)。

P 波幅度≤0.25mV,宽度≤0.11s。

Q 波幅度≤同导联 1/4R 波振幅 宽度≤0.04s。

QRS 波群较复杂,一般可认为 0.5~2.0mV。

T 波幅度≥同导联 1/10R 波幅度,胸前导联 T 波幅度高达 1.2~1.5mV,T 波低平或者倒置常见于心肌缺血、低血钾等。

u 波:振幅很小,在胸前导联特别是 $V_3$ 较清楚,可高达 0.2~0.3mV。

QT 间期延长见于心动过缓、心肌损害、心脏肥大、心力衰竭、低血钙、低血钾、冠心病、QT 间期延长综合征、药物作用等。QT 间期缩短见于高血钙、洋地黄作用、应用肾上腺素等。

正常心电图见图 4-2-3。

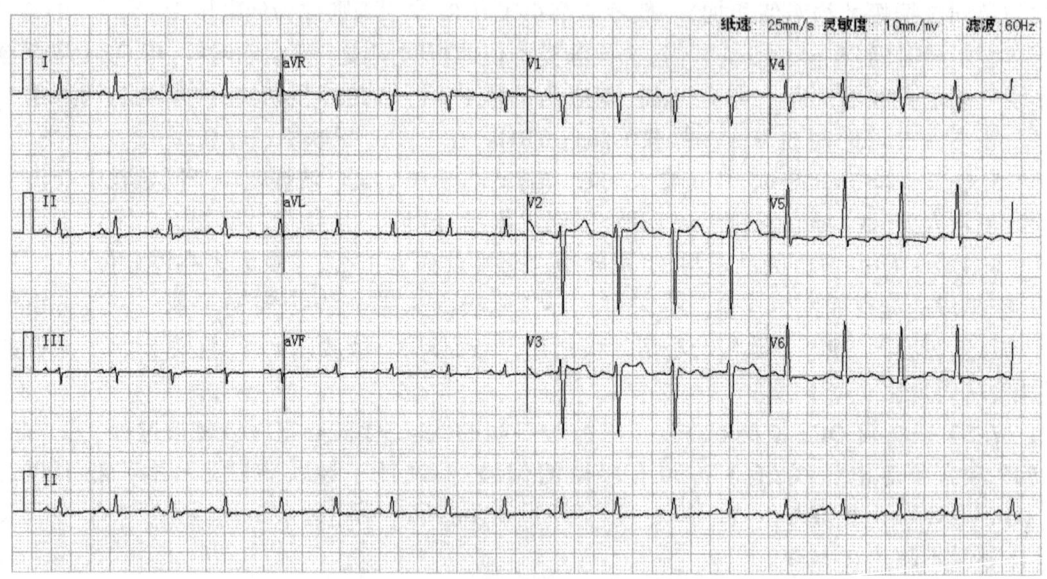

图 4-2-3 正常心电图

# 第三章 心房、心室肥大

## 一、右房肥大

心电图表现为 P 波尖而高耸，其振幅≥0.25mV，P 波的宽度并不增加，在Ⅱ、Ⅲ、aVF 导联表现最突出，称为"肺型 P 波"，常见于慢性肺源性心脏病及某些先天性心脏病(图 4-3-1)。

图 4-3-1 右房肥大

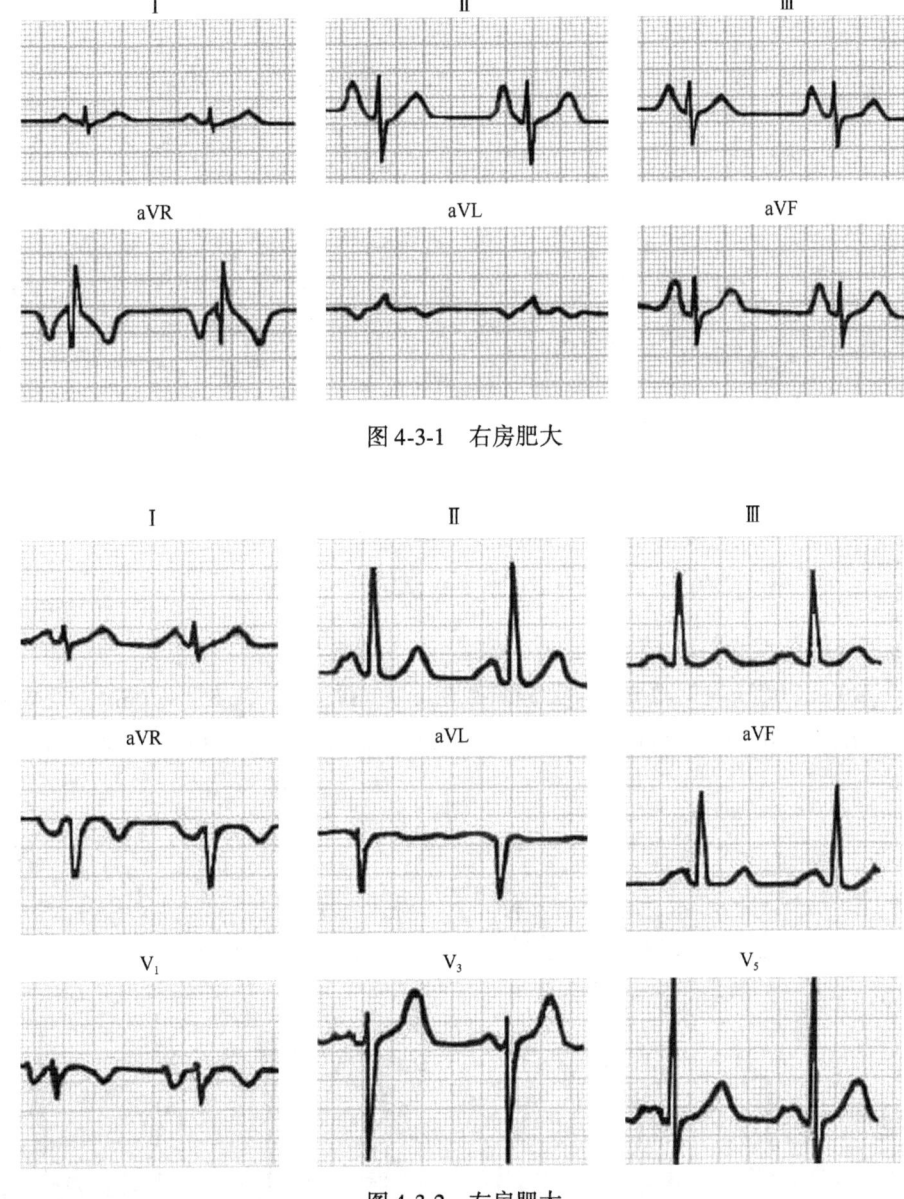

图 4-3-2 左房肥大

## 二、左房肥大

心电图表现为 P 波增宽>0.11s,常呈双峰型,双峰间期≥0.04s,以在 $V_1$ 导联上最为显著,典型者多见于二尖瓣狭窄,故称为"二尖瓣型 P 波"。P 波幅度改变在 Ⅰ、Ⅱ、aVL 导联明显。$V_1$ 的 P 波终末部的负向波变深,Ptf 超过-0.04mm·s(图4-3-2)。

## 三、左房及右房双房肥大

心电图可见既异常高大,又增宽呈双峰型的 P 波,常见于风湿性心脏病及某些先天性心脏病(图4-3-3)。

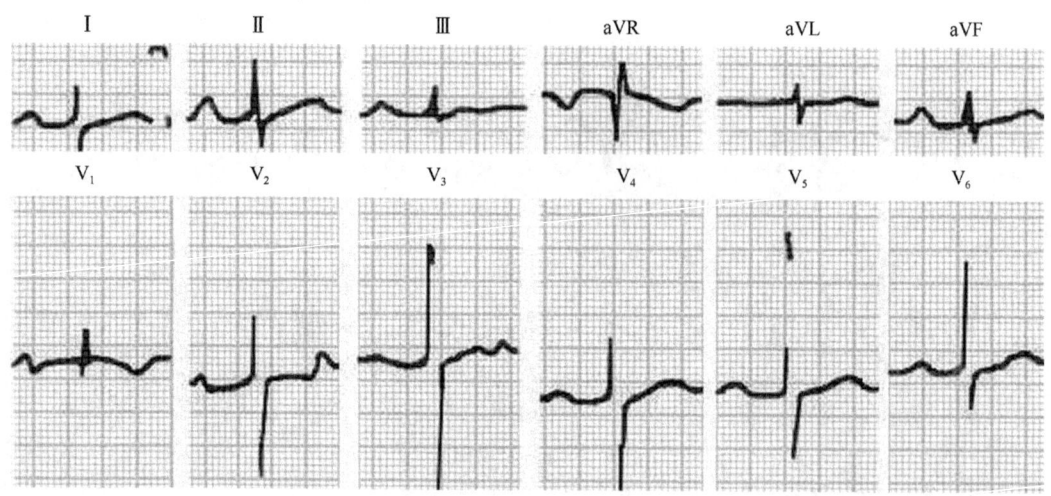

图4-3-3　双侧心房扩大

## 四、左室肥大

心电图诊断标准为:

(1) QRS 波群电压变化:①$R_{V_5,V_6}$>2.5mV;②$S_{V_1}$>2.5mV;③$R_{V_5,V_6}$+$S_{V_1}$>4.0mV(男)或>3.5mV(女);④$R_I$>1.5mV、$R_I$+$S_{III}$>2.5mV、$R_{avL}$>1.2mV、$R_{avF}$>2.0mV、$R_{II}$+$R_{III}$>4.0mV(图4-3-4)。

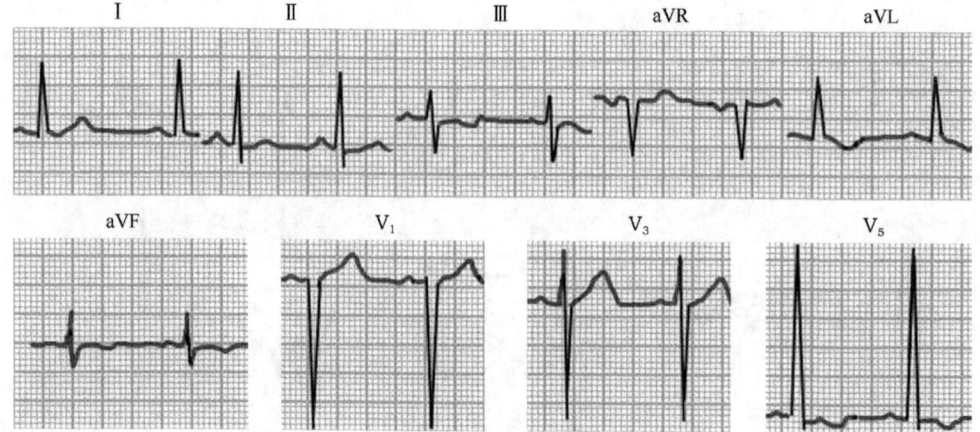

图4-3-4　左室肥大

(2) QRS 波群时间轻度延长达 0.10~0.11s 但不会超过 0.11s。
(3) 电轴可左偏,但一般不超-30°。
(4) 伴 ST-T 段改变,在 $V_5$、$V_6$、I 等导联 ST 段压低,T 波低平、双向或倒置。

## 五、右室肥大

心电图特征为:
(1) $V_1$(或 $V_3R$)导联 R/S>1,$V_5$ 的 R/S<1,$R_{aVR}$>0.5mV 或 R/Q>1。
(2) $V_1$ 的 R 波+$V_5$ 的 S 波>1.05mV(重症可>1.2mV)。
(3) 电轴右偏,额面平均电轴≥90°(重症可>110°)。
(4) 少数病例可见 $V_1$ 导联呈 QS、qR 型(除外心肌梗死)。
(5) ST-T 改变,右胸前导联(如 $V_1$)T 波双向、倒置,ST 段压低。
符合上述阳性指标越多,以及超出正常范围越大者,诊断的可靠性亦越大(图 4-3-5)。

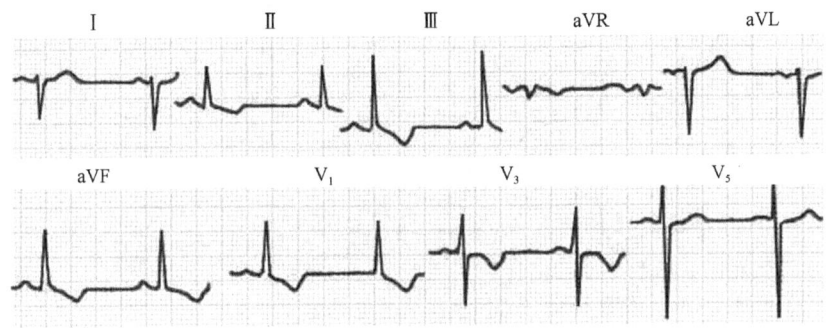

图 4-3-5　右室肥大

## 六、左室、右室双侧心室肥大

当左、右心室均发生肥大时,有可能因两侧心室的综合心电向量互相抵消而呈现大致正常的心电图,以致难以显示心室肥大,或仅表现为左室肥大的图形而掩盖右心室肥大的存在。

但结合电轴偏移情况及波形改变仔细分析仍有可能判断出左室肥大与右室肥大(图 4-3-6)。

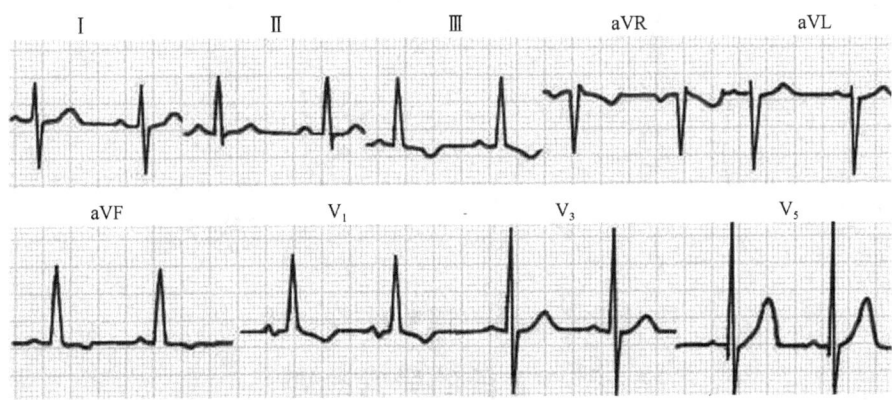

图 4-3-6

# 第四章 心肌缺血

在正常情况下,心室的复极过程是从心外膜开始向心内膜方向推进的。当心室肌某一部分发生缺血时,将影响心室复极的正常进行,从而产生心电图 ST-T 的异常改变。

## 一、心内膜下心肌缺血

此时,缺血使这部分心肌的复极较正常更为推迟,导致出现与 QRS 主波方向一致的高大 T 波。如,前壁心内膜下心肌缺血时,$V_1$ 导联出现高大的 T 波;下壁心内膜下心肌缺血时,Ⅱ、Ⅲ、aVF 导联出现高大的正向 T 波(图 4-4-1)。

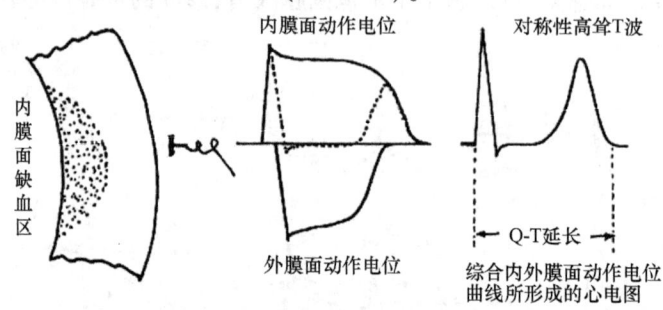

图 4-4-1　心内膜面缺血 T 对称性高直立

## 二、心外膜下心肌缺血

此时,包括透壁心肌缺血或透壁心肌梗死可引起心肌复极顺序的逆转,即转为心内膜复极在先而心外膜复极在后,于是即出现与正常方向相反的 T 波。如,前壁外膜下心肌发生缺血时,在 $V_2$ 导联可见倒置的 T 波,而下壁外膜下心肌发生缺血时,在Ⅱ、Ⅲ、aVF 导联可出现深倒置的 T 波(图 4-4-2)。

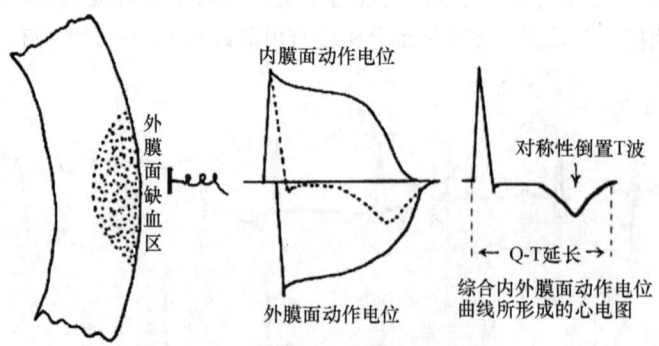

图 4-4-2　心外膜面缺血 T 对称性倒置

## 三、ST 段的异常改变

心肌缺血时除可出现 T 波的改变外,还可出现 ST 段的改变(图 4-4-4～图 4-4-6)。在心电图上典型的缺血型 ST 改变,往往表现为 ST 呈水平和下斜形下移≥0.1mV,下移的 ST 段与 R 波的夹角≥90°(图 4-4-3)。

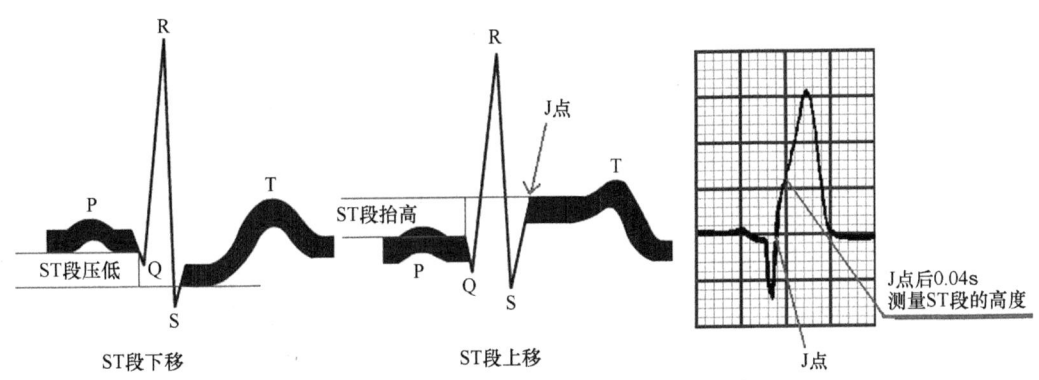

图 4-4-3　ST 段变化的测量

(1) 典型心绞痛,心电图出现一时性的 ST 段下移,T 波低平,双向或倒置。

(2) 变异性心绞痛,心电图可出现 ST 段抬高而常伴有高耸的 T 波。

(3) 慢性冠状动脉供血不足,心电图表现与典型心绞痛相似,一般变化较轻。

(4) 判断运动试验的阳性结果时,心电图出现缺血型 ST 段下移的意义,较 T 波改变的意义更为重要。

(5) 心室肥厚及束支传导阻滞等情况时出现的 ST-T 改变,是由于心肌除极时间延长,与心肌已开始进行的复极时间相重叠所致,通常称为继发性 ST-T 改变。

S-T 段变化的测量：

ST 抬高：$V_1$、$V_2$<0.3mV，$V_3$<0.5mV，其余<0.1mV。

ST 压低：<0.05mV。

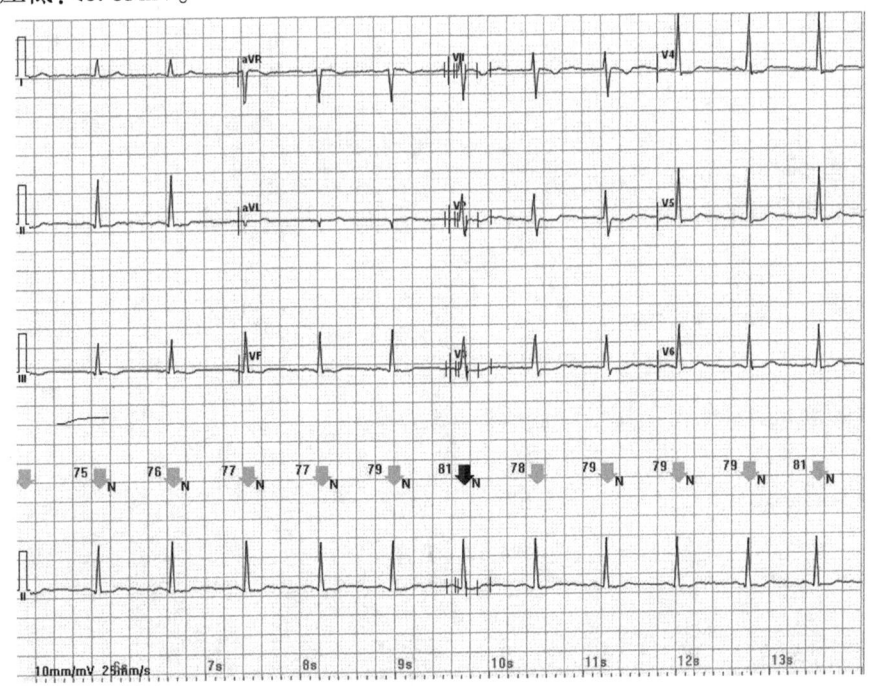

图 4-4-4　ST-T 改变

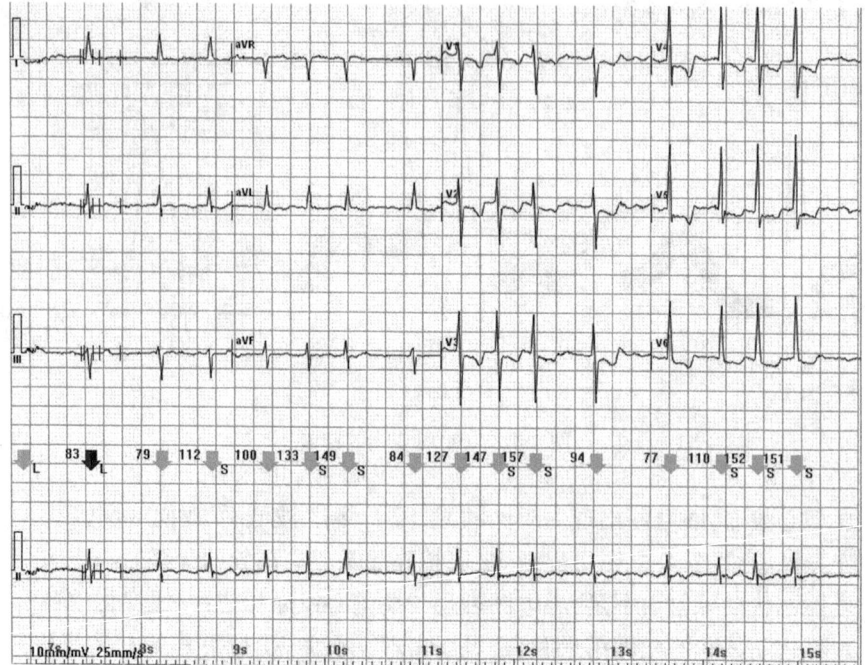

图 4-4-5 房颤伴 ST-T 改变

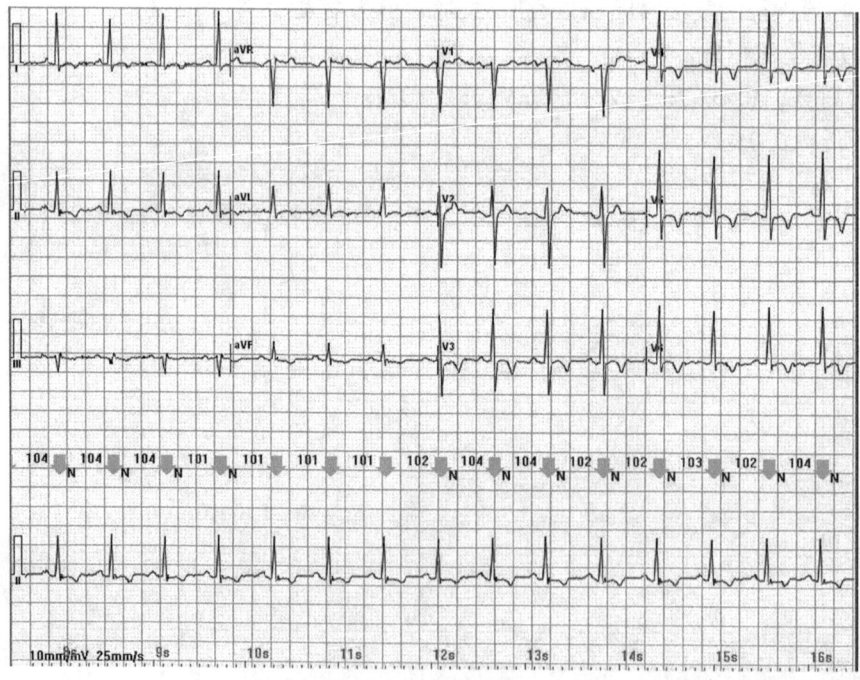

图 4-4-6 T 波改变

# 第五章 心肌梗死

## 一、基本图形

**1. "缺血性"改变** 若缺血发生于心内膜面,T 波呈对称性,高而直立;若发生于心外膜面,使外膜面复极延迟晚于内膜面,复极程序反常,就出现对称性 T 波倒置。

若电极置于前壁,而缺血发生于对侧(即后壁),则其图形变化类似前壁内膜面缺血,即出现对称性高而直立的 T 波。

**2. "损伤性"改变**

(1) 缺血时间进一步延长,缺血程度进一步加重,就会出现"损伤性"图形改变,主要表现为 ST 段偏移。

(2) 内膜面或对侧心肌损伤时 ST 段平直压低,外膜面心肌损伤时 ST 段抬高,明显抬高可形成单相曲线。一般地说,损伤不会持久,要么恢复,要么进一步发生坏死。

**3. "坏死性"改变** 一般认为坏死的心肌细胞不能恢复为极化状态和产生动作电流,所以心电图主要表现"异常 Q 波(坏死型 Q 波,病理性 Q 波)",即 Q 波增宽(>0.04s)、加深(>同一导联 1/4R 波)。

## 二、心肌梗死的图形演变及分期

心肌梗死除了具有特征性图形改变外,它的图形演变也具有一定的特异性,因此随访观察心电图演变对诊断更有意义。

发生急性透壁性心肌梗死时,如果观察及时,可以见到早期(也称超急性期或梗死前期)、急性期、近期(也称亚急性期)和陈旧期(愈合期)的典型演变过程(图 4-5-1)。

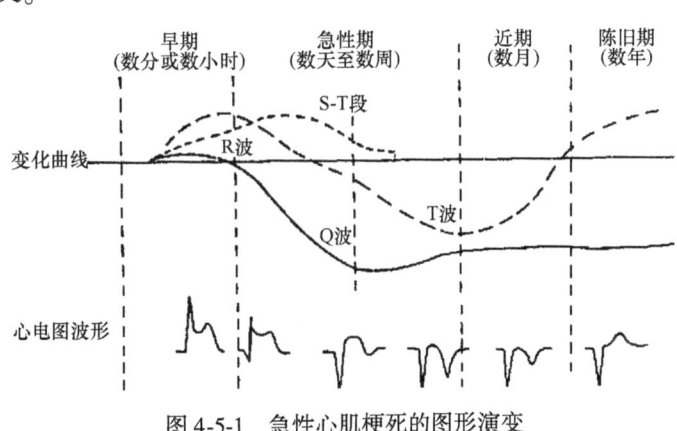

图 4-5-1 急性心肌梗死的图形演变

(1) 早期:见于急性心肌梗死的很早期(数分钟或数小时)。

(2) 急性期:是一个发展过程,见于梗死后数小时或数日,持续数周。

(3) 近期:见于梗死后数周至数月。

(4) 陈旧期:常出现在急性心肌梗死 3~6 个月之后或更久。

## 三、心肌梗死的定位诊断

以"异常 Q 波"出现的导联为定位标准。

前间壁:$V_1$~$V_3$(图 4-5-2,图 4-5-5)。前壁:$V_3$~$V_5$。前侧壁:$V_5$、$V_6$、I、aVL。广泛前

壁：$V_1$~$V_6$、Ⅰ、aVL（图4-5-4）。下壁：Ⅱ、Ⅲ、aVF（图4-5-3）。后间壁（正后壁）：$V_8$、$V_9$，此外$V_1$、$V_2$呈R波升高。

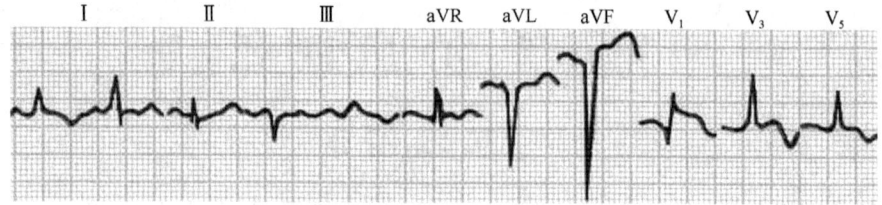

图4-5-2　急性前间壁心肌梗死

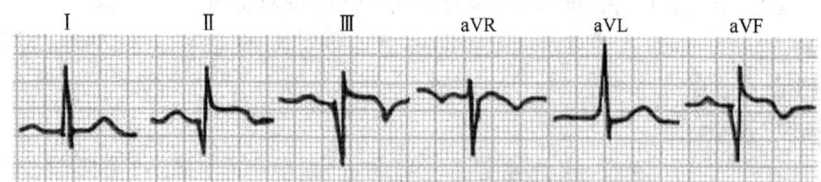

图4-5-3　急性下壁心肌梗死

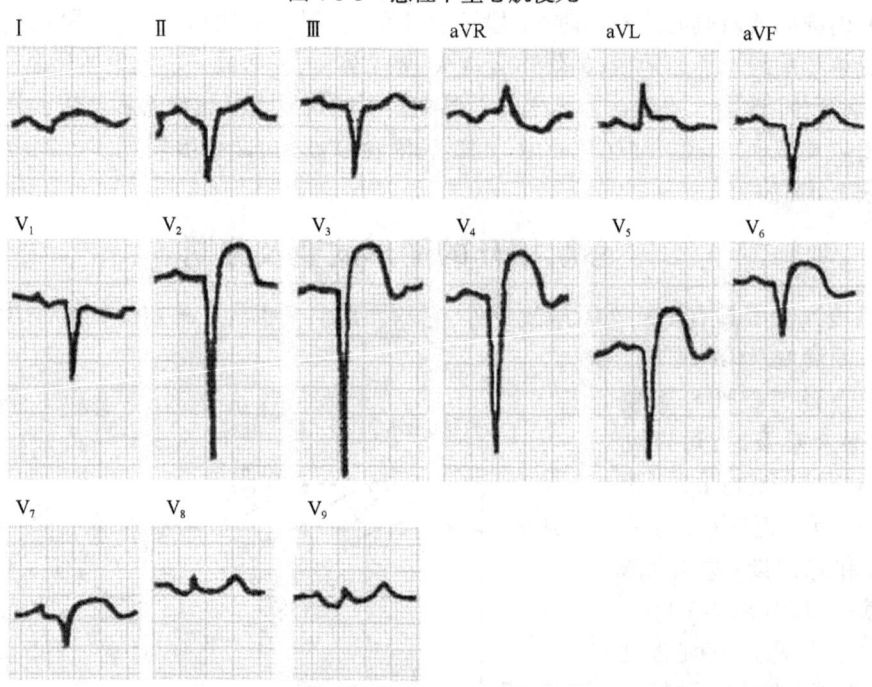

图4-5-4　广泛前壁心肌梗死合并左前分支阻滞一例

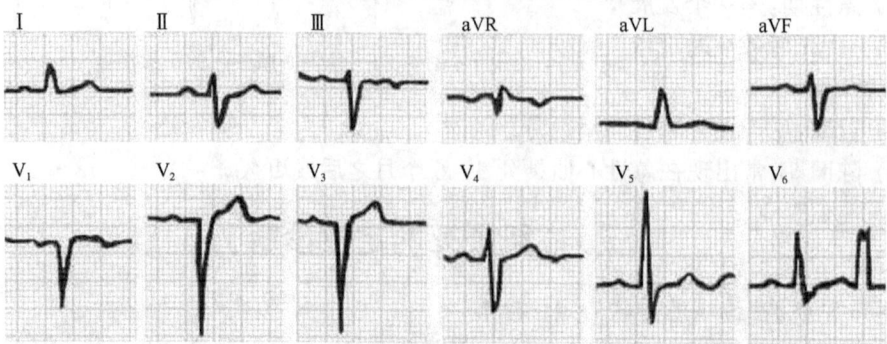

图4-5-5　陈旧性前间壁心肌梗死及左前分支阻滞一例

# 第六章 心律失常

正常心律起源于窦房结,成年人以每分钟60~100次(成人)的频率,规律地发出冲动,沿正常传导系统在一定时间内顺序激动心房和心室。

心律失常(cardiac arrhythmia)指由于各种原因导致心脏冲动起源部位、心搏频率与节律以及冲动传导等任何一项异常。心律失常或心律不齐等词的含义偏重于表示节律的失常,而心律失常既包括节律又包括频率的异常,更为确切和恰当。

## 一、与心律失常有关的心脏解剖和生理

### (一)心脏的起搏传导系统

心脏起搏传导系统指小部分特殊分化的心肌纤维,组成心脏的传导系统,具有产生冲动和传导功能,与心律失常发生密切相关,其可分为以下四部分。

**1. 窦房结** 位于上腔静脉与右心耳交界处,约15mm×3mm×2mm,主要由P(起搏)细胞与T(移行)细胞组成,是控制心脏正常活动的起搏点。窦房结动脉60%起源于右冠状动脉。

**2. 房内束** 分为结间束和房间束。结间束又分为前、中、后三束,连接着窦房结与房室结。房间束主要由前结间束分布至左心房的部分纤维组成,是连接着左右心房的主要分支。房内束损伤或病变可致房内传导阻滞、房室分离、交界性心律、病态窦房结综合征等。

**3. 房室交界区** 指结间束终末连接房室结的部分、房室结、房室束主干近端合称房室交界区,是正常房室间传导的唯一通路。房室结位于房间隔底部的右侧,冠状静脉窦入口的前上方,长6~7mm,宽3~4mm,厚1~2mm。房室交界区呈双向、双路传导,两者是引起反复心律的解剖学基础。房室结的血供通常来自右冠状动脉。

**4. 心室内传导系统**

(1)房室束(希氏束)是由房室结向前伸展,传导纤维逐渐排列呈束状延续而成。两者之间界限不很清楚。其直径2~4mm,全长约10mm。起始部穿过房室间纤维组织环及中央纤维体,称为入段;继而沿室间隔膜部向前直至膈的肌顶部分,称为非穿入段。

(2)左、右束支:希氏束在室间隔肌顶部先分出左束支后分支,再分出左束支前分支,本身延续成右束支,构成三支系统。左后分支粗而短,呈扇形分布于室间隔后半部及左室膈面壁和后乳头肌。左前分支细而长,分布于室间隔的前半部及左室前侧壁和乳头肌。右束支也细长,沿室间隔右侧面走行,分布于整个右心室。

(3)浦肯野纤维网:两侧束支在心内膜下走向心尖并分成无数细支,相互吻合成网称为浦肯野纤维网,深入心室肌。

窦房结和房室结分布丰富副交感神经。前者来自右侧迷走神经;后者来自左侧迷走神经。

### (二)心肌的生理特性

心肌细胞有自律性、兴奋性、传导性和收缩性。自律性一般为特殊心肌专有,收缩性为普通心肌特有,其他两性为全部心肌共有。收缩性为机械特性,其余三者为电生理特性,与心律失常密切相关。

**1. 自律性** 指心肌无需任何外来(包括神经体液)刺激而自动产生冲动,引起心脏有节奏活动。心肌内自律性存在于窦房结、结间束、房室交界区(房结区与结希区)、房室束及浦

肯野纤维等特殊传导系统起搏细胞。此外,原来无自律性的心房、心室肌细胞,亦可在病理状态下出现异常自律性,如心肌缺血、药物紊乱等均可致异常自律性形成。正常时,窦房结自律性最高,每分钟产生冲动 60～100 次,控制整个心脏有节奏活动,称为窦性心律,也称一级起搏点或生理起搏点。房室交界区自律性较弱,每分钟 50～60 次,称二级起搏点。心室内浦肯野纤维自律性最弱,每分钟 30～40 次,称三级起搏点。由于低位起搏点舒张期除极化速度较慢,在其未达阈电位之前,已由窦房结下传冲动使之除极,故低位起搏点常无足够时间实现起搏,处于潜伏状态,故又称潜在起搏点。在一些生理性、病理性因素或药物作用影响下,使窦房结功能发生变化,或使低位起搏点自律性异常增高,可致心律失常。

**2. 兴奋性**(又称应激性) 所谓兴奋性即心肌受到刺激后能够发生反应,表现为电激动和机械收缩。其有下列时相变化。

(1) 绝对不应期:此期内,心肌对任何刺激全无反应。对整个心室肌来说,其绝对不应期相当于心电图上 QRS 波群起点至 T 波顶峰前。且在此期后有一短暂时相,在此时相内,心肌对高强度阈上刺激仅引起一个不能扩布传导的局限性兴奋,这一短暂时相与绝对不应期合称为有效不应期。

(2) 相对不应期:此期心肌对较强的刺激能起反应,所起反应常较弱,使传导缓慢和不应期缩短,两者均易形成单向阻滞和兴奋的折返而发生心律失常。此期在心电图上约相当于 T 波的顶峰至 T 波接近终末处。

(3) 超常期:此期心肌兴奋性比正常高,阈刺激比正常小,但兴奋的传导减慢。心室肌的此期约相当于心电图上 u 波或 T-u 交界处,平均在 T 波后 0.28s 处。

(4) 易颤期:此期较强刺激易致心肌连续激动,甚至诱发颤动。心室易颤期约相当于心电图上 T 波顶峰前 30ms 一段时间;心房易颤期约相当于心电图上 R 波降支或 S 波。

心肌不应期可保护心肌不至于因接受过多刺激而发生持续收缩或痉挛。房室结不应期最长,心室肌次之,心房肌最短。不应期长短随心率而变化,心率愈慢,不应期愈长;反之愈短。

**3. 传导性** 心肌具有将激动自一处传向相邻部分的性能,称心肌传导性。各部分心肌纤维传导速度不同。普通心房肌传导速度 800～1000mm/s;结间束 1500～1800mm/s;房室结起始部约 50mm/s,以后渐增,平均约 200mm/s;房室束 1000～1500mm/s;束支及其末梢传导纤维网系统 2000～4000mm/s;普通心室肌 500～1000mm/s,其中房室结传导最慢,因而保证了心室在心房收缩完成后才开始收缩,使心室有足够充盈量和输出量。束支及末梢传导纤维网系统传导速度最快,普通心室肌速度明显减慢,保证了整个心室肌协调一致收缩。

**4. 收缩性** 普通心肌细胞在受到阈上刺激后,可引起收缩反应。这是一种机械性活动,不直接影响心律和心电图。心肌严重损害时,可能产生电-机械分离现象,即心电图上有较完整的 QRS-T 复合波,但心室却无机械收缩。

## 二、发 生 机 理

心律失常发生的基本原理分为冲动起源失常和冲动传导失常,或两者合并发生。

### (一) 冲动起源失常

**1. 窦律失常** 在窦性心律时,由于自主神经系统兴奋性改变或其内在病变,使窦房结的自律性改变可引起窦性心动过速、过缓、不齐或窦性停搏等。

**2. 异位心律**

(1) 被动性心律失常:多为主导节律点发生冲动的频率过慢,或冲动下传受阻而致下级起搏点争取到足够的准备时间,使 4 相自动缓慢除极化达到阈值引起冲动发放,以免使心脏陷入长时间停搏状态。这种被动发出冲动以维持心脏激动是一种继发性、生理性保护现象,如逸搏和逸搏心律。一般逸搏和逸搏心律的频率仍在它的固有范围之内。

(2) 主动性心律失常:多为异位起搏点自律性增高,超过主导节律点时,则异位起搏点提前发出冲动,从而控制心房、心室或整个心脏时引起期前收缩,或异位性心动过速等。

(3) 并行心律:异位起搏点与基本起搏点(通常是窦房结)并行存在,由于异位起搏点周围存在着传入性阻滞,基本起搏点的冲动不能传入,故异位起搏点可独立规则地形成冲动向外传出,一旦脱离了基本起搏点发出冲动所形成的不应期时就可产生心搏。这种心搏与基本起搏点的心律并存,称为并行心律,如室性并行心律等。

**3. 触发活动**　心房、心室、希-浦系统在某些情况下(如低血钾、高血钙、洋地黄中毒等)引起动作电位的后除极化,既在动作电位位相 3 完毕后,出现震荡性电位变化,其振幅达到阈值时,则可提前引发一次或连续激动,引起心律失常。程序刺激可诱发和终止后除极激动所致心动过速,临床电生理尚不能明确区分心律失常的折返或触发激动机制。因后除极只发生在被外来的冲动激动之后,如果没有外来冲动激动它,则并无除极现象,故又称触发活动。

异位起搏点自律性增强和触发活动见于各种病理生理状态,如内源性或外源性儿茶酚胺增多;电解质紊乱(如低血钾),心肌缺血缺氧;机械性效应,药物影响(如洋地黄)等。

(二) 冲动传导异常

**1. 生理性干扰或分离**　当两个冲动在较短的时间内先后抵达心脏某一部位时,如第二个冲动到达该部位时,该处心肌尚处于前一冲动的不应期中,则第二个冲动传入障碍,这种现象称为生理性干扰或生理性传导阻滞。连续干扰称为分离。

**2. 病理性传导阻滞**　由于心脏某一部位不应期异常延长或传导途径的损害以至中断,使其传导功能减低或完全丧失,便可引起不同类型、不同程度的传导阻滞,即病理性传导阻滞。如窦房、房内、房室、束支及其分支传导阻滞等。

**3. 折返现象**　本现象是与局部传导阻滞密切相关的一种电生理现象,是发生快速心律失常最常见的机理。所谓折返现象是指当一个下传的激动传至心肌某处时,该处一部分心肌呈单向阻滞,因而激动只能通过另一部分心肌向前传导,当此一激动传至具有单向阻滞心肌的远侧端时,又逆向从该单向阻滞区缓慢传回原处,使该处再一次激动,故称为折返现象。形成折返的基本条件为:①心肌组织在解剖上或功能上有双重传导途径;②其中一条途径某处存有单向传导阻滞;③冲动在回路中传导减慢且不应期短,以容许阻滞部位近侧端心肌再激动而形成期前收缩,如果冲动经过这个闭合环反复循环,则引起持续的快速心律失常,这种心律失常能为程序刺激所诱发或终止。折返可发生在心脏各部位。

**4. 传导途径异常**　某些人除正常传导系统外,尚有旁路传导,如房室旁道(Kent 束),房束旁道(James 通路),结室、束室连接(Mahaim 纤维)。窦房结发出冲动除沿正常传导系统下传外,尚有一部分通过旁路过快传到心室,使部分心室肌提前受到激动,引起预激综合征。由于异常旁道存在,可发生折返现象而致某些快速心律失常,如心房颤动或扑动等。

# 三、分　类

(一) 按发生原理分类

**1. 冲动形成异常**

(1) 窦性心律失常。窦性心动过速;窦性心动过缓;窦性心律不齐;窦性停搏;窦房结内游走性心律;病态窦房结综合征。

(2) 异位心律。包括:①被动性异位心律:逸搏(房性、房室交界性、室性),逸搏心律(房性、房室交界性、室性)。②主动性异位心律:期前收缩(房性、房室交界性、室性),阵发性心动过速(房性、房室交界性、室性),心房扑动与颤动,心室扑动与颤动。

**2. 冲动传导异常**

(1) 生理性传导阻滞:干扰,房室分离,差异性传导。
(2) 病理性传导阻滞:窦房传导阻滞,房内传导阻滞,房室传导阻滞,室内传导阻滞。
(3) 传导途径异常:预激综合征。

**(二) 按发作时心率的快慢分类**

**1. 快速性心律失常** 期前收缩(房性、房室交界性、室性),心动过速(窦性、室上性、室性),扑动和颤动(房性、室性),可引起快速性心律失常的预激综合征。

**2. 缓慢性心律失常** 窦性缓慢性心律失常(包括:窦性心动过缓、窦性停搏、窦房阻滞、病态窦房结综合征),房室交界性心律,心室自主心律,可引起缓慢性心律失常的传导阻滞(包括房室传导阻滞、室内传导阻滞)。

**(三) 按循环障碍严重程度和预后分类**

良性心律失常,潜在致命性心律失常,致命性心律失常。

以上分类中后两种方法简单易行,结合临床实际,对心律失常的诊断和防治有一定的帮助。

## 四、分析心律失常常用方法

**1. 常规心电图** 为最简易方便而又常能明确诊断的方法。根据 P 和 QRS 波形态和时限,P-QRS 关系、PP、PR 与 RR 间期可确定心律失常的存在,并可明确其类型。如 P 波形态和方向不正常则提示基本心律不是窦律;如 QRS 波群增宽而节律整齐,应注意室内传导阻滞或预激综合征;如 P 和 QRS 波群无固定关系,表明有房室分离。描记较长的 II 和 $V_1$ 导联,由于其 P 波较清楚有助于心律失常的分析,必要时可加大电压,放快纸速。如 P 波仍不清楚,可用食管导联;如仍未见 P 波,考虑有心房颤动、扑动,房室交界性心律或心房停搏等可能。通过逐个分析提早或延迟心搏的性质或来源,最后判断心律失常的性质。

**2. 动态心电图** 是一种可以在自然活动情况下,长时间连续记录心电图的方法。其临床应用价值如下:①提高了心律失常的检出率。②评价晕厥、心悸、胸痛等自觉症状,是否系心律失常及哪种心律失常所致。③了解心律失常的发生是否同某些活动及情绪变化有关。④评价抗心律失常治疗措施的效果。⑤安装起搏器后,检测起搏器的功能状况。⑥对某些无症状的心脏病患者,检测心律失常的发生情况,以便估计预后。⑦冠心病患者,根据 ST 段改变帮助检出心肌缺血及其与心律失常的关系。

**3. 运动试验** 能在心律失常发作间隙时诱发心律失常,因而有助于间歇发作心律失常的诊断。但约有 1/3 的正常人在运动试验中可发生室性早搏,注意区别。如抗心律失常药物治疗后出现运动试验诱发的室性心动过速,可能是药物致心律失常的表现。

**4. 食管心电图描记** 解剖上左心房后面毗邻食管,故插入食管电极导管并置于心房水平时,能记录到清晰的心房电位,并能进行程序电刺激。临床常用于心房(偶尔心室)快速起搏,诱发或终止折返性心动过速,室上性心动过速伴室内差异性传导和室性心动过速的鉴别;室上性心动过速发生机理的测定;不典型预激综合征和病态窦房结综合征的诊断。

**5. 心室晚电位** 用信号平均技术,部分病人 QRS 波群终末部或 ST 段可记录多个高频、低振幅尖锋的电激动,称心室晚电位。心室晚电位的发生可能由于部分心肌复极不均匀、传导减慢所致。其存在为折返提供有利基础。因而其对预测致命性快速室性心律失常有一定价值,尤其在心肌梗死后,若心室晚电位阳性,则该患者易发生室性心动过速、室颤和猝死。

**6. 心脏电生理检查** 有创性电生理检查需较完善的设备和训练有素的技术人员。一般用于以下几种情况:①无创性检查不能明确诊断的窦房结功能障碍。②需要定位的房室传导阻滞。③室上性心动过速伴血流动力学障碍,但药物治疗无效。④反复发作的持续性室速和室颤。⑤原因未明的晕厥反复发生。⑥需要对病人猝死的危险性进行评价时。

## 五、窦性心律及窦性心律失常

凡起源于窦房结的心律,被称为窦性心律。窦性心律一般属于正常或基本正常心律。

**1. 窦性心律的心电图特征**(图 4-6-1)

(1) 有一系列规律出现的 P 波,且 P 波形态表明激动来自窦房结(即 P 波在 Ⅱ、Ⅲ、aVF 直立,在 aVR 倒置)。

(2) PR 间期>0.12s。

(3) 频率 40~150 次/分(超越者甚少)。正常窦性心律的频率一般规定为 60~100 次/分。同一导联中 PP 间期差值应小于 0.16s。

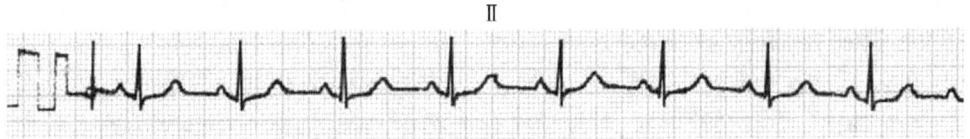

图 4-6-1 窦性心律

**2. 窦性心动过速**(图 4-6-2)

(1) 具有正常窦性心律的特点。

(2) P 波频率>100 次/分。

注:此型治疗时应针对病因和去除诱发因素,如治疗心衰、纠正贫血、控制甲亢等。必要时 β 受体阻滞剂如心得安、美托洛尔(倍他乐克)可用于减慢心律。

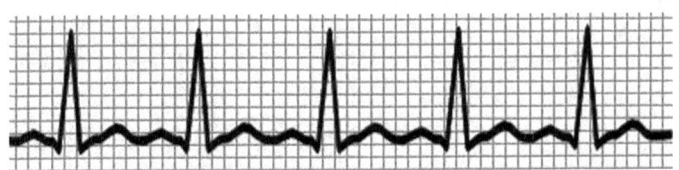

图 4-6-2 窦性心动过速

**3. 窦性心动过缓**(图 4-6-3)

(1) 具有正常窦性心律的特点。

(2) P 波频率<60 次/分,一般不低于 40 次/分。

注:此型无症状者一般无需治疗,如出现心排血量不足症状,可用阿托品等药物,但长期应用往往效果不确定且易产生副作用,故应考虑心脏起搏治疗。

**4. 窦性心律不齐**(图 4-6-4)

(1) 具有正常窦性心律的特点。

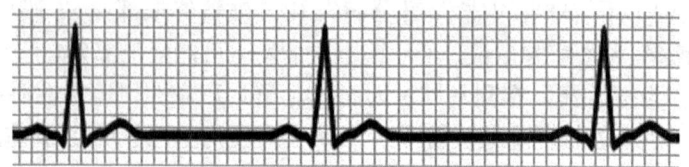

图 4-6-3　窦性心动过缓

(2) PP 或 RR 间距差>0.12s(也有人认为是>0.16s)。

注:此型一般无需治疗。

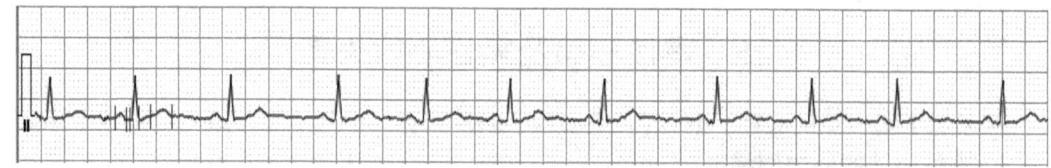

图 4-6-4　窦性心律不齐

**5. 病态窦房结综合征**(SSS)常见的心电图表现有:

(1) 明显而持久的窦性心动过缓(心率<50 次/分,且不易用阿托品等药物纠正)。

(2) 多发的窦性静止或严重的窦房结阻滞。

(3) 明显的窦性心动过缓而常出现室上性快速心律发作,故亦称为心动过缓过速综合征。

(4) 如病变同时波及房室交界区,则窦性静止时,可不出现交界性逸搏,或同时出现房室结区传导障碍,此即称为双结病变。

注:患者无心动过缓相关症状可不必治疗,仅定期观察,有症状应起搏器治疗。

**6. 窦性静止**　亦称窦性停搏,在规律窦性心律中,有时因迷走神经张力增大或窦房结自身原因,一段时间内停止发放冲动。心电图上在规则 PP 间隔中突然没有 P 波,且失去的 P 波之前与之后的 PP 间隔与正常 PP 间隔不成倍数关系(图 4-6-5)。窦性静止后常出现逸搏。

注:此型治疗参考病态窦房结综合征。

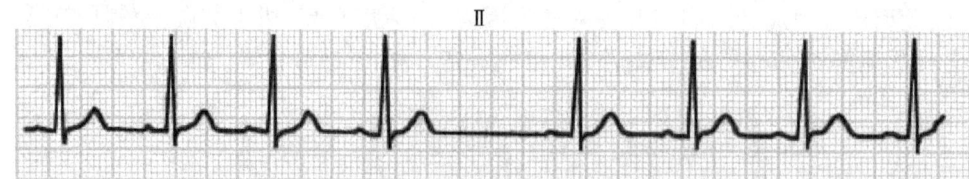

图 4-6-5　窦性静止

## 六、过早搏动(简称早搏)

**1. 室性早搏**　提早出现一个增宽变形的 QRS-T 波群,QRS 时限常>0.12s,T 波方向多与主波相反。有完全性代偿间歇(早搏前后两个窦性 P 波之间的间隔等于正常 PP 间隔的二倍),早搏的 QRS 波前无 P 波,窦性 P 波可巧合于早搏波的任意位置(图 4-6-6)。

注:无器质性病变者,如无明显症状不必药物治疗。如症状明显,治疗以消除症状为目的,药物可用 b 受体阻滞剂、美西律等。如为其他心脏器质性病变引起,应治疗相应疾病。

**2. 房性早搏**　提前出现一个变异的 P′波,QRS 波一般不变形,P′R>0.12s,代偿间歇常不完全。

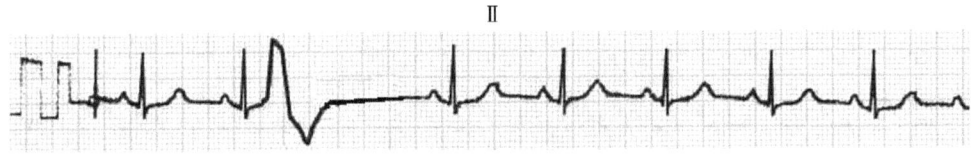

图 4-6-6 室性早搏

部分早搏 P 波之后无 QRS 波,且与前面的 T 波相融合而不易辨认,称为房性早搏未下传,P′R 可以延长,P′波所引起的 QRS 波有时也会增宽变形,称房性早搏伴室内差异性传导(图4-6-7)。

注:此型通常无需治疗,当症状明显或因房早触发室上速者,应给予治疗,药物包括 β 受体阻滞剂、普罗帕酮等。烟、酒、咖啡等可诱发房早。

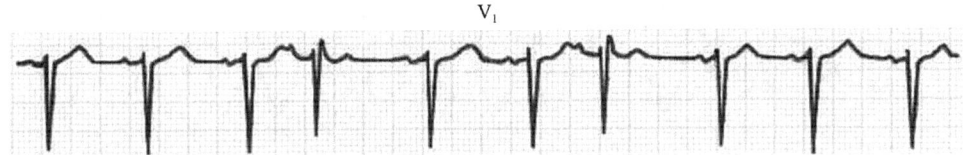

图 4-6-7 房性早搏

**3. (房室)交界性早搏** QRS 波与窦性者相同或略有变异。交界区的激动也能同时逆行上传达心房,产生一个逆行 P′波(Ⅱ、Ⅲ、aVF 的 P′直立)。P′波可以出现在 QRS 波之中、之后,也可在其前,但 P′R<0.12s,RP′<0.20s。不能上传者可以无 P′波。交界性早搏往往有完全性代偿间歇(图 4-6-8)。

注:此型一般无需治疗。

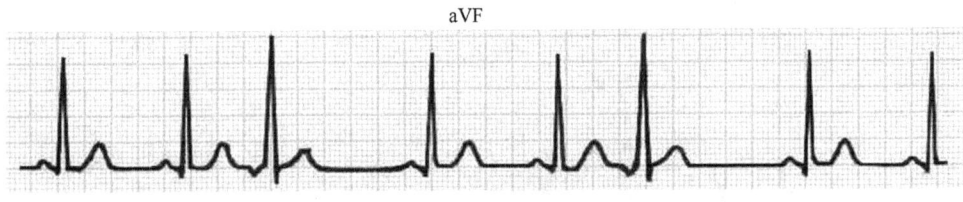

图 4-6-8 交界性早搏

## 七、异位性心动过速

异位性心动过速是异位节律点兴奋性增强或折返激动引起的异位心律(连续 3 个或更多)。最常见是阵发性心动过速:有突然发生、突然停止的特点,心室率快速而匀齐(通常在 150 次/分以上)。

**1. 阵发性室上性心动过速(PSVT)** 分房性与交界区性,但因 P′波常不易明辨,故将两者统称为室上性(图 4-6-9)。心电图表现为:QRS 波与窦性者相同(仅当伴有束支传导阻滞或因差异传导时可增宽变形),频率范围为 150~240 次/分,绝对匀齐。

注:如患者心功能与血压正常,或尝试刺激迷走神经的方法,如颈动脉窦按摩(切莫双侧同时按摩),如无效可选取腺苷、钙通道阻滞剂(地尔硫䓬)、洋地黄、β 受体阻滞剂、普罗帕酮等药物治疗。

**2. 阵发性室性心动过速** QRS 波呈室性波形(增宽>0.12s,并有继发性 ST-T 改变),心

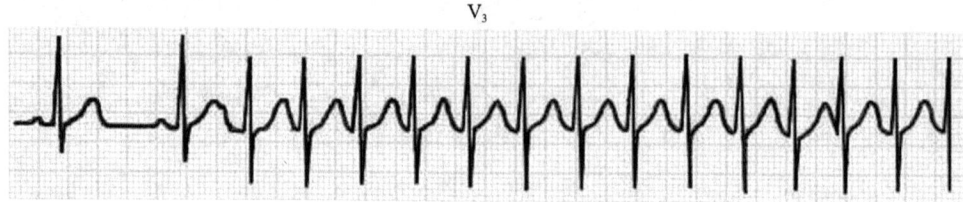

图 4-6-9　阵发性室上性心动过速

室律基本匀齐,频率为 140~200 次/分,有时可以见到保持固有节律的窦性 P 波融合于 QRS 波的不同部位。遇合适机会可发生心室夺获(图 4-6-10)。

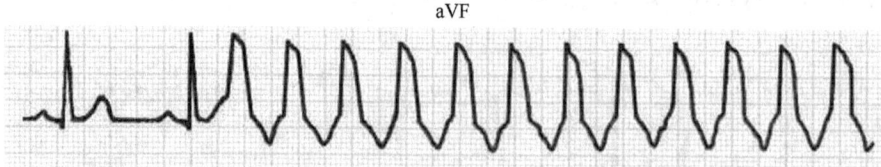

图 4-6-10　阵发性室性心动过速

**3. 非阵发性心动过速**　实际上是加速了的房性、交界性或室性自主心律,其频率比窦性心律快,比阵发性心动过速慢。交界性的频率为 70~130 次/分,室性的频率为 60~100 次/分。一般没有阵发性发作与终止的特点,但也不尽然。

**4. 扭转型室性心动过速**　较为严重的一种室性心律失常。发作时呈室性心动过速特征,只是增宽变形的 QRS 波群围绕基线不断扭转其主波的正负方向。每连续出现 3~10 个同类的波之后就会发生扭转,翻向对侧(图 4-6-11)。

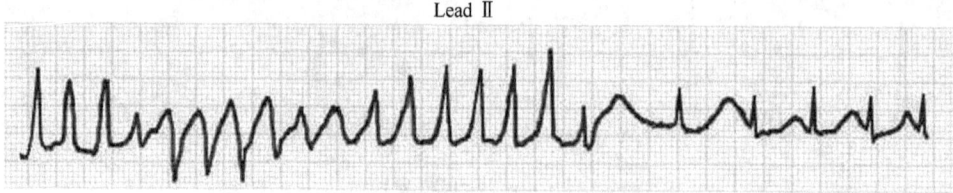

图 4-6-11　扭转型室性心动过速

## 八、扑动与颤动

**1. 心房扑动(房扑)**　心电图特点是:无正常 P 波,代之连续的大锯齿状 F 波(扑动波),F 波间无等电位线,波幅大小一致,间隔规则,频率为 250~350 次/分,大多不能全部下传,而以 2∶1 或 1∶1 下传,故心室律规则(图 4-6-12)。

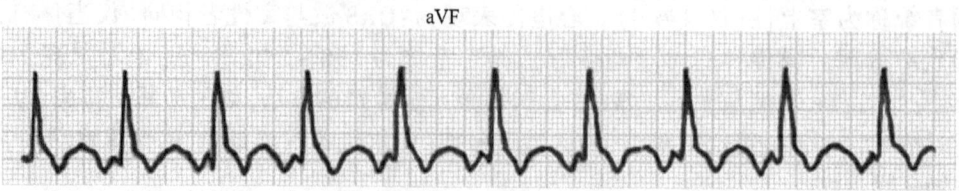

图 4-6-12　心房扑动

**2. 心房颤动**(房颤)　心电图特点是各导联无正常 P 波,代之以大小不等形状各异的 f 波(纤颤波),心房 f 波的频率为 350~600 次/分,心室律绝对不规则(图 4-6-13)。

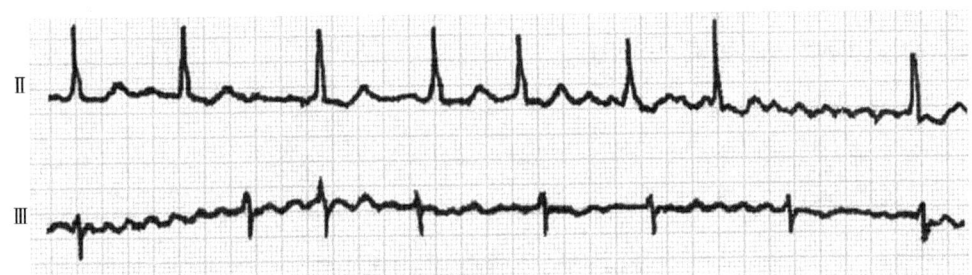

图 4-6-13　心房颤动(呈 2∶1 下传)

QRS 波一般不增宽,若是前一个 RR 间距偏长而与下一个 QRS 波相距较近之处,出现一个增宽变形的 QRS 波,是房颤伴有室内差异传导。

注:应寻找原发病和诱发因素,作出相应处理。治疗可选用洋地黄、受体阻滞剂或钙通道阻滞剂,无效可电复律。房颤患者应预防栓塞并发症。

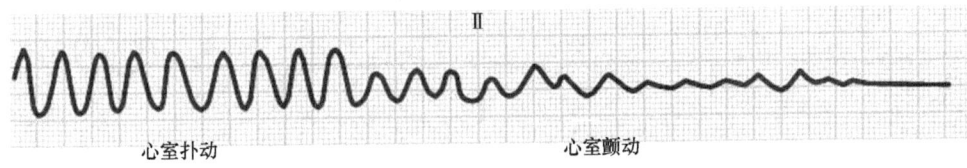

图 4-6-14　心室扑动与颤动

**3. 心室扑动与颤动**(室扑、室颤)　室扑的心电图特点是无正常 QRS-T 波群,代之以连续快速而相对规则的大振幅波动,频率达 200~250 次/分,心脏失去排血功能。室扑常不能持久,不是很快恢复,便会转为室颤而死亡。往往是心脏停搏前的短暂征象。心电图上 QRS-T 波群完全消失,出现大小不等、极不匀齐的低小波,频率达 200~500 次/分。

注:此型为致命性心律失常(图 4-6-14)。

## 九、传导阻滞

心脏传导阻滞按发生的部位分为窦房传导阻滞、房内传导阻滞、房室传导阻滞。就阻滞程度可分为Ⅰ度(传导延缓)、Ⅱ度(部分激动发生漏搏)、Ⅲ度(传导完全中断)。就变化过程,可分为永久性、暂时性、交替性及渐进性。

**1. 窦房传导阻滞**　普通心电图机尚不能直接描记出窦房结电位,故Ⅰ度窦房阻滞不能观察到,Ⅲ度窦房阻滞难与窦性静止相鉴别。只有Ⅱ度窦房阻滞出现心房、心室漏搏间歇,这一长间歇恰等于正常窦性 PP 的倍数。此称 MorbizⅡ型,较易诊断(图 4-6-15)。

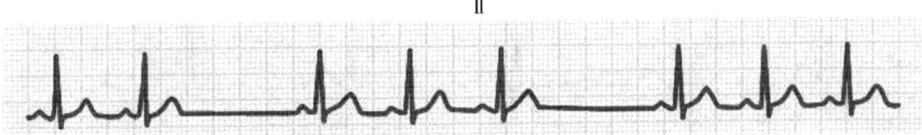

图 4-6-15　Ⅱ度Ⅱ型窦房阻滞

**2. 房室传导阻滞**

（1）Ⅰ度房室传导阻滞：主要表现为 PR 间期延长，在成人若 PR≥0.22s，则可诊断为Ⅰ度房室传导阻滞（图 4-6-16）。

注：心室律不太慢者无需特殊治疗。

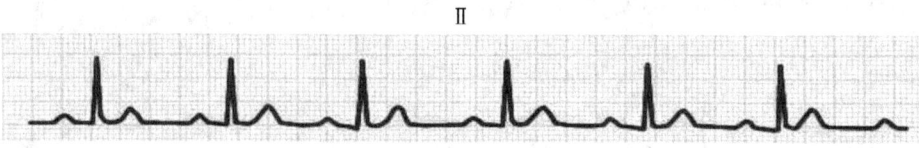

图 4-6-16　Ⅰ度房室传导阻滞

（2）Ⅱ度房室传导阻滞：部分 P 波后 QRS 波脱漏，分两种类型。

Ⅰ型，亦称 Morbiz Ⅰ型房室传导阻滞，表现为 P 波规律出现，PR 间期逐渐延长（通常每次绝对增加数是递减的）。直至一个 P 波后脱漏一个 QRS 波群，漏搏后传导阻滞得到一定恢复，PR 间期又趋缩短，之后逐渐延长，如此周而复始出现，称文氏现象（图 4-6-17）。

注：心室律不太慢者无需特殊治疗。

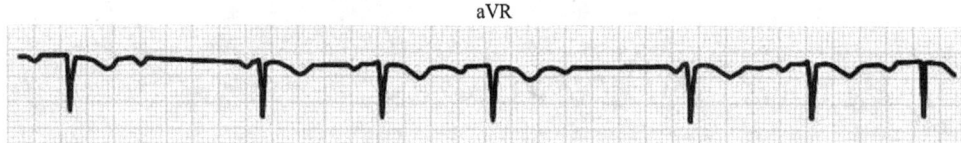

图 4-6-17　Ⅱ度Ⅰ型房室传导阻滞

Ⅱ型，又称 Morbiz Ⅱ型，表现为 P-R 间期恒定（正常或延长），部分 P 波后无 QRS 波群。
注：心室律慢者应给予起搏治疗（图 4-6-18）。

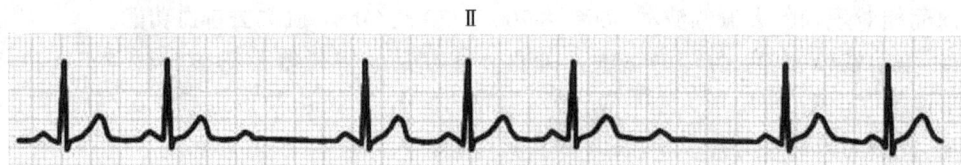

图 4-6-18　Ⅱ度Ⅱ型房室传导阻滞

如果连续出现两次或两次以上的 QRS 波群脱漏者，称高度房室传导阻滞，例如 3∶1、4∶1 房室传导阻滞等。

（3）Ⅲ度房室传导阻滞：又称完全性房室传导阻滞，P 波与 QRS 波毫无相关性，各保持自身的节律，房率高于室率，常伴有交界性（多见）或室性逸搏。心房颤动时，如果心室律慢而绝对规则，也应该诊断为心房颤动合并Ⅲ度房室传导阻滞（图 4-6-19）。

注：心室律慢者应给予起搏治疗。

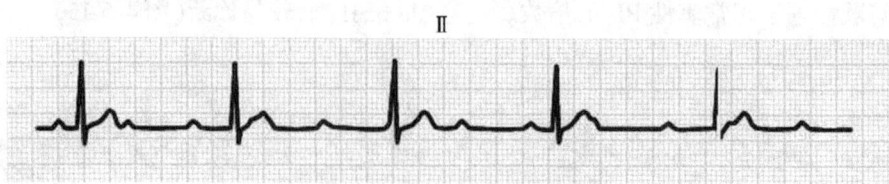

图 4-6-19　Ⅲ度房室传导阻滞

**3. 束支与分支传导阻滞** 可根据 QRS 波群的时限是否大于 0.12s 而分为完全性与不完全性束支传导阻滞。

注:慢性单侧束支阻滞的患者,如无症状无需治疗。如双分支、三分支阻滞伴有晕厥或 Adams-Stroke 综合征发作者,则应尽早考虑心脏起搏器治疗。

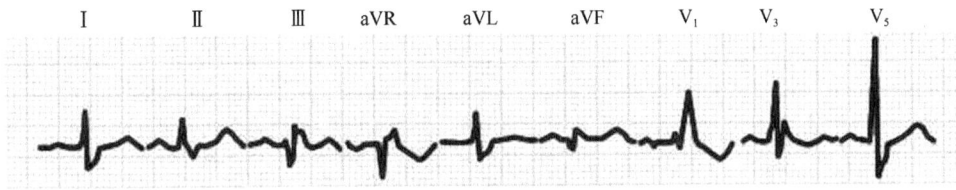

图 4-6-20　完全性右束支传导阻滞

(1) 右束支传导阻滞(RBBB):右束支细长,由单侧冠状动脉分支供血,故传导阻滞多见。心电图表示如下(图 4-6-20):

1) QRS 波群时限≥0.12s。

2) QRS 波前半部接近正常,后半部在多数导联,如Ⅰ、Ⅱ、aVL、aVF、$V_4$、$V_6$ 等表现为具有宽而有切迹的 S 波其时限≥0.04s;aVR 导联呈 QR 型,其 R 波宽而有切迹,最有特征性变化的是 $V_1$ 导联,呈 rsR′型的 M 波形。

3) $V_1$、$V_2$ 导联 ST 段轻度压低,T 波倒置。

(2) 左束支传导阻滞(LBBB):左束支粗而短,由双侧冠状动脉分支供血,不易发生传导阻滞,如有发生,多为器质性病变所致(图 4-6-21)。心电图表现:

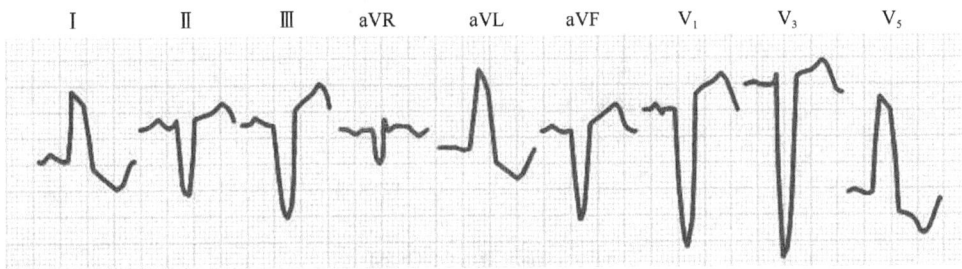

图 4-6-21　完全性左束支传导阻滞

1) QRS 时限≥0.12s。

2) Ⅰ、$V_5$、$V_6$ 导联 q 波减小或消失,$V_1$、$V_2$ 导联常呈 QS 形,或有一极小 r 波,主波(R 或 S 波)增宽,顶峰粗钝或有切迹,后支较前支为迟缓,Ⅰ、$V_5$、$V_6$ 导联常无 S 波,心电轴有不同程度的左偏趋势。

3) ST-T 方向与 QRS 主波方向相反。

(3) 左前分支传导阻滞(LAH):其心电图特点见图 4-6-22。

1) 心电轴明显左偏达-30°~-90°,超过-45°者诊断价值更大。

2) QRS 波在Ⅱ、Ⅲ、aVF 导联呈 rS 型,SⅢ>SⅡ,Ⅰ、aVL 导联呈 qR 型,aVL 导联的 R 波大于Ⅰ导联的 R 波。

3) QRS 时限无明显增宽。

(4) 左后分支传导阻滞(LPH),心电图特点见图 4-6-23。

1) 临床上没有右室肥大而心电轴明显右偏达 90°~120°。以超过 110°为可靠。

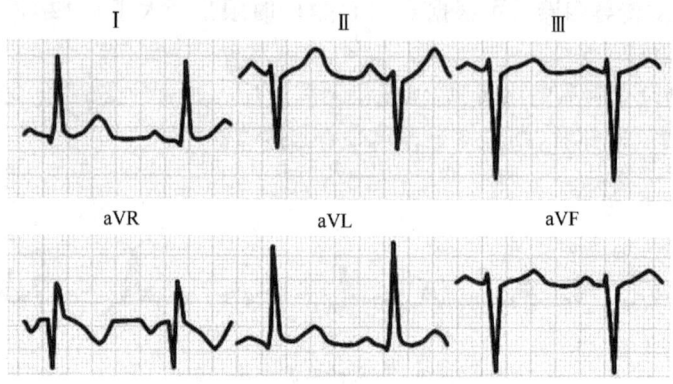

图 4-6-22　左前分支传导阻滞

2）QRS 波在 aVL 导联呈 rS 型，aVF 导联呈 qR 型，Ⅲ导联 R 波特别高。
3）QRS 时限正常或稍增宽，增加量<0.02s。

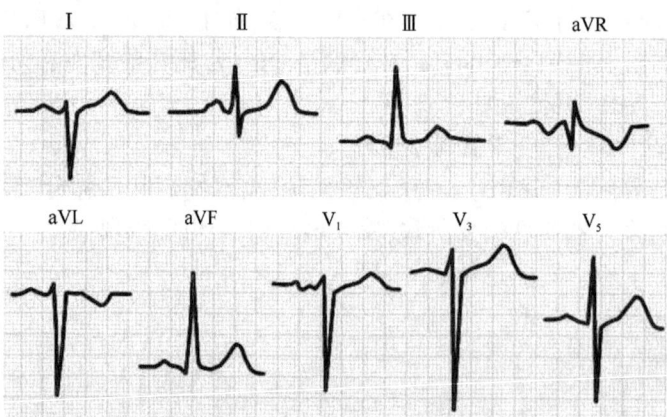

图 4-6-23　左后分支传导阻滞

## 十、预激综合征

预激综合征又称 WPW 综合征（经典型预激综合征）是心房冲动提前激动心室的一部分或全体，或心室冲动提前激动心房一部分或全体，解剖学基础为房室旁路，发生机制为折返。心电图特点：PR 间期缩短<0.12s，QRS 波增宽，QRS 起始部有预激波，PJ 间期正常，继发性 ST-T 改变（图 4-6-24）。

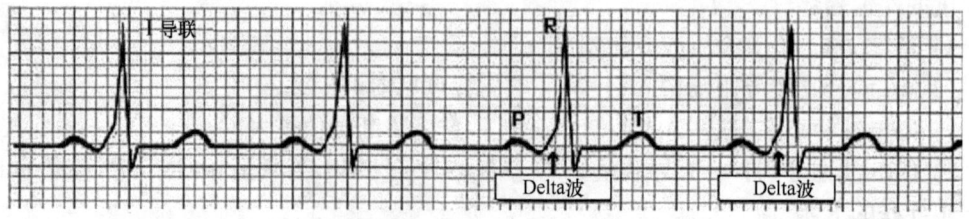

图 4-6-24　预激综合征